中医经典养生文库

千金方养生

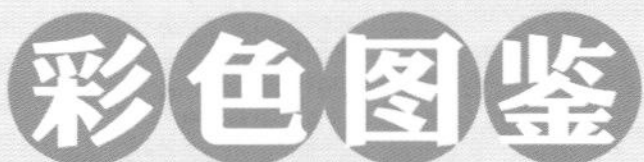

谢　宇　主编

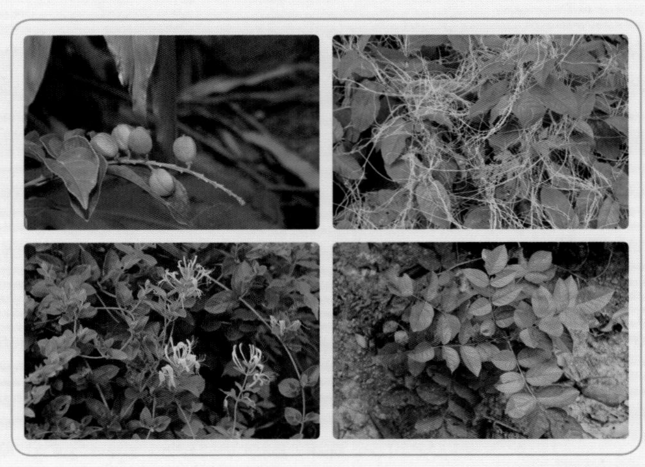

湖南科学技术出版社

编委会名单

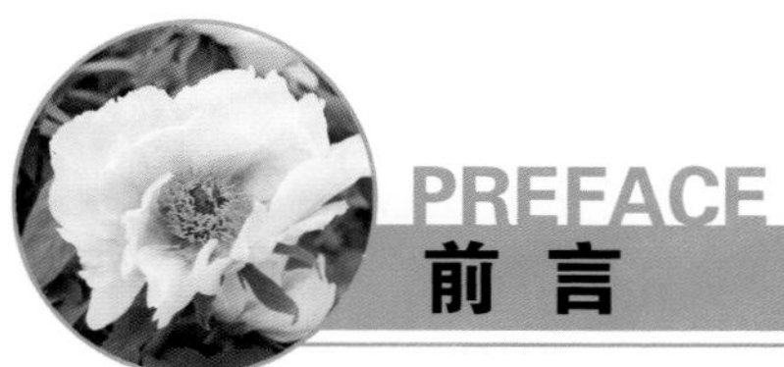

PREFACE 前言

《备急千金要方》又称《千金要方》或《千金方》（本书取《千金方》为名），是我国中医学史上的一颗璀璨明珠，是中国古代中医学经典著作之一，同时也可视为我国最早的一部医学百科全书。书中针对不同人群、不同体质、不同症状，从虚、实至寒、热，对症下药，辨证医治。这不仅集结了药王孙思邈的毕生精华，更为医学的发展留下浓墨重彩的一笔。

孙思邈一生长寿，所著医书多卷，而这本《千金方》就是他众多医学书籍中的一本。全书共计30卷，计232门，便方为5300余条，其中包括内科、外科、妇科、儿科、五官科以及按摩、脉象、针灸等内容。全书罗列之广泛，涉及之全面，使其成为医学史上不可多得、也不易全部掌握的医学巨著。

虽然原书中有些药方已经退出历史的实用舞台，但全书所包涵的医学知识依旧十分全面。在治愈的过程中，孙思邈不仅采用方、药、汤、膏等不同治疗方，更包括道家修身养性之法，不但按四季、阴阳之论合，更取黑、白、黄、赤、青之五色，将一般人养生保健的理论和技术以及常见病症进行防、治相结合。纵然他求长生之心不可得，但其医学上的贡献却是有目共睹的。

特别是近年来，随着人们对于健康、养生知识的渴求，各类中医名著盛行。药王为世人留下的中医精华也再次成为人们追逐的热点。奈何古文《千金方》虽全，可读起来却让人难以理解，应用则更加困难。从理解为本、实用为主的角度，编者特别重新翻译了这本经典医学名著，为的就是给想要改变生活现状以及身体素质的人，一个全面解读医学名著的机会。

鉴于原著之句冗长繁复，加之很多细节之方也不再适于现代使用，所以本书结合现代元素，以简单、易学、实用为目标，对原著进行细致地编辑。难以理解的句子加以注释，对人体重要、养生必需的章节进行全文翻译；并于篇末加入适合现代生活应用的养生实用小方法，真正做到了古典、现代相结合，不但读来朗朗上口，而且开卷有益，读有所得。

孙思邈一生行医，编撰本书就在于治病救人。如同他自己所讲："赍百年之寿命，将至贵之重器，委付庸医，恣其所措，咄嗟喑呜，厥身已毙，神明消灭，变为异物，幽潜重泉，徒为涕泣。痛夫！举世昏迷，莫能觉悟，自弃若是，夫何荣势之云哉。此之谓也。"因而，编者也期望，通过挖掘《千金方》之精髓，让读者可以真正走进原著，为古代医学名著的发扬贡献力量，更为自己健康良好的人生负起责任！

本书编委会

于北京

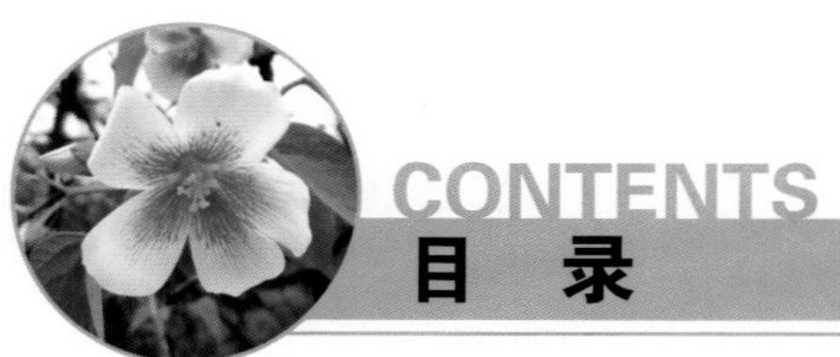

CONTENTS 目录

卷一 序例

卷二 妇人方上

卷三 妇人方中

卷四　妇人方下

卷五　少小婴孺方

卷六　七窍病

卷七　风毒脚气

卷八　诸　风

卷九 伤寒方上

卷十 伤寒方下

卷十一 肝 脏

卷十二 胆 腑

卷十三 心 脏

卷十四　小肠腑

卷十五　脾　脏

卷十六　胃　腑

卷十七　肺　脏

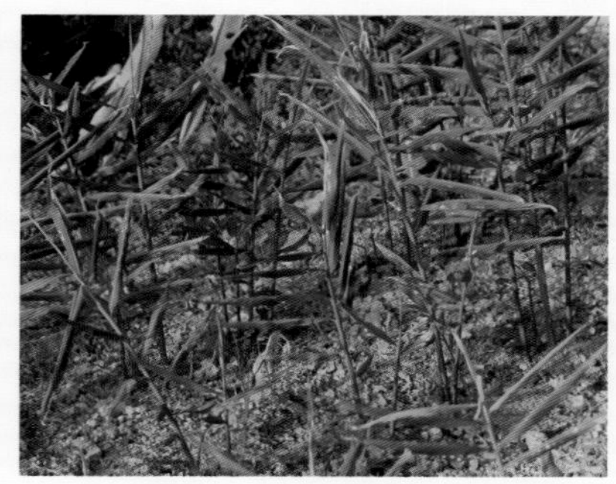

卷十八　大肠腑

卷十九　肾　脏

卷二十　膀胱腑

卷二十一　消渴、淋闭、尿血、水肿

卷二十二　疔肿痈疽

卷二十三　痔　漏

卷二十四　解毒杂治

卷二十五　备　急

卷二十六　食治方

卷二十七　养　性

卷一

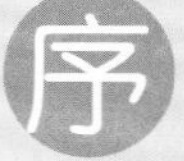
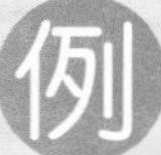

序例

【本篇精华】

1. 论述要成为大医者必备的条件。
2. 论述大医者为患者诊病、治病时的注意事项。
3. 论述大医者开处方时的注意事项。
4. 论述用药、贮藏药材的注意事项。

大医习业第一

【原文】→【译文】

凡欲为大医，必须谙[①]《素问》《甲乙》《黄帝针经》《明堂流注》、十二经脉、三部九候、五脏六腑、表里孔穴、本草药对，张仲景、王叔和、阮河南、范东阳、张苗、靳邵等诸部经方，又须妙解阴阳禄命，诸家相法，及灼龟五兆、《周易》六壬，并须精熟，如此乃得为大医。若不尔者，如无目夜游，动致颠殒。次须熟读此方，寻思妙理，留意钻研，始可与言于医道者矣。

要想成为一个医术高明、品德高尚的医者，就必须熟读《黄帝内经·素问》《黄帝三部针灸甲乙经》《黄帝针经》《明堂流注》等医学巨著；了解十二经脉、五脏六腑、全身表里的穴位等人体生理特征；通读《神农本草经》等药物学专著；熟记张仲景、王叔和、阮炳、范汪、张苗、靳邵等历代著名医家的经方。此外还应了解禄命学说、阴阳学说、诸家相法，以及灼龟五兆、《周易》、六壬占卜法等传统文化。这些是成为一个品德高尚、医术精湛的医者所必备的专业知识。若不认真研读探究，就像盲人在夜里行走，必定无法在医学之路上走得长远。此外，还须精读《备急千金要方》，探究其中深奥的医理，精诚钻研，方有资格与他人谈论医学之道。

【注释】

①谙：熟悉，精通。

大医精诚第二

【原文】→【译文】

夫大医之体，欲得澄神内视，望之俨然，宽裕汪汪，不皎不昧。省病诊疾，至意深心，详察形候[①]，纤毫勿失，处判针药，无得参差。虽曰病宜速救，要须临事不惑，唯当审谛覃思[②]，不得于性命之上，率尔自逞俊快，邀射名节，甚不仁矣。

医术精湛、品德高尚的医生，要常自我反省，心胸宽广，像大海一样能容纳万物。诊病的时候要专注，仔细地审察病人的形体状况，从而判定是用针灸还是下处方，不得有一点差错。速效治病固然很好，也须遇事不迷惑，应当周密审察，深入思考，不得在患者的性命上任意逞能，掉以轻心，更不能以此博取名誉，否则就是极不仁义的行为。

【注释】

①详察形候：仔细审察患者的形体状况。

②审谛覃思：周密审察，深入思考。

治病略例第三

【原文】→【译文】

凡病服利汤得瘥[①]者，此后慎不中服补汤也。若得补汤，病势还复成也，更重泻之，则其人重受弊也。若初瘥，气力未甚平复者，但消息之，须服药者，当以平药和之。夫常患之人，不妨行走，气力未衰，欲将补益。冷热随宜丸散者，可先服利汤，泻除胸腹中壅积痰实，然后可服补药也。夫极虚劳应服补汤者，不过三剂即止。若治风病应服治风汤者，皆非三五剂可知也。自有滞风洞虚[②]，即服十数剂，乃至百余日可瘥也。故曰：实则泻之，虚则补之。

凡是服通利的汤药而治愈的患者，以后就不宜服进补的汤药，否则容易导致病情复发。恢复治疗，就会伤害患者。病刚愈气力还未恢复的，只要削减其病的滋长即可。需要服药的，应当选用性味平和的药物来冲和。长期患病能行走，气力不衰的人，想要用丸散药来滋补身体的，可先服通利的汤药，泻除胸腹中壅积的痰实，然后再服进补的药。那些极度虚劳而应服进补汤药的患者，最多不超过3剂。如果是治疗风病而应当服用治风汤的，都不是三五剂即可见效的。向来就有积滞、有风邪、有呕吐虚损的人，连续服用10多剂，直至100多日之后才病愈。所以说：若是虚证，用补益；若是实证，则泻下。

【注释】

①瘥：病除，病愈。

②滞风洞虚：有积滞、有风邪、呕吐虚损。

诊候第四

【原文】→【译文】

夫欲理病，先察其源，候其病机。五脏未虚[1]，六腑未竭，血脉未乱，精神未散，服药必活。若病已成，可得半愈。病势已过，命将难全。

医生在治病的时候，第一要找病根，诊察病的关键和原理。如果五脏六腑没有虚衰，血脉精神没有散乱，那么病人服药后必定能活。如果病已生成，服药后可以治愈一半。如果病势已危，即使服药也难以保全性命。

夫诊候之法，常以平旦②，阴气未动，阳气未散，饮食未进，经脉未盛，络脉调均，气血未乱，精取其脉，知其逆顺，非其时不用也，深察三部九候而明告之。

诊病的方法，应当在天刚亮时，因为此时的阴气还没有发动，阳气还没有散失，没进饮食，络脉调和均匀，气血没有错乱，若此时精细地审察病人的脉象，就可知道病状的逆与顺。不是这个时间则不能取用，可深察三部九候而明白地告诉患者。

【注释】

①虚：指虚衰。

②平旦：指天刚亮。

处方第五

【原文】→【译文】

夫疗寒[1]以热药，疗热以寒药，饮食不消以吐下药，鬼疰蛊毒以蛊毒药，痈肿疮瘤以疮瘤药，风湿以风湿药，风劳气冷各随其所宜。雷公云：药有三品[2]，病有三阶，药有甘苦，轻重不同，病有新久，寒温亦异。

在治疗疾病时，寒症用热药，热症用寒药，治疗饮食不消化应用吐下的药，治疗鬼蛊毒气之类的流行传染病要用蛊毒药，治疗痈肿疮瘤要用疮瘤药，治疗风湿要用风湿药，治疗风、劳、气、冷等病症，都应对症下药。雷公说：药有3个等级，病分3个阶段。药在质地与性味上有甘、苦、轻、重的区别，病的证候有新病、久病、寒病、温病的差异。

【注释】

①寒：寒症。

②三品：指3个等级。

【养生大攻略】

风湿性关节炎的饮食宜忌

风湿性关节炎与人体溶血性链球菌感染密切相关，是以关节病变为主要症状的一种病症。发病者多为工作及生活环境阴暗或温差太大、易受风、受凉者，部分伴有心脏瓣膜病变。

【宜食】含钙丰富的食物，多食用含钙丰富的绿叶蔬菜、小鱼类、虾及海带等。清淡的流质饮食，高热时宜食用流质饮食，如豆浆、藕粉、米汤、鸡蛋汤及蒸蛋。

【忌食】忌食用肥腻的食物，特别是高脂肪食物、过于酸或咸的食物；食用糖会使体内的酸性物质增加，会加重风湿病，故忌多食用。

用药第六

【原文】→【译文】

上药[①]一百二十种，为君，主养命以应天。无毒，多服、久服不伤人。欲轻身益气，不老延年者，本上经。

中药一百二十种，为臣，主养性以应人。有毒无毒，斟酌其宜。欲遏[②]病，补虚羸者，本中经。

下药一百二十五种，为佐使，主治病以应地，多毒，不可久服。欲除寒热邪气，破积聚、愈疾者，本下经。

三品合三百六十五种，法三百六十五度，每一度应一日，以成一岁。倍其数，合七百三十名也。

上等药物有120种，为君药，主要功用是养命，以顺应天德，无毒性，多服或久服都不会伤人。想让身体轻快、增益和气、延长寿命的人，可本着上经用药。

中等药物有120种，为臣药，主要功用是养性，以顺应人德，分有毒与无毒，须斟酌使用。想要抑制住病势发展及补虚弱之人，可本着中经用药。

下等药物有125种，为佐使药，主要功能是治病，以顺应地德，多有毒性，不可长期服用。想要祛除寒热邪气及破除积聚而治愈疾病的人，可本着下经用药。

三等药物共有365种，效法365度，每1度与1天相对应，而成为1年，其倍数为730。

【注释】

①上药：上等药物。

②遏：抑制。

【养生大攻略】

老年人常用的补药

“补药”包括补药和补品。前者指的是补气血阴阳、治疗虚症、增强正气的药品；后者指的是有一定药疗作用的营养保健食品。它们包括以下几个方面：

（1）常用的补气药包括人参、党参、西洋参、太子参、山药、黄芪、白术、五味子等。中成药包括十全大补丸、补中益气丸、人参归脾丸、人参养荣丸、参芪膏、陈半六君丸等。

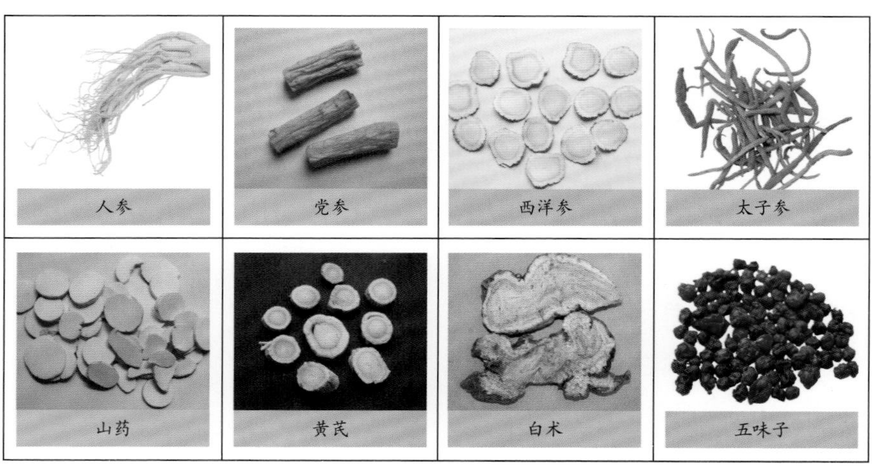

人参　党参　西洋参　太子参

山药　黄芪　白术　五味子

（2）常用的补血药包括当归、阿胶、熟地黄、何首乌、白芍、枸杞子等。中成药包括乌鸡白凤丸、当归养血丸、八珍益母丸、补血丸、定坤丸等。

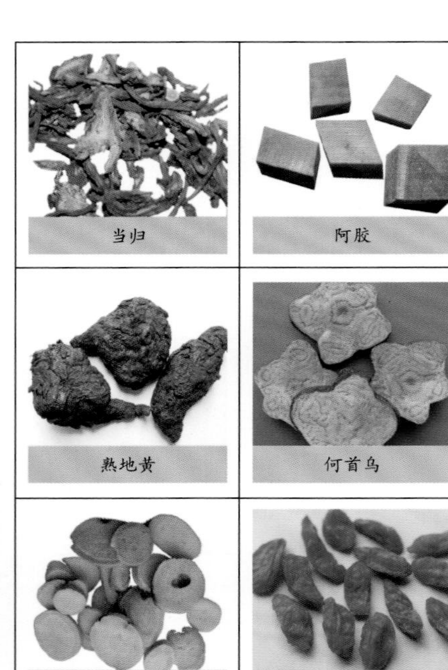

当归　阿胶　熟地黄　何首乌　白芍　枸杞子

（3）常用的补阴药包括玉竹、麦冬、天冬、黄精、百合、灵芝、石斛、龟甲、北沙参、冬虫夏草、女贞子、柏子仁等。中成药包括六味地黄

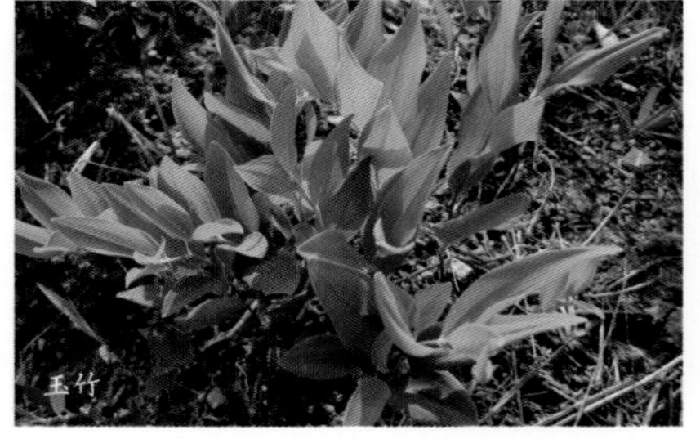

玉竹

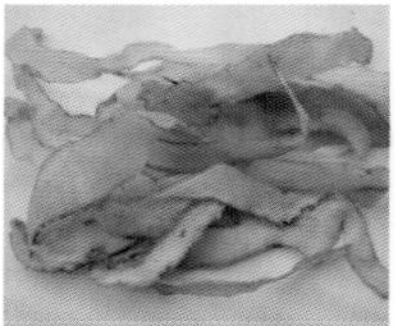

玉竹 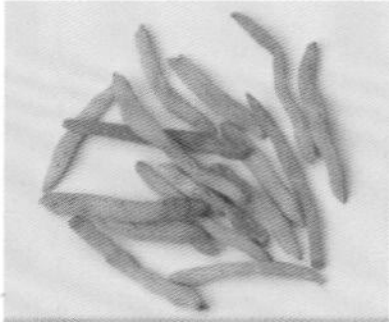　麦冬 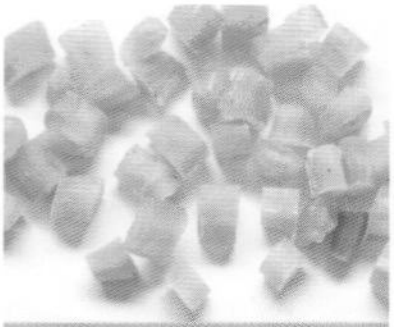　天冬 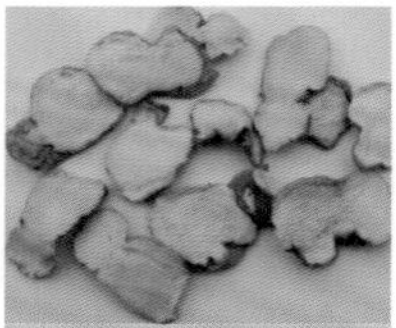　黄精

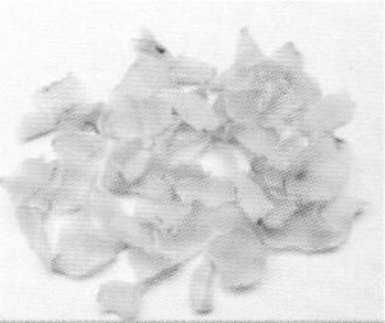

百合 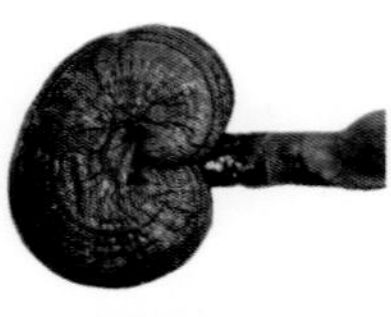　灵芝 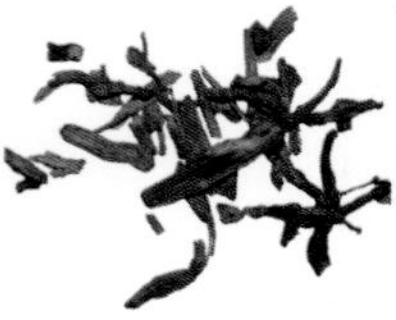　石斛 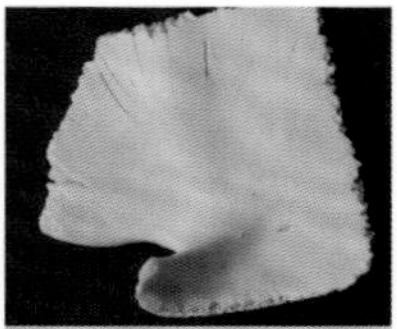　龟甲

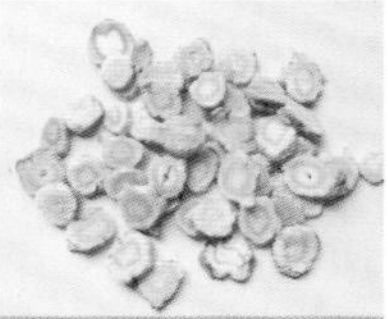

北沙参 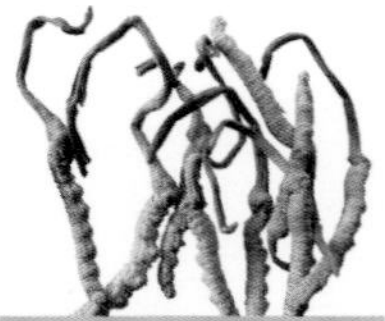　冬虫夏草 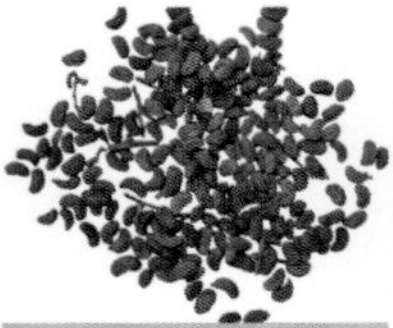　女贞子 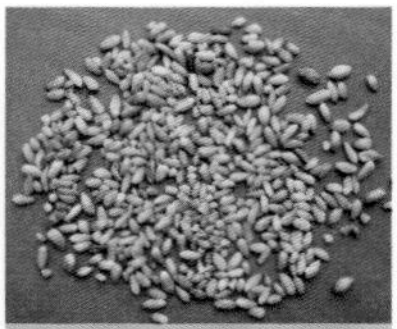　柏子仁

丸、知柏地黄丸、柏子仁丸、大补阴丸等。

（4）常用的补阳药包括狗鞭、海马、蛤蚧、锁阳、枸杞子、杜仲、鹿茸、鹿角胶、紫河车、淫羊藿、补骨脂、肉苁蓉等。中成药包括金鹿丸、多鞭精、鹿茸片、金匮肾气丸等。

药物皆有两重性，若有虚症，方可补之；若无病，不可随意滥用，即便是有病，也应当依据病情选择使用，否则有害无益。

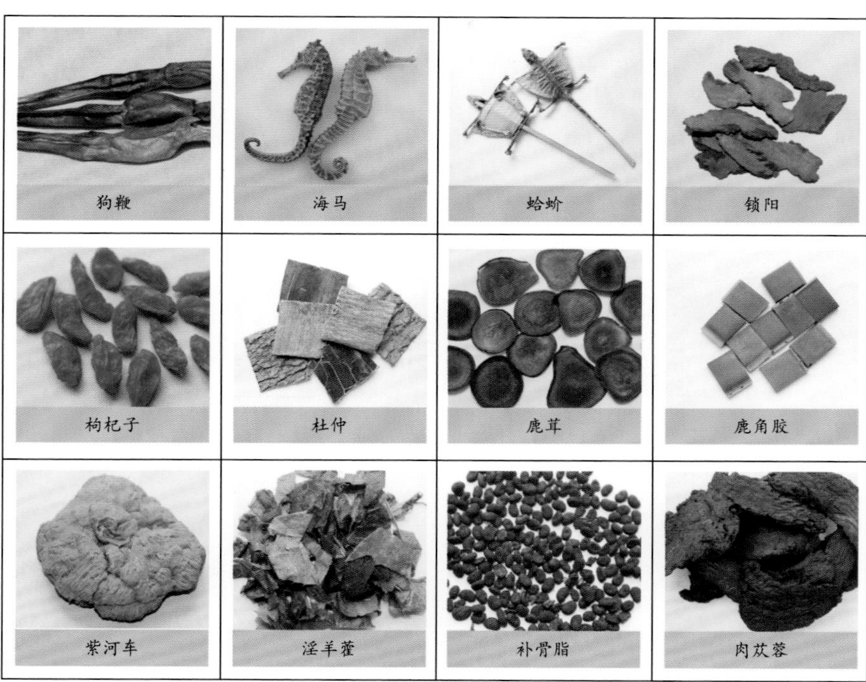

合和第七

【原文】→【译文】

凡药，治择熬炮[①]讫，然后称之以充用，不得生称。

凡用石药及玉，皆碎如米粒，绵裹纳汤酒中。

凡钟乳等诸石，以玉槌水研，3日3夜漂炼，务令极细。

凡银屑，以水银和成泥。

凡矾石，赤泥团之，入火半日，乃熟可用，仍不得过之。不炼生入药，使人破心肝[②]。

凡是药物，必须先经过选择、煎炒和炮制完毕，然后才能用作药物，称其重量，不能生着时称。

凡用石药及玉，都必须使其碎如米粒，再用棉布裹住浸入汤药或酒药中。

凡是钟乳等各种石药，要用玉槌加水研细，漂炼3日3夜，务必使其极细。

凡是银屑，要用水银调和成泥状。

凡是矾石，应先用赤泥围裹，放入火中烧炼半日，熟后才可使用，但不可过度。如不烧炼，生用入药，会使病人心肝涣散。

【注释】

①炮：炮制。

②破心肝：指心肝涣散。

服饵第八

【原文】→【译文】

若用毒药治病，先起如黍粟，病去即止，不去倍[①]之，不去十之，取去为度[②]。病在胸膈以上者，先食而后服药；病在心腹以下者，先服药而后食；病在四肢血脉者，宜空腹而在旦；病在骨髓者，宜饱满而在夜。

凡服丸散，不云酒水饮者，本方如此，是可通用也。

如果用毒药治病，开始只能用黍粟那么少一点，病一除去就应马上停止用药；如果没有除去病邪，就加倍用药；仍然没有除去病邪的，就十倍用药，以除去病邪为限度。病在胸膈以上部位的，先吃饭而后服药；病在心腹以下部位的，先吃药而后吃饭；病在四肢血脉的，适宜在早晨空腹服药；病在骨髓的，适宜在夜间饱食后服药。

服丸药、散药，处方上没有说用酒或水吞服的，无需说明，可以通用。

【注释】

①倍：加倍。

②度：限度。

【养生大攻略】

以毒攻毒的中药

所谓以毒攻毒，指的是毒陷邪深、非攻不克的肿瘤，此类药物具有攻坚蚀疮、消肿除块、破瘀散结的功效。

本类药物全部都有毒，有些为大毒，应用时有一定的危险性，故必须慎重掌握有效剂量。

（1）巴豆

来源：大戟科巴豆属植物巴豆树的种子。

性味功效：种子味辛，性热，有大毒，泻下祛积，逐水消肿。根、叶味辛，性温，有毒，温中散寒，祛风活络。

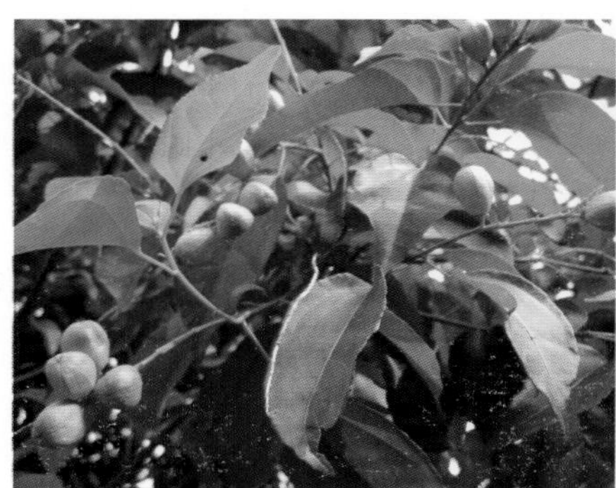

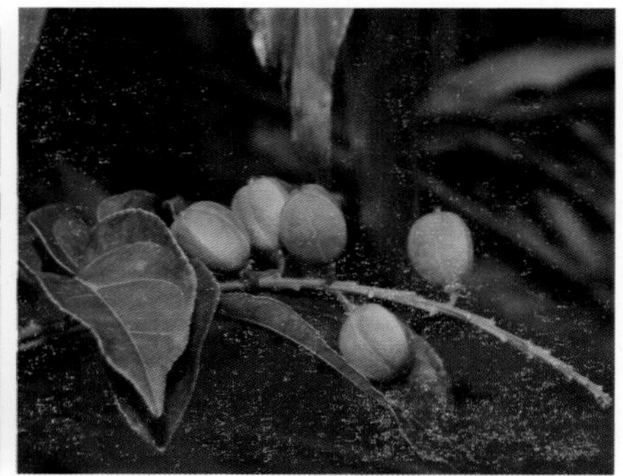

巴豆

临床应用：可用于多种癌症，如霍奇金淋巴瘤、肺癌、子宫癌、皮肤癌、乳腺癌、胃癌等，以霍奇金淋巴瘤及胃癌缓解率高。用经过去毒处理的巴豆制剂治疗晚期肿瘤，多有明显的止痛、改善睡眠、增加食欲等功效。此外，还可用于风湿性关节炎、跌打肿痛、毒蛇咬伤、水肿。外用治冻疮，可除孑孓、癣、疣、痣等。

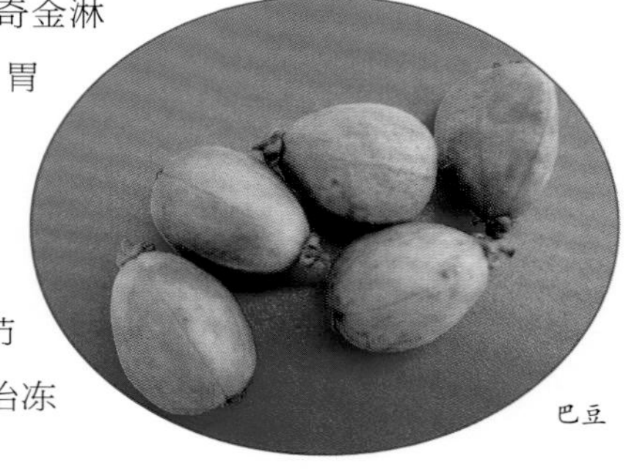
巴豆

用法用量：内服，去种皮榨去油（巴豆霜）0.15～0.3克，可配入丸、散剂；外用适量。

（2）附子

来源：毛茛科乌头属植物乌头的子根。

性味功效：味辛，性大热，有毒。回阳救逆，散寒止痛，强心。

临床应用：乌头注射液可用于治疗晚期胃癌等消化系统恶性肿瘤，并有较好的消肿止痛作用。此外，还可用于治疗亡阳虚脱、四肢厥冷等，并有镇痛、抗感染、强心等作用。

用法用量：内服3～9克，生用毒性较大。

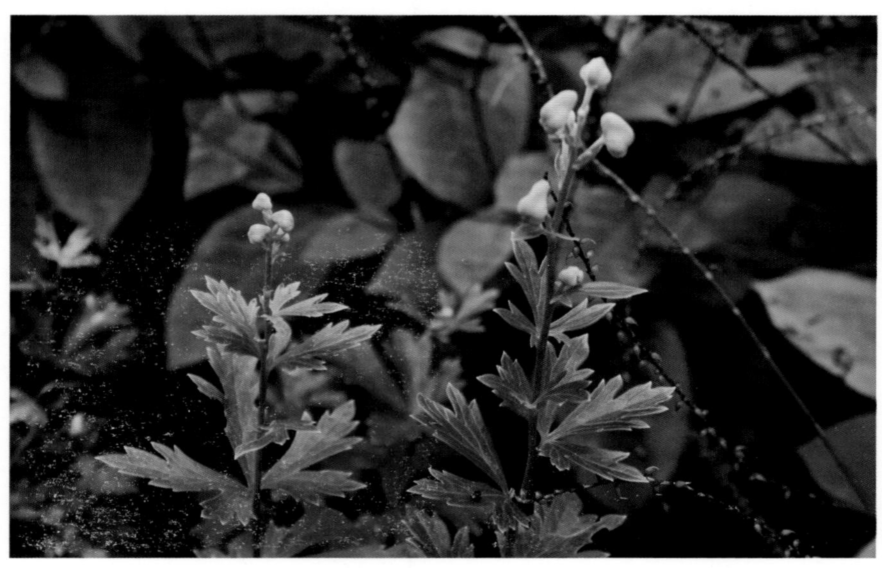
附子

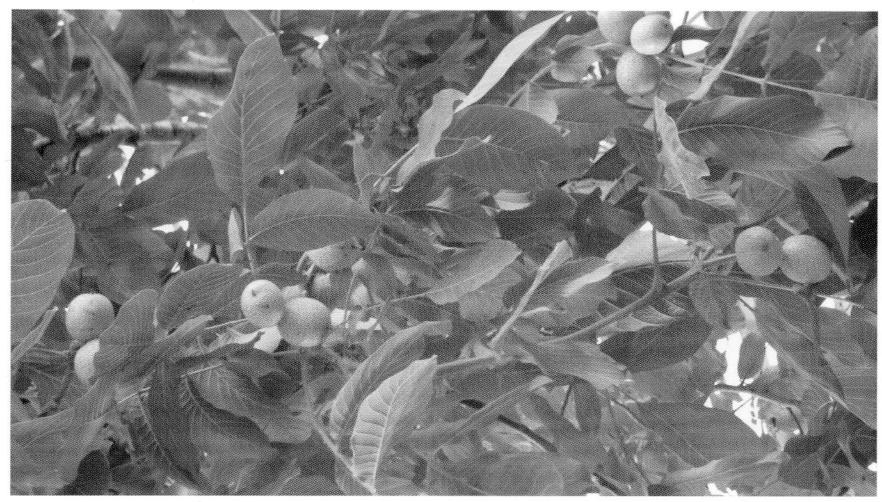
核桃

（3）核桃

来源：胡桃科胡桃属植物胡桃的种仁、种膈、外果皮和叶。

性味功效：青龙衣（外果皮）味苦、涩，性平，有毒。消肿止痒。

临床应用：本品用于治疗食管癌、胃癌等肿瘤；此外，常用于治疗慢性气管炎。外用治头癣、牛皮癣、痈肿疮疡等。

用法用量：内服10～30克。

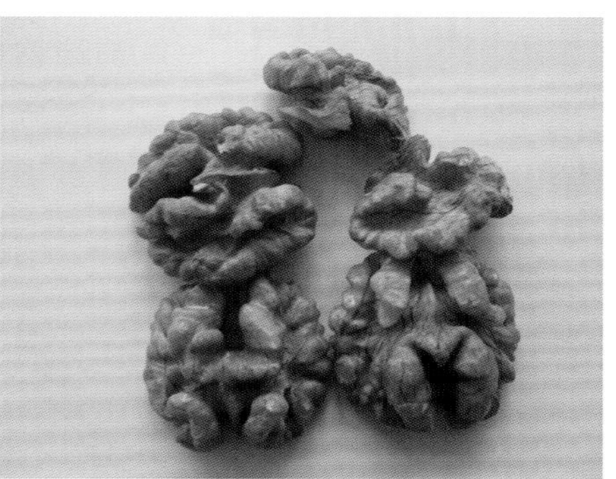
核桃仁

（4）常山

来源：虎耳草科常山属黄常山的根。

性味功效：味苦，性寒，有小毒。截疟，解热。

临床应用：本品近用于消化道肿瘤；此外，还可用于治疗各种疟疾。

用法用量：内服5～10克。

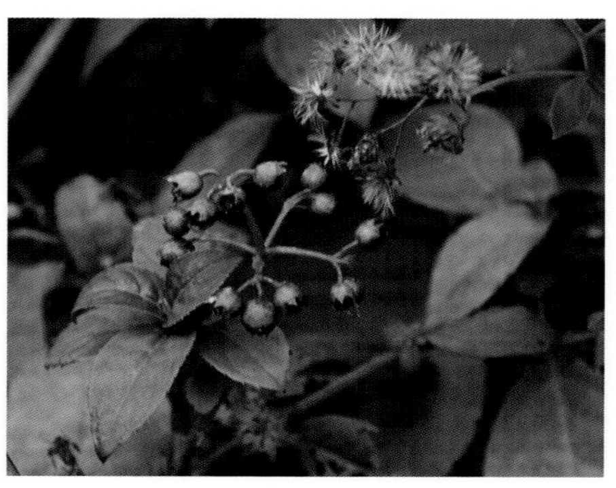
常山

药藏第九

【原文】→【译文】

凡药皆不欲数数晒曝，多见风日，气力即薄歇，宜熟知之。

诸药未即用者，俟[①]天大晴时，于烈日中曝，令大干，以新瓦器贮之，泥头密封，须用开取，即急封之，勿令中风湿之气，虽经年亦如新也。其丸散以瓷器贮，密蜡封之，勿令泄气，则三十年不坏。诸杏仁及子等药，瓦器贮之，则鼠不能得之也。凡贮药法，皆须去地三四尺，则土湿之气不中也。

但凡是药物，都不要过多地暴晒，太多地见到风和阳光，药性就容易减损消耗，人们应熟知这个道理。

各种药物若不是立刻要使用的，最好等到天气晴好时，在烈日下暴晒，使之特别干燥，然后用新瓦器贮藏，外用泥土密封，等到用的时候开取，用后立即封上，不要让风湿之气沾染它，这样即使存放了若干年，也还会像新的一样。丸、散药需要用瓷器贮藏，并用蜜蜡来封住，不要让其泄气，这样就能保持30年不变质。各种杏仁以及杏子等药物，要用瓦器来贮存，以防老鼠破坏。凡是贮藏的药物，都必须离地三四尺，这样土湿之气就侵害不到了。

【注释】

①俟：等待。

卷二

妇人方上

【本篇精华】

1. 介绍女子不孕的治疗方法及处方。
2. 论述孕妇妊娠恶阻的脉象及治疗方法。
3. 介绍孕妇妊娠逐月养胎方。
4. 介绍孕妇妊娠期的各种疾病及治疗方法。
5. 介绍孕妇难产、腹死胎中、婴儿横生、胞胎不出的治疗方法。
6. 介绍产妇产后下乳的良方。

求子第一

【原文】→【译文】

论曰：夫妇人之别有方者，以其胎妊生产崩伤之异故也。是以妇人之病，比之男子十倍难疗。经言，妇人者，众阴所集，常与湿居，十四以上，阴气浮溢，百想经心，内伤五脏，外损姿颜，月水去留，前后交互，瘀血停凝，中道断绝，其中伤堕不可具论矣。

今具述求子之法，以贻后嗣，同志之士，或可览焉。

妇女由于有妊娠、生产和崩伤这些与男子不同的特殊情况，所以妇女与男子的用药也不同，而且妇女的疾病比男子的疾病难治许多倍。经中说：妇女，众阴会聚于一身，常常与湿相联系。女人在14岁以后，阴气就浮溢于外，再加上百般烦心，则外损容颜，内伤五脏，而且开始出现月经，若前后时间交错，还会出现瘀血停顿、凝结，使中道断绝，内中受到伤害而堕下的情况。

下面所详细叙述的生子方法，后人要谨记，而与此情况相同的人，也可以浏览选用。

白薇丸主令妇人有子方。

白薇、细辛、防风、人参、秦椒、白蔹（一作白芷）、桂心、牛膝、秦艽、芜荑、沙参、芍药、五味子、白僵蚕、牡丹、蛴螬各一两，干漆、柏子仁、干姜、卷柏、附子、川芎各二十铢，紫石英、桃仁各一两半，钟乳、干地黄、白石英各二两，鼠妇半两、水蛭、虻虫各十五枚，吴茱萸十八铢，麻布叩复头一尺（烧）。

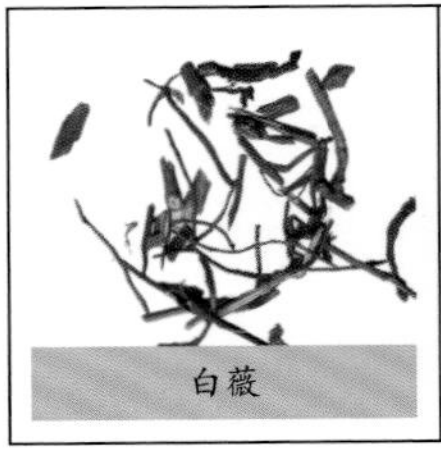
白薇

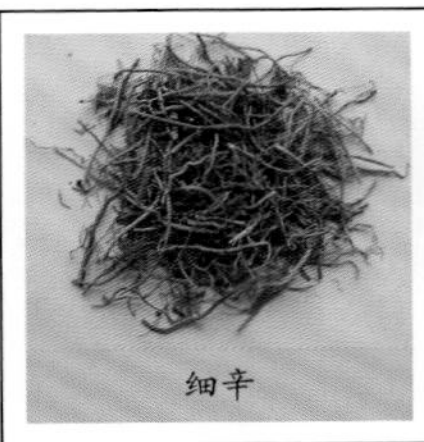
细辛

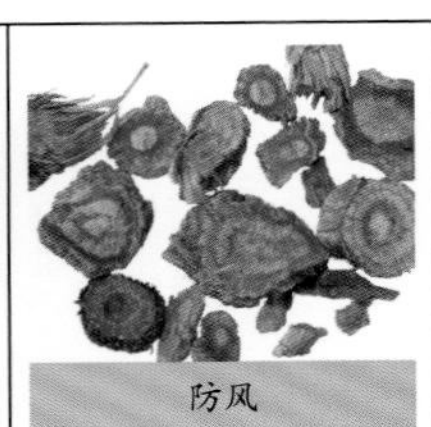
防风

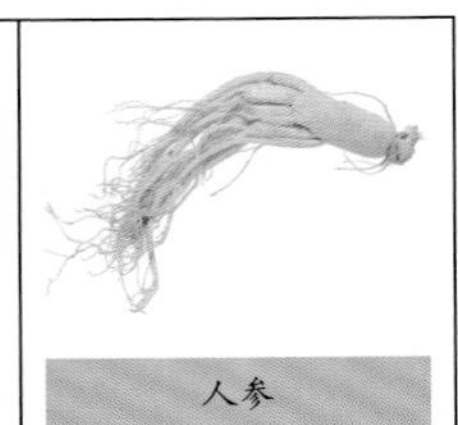
人参

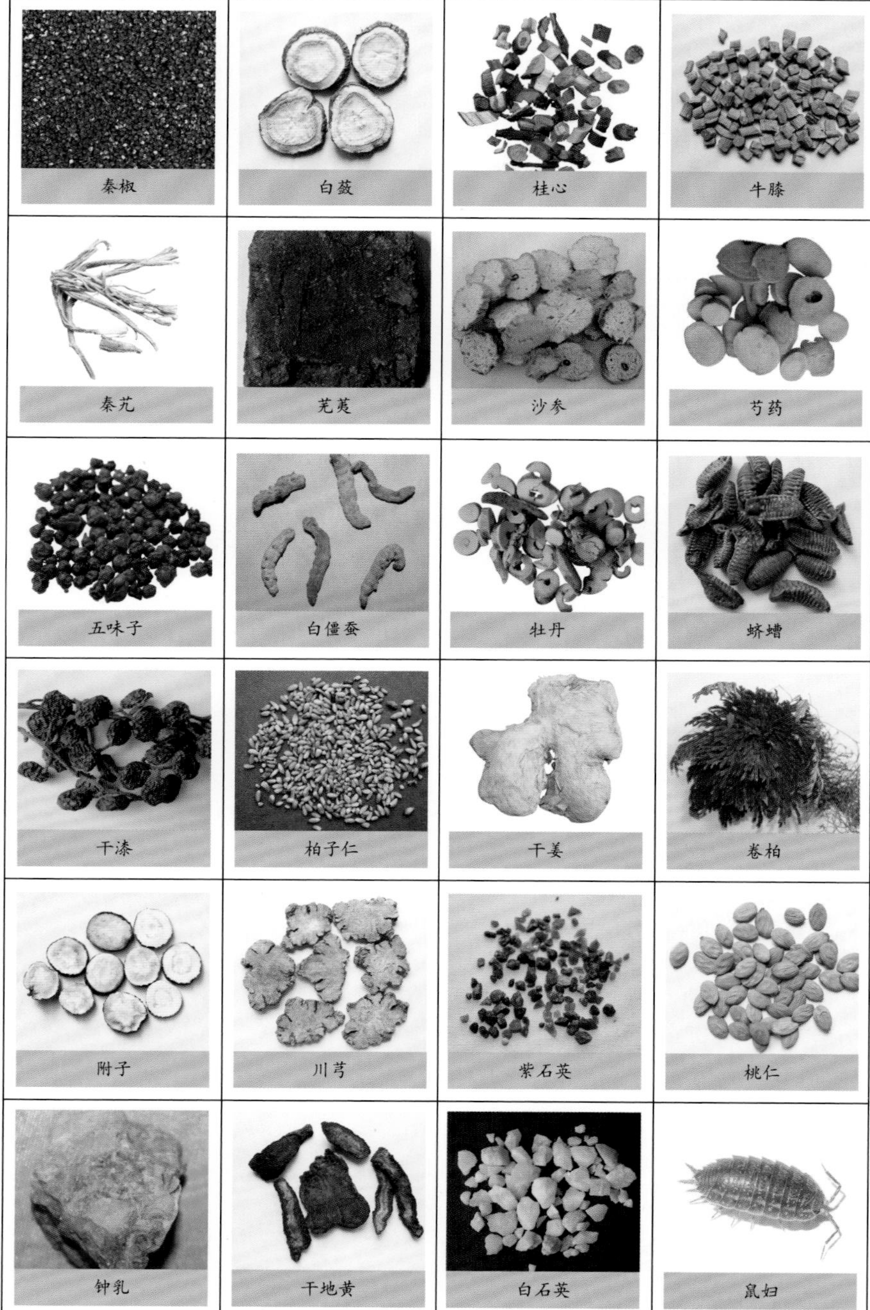

秦椒	白蔹	桂心	牛膝
秦艽	芜荑	沙参	芍药
五味子	白僵蚕	牡丹	蛴螬
干漆	柏子仁	干姜	卷柏
附子	川芎	紫石英	桃仁
钟乳	干地黄	白石英	鼠妇

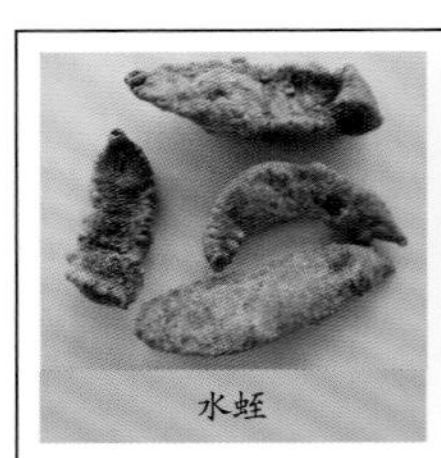
水蛭

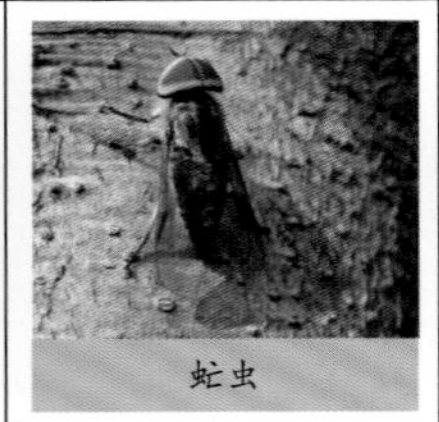
虻虫

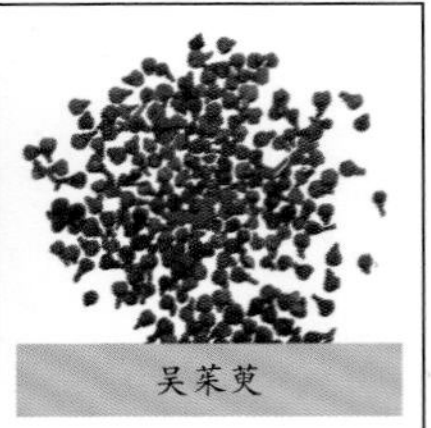
吴茱萸

上三十二味为末，蜜和丸如梧子大，酒服十五丸，日再，稍加至三十丸，当有所去。小觉有异即停服。

白薇丸主治女子不孕。

白薇、细辛、防风、人参、秦椒、白蔹（一说白芷）、桂心、牛膝、秦艽、芜荑、沙参、芍药、五味子、白僵蚕、牡丹、蛴螬各1两，干漆、柏子仁、干姜、卷柏、附子、川芎各20铢，紫石英、桃仁各1.5两，钟乳、干地黄、白石英各2两，鼠妇0.5两，水蛭、虻虫各15枚，吴茱萸18铢，麻布叩复头1尺（烧）。

以上32味药研为末，用蜜调和成梧桐子大小的丸，每次用酒送服下15丸，渐渐加到30丸，每日2次，至泻下恶物，稍微感到有异样即停服。

大黄丸

治带下百病无子。服药十日下血，二十日下长虫及青黄汁，三十日病除，五十日肥白方：

大黄（破如米豆，熬令黑）、柴胡、朴硝（熬）、干姜（各一升）、川芎（五两）、蜀椒（二两）、茯苓（如鸡子大一枚）。

上七味为末，蜜和丸，如梧桐子大，先食，服七丸，米饮下，加至十丸，以知为度。

大黄丸

主治各种带下病导致的不孕，服药10日后会使妇人下血，服药20日就会泻下蛔虫及阴部流出清黄汁，服药30日即可除去疾病，服药50日则使人长得白胖。

大黄（破如米豆，熬令黑）、柴胡、朴硝（熬）、干姜各1升，川芎5两，蜀椒2两，茯苓（如鸡蛋大）1枚。

以上7味药均研为末，用蜜调和，制成梧桐子大的药丸，先食，服7丸，用米汤服下，加至10丸，直至药显效为止。

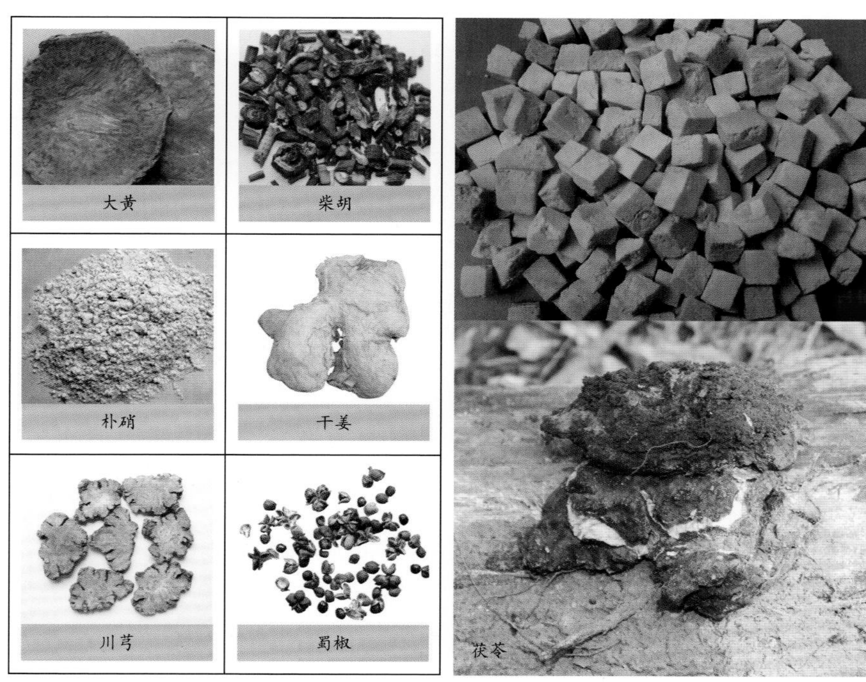
大黄　柴胡　朴硝　干姜　川芎　蜀椒　茯苓

吉祥丸治女人积年不孕方。

天麻一两、五味子二两、覆盆子一升、桃花二两、柳絮一两、白术二两、川芎二两、牡丹皮一两、桃仁一百枚、菟丝子一升、茯苓一两、楮实子一升、干地黄一两、桂心一两。

上十四味末之，蜜和丸如豆大，每服空心，饮苦酒下五丸，日中一服，晚一服。

吉祥丸主治女人婚后多年不孕。

天麻1两，五味子2两，覆盆子1升，桃花2两，柳絮1两，白术2

两，川芎2两，牡丹皮1两，桃仁100枚，菟丝子1升，茯苓1两，楮实子1升，干地黄1两，桂心1两。

上14味药研为粉末，用蜜调和制成豆子大小的丸，每次空腹用酒送服下5丸，中午和晚上各服用1次。

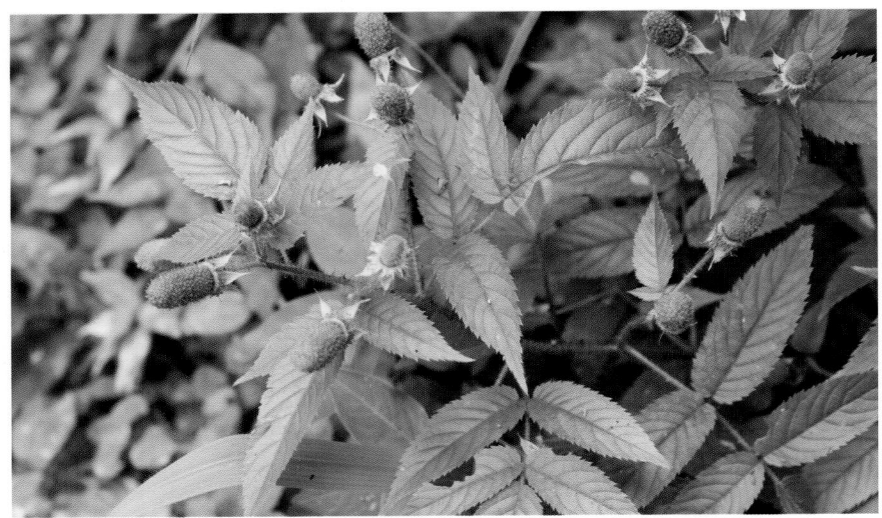

覆盆子

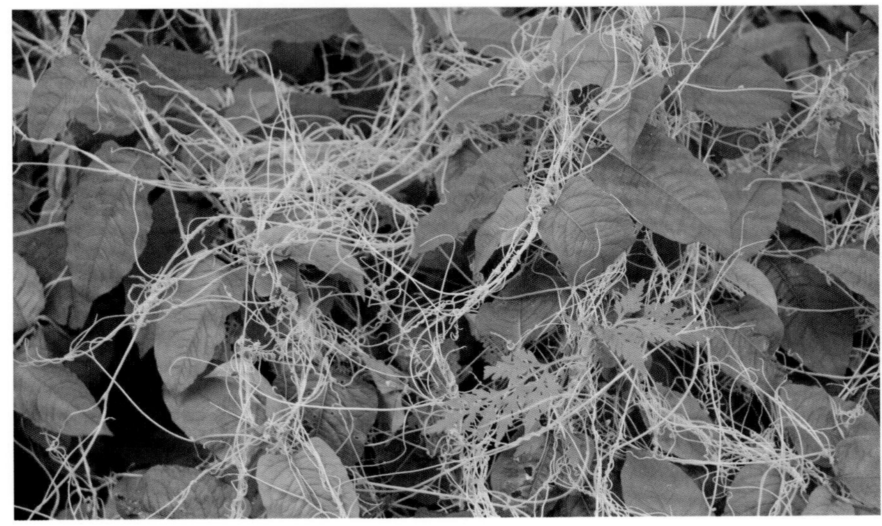

菟丝子

灸法

妇人绝子，灸然谷五十壮。在内踝前直下一寸。

妇人绝嗣不生[①]，胞门闭塞，灸关元三十壮，报之。

妇人绝嗣不生，灸气门穴，在关元旁三寸，各百壮。

妇人子藏[②]闭塞，不受精，疼，灸胞门五十壮。

妇人绝嗣不生，漏赤白，灸泉门十壮，三报之，穴在横骨当阴上际。

灸法

妇人绝子，针灸然谷穴50壮，此穴在内踝前直下1寸。

妇女婚后不能生育，胞门闭塞，针灸关元穴30壮，可重复针灸。

妇女婚后不能生育，针灸气门穴，此穴在关元穴旁3寸处，灸100壮。

妇女子宫闭塞，不能受精，疼痛，灸胞门穴50壮。

妇人婚后不能生育，漏赤白带，针灸泉门（即泉阴穴）10壮，重复3次，此穴位在横骨当阴上面的地方。

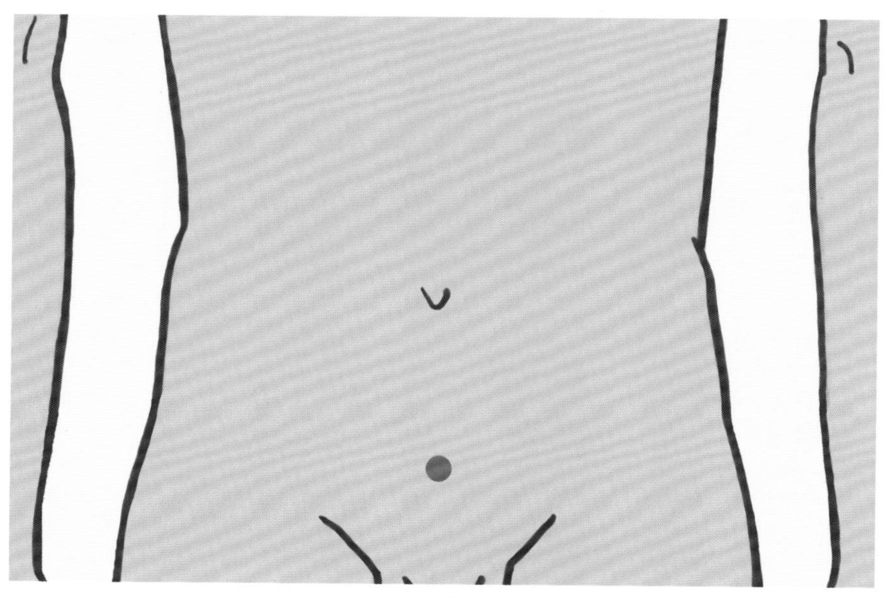

关元

【注释】

①绝嗣不生：婚后不能生育。

②子藏：子宫。

【养生大攻略】

治疗女性不孕症的偏方

（1）当归蜜丸

【原料】当归、白芍、紫河车各60克，枸杞子、党参、杜仲、巴戟天、菟丝子、桑寄生、鹿角胶各30克，川芎20克，鸡血藤120克。

【制法】上药共研细末，炼蜜为丸。

【用法】每次9克，每日3次。

【功效】滋补肝肾。

【适用】不孕症。

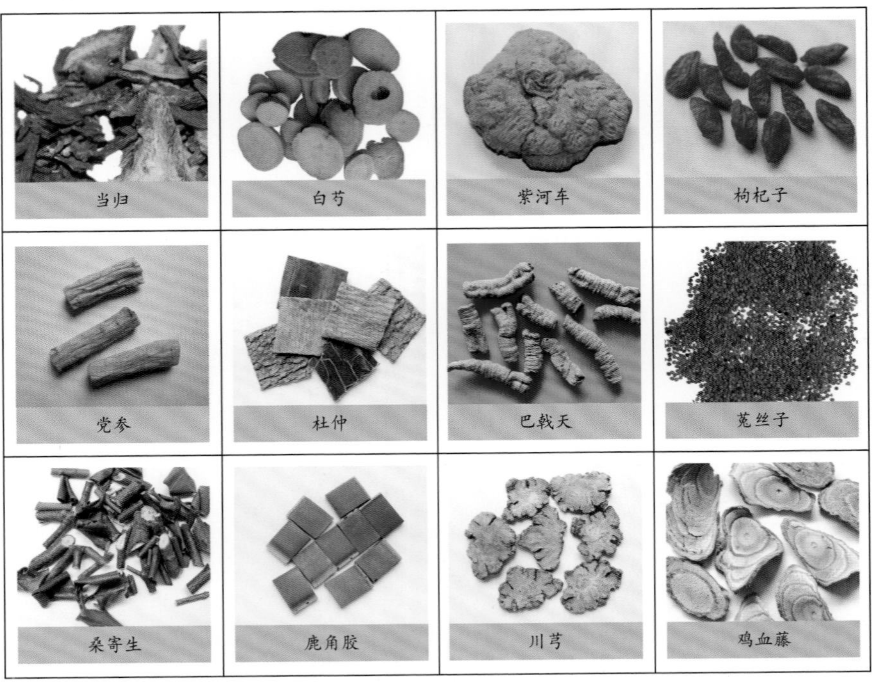

（2）种子丸

【原料】制附片、白及、细辛、山茱萸、五灵脂、白蔹各15克，石菖蒲、

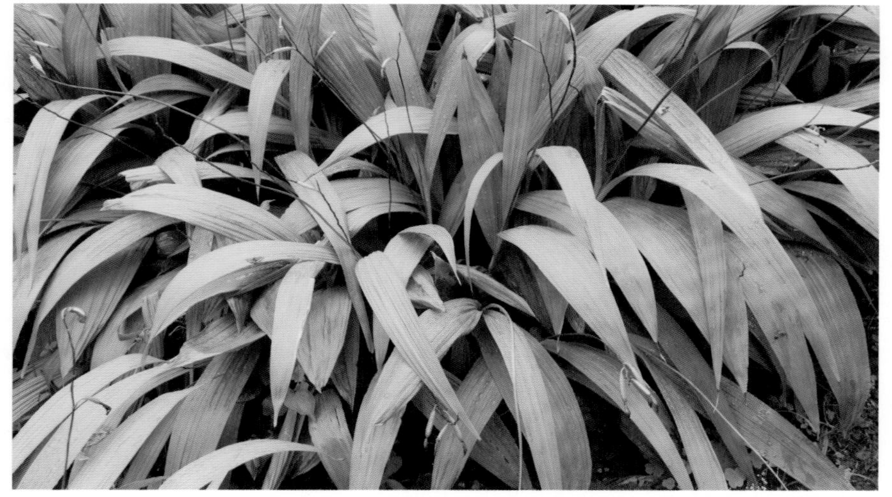

白及

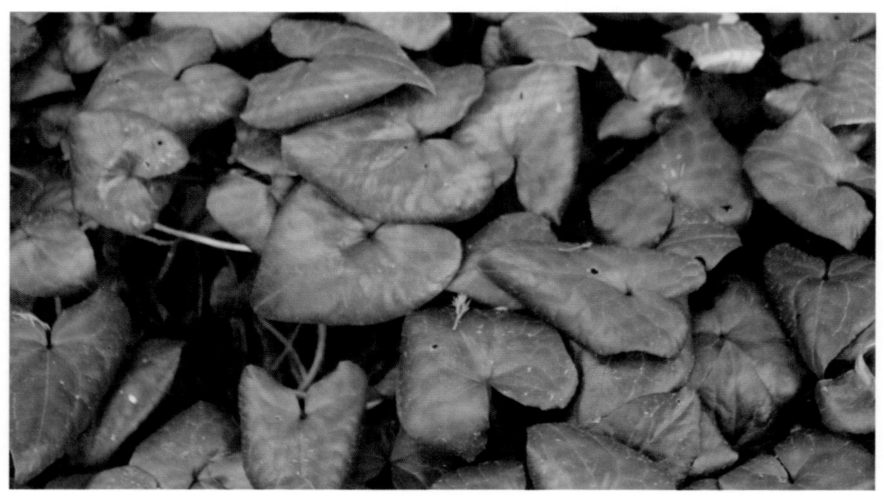

细辛

当归、生山参、炒白术、陈莲蓬（烧存性）各50克，制香附30克。

【制法】上药共研细末，炼蜜为丸，梧桐子大。

【用法】在经净后服用，糯米酒送服。每日2次，每次20粒。服药7日内忌房事。

【功效】温肾暖宫，补气化瘀。

【适用】宫寒肾虚、血瘀之不孕。

（3）助孕汤

【原料】广木香、当归各10克，柴胡、香附各3克，紫河车、羌活、益母草、白芍各9克。

【制法】上药水煎取药汁。

【用法】在月经后第10～第15日服食药汁，服4～6剂。

【功效】疏肝解郁，养血调经。

【适用】肝郁不孕。

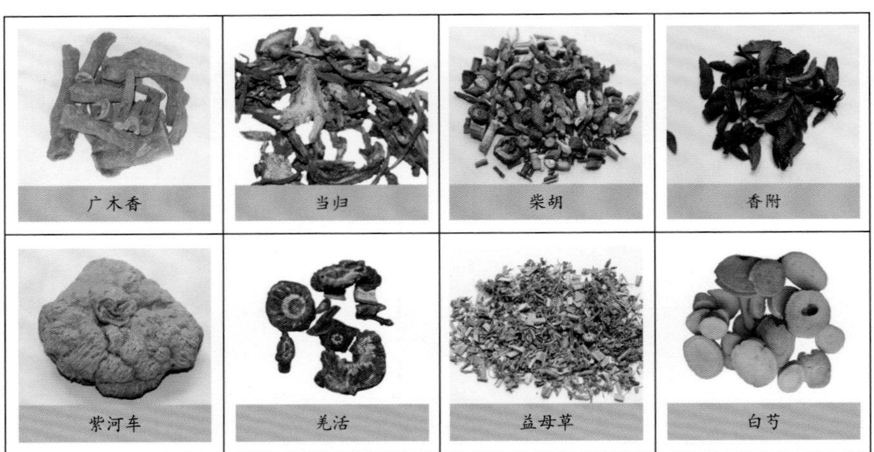

（4）通卵受孕种育丹

【原料】当归、炒蒲黄、赤芍各10克，荔枝核、延胡索各15克，干姜、川芎各8克，官桂4.5克，炒茴香3克。

【制法】上药水煎取药汁。

【用法】内服。

【功效】温经暖宫，活血理气。

【适用】输卵管阻塞所致的不孕。

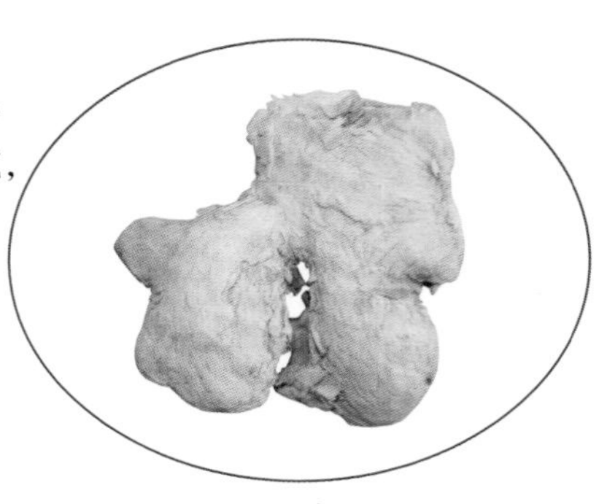
干姜

（5）当归葛根汤

【原料】当归、制香附、菟丝子各15克，葛根、益母草、丹参各30克，牡丹皮12克，红花、川牛膝、沉香（分吞）各10克，炒杜仲、川续断各24克。

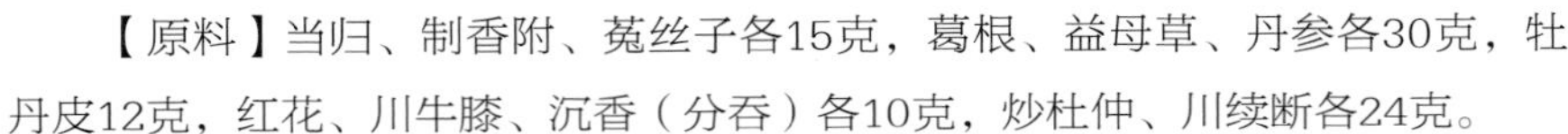

【制法】水煎取药汁。

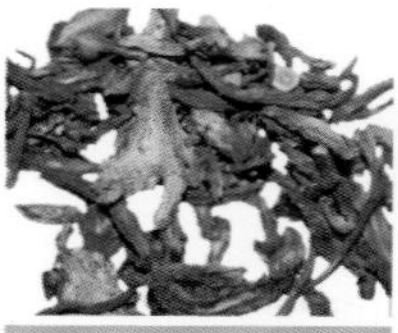

当归	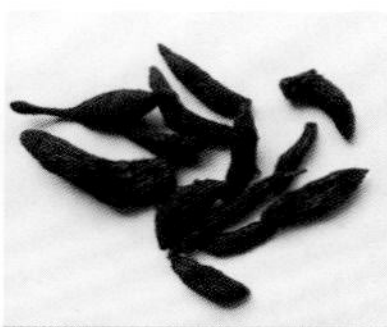 制香附	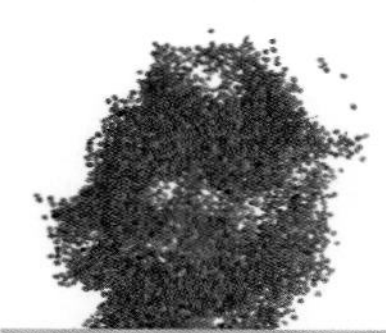 菟丝子	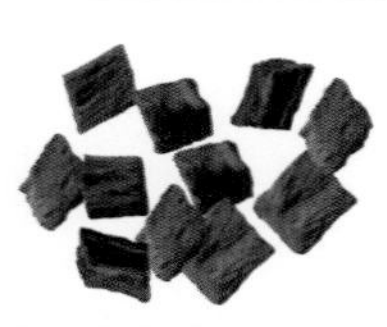 葛根
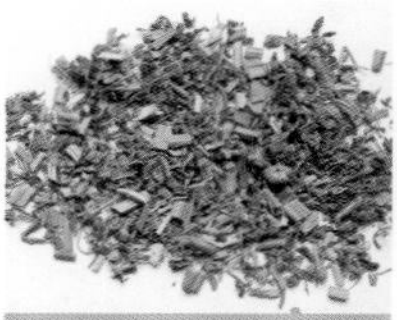 益母草	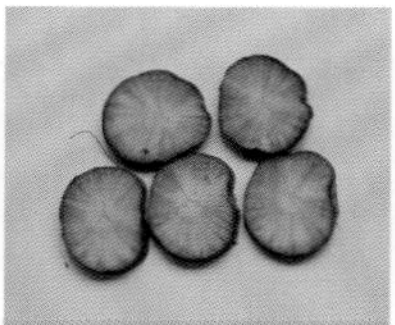 丹参	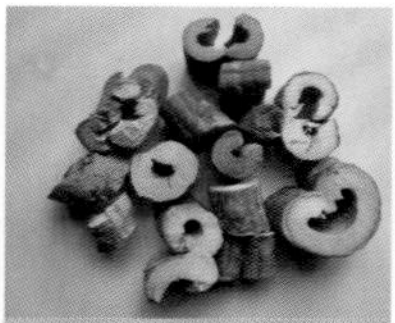 牡丹皮	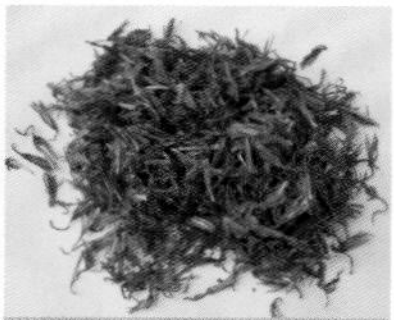 红花
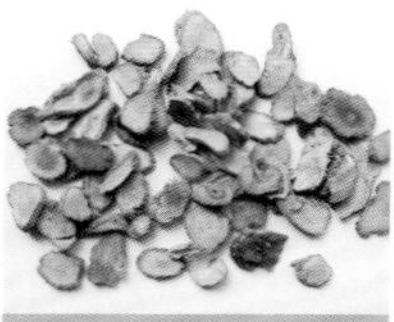 川牛膝	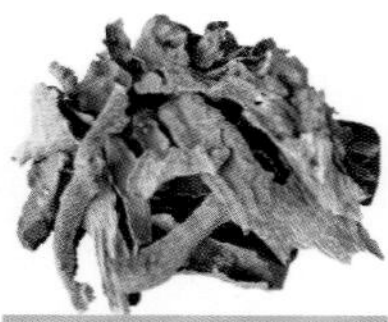 沉香	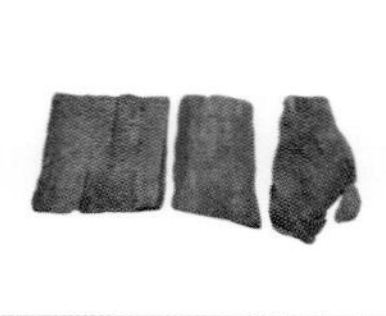 炒杜仲	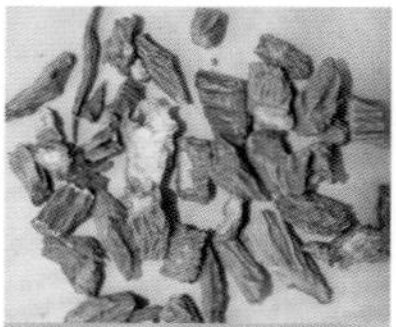 川续断

【用法】内服，每日1剂。

【功效】疏肝解郁，调理冲任，通经活血。

【适用】不孕症。

（6）三七红藤汤

【原料】红藤、生薏苡仁各30克，金银花、麦冬各10克，桃仁、香附各12克，当归15克，川芎6克，三七粉（吞）3克。

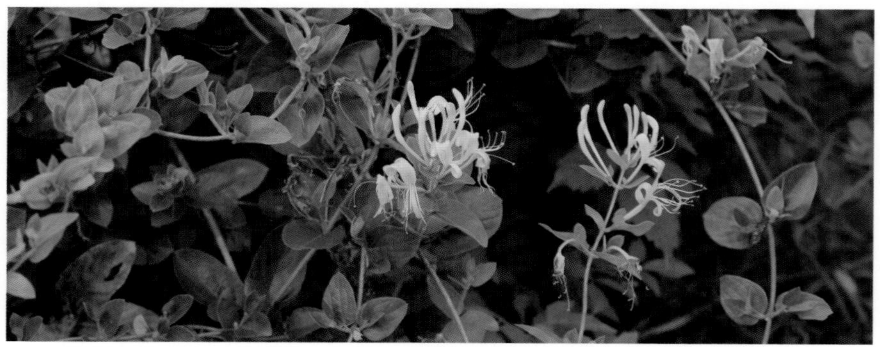

金银花

【制法】上药水煎取药汁。

【用法】内服。经期第1～第10日服用。

【功效】活血化瘀，清热解毒。

【适用】输卵管阻塞所致的不孕症。

（7）开郁种玉汤

【原料】酒炒白芍30克，茯苓（去皮）、酒炒香附、酒洗牡丹皮各9克，土炒白术、酒洗当归各150克，花粉6克。

麦冬

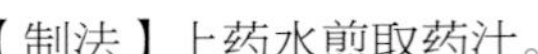

【制法】上药水煎取药汁。

【用法】内服。

【功效】解肝脾心肾四经之郁，开胞胎之门。

【适用】不孕症。

（8）并提汤

【原料】熟地黄、巴戟天（盐水浸）、土炒白术各30克，人参、生黄芪各15克，枸杞子6克，山茱萸9克，柴胡1.5克。

【制法】上药水煎取药汁。

【用法】每日1剂，每日2次。

【功效】补肾气，兼补脾胃。

【适用】不孕症。

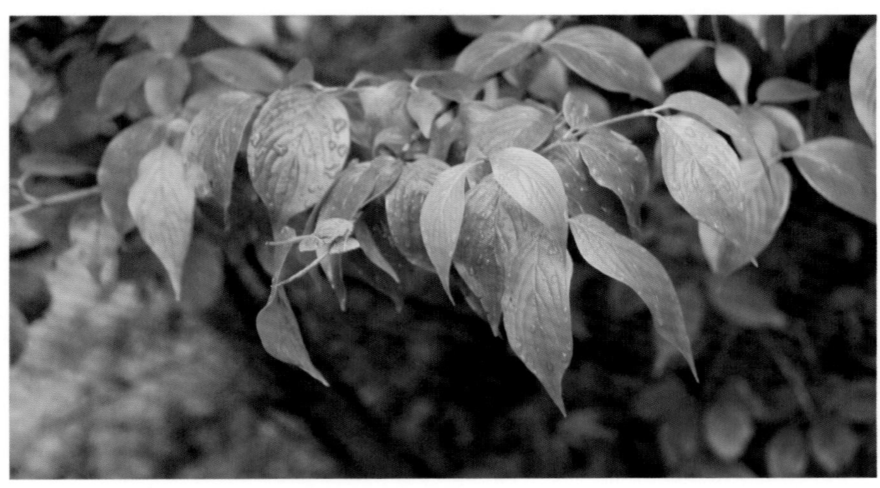

山茱萸

妊娠恶阻第二

【原文】→【译文】

凡妇人虚羸，血气不足，肾气又弱，或当风[①]饮冷太过，心下有痰水者，欲有胎而喜病阻。所谓欲有胎者，其人月水尚来，颜色、肌肤如常，但苦沉重，愦闷不欲饮食，又不知其患所在，脉理顺时平和，则是欲有娠也。如此经二月，日后便觉不通，则结胎也。阻病者，患心中愦愦，头重眼眩，四肢沉重，懈惰不欲执作，恶闻食气，欲啖[②]咸酸果实，多卧少起，世谓恶食。其至三四月日以上，皆大剧吐逆，不能自胜举也。此由经血既闭，水渍于脏，脏气不宣通，故心烦愦闷，气逆而呕吐也。

凡是那些身体虚弱羸瘦，血气不足，肾气虚弱，或者迎风、饮用冷水太多、心下有痰的妇女，在将妊娠时常常患阻病。所谓将有妊娠，是指妇人的月经仍然来，且面色、肌肤与平常无异，脉理平和，只是全身沉重、昏闷，不思饮食，却不知病患之所在。像这种情况，月经在两个月后便会停掉，开始结胎。而所患阻病，是指妇人心中烦乱不安，头重眼花，四肢沉重无力，软弱得不能抬举。不喜欢闻到饮食的气味，只想吃咸、酸的食物，少起多睡，往往达三四个月以上，剧烈呕逆，不能做任何事情。原因在于经血闭塞，水积于五脏六腑，使脏气不能宣泄，因此心中烦闷不安，气逆而形成呕吐。

半夏茯苓汤

治妊娠阻病，心中愦闷，空烦吐逆，恶闻食气，头眩体重，四肢百节疼烦沉重，多卧少起，恶寒，汗出，疲极黄瘦方。

半夏、生姜（各三十铢）、干地黄、茯苓（各十八铢）、橘皮、旋覆花、细辛、人参、芍药、川芎、桔梗、甘草（各十二铢）。

上十二味㕮咀，以水一斗，煮取三升，分三服，若病阻积月日不得治，及服药冷热失候，病变客热烦渴，口生疮者，去橘皮、细辛，加前胡、知母各十二铢。若变冷下痢者，去干地黄，入桂心十二株；若食少胃中虚，生热，大便闭塞，小便赤少者，宜加大黄十八株，去干地黄，加黄芩六铢。余根据方服一剂得下后，稍息，看气力冷热增损方调定，更服一剂汤，便急服茯苓丸，能食便强健也。忌生冷醋滑油腻，菘菜，海藻。

半夏茯苓汤

治妊娠恶阻，心中昏闷，空烦呕吐，恶闻饮食的气味，四肢和全身关节疼痛沉重，头昏重，少起多睡，恶寒，出汗，极度黄瘦、疲倦的处方。

半夏、生姜各30铢，干地黄、茯苓各18铢，橘皮、旋覆花、细辛、人参、芍药、川芎、桔梗、甘草各12铢。

以上12味药分别捣碎，加1斗水煮成3升药液，分成3次服。如果患恶阻病，积有1个多月未治愈，以及服药冷热失候，客热烦渴等病变，口中生疮的，去橘皮、细辛，加前胡、知母各12铢。如遇冷下痢的，去干地黄，加入桂心12铢。如果胃中虚惫，生热，大便不通，小便赤少的，适宜加大黄18铢，去干地黄，加黄芩6铢。其余的依方服1剂，取下后，根据气力及冷热情况减少或增加，处方调定，再服1剂，紧接着服茯苓丸，使患者能够饮食，身体便能够强健。

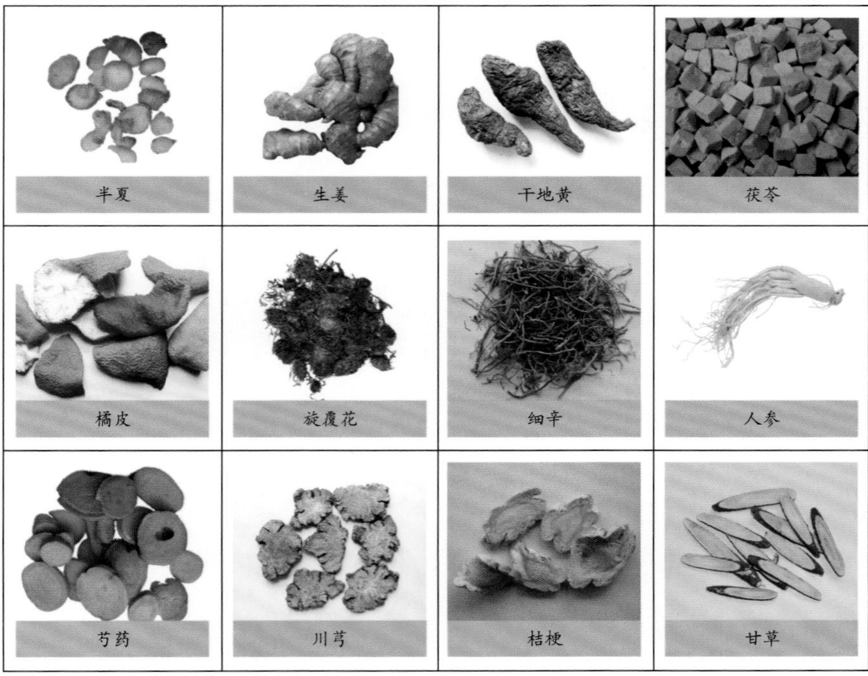

半夏	生姜	干地黄	茯苓
橘皮	旋覆花	细辛	人参
芍药	川芎	桔梗	甘草

【注释】

①当风：迎风。

②啖：吃，食用。

【养生大攻略】

防治妊娠恶阻食谱

（1）砂仁蒸鲫鱼

【原料】鲫鱼1条，砂仁5克，生姜10克，葱2根，油、盐各适量。

【制法】将砂仁去外壳，砂仁肉打碎；生姜去皮，洗净，切丝；葱去须根，洗净，切成小段；鲫鱼去鳞、鳃及内脏，洗净，拭干鱼肚内之水分，将砂仁放入鱼肚内，下油、盐、生姜丝及葱，隔水蒸熟即可。

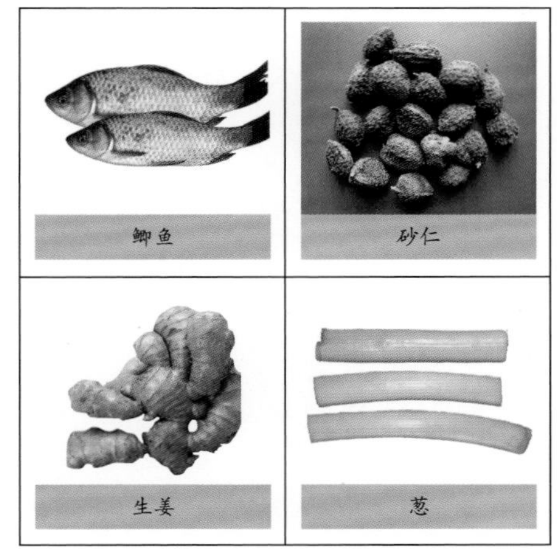

【功效】健脾化湿，安胎止呕。

【用法】随意食用或佐餐。

【适用】妊娠呕吐、妊娠水肿，症属素体虚寒者。

（2）姜汁牛奶

【原料】鲜牛奶200毫升，生姜汁10毫升，白糖20克。

【制法】将以上3种原料混匀，煮沸后即可。

【功效】补脾，降逆，止呕。

【用法】温热服，每日2剂。

【适用】脾胃虚弱型妊娠呕吐。

（3）伏龙肝姜鸡

【原料】伏龙肝、生姜各60克，童子鸡1只，盐少许。

【制法】将鸡去毛、内脏，放生姜于鸡腹中，加入伏龙肝澄清液适量、盐少许，置武火上烧沸，改文火炖烂。

【功效】温中补虚，降逆止呕。

【用法】佐餐食用，每日或隔日1次。

【适用】妊娠胃寒呕吐。

（4）乌梅生姜方

【原料】乌梅10克，生姜30克。

【制法】乌梅、生姜捣烂，绞汁。

【功效】生津，开胃，止呕。

【用法】用纱布沾汁擦舌，每日数次。

乌梅　生姜

【适用】妊娠胃阴虚之呕吐。

（5）陈皮炒鸡蛋

【原料】鸡蛋2个，陈皮、生姜各15克，葱2根，植物油适量。

【制法】将陈皮用冷水浸软，洗净，切成细丝；生姜去皮，洗净，磨浆，榨汁；葱去须根，洗净，切碎；鸡蛋磕入碗中，搅匀；将以上各料放入浇有植物油的热锅中爆炒，10分钟后出锅即成。

【功效】健脾化痰，下气止呕。

【用法】随量食用。

【适用】妊娠呕吐，症属脾胃虚弱者。

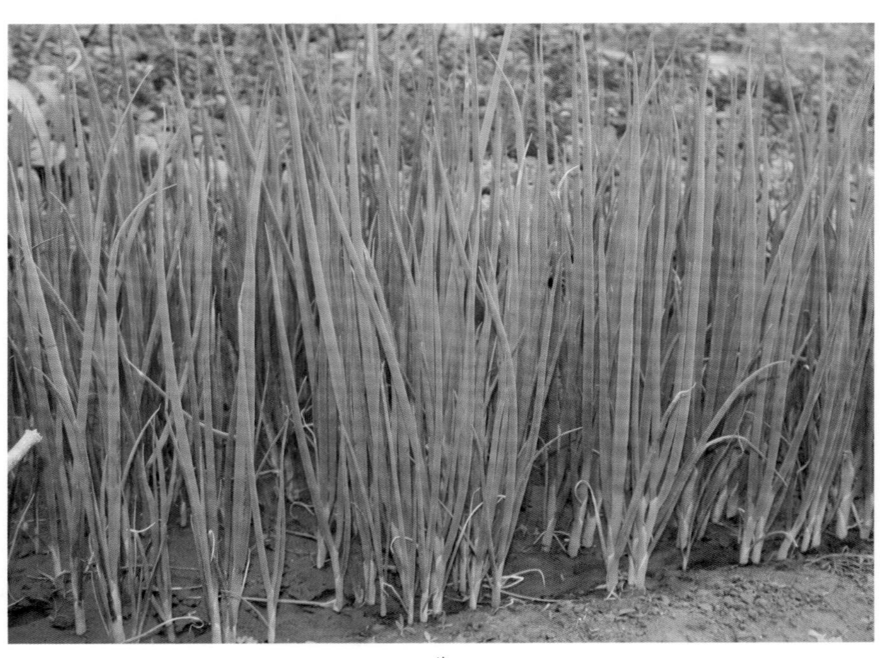

葱

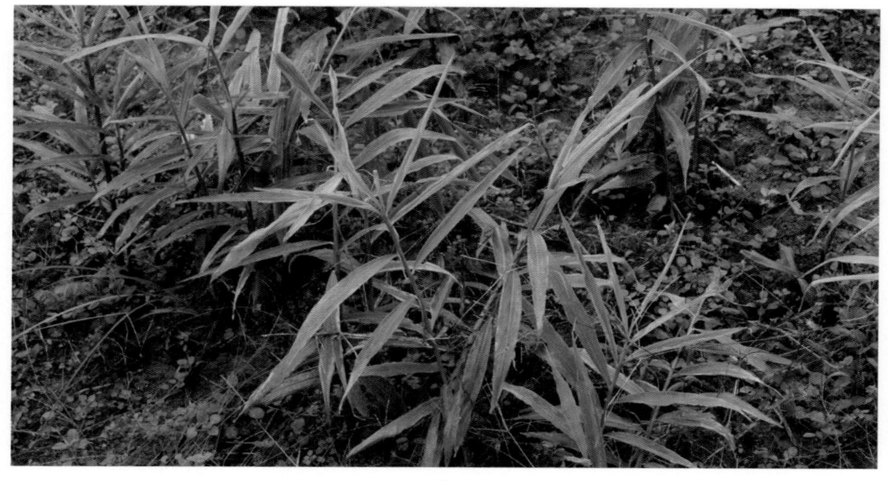

姜

（6）姜汁米汤

【原料】鲜生姜6克，大米500克。

【制法】将大米洗净放入沙锅中，加水1000毫升，文火煮，待米熟烂后，取米汤100～200毫升，加入生姜汁5滴即可。

【功效】健脾和胃，降逆止呕。

【用法】频饮，可连用数日。

【适用】脾胃虚弱引起的妊娠恶阻。

（7）柚皮姜汤

【原料】老姜9克，柚皮18克。

【制法】老姜切片，与柚皮同放入锅内加水200毫升，用小火熬至100毫升，去渣取汁。

【功效】行气，降逆，止呕。

【用法】频频冷饮。

【适用】妊娠恶阻。

（8）黑豆姜枣汤

【原料】黑豆30克，生姜10克，大枣6枚。

【制法】将以上3味洗净，加水

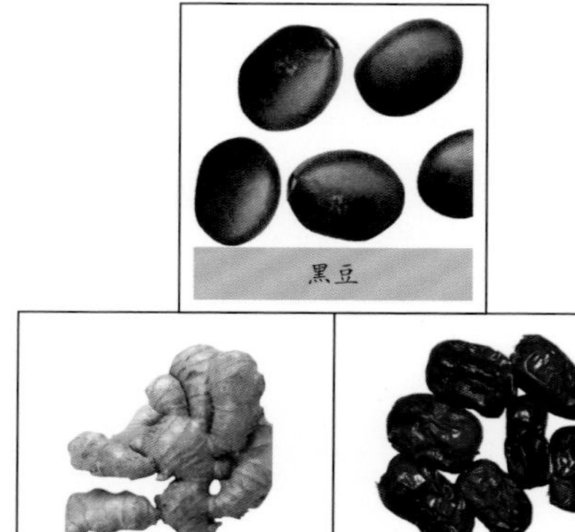

黑豆　生姜　大枣

500毫升，水煎至黑豆熟烂。

【功效】健脾温中，利水消肿。

【用法】每日1剂，分2次服用。

【适用】妊娠脾虚水肿。

（9）双叶汤

【原料】生姜3片，紫苏叶10克，淡竹叶6克。

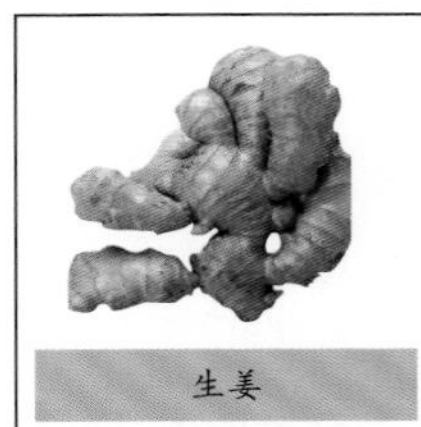
生姜

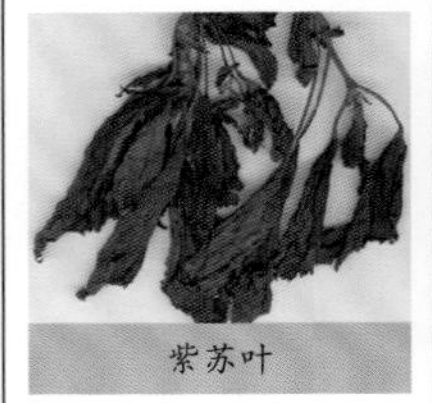
紫苏叶

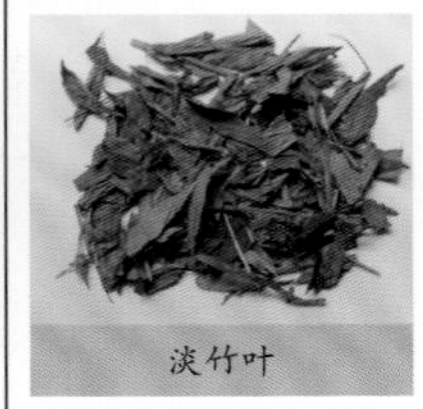
淡竹叶

【制法】将以上3味同入沙锅内，加水400毫升，用大火煎沸，改小火煎30分钟，去渣取汁。

【功效】行气降逆，清热止呕。

【用法】分2次口服，每日1剂。

【适用】妊娠恶心、呕吐。

（10）柚子皮粥

【原料】柚子皮30克，粳米100克，白砂糖50克。

【制法】柚子皮洗净、切块，与粳米同入沙锅内，加水适量，大火煮沸20分钟，然后加白砂糖，改小火熬粥。

【功效】理气健脾，和胃止呕。

【用法】去柚子皮，食粥，每日2～3次。

【适用】脾胃气滞之妊娠恶阻。

（11）麦地粥

【原料】鲜麦冬汁、鲜生地黄汁各50毫升，生姜10克，粳米50～100克。

【制法】先将生姜、粳米煮粥，粥熟再调入麦冬汁、生地黄汁。

【功效】养胃，生津，止呕。

【用法】空腹食用，每日2次。

【适用】妊娠胃阴虚引起的恶心、呕吐。

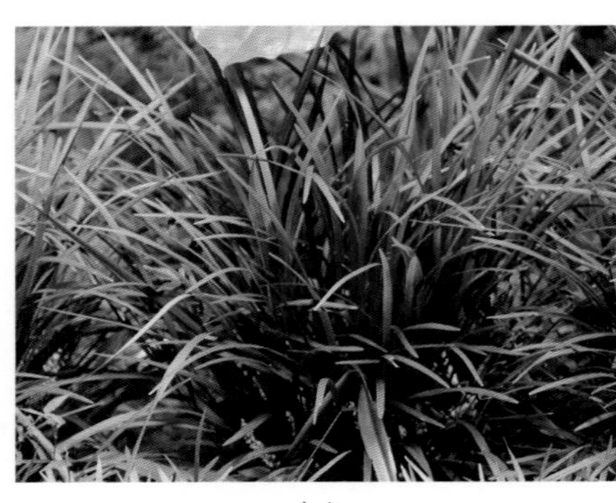
麦冬

养胎第三（一）

【原文】→【译文】

论曰：旧说凡受胎三月，逐物变化，禀质未定。故妊娠三月，欲得观犀象猛兽，珠玉宝物，欲得见贤人君子盛德大师，观礼乐钟鼓俎豆，军旅陈设，焚烧名香，口诵诗书，古今箴诫，居处简静[①]，割不正不食，席不正不坐，弹琴瑟，调心神，和性情，节嗜欲。庶事清净，生子皆良，长寿忠孝，仁义聪慧，无疾，斯盖文王胎教者也。

旧时说，大凡妊娠3个月，因为胎儿禀质尚未确定，所以会随事物的变化而变化，去观看犀牛、大象、猛兽、珠玉、宝物等，就会有一个刚猛的孩子。想要一个像贤人君子、盛德大师一样的孩子，就去观看礼乐的钟鼓、俎豆，古代宴客、祭祀用的礼器、军旅陈设等器物；并焚烧名香，口中朗诵诗书及古今箴言，居处在安静、简朴的地方，且不吃割得不正的肉，不坐摆得不正的席，弹琴瑟，调节心神，平和性情，修身养性，节制嗜欲，凡事清净，这样就会生下很好的孩子，能够长寿，忠诚孝顺，没有疾病而且仁义聪慧，这大概就是所谓的“文王胎教”吧。

甘草散

令易生，母无疾病，未生一月，日预服，过三十日，行步动作如故，儿生堕地[②]皆不自觉方。

甘草（二两）、大豆黄卷、黄芩、干姜、桂心、麻子仁、大麦糵、吴茱萸（各三两）。

上八味治下筛，酒服方寸匕，日三。

甘草散

使母亲没有疾病，孩子容易出生，在生产前1个月预先服，过了30日行走动作仍如原来一样，孩子生下来产妇都没有异样感觉的处方。

甘草2两，大豆黄卷、黄芩、干姜、桂心、麻子仁、大麦糵、吴茱萸各3两。以上8味药捣筛后制成散药，每日用酒送服一小汤匙的药粉，每日3次。

【注释】

①居处简静：居住在简朴、安静的地方。

②堕地：生下来。

【养生大攻略】

1. 孕妇不宜饮糯米甜酒

在我国许多地方，都有给孕妇吃糯米甜酒的习惯，并错误地认为，糯米甜酒是“补母体，壮胎儿”之物。这种说法是没有科学根据的，相反会造成胎儿畸形。

糯米甜酒和一般酒一样，都含有一定浓度的酒精。与普通白酒的不同之处是，糯米甜酒含酒精的浓度不如烈性酒高。但即使是微量酒精，也可以毫无阻挡地通过胎盘进入胎儿体内，使胎儿大脑细胞的分裂受到阻碍，造成中枢神经系统发育障碍，而形成智力低下和造成胎儿的某些器官畸形，如小头、小眼、下巴短等。

所以，孕妇必须忌酒、不吃糯米甜酒。

2. 孕妇不宜多吃冷饮

孕妇在妊娠期，胃肠对凉的刺激非常敏感。吃多冷饮能使胃肠血管突然收缩，胃液分泌减少，消化功能降低，从而引起食欲不振、消化不良、腹泻，甚至引起胃痉挛，出现剧烈腹痛现象。

孕妇的鼻、咽、气管等呼吸道黏膜往往充血、水肿，如果大量食入冷饮，充血的血管突然收缩，血液减少，可致局部抵抗力降低，使潜伏在咽喉、气管、鼻腔、口腔里的细菌与病毒乘虚而入，引起咽痛、咳嗽、头痛等，严重时可引起上呼吸道感染或诱发扁桃体炎。有人发现，胎儿对凉的刺激也很敏感，当孕妇喝冷饮时，胎儿会在子宫内躁动不安，胎动变得频繁。因此，孕妇吃冷饮一定要有所节制。

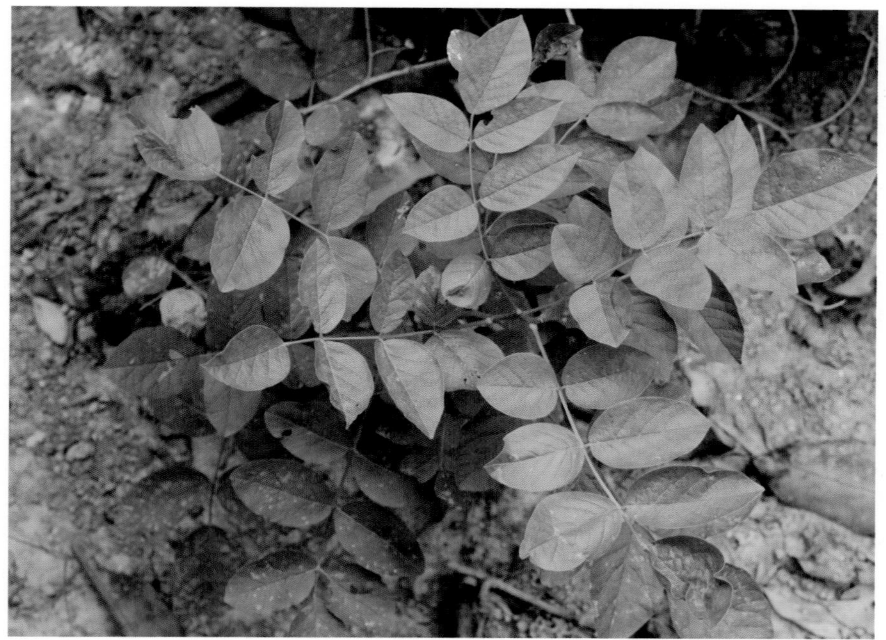

甘草

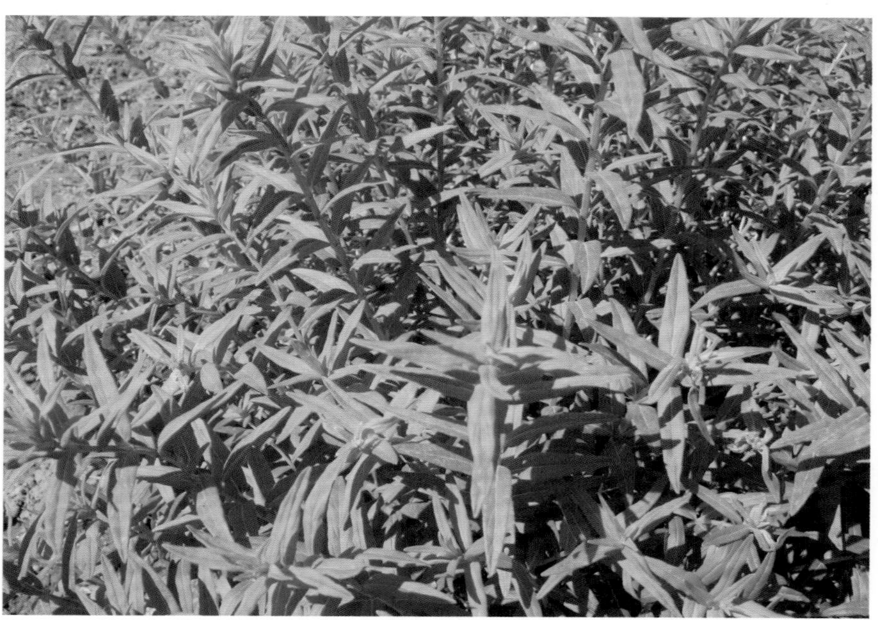

黄芩

养胎第三（二）

【原文】→【译文】

妊娠一月名始胚，饮食精熟，酸美受御[①]，宜食大麦，毋食腥辛，是谓才正。

妊娠一月，足厥阴脉养，不可针灸其经（如大敦、行间、太冲、中封、五里、中极等穴是也）。足厥阴内属于肝，肝主筋及血，一月之时，血行痞涩[②]，不为力事，寝必安静，无令恐畏。

妊娠一月，阴阳新合为胎，寒多为痛，热多卒惊，举重腰痛腹满胞急，卒有所下，当预安之，宜服乌雌鸡汤。

妊娠第1个月称为始胚，此时孕妇应该饮食精致、熟热，虽爱食酸味食物但要有所约束，适宜食用大麦，不要吃海鲜、辛辣食物，才是最好的保养。

妊娠第1个月，注意调理足厥阴脉，不能对足厥阴经脉（比如大敦穴、行间穴、太冲穴、中封穴、五里穴、中极穴等）进行针灸。足厥阴归属于肝脏，肝主身体筋脉和血液，妊娠第1个月时，孕妇气血循环不畅，不能过多劳作，应该静卧休息，不让其惊吓、恐惧。

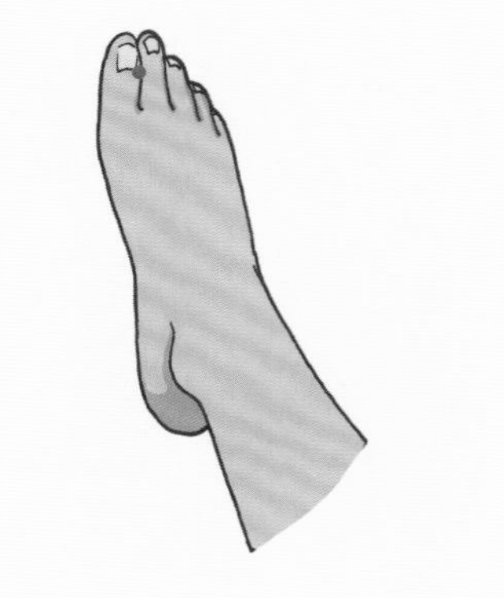

大敦穴

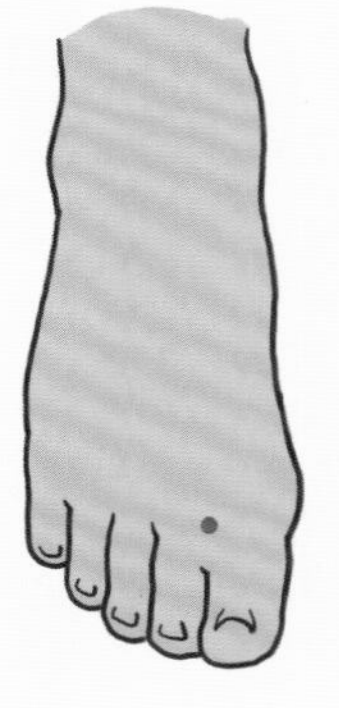

行间穴

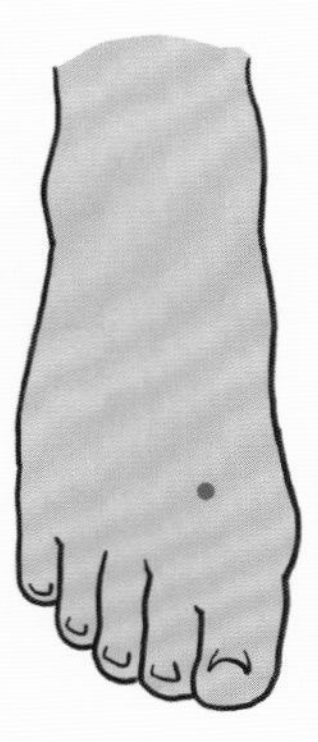
太冲穴

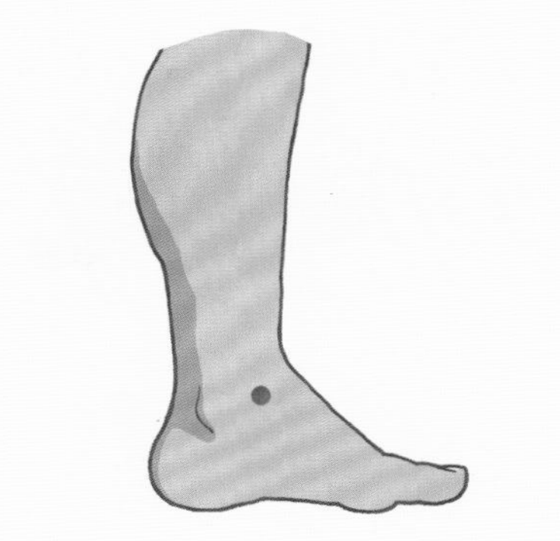
中封穴

妊娠第1个月的时候，男阳女阴之精华相交成为胚胎，如果孕妇体寒则会有腹痛，如果体内多热则容易受惊吓，用力搬重的东西会让腰腹疼痛，令胚胎受压迫，忽然产生下坠感，应该预防以安胎，适宜服食乌雌鸡汤。

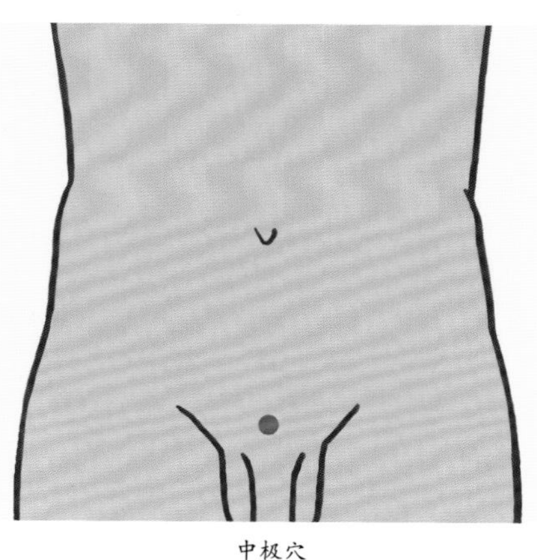
中极穴

乌雌鸡汤方

乌母鸡（一只，治如食法）、茯苓、阿胶（各二两）、吴茱萸（一升）、麦冬（五合）、人参、芍药、白术（各三两）、甘草、生姜（各一两）。

上十味㕮咀，以水一斗二升煮鸡，取汁六升，去鸡下药，煎取三升，纳酒三升，并胶烊尽，取三升，放温，每服一升，日三。

乌雌鸡汤方

乌鸡（一整只，宰杀去毛及内脏）、茯苓、阿胶（分别为2两）、吴茱萸（1升的量）、麦冬（需要5合）、人参、芍药、白术（各3两）、甘草、生姜（各取1两）。

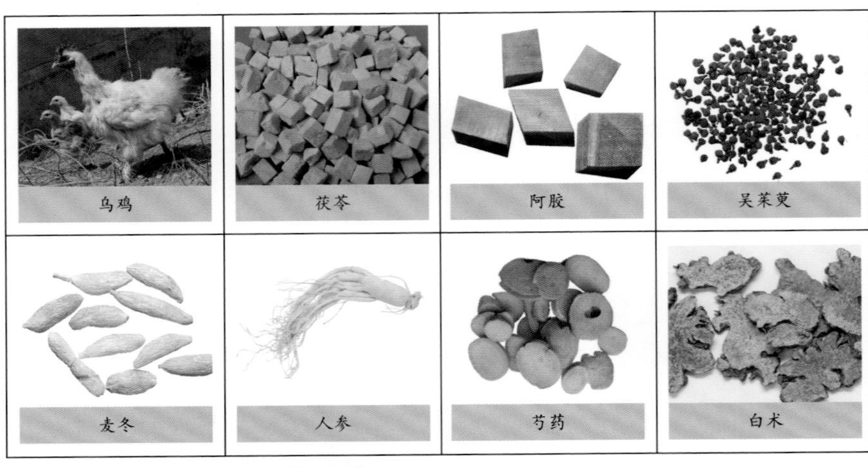

乌鸡　茯苓　阿胶　吴茱萸

麦冬　人参　芍药　白术

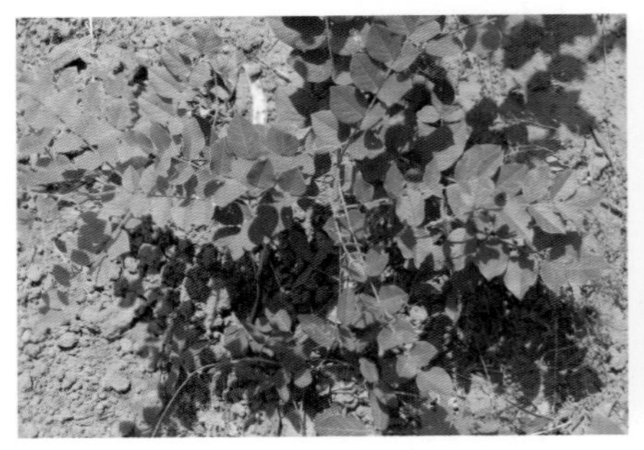

甘草

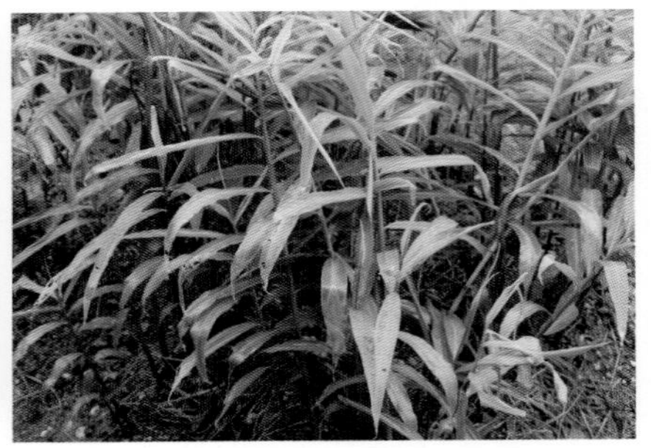

生姜

以上10味中药咀碎成末，用1斗2升清水将鸡煮熟，取鸡汤6升，不要鸡肉，直接倒进中药里，大火煎煮直到剩下3升的量，放3升白酒进去，继续煎煮至药汤变稠浓，取出3升的药鸡汁，自然冷却，每次服用1升，每日服用3次。

补胎汤

若曾伤一月胎者，当预服此方。

细辛（一两）、防风（二两）、干地黄、白术（各三两）、生姜（四两）吴茱萸、大麦（各五合）、乌梅（一升）。

上八味㕮咀，以水七升，煮取二升半，分三服，先食服。多寒者，倍细辛、茱萸。热多、渴者，去之，加天花粉二两。若有所思去大麦，加柏子仁三合（一方有人参一两）。

补胎汤

如果曾经有过妊娠1个月而流产的人，应该服用此方进行预防。

细辛（1两）、防风（2两）、干地黄、白术（各3两）、生姜（4两）、吴茱萸、大麦（各5合）、乌梅（1升）。

以上8味中药，咀碎成末，加7升清水，煎煮至水剩下2.5升，分成3份服下，先吃饭后服药。身体有寒的孕妇，细辛、吴茱萸可以多加1倍。如果孕妇体热，总渴，则可将细辛、吴茱萸去掉，加2两天花粉。如果孕妇思虑过多，去掉大麦，加3合柏子仁（还有1个方子是说加入人参1两）。

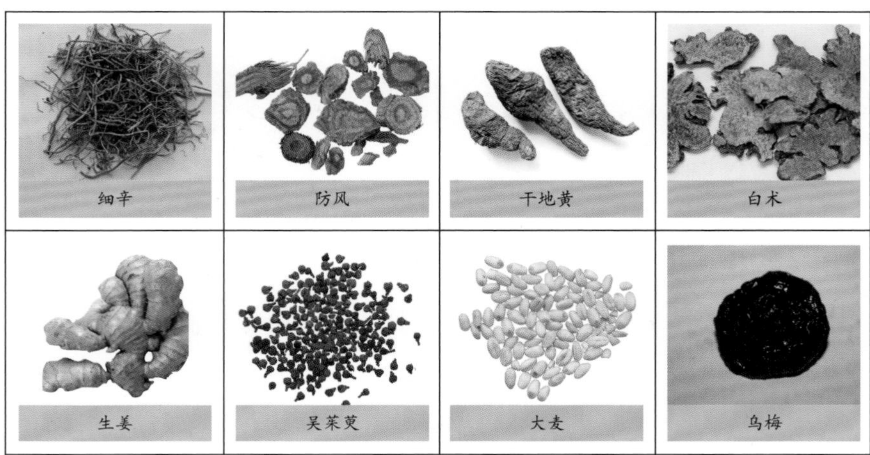

【注释】

①受御：御，约束、控制，受御即自我控制或者接受约束。

②痞涩：痞，中医指气机阻塞不畅的一种症状，有胀满之感；涩，不光滑；痞涩即为胀满不行的意思。

【养生大攻略】

1. 养味食疗，可祝你好孕

（1）黑芝麻果仁糊

【原料】黑芝麻50克，花生米、核桃仁、松仁、桃仁各20克，牛奶200毫升，山药粉、冰糖各适量。

【制法】将所有食材洗净，放进料理机内，一起打成黑芝麻果仁碎粉，再倒入牛奶中，加少量清水大火煮开，如果感觉汁不够稠，可加少许山药粉或者米粉，然后加入冰糖溶化即可。

【功效】改善皮脂分泌，增补各种维生素、营养物质，以强壮体质。

【用法】每日1次，不可饮太多，以上为1剂的量，一次饮下刚好。

【适用】皮肤干、体质不适、瘦弱的女性。

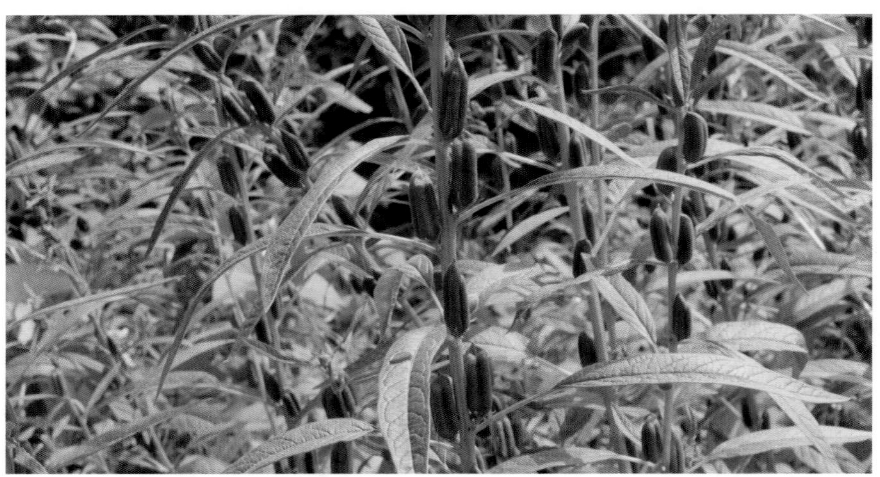

黑芝麻

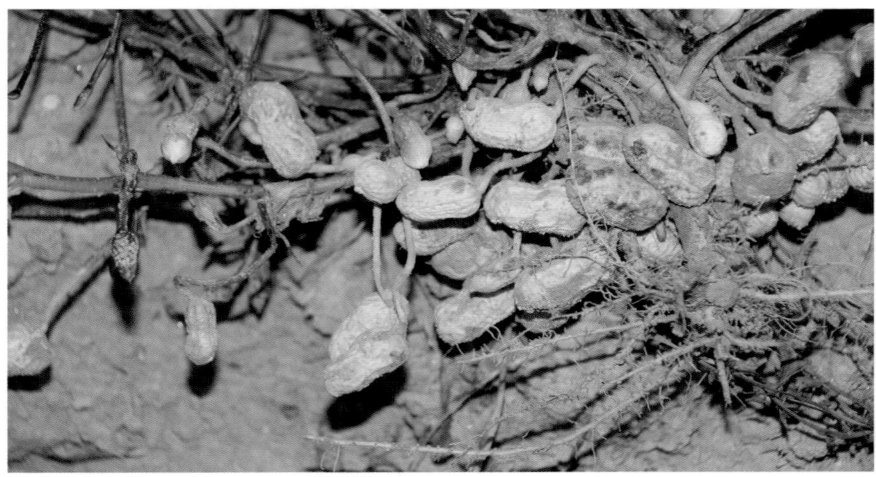

花生

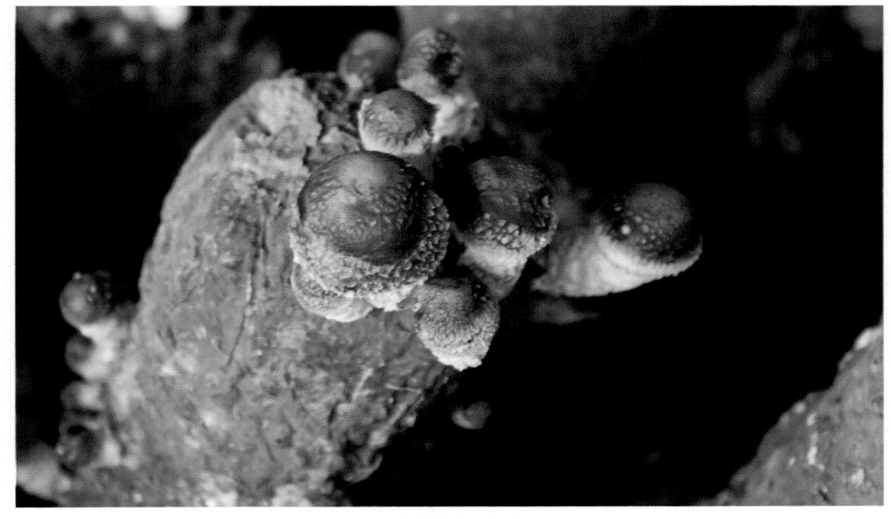

香菇

（2）香菇淡菜汤

【原料】淡菜30克，香菇20克，黑木耳10克，盐少许。

【制法】将香菇洗净，去蒂，切成细丝，备用；淡菜浸泡10分钟，择洗干净；黑木耳泡发，去蒂，切成细丝。把香菇与淡菜一起放进锅内，加适量清水，大火煮开，小火煮20分钟，加入木耳丝，大火煮10分钟，加盐调味即可。

【功效】补肝肾，益精血，降低胆固醇含量。

【用法】以汤佐食正餐，每日1次，也可隔日服用。

【适用】虚劳、易疲惫、身体虚胖的女性。

（3）大枣羊肉汤

【原料】羊肉400克，白萝卜200克，大枣10枚，姜片、葱段、香菜、料酒、盐、白胡椒粉各适量。

【制法】羊肉切成块状，大小随意，放进冷水浸泡1小时，然后汆水去血沫，加料酒浸之；白萝卜去皮，切滚刀块；大枣去核洗净。将羊肉、大枣、姜片、葱段一起放进煲内，加清水适量，大火煮开，转小火煲2小时，加入萝卜块，再煲30分钟，加入盐、白胡椒粉调味，盛出，撒上香菜即可。

白萝卜

【功效】补血温寒，提升体质，缓解体虚不足症状。

【用法】温热食用，吃肉喝汤，每周2～3次。

【适用】体虚、身体瘦、手脚冷的女性。

2. 女性宫寒受孕难，中药食疗帮你忙

（1）益母草乌鸡

【配方】乌鸡1只，益母草300克，姜汁、醋、料酒、川芎汁各适量。

【制法】先将姜汁、醋、料酒、川芎汁混在一起，浸泡益母草2小时，然后将益母草放进锅内炒干；乌鸡保持整只状，去内脏，将炒好的益母草塞入鸡腹，加适量清水煮制，不加盐，熟后直接食用，可用酒送服。

【服用】每次1只，隔日吃1次，也可每日服用。

（2）当归远志酒

【配方】甜酒1500毫升，远志、当归各150克。

【制法】将当归与远志包在纱布内，直接泡入甜酒中，密封酒瓶口，浸泡7日后即可饮用。

【服用】温热服下，每日1次，量可随意。

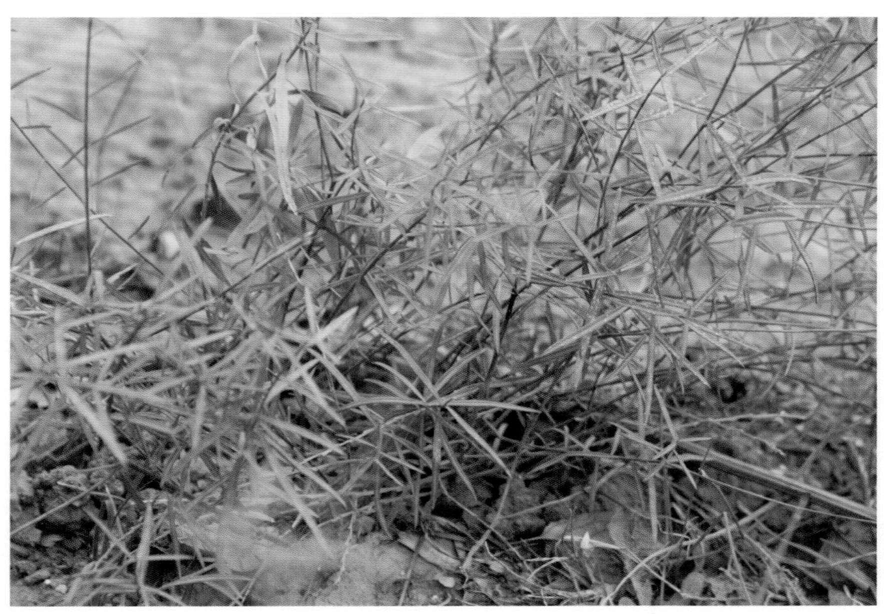

远志

妊娠诸病第四（一）

胎动及数堕胎第一

【原文】→【译文】

葱白汤

治妊娠胎动不安腹痛方。

葱白（切，一升）、阿胶（二两）、当归、续断、川芎（各三两）、银[①]（六七两）。

上五味㕮咀，以水一斗，先煮银[①]六七两，取七升，去银纳药，煎取二升半，下胶令烊，分三服、不瘥[②]重作。

葱白汤

主治妊娠胎动不安、腹痛等。

葱白（切）1升，阿胶2两，当归、续断、川芎各3两，白银6~7两。

以上5味药分别切碎，用水1斗先煎煮白银，取汁7升，去银，入上药再煎，煎取2.5升，放入阿胶烊化，分为3服。若服后不愈，可继续合服。

【注释】

①银：白银。

②瘥：痊愈。

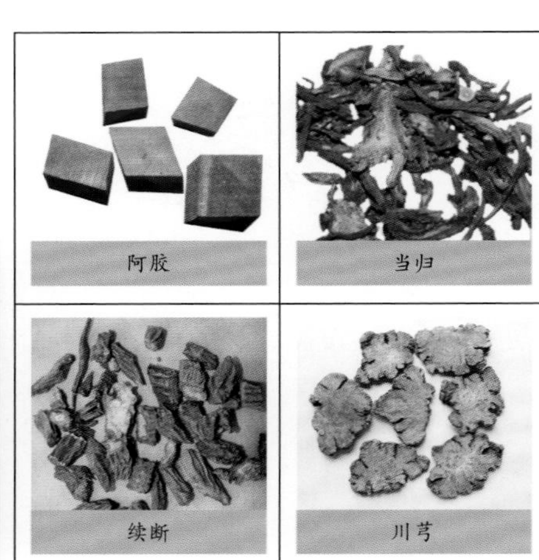
阿胶　当归　续断　川芎

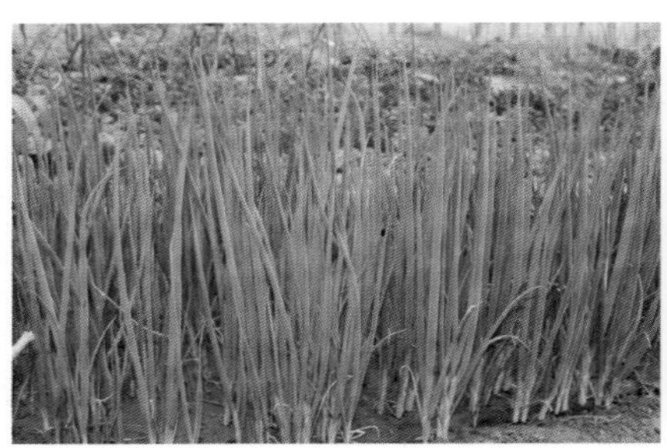
葱

【养生大攻略】

保胎食谱

（1）三仙止呕露

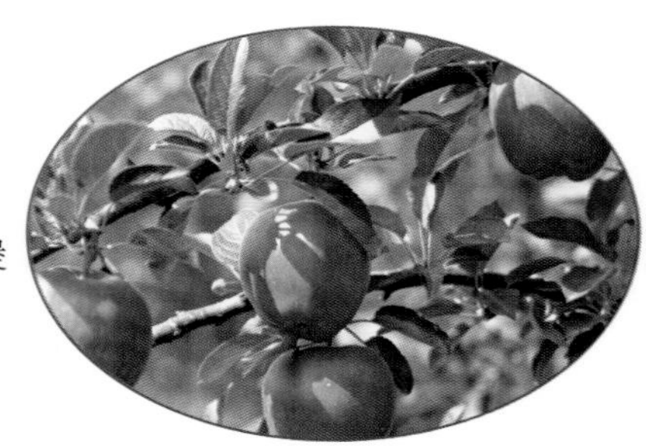
苹果

【原料】苹果3个，鲜甘蔗500克，鲜生姜250克。

【制法】将以上原料分别洗净，放煲内加水适量，煲至烂熟，调味后食用。

【功效】健脾补肾，益血固胎。

【用法】每日分2次食完，可常服。

【适用】脾肾两虚之胎动不安。

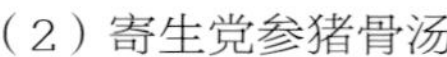

（2）寄生党参猪骨汤

【原料】猪脊骨（或猪胫骨）1000克，桑寄生、党参各30克，大枣5枚。

【制法】猪骨洗净，斩件。桑寄生、党参、大枣（去核）洗净，与猪骨一起放入锅内，加清水适量，武火煮沸后，文火煲3小时，调味即可。

【功效】补气养血，保产育胎。

【用法】去药渣，饮汤。

【适用】气血不足引起的胎儿发育不良，或胎动不安。

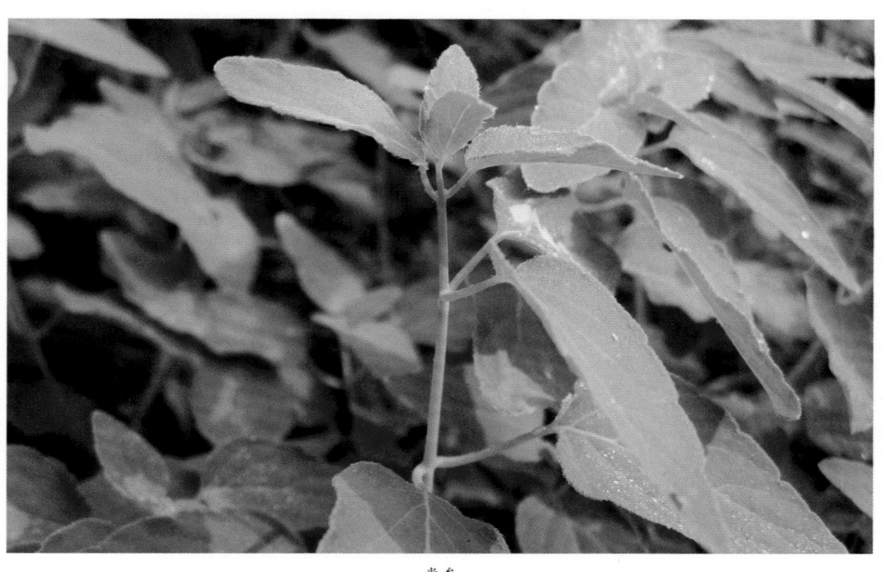
党参

（3）二莲鸡子黄汤

【原料】鸡蛋2个，百合、莲子各30克，莲须12克，大枣4枚。

【制法】莲子（去芯）、大枣（去核）、百合、莲须洗净。把全部原料放入锅内，加清水适量，武火煮沸后，文火煲1小时，然后把鸡蛋打破，取蛋黄放入汤中，煮至蛋黄刚熟即可。

【功效】养心除烦，安神固胎。

【用法】饮汤食蛋。

【适用】阴血不足、虚火内扰引起的胎动不安、心烦不眠。

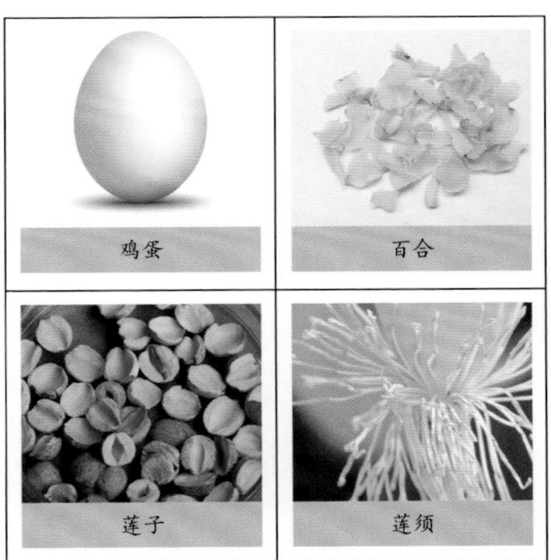

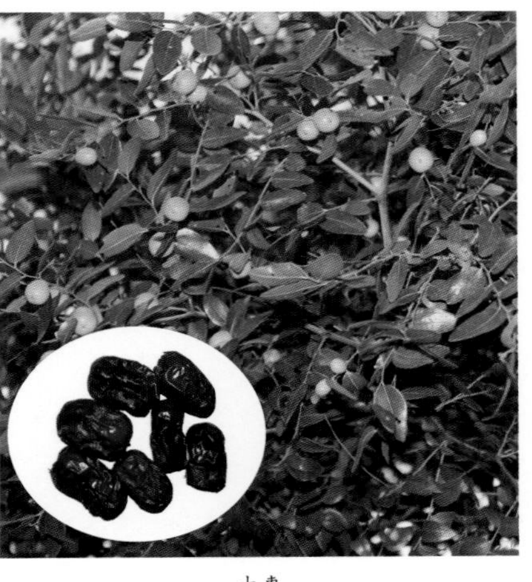
大枣

（3）参芪砂仁瘦肉汤

【原料】猪瘦肉500克，党参15克，黄芪、山药各30克，砂仁6克。

【制法】猪瘦肉洗净，放入开水中略煮后，取出过冷水。党参、黄芪、山药洗净，与猪瘦肉一起放入锅内，加清水适量，武火煮沸后文火煲2小时，然后加入砂仁再煲20分钟，调味即可。

【功效】补益气血，和胃安胎。

【用法】去药渣，食肉饮汤。

【适用】气血亏虚引起的胎气不固、易于流产者，或胃气不和引起恶心欲呕。

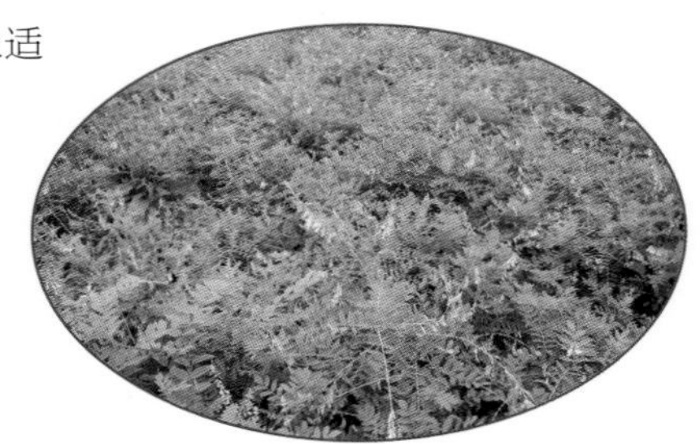
黄芪

（4）核桃芡实粥

【原料】核桃仁（打碎）15克，芡实30克，大枣10枚，红糖适量，糯米60克。

【制法】将核桃仁、芡实、大枣、糯米放煲内，加水适量，煲熟成粥，加红糖溶化后即可适量食用。

【功效】健脾补肾，益血固胎。

【用法】每日2次，可常服。

【适用】脾肾两虚之胎动不安。

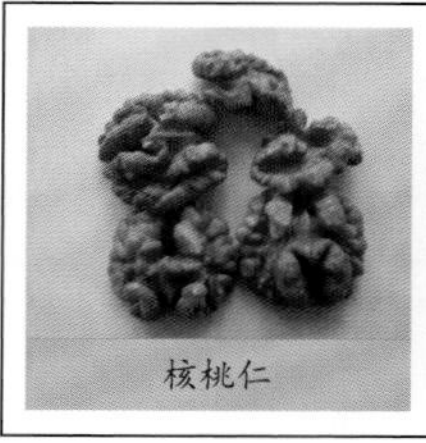
核桃仁

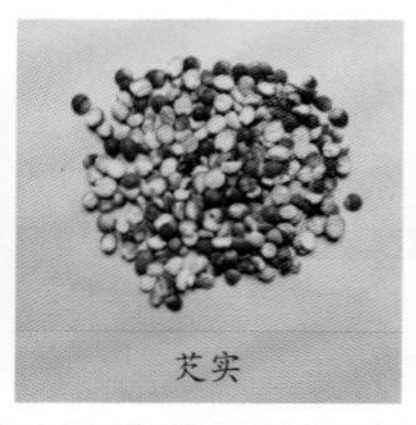
芡实

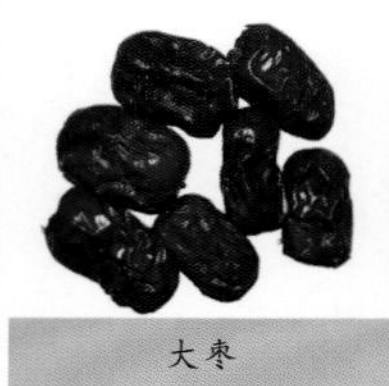
大枣

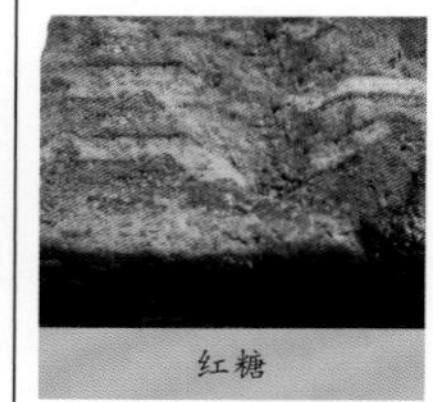
红糖

（5）莲子桂圆粥

【原料】莲子肉30克，龙眼肉15克，大枣10枚，糯米60克，白糖适量。

【制法】将莲子肉、龙眼肉、大枣、糯米洗净后放煲内，加水适量煮成粥，加入白糖即可。

【功效】健脾补肾，益血固胎。

【用法】分次食用。

【适用】胎动不安。

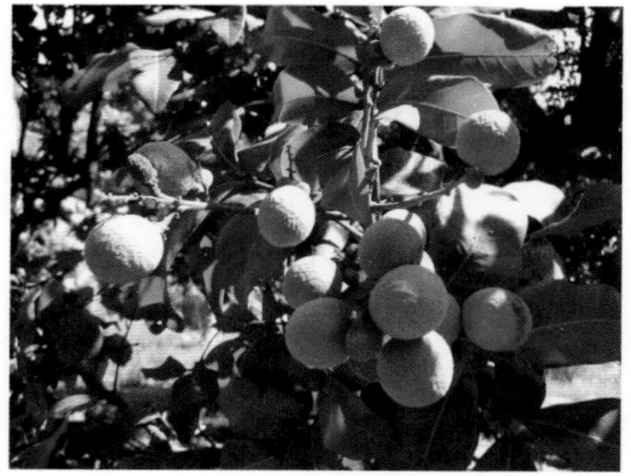
龙眼

（6）菟丝子粥

【原料】菟丝子、糯米各50克，大枣10枚，白糖15克。

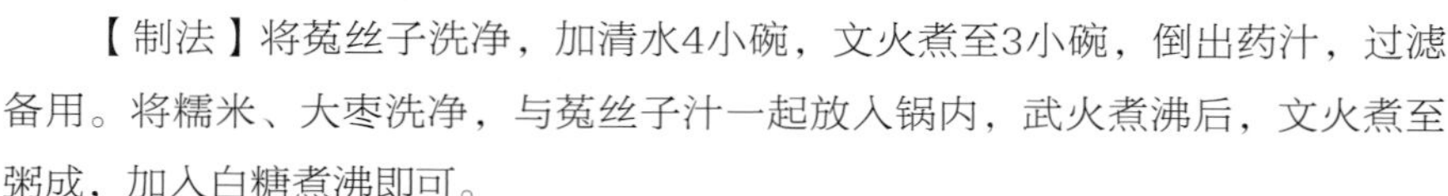

【制法】将菟丝子洗净，加清水4小碗，文火煮至3小碗，倒出药汁，过滤备用。将糯米、大枣洗净，与菟丝子汁一起放入锅内，武火煮沸后，文火煮至粥成，加入白糖煮沸即可。

【功效】补肾，健脾，安胎。

【用法】随量食用。

【适用】胎漏、胎动不安或滑胎，症属肾虚者。

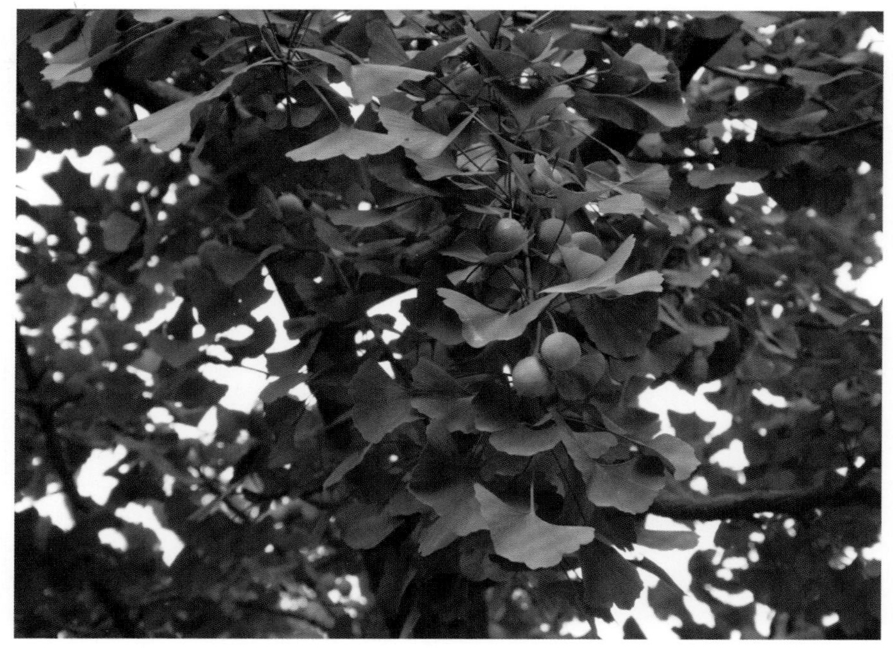
白果

（7）白果竹蛋糖水

【原料】白果（去核）20克，腐竹30克，鸡蛋2个，冰糖适量。

【制法】将白果、腐竹、鸡蛋洗净后放入煲内，煮至鸡蛋熟后取出，去壳，放回再煮至白果熟后，加入冰糖，溶化后即可。

【功效】健脾补肾，益血固胎。

【用法】饮用糖水，食白果、鸡蛋、腐竹。

【适用】脾肾两虚之胎动不安。

漏胞第二

【原文】→【译文】

治妊娠下血如故，名曰漏胞，胞干便死方：

生地黄半斤，㕮咀[①]，以清酒二升，煮三沸，绞去滓服之，无时，能多服佳。（姚大夫加黄雌鸡一头，治如食法，崔氏取鸡血和药中服之）

治妊娠后月经仍然如平常一样来，这称为漏胞，胞干便会死。用药方：

生地黄半斤切细，用清酒2升，煮三沸。去渣，不定时服用，能够多服最好。（姚大夫加1只黄雌鸡，如平常吃法治。崔氏取鸡血和在药中服下）

【注释】

①咀：切细。

子烦第三

【原文】→【译文】

竹沥汤

治妊娠常苦烦闷，此是子烦。

竹沥（一升）、麦冬、防风、黄芩（各三两）、茯苓（四两）。

上五味，㕮咀，以水四升，合竹沥煮取二升，分三服，不瘥再作。

竹沥汤

治疗妊娠期间常常觉得烦闷，这是子烦。用竹沥汤：

竹沥1升，麦冬、防风、黄芩各3两，茯苓4两。

以上5味药，分别切碎，用水4升，合竹沥煮取2升，分为3服。若服后不愈，可继续服用。

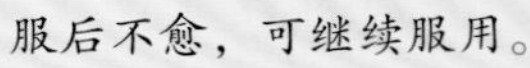

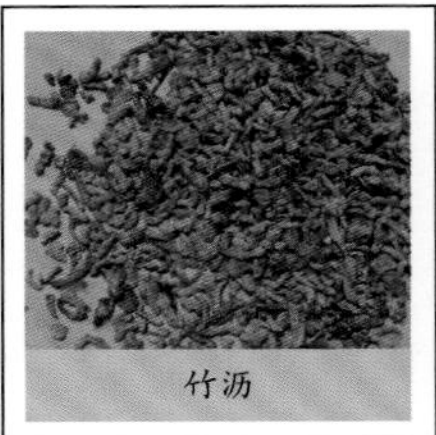 竹沥	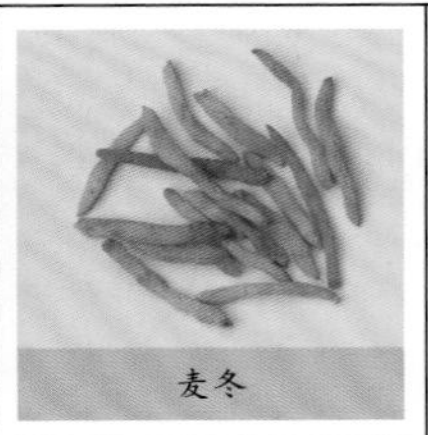 麦冬	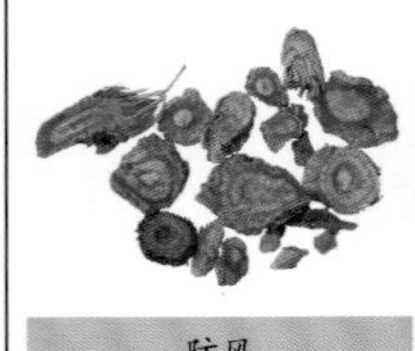 防风	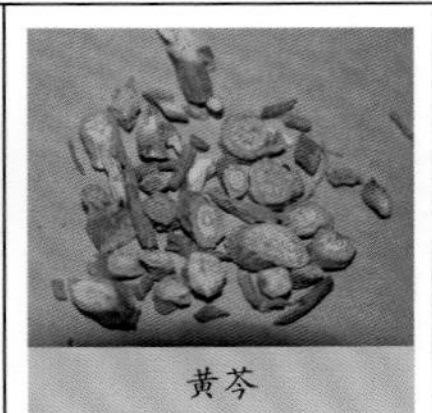 黄芩

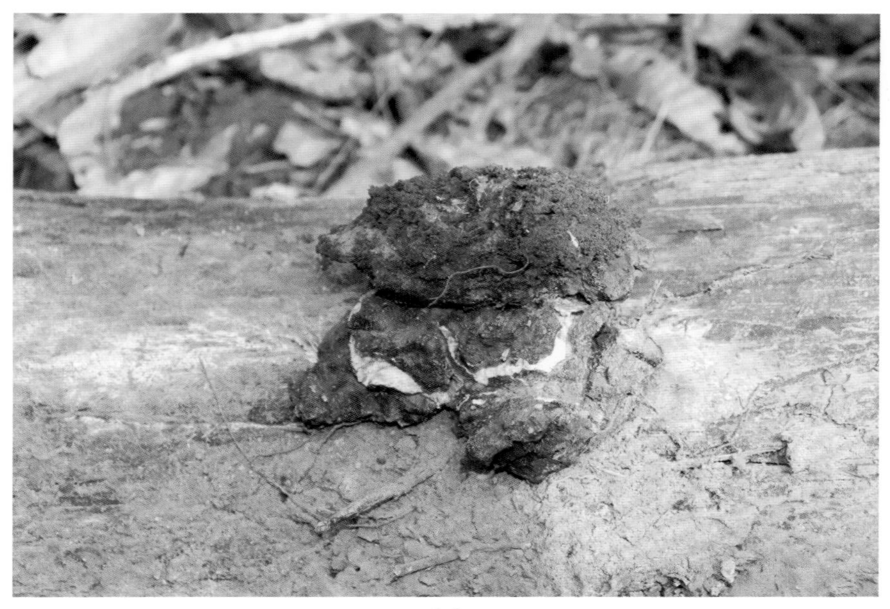

茯苓

心腹腰痛及胀满方第四

【原文】→【译文】

治妊娠心痛方：

青竹皮一升，以酒二升煮三两沸，顿服之。

治妊娠腹中痛方：

生地黄三斤，捣绞取汁，用清酒一升，合煎减半顿服，良。

治妊娠忽苦心腹痛方：

烧盐令赤热，三指撮[①]，酒服之立瘥。

治妊娠中恶心腹痛方：

新生鸡子二枚，破着杯中，以糯米粉和如粥，顿服。亦治妊娠猝胎动不安，或但腰痛，或胎转抢心，或下血不止。

治妊娠腰痛方：

大豆二升，以酒三升，煮取二升，顿服之。亦治常人猝腰痛。

治妊娠期心痛处方：

青竹皮1升，用2升酒煮两三沸，一顿服下。

治妊娠期腹中疼痛：

生地黄3斤，捣碎绞取汁，用清酒1升合在一起煎到一半，一次服下。

治妊娠期忽然觉得心腹疼痛的处方：

将盐炒到极热，用三指取一撮，用酒送服，病很快就能痊愈。

治妊娠期恶阻，心腹疼痛的处方：

新生鸡蛋2枚，弄破后放在杯中，用糯米粉调和成粥状，一次服下。也可治疗妊娠胎动不安，或只是腰痛，或胎转抢心，或流血不止。

治妊娠期腰痛的处方：

大豆2升，用3升酒煮至2升，一次服下。也可治平常人忽然腰痛。

【注释】

①三指撮：用三指取一撮。

【养生大攻略】

孕妇食动物肝需慎重

我国传统的饮食习惯认为，动物肝脏营养丰富，含有丰富的维生素A，所以提倡孕妇多吃动物肝脏。但现代科学研究发现，孕妇常吃动物肝脏易引起胎儿维生素A中毒，影响其健康发育，甚至致畸。所以有专家提示孕妇食动物肝需慎重。

英国学者通过调查发现，有外耳缺陷、头面形态异常、唇裂、腭裂、眼睛缺陷、神经系统缺陷、胸腺发育不良等先天畸形儿中，一般 87%是因其母在妊娠期常食用动物肝脏。维生素A过量的致畸作用在动物实验中已得到证实，因此很多国家都设有维生素A服用的安全量。我国规定孕妇服用维生素A的安全量是每日<6000国际单位。食用动物肝脏则很易超过这个剂量，而引起胎儿维生素A急性中毒、慢性中毒或致畸。药厂生产的维生素A胶丸，每丸含5000国际单位或2.5万单位。孕妇若服用很易超量，也需慎用。

专家们建议，孕妇应当多吃新鲜的水果、蔬菜，尤其注意多吃含胡萝卜素丰富的水果、蔬菜，如杏、苹果、大山楂、胡萝卜、菠菜、小白菜、油菜、圆白菜、芥菜、雪里蕻、紫菜、苋菜（绿）、香菜、芹菜、韭菜、小葱、荠菜、南瓜等。临床实践证明，从果蔬中获得的胡萝卜素在人体内即可转化为维生素A，满足孕妇及胎儿生长发育的需要，人体不需要时则以胡萝卜素原形排出。因此，孕妇最好不要吃动物肝脏，若偶尔吃一次也不要超过50克。

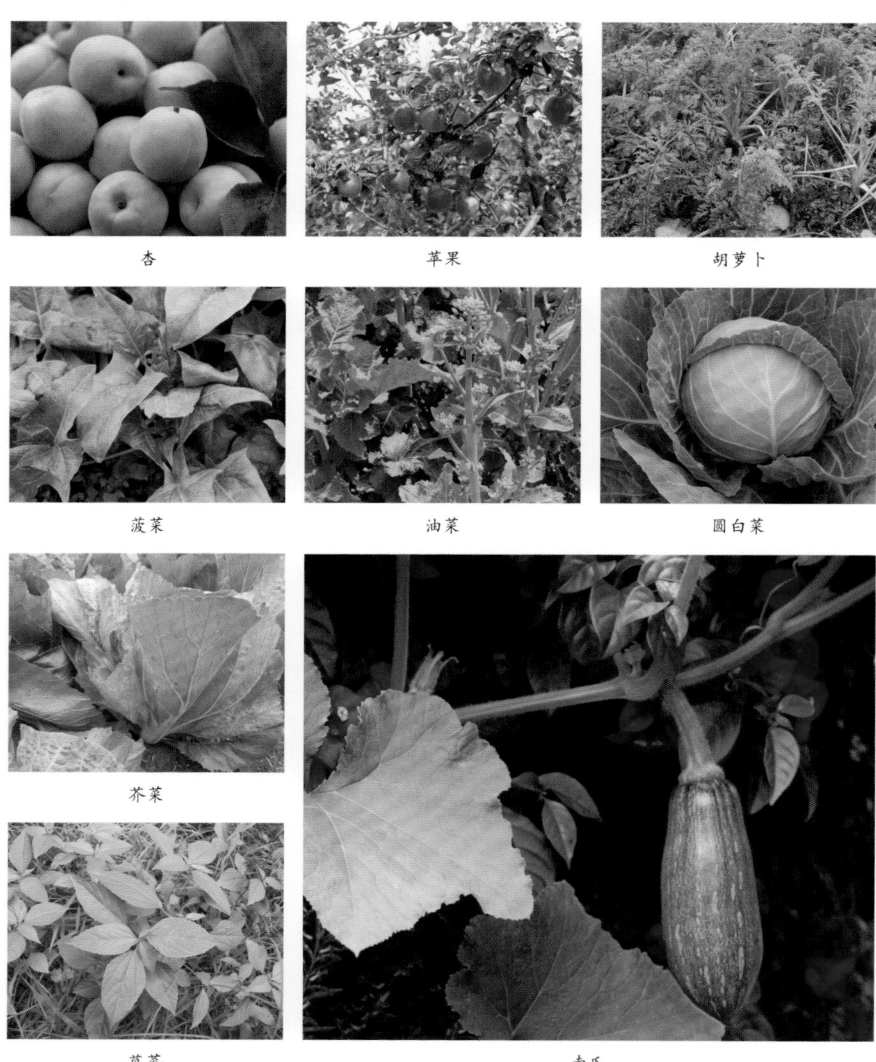

杏　苹果　胡萝卜

菠菜　油菜　圆白菜

芥菜

苋菜　南瓜

伤寒第五

【原文】→【译文】

治妊娠伤寒、头痛壮热、肢节烦痛方：

石膏（八两）、大青、黄芩（各三两）、葱白（切，一升）、前胡、知母、栀子仁（各四两）。

上七味㕮咀，以水七升煮取二升半，去滓[①]，分五服，相去如人行七八里久再服。

治妊娠伤寒方：

葱白（十茎）、生姜（二两，切）。

上二味，以水三升，煮取一升半，顿服取汗。

治妊娠期伤寒、头痛、发热、肢节烦痛的处方：

石膏8两，大青、黄芩各3两，葱白（切）1升，前胡、知母、栀子各4两。

将以上7味药分别研细，用7升水煮取2.5升，去渣，分成5次服用，共服2帖，每次间隔如人走了七八里路的时间。

治妊娠期伤寒方：

葱茎白10段，生姜2两

以上2味药，用水3升，煮取1.5升，一次服下，然后发汗。

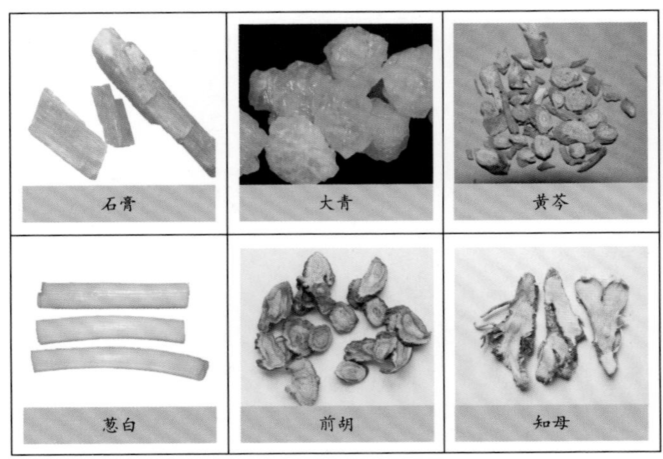

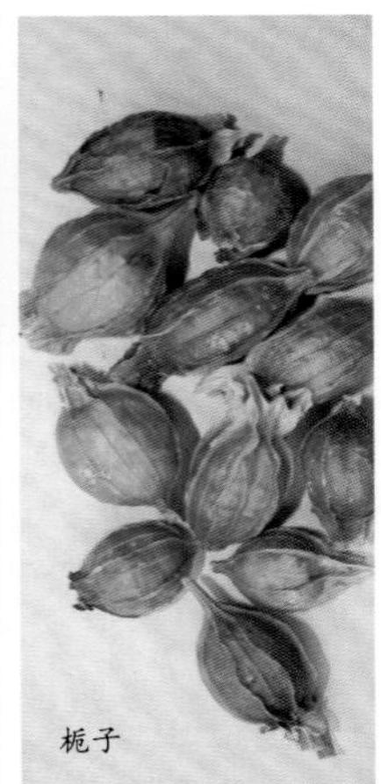

【注释】

①滓：渣，药渣。

疟病第六

【原文】→【译文】

妊娠患疟[①]方：

恒山（二两）、甘草（一两）、黄芩（三两）、乌梅（十四枚）、石膏（八两）。

上五味㕮咀，以酒水各一升半，合渍药一宿，煮三四沸，去滓，初服六合，次服四合，后服二合，凡三服。

治妊娠期患疟疾的汤方：

常山2两，甘草1两，黄芩3两，乌梅14枚，石膏8两。

以上5味药分别切细，用酒、水各1.5升，合渍药1夜后，煮药三四沸，去渣，初次服用6合，第二次服用4合，最后服2合，共分3次服。

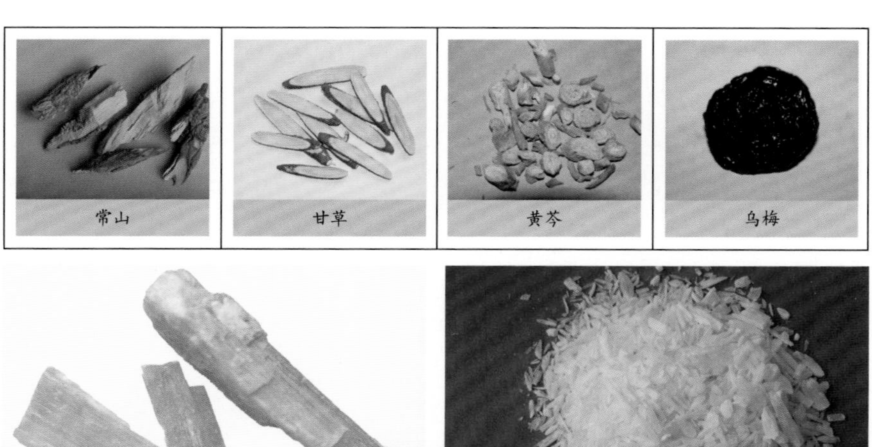

常山　甘草　黄芩　乌梅

石膏

【注释】

①疟：疟疾。

下血第七

【原文】→【译文】

治妊娠忽暴下血数升，胎燥不动方：

榆白皮（三两）、当归、生姜（各二两）、干地黄（四两）、冬葵子（一升）。

上五味㕮咀，以水五升，煮取二升半，分三服，不瘥更作服之，甚良。

治妊娠期忽然下血数升，胎燥不动的处方：

榆白皮3两，当归、生姜各2两，干地黄4两，冬葵子1升。

以上5味药分别研细，用5升水煮取2.5升，分3次服用，不愈，再作1剂服下，效果更好。

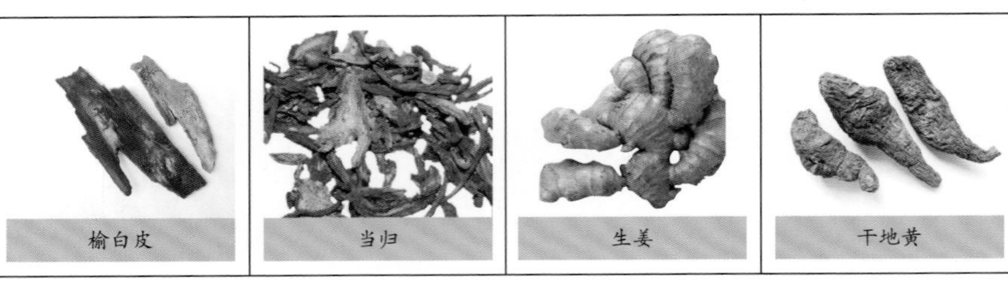

榆白皮　当归　生姜　干地黄

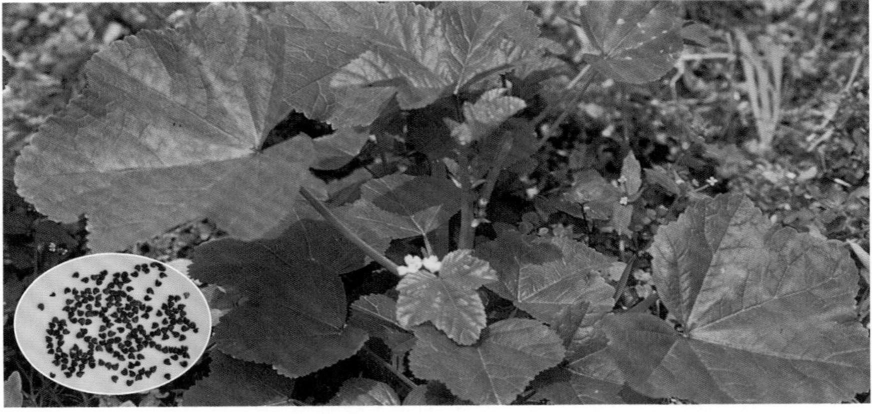

冬葵

香豉汤

治半产、下血不尽、苦来去烦满欲死方。

香豉一升半，以水三升煮三沸，漉[①]去滓，纳鹿角末一方寸匕，顿服之，须臾血自下。

鹿角烧亦得。

香豉汤

治疗半产血流不尽，烦闷胀满得要死。

取香豉1.5升，用3升水煮三沸，滤去渣，加入研成末的鹿角一方寸匕，一次服下，过一会儿后血自然流下。鹿角烧后用也可以。

【注释】

①漉：滤。

【养生大攻略】

治疗产后出血的偏方

（1）固本止崩汤

【原料】人参、阿胶（烊冲）、白术各12克，黄芪、仙鹤草、熟地黄各30克，当归9克，黑姜3克。

【制法】上药水煎取药汁。

【用法】口服，每日1剂。

【功效】补气摄血。

【适用】气虚型产后出血。

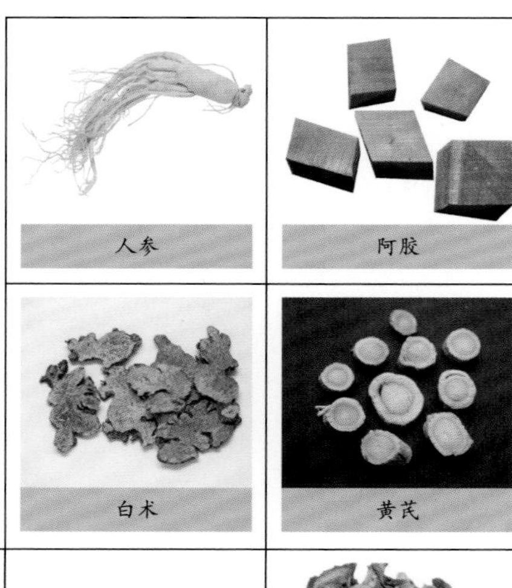

人参 阿胶 白术 黄芪

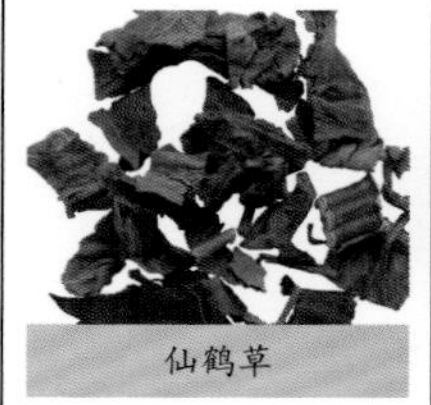

仙鹤草

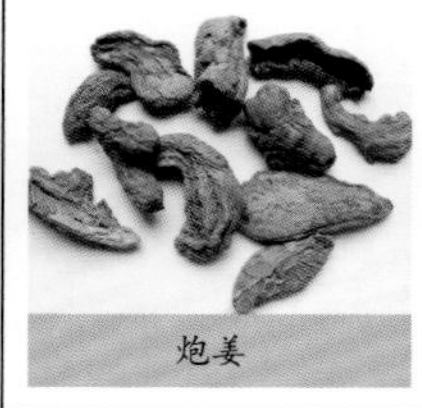

炮姜

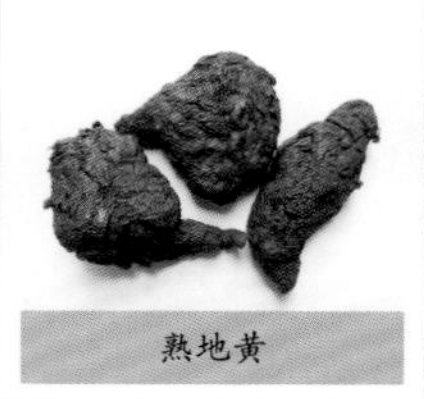

熟地黄

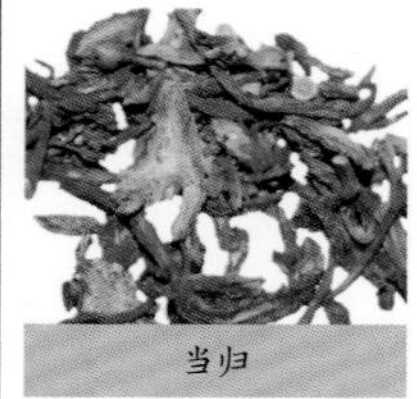

当归

（2）逐瘀止血汤

【原料】熟地黄15克，制大黄、枳壳、赤芍各10克，三七粉（分吞）3克，没药、牡丹皮、当归尾、桃仁各9克，陈阿胶（烊冲）12克，黄芪30克。

【制法】上药水煎取药汁。

【用法】口服，每日1剂。

【功效】益气行瘀。

【适用】血瘀型产后出血。

（3）清热化瘀汤

【原料】党参、黄芪各10克，当归、牡丹皮、川芎、乌药各9克，败酱草、蒲公英、仙鹤草各30克，延胡索12克，炮姜5克。

【制法】上药水煎取药汁。

【用法】口服，每日1剂。

【功效】清热活血，化瘀止血。

【适用】外伤型产后出血。

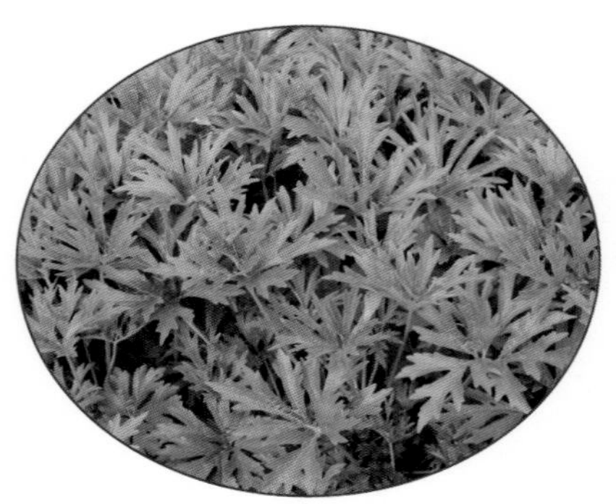

益母草

（4）益母草饮

【原料】益母草45克。

【制法】上药水煎取汁。

【用法】代茶饮，每日1剂。

【功效】活血化瘀，调经利水。

【适用】产后出血。

（5）山楂益母草糖饮

【原料】北山楂30克，红糖、益母草各20克。

【制法】将北山楂、益母草洗净，放入沙锅，加清水2碗半，煮至1碗，去渣，加入红糖，煮至红糖完全溶化即可。

【用法】代茶饮。

【功效】活血祛瘀止痛。

【适用】产后出血。

（6）墨旱莲小蓟饮

【原料】墨旱莲30克，小蓟15克。

【制法】水煎取汁。

【用法】代茶饮，每日1剂。

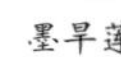

墨旱莲

【功效】凉血止血。

【适用】产后出血。

（7）仙鹤草贯众饮

【组成】仙鹤草、贯众各30克。

【制法】上药水煎取汁。

【用法】代茶饮，每日1剂。

【功效】凉血止血。

【适用】产后出血。

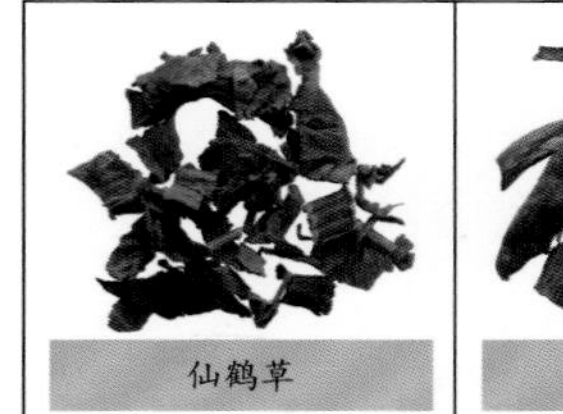
仙鹤草

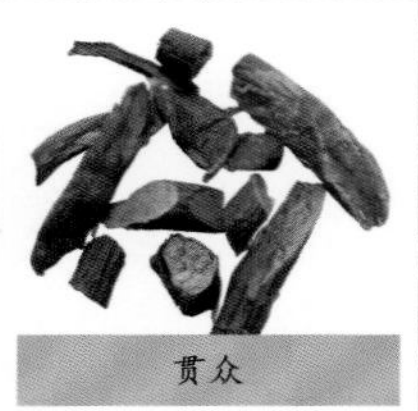
贯众

（8）益母草大枣饮

【原料】益母草60克，大枣30克。

【制法】上药水煎取汁。

【用法】代茶饮，每日1剂。

【功效】活血化瘀，调经利水。

【适用】产后出血。

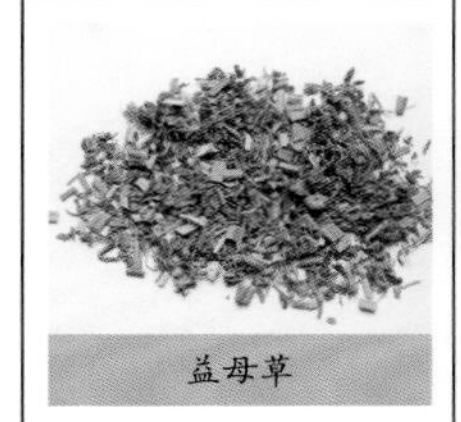
益母草

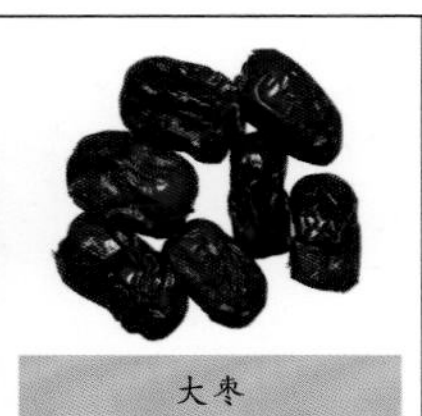
大枣

（9）蒲黄饮

【原料】蒲黄100克。

【制法】上药水煎取汁。

【用法】代茶饮，每日1剂。

【功效】活血散瘀。

【适用】产后出血。

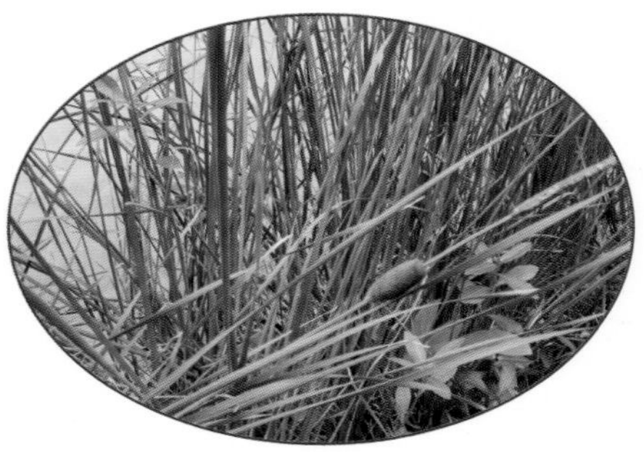
蒲黄

小便病第八

【原文】→【译文】

治妊娠小便不利方：

葵子（一升）、榆白皮（一把，切）

上二味以水五升煮五沸，每服一升，日三。

治妊娠患子淋[①]方：

葵子一升，以水三升，煮取二升，分再服。

治妊娠尿血方：

黍穰烧灰，酒服方寸匕，日三。

治疗妊娠期小便不利的药方：

冬葵子1升，榆白皮（切碎）1把

以上2味药，用5升水煮五沸，每次服用1升，每日3次。

治妊娠期小便淋沥的药方：

取葵子1升，用3升水煮取2升，分成2次服用。

治妊娠期尿中带血的药方：

取黍穰烧成灰，用酒送服方寸匕，每日服用3次。

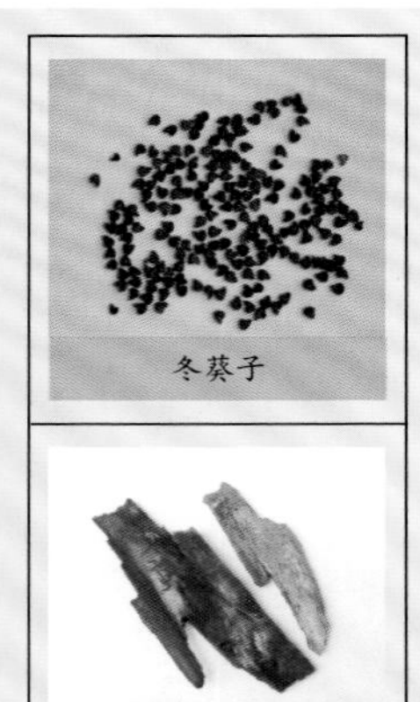
冬葵子

榆白皮

【注释】

① 子淋：小便淋漓。

下痢第九

【原文】→【译文】

治妊娠下痢方：

人参、黄芩、酸石榴皮（各三两）、榉皮（四两）、粳米（三合）。

上五味㕮咀，以水七升，煮取二升半，分三服。

治妊娠注下不止[①]方：

阿胶、艾叶、酸石榴皮（各二两）。

上三味㕮咀。以水七升，煮取二升，去滓纳胶令烊，分三服。

治妊娠期下痢的处方：

人参、黄芩、酸石榴皮各3两，榉皮4两，粳米3合。

以上5味药分别研细，用7升水煮取2.5升，分3次服用。

治妊娠期淋漓不止的处方：

阿胶、艾叶、酸石榴皮各2两。

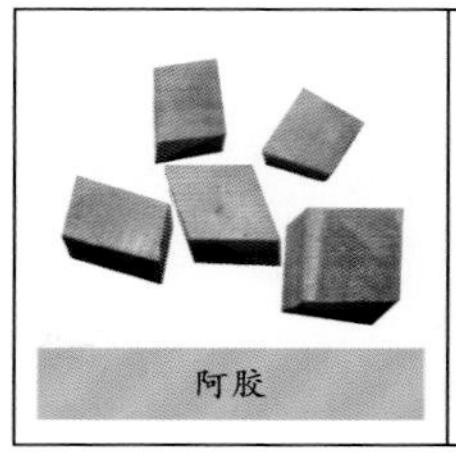
阿胶

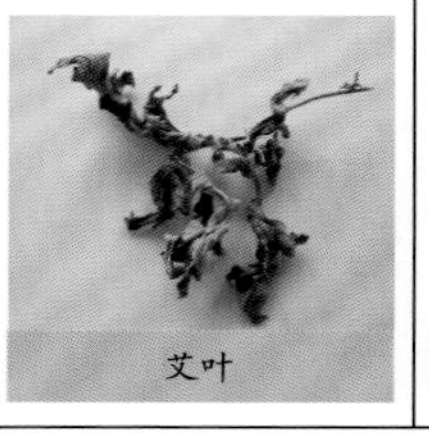
艾叶

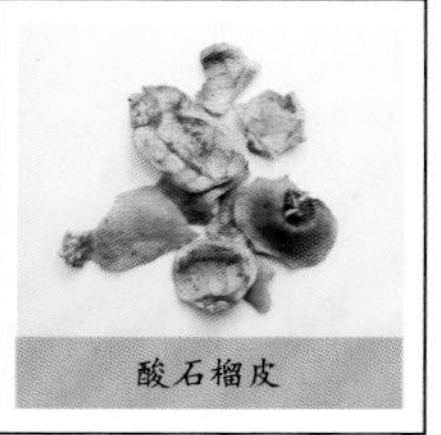
酸石榴皮

以上3味药分别研细，用7升水煮取2升，去渣，加入阿胶使其烊化，分成3次服用。

【注释】

①注下不止：淋漓不止。

水肿第十

【原文】→【译文】

治妊娠体肿有水气，心腹急满方：

茯苓、白术（各四两）、黄芩、杏仁（各三两）、旋覆花（二两）。

上五味㕮咀，以水六升，煮取二升半，分三服。

治妊娠期浮肿，心腹急满的汤方：

茯苓、白术各4两，黄芩、杏仁各3两，旋覆花2两。

以上5味药分别切细，用6升水煮取2.5升，分成3次服用。

鲤鱼汤

治妊娠腹大[①]、胎间有水气方。

鲤鱼（一头，二斤）、白术（五两）、生姜（三两）、芍药、当归（各三两）、茯苓（四两）。

上六味㕮咀，以水一斗二升先煮鱼，熟澄清，取八升，纳药煎，取三升，分五服。

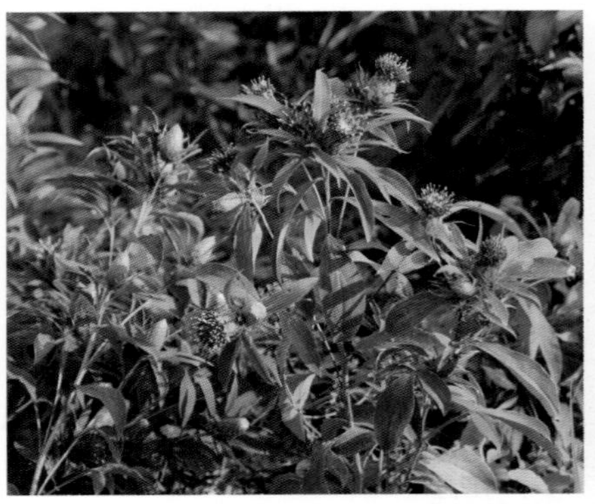
白术

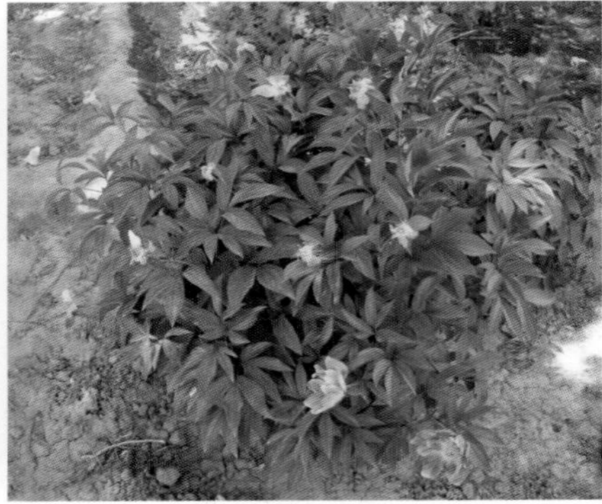
芍药

鲤鱼汤

治妊娠期腹部肿大，胎儿浮肿。

鲤鱼1条（重2斤），白术5两，生姜3两，芍药、当归各3两，茯苓4两。

以上6味药分别研细，用1斗2升水先将鱼煮熟，澄清后取8升，加入其他的药煎为3升，分5次服。

治妊娠毒肿方：

芜菁根洗净去皮，捣酢[2]和如薄泥，勿令有汁，猛火煮之二三沸，适性敷肿以帛急裹之，日再。寒时温覆。非根时用子，若肿在咽中，取汁含咽之。

治妊娠毒肿的药方：

取芜菁根洗净去皮，捣烂，用醋和如薄泥，不要有汁，用猛火煮二三沸，然后薄薄地盖在肿处，迅速用帛包裹住，每日换2次；寒冷时用温暖的被子盖上。没有芜菁根时，用芜菁子代替。如果肿在咽中，可取汁含在口中慢慢咽下。

【注释】

①腹大：腹部肿大。

②捣酢：捣烂。

妊娠诸病第四（二）

胎动及数堕胎第一

【原文】→【译文】

治妊娠胎动去血、腰腹痛方：

阿胶（二两）、川芎、当归、青竹茹（各三两）。

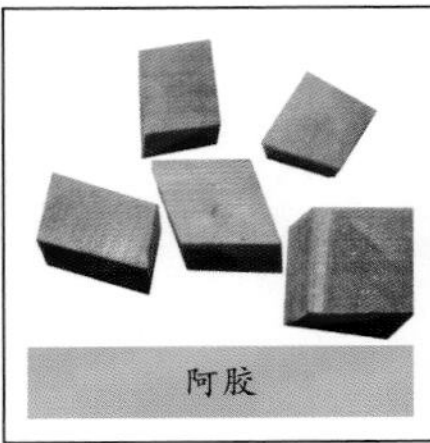
阿胶

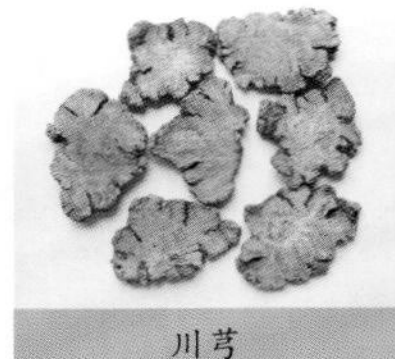
川芎

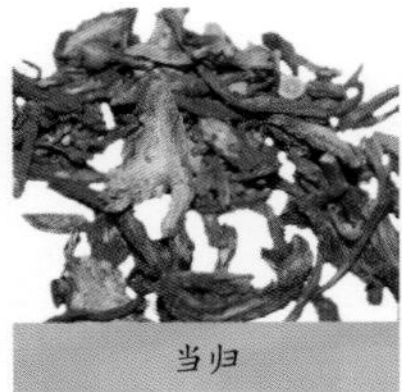
当归

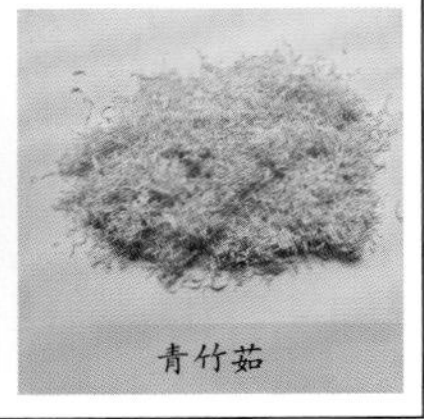
青竹茹

上四味㕮咀，以水一斗半，煮银[①]二斤，取六升，去银纳药煎，取二升半，纳胶令烊，分三服，不瘥仍作。

治疗妊娠期胎动不安、出血、腰腹疼痛的方子：

阿胶（2两）、川芎、当归、青竹茹（各3两）。

以上4味药材咀碎成末，加1.5斗的清水，2斤白银同煮，煮到剩下6升药汁，将白银拿出，继续煎煮药汁，直到剩下2.5升，取药胶放进去溶开，分成3份服下，如果不能好继续服此方。

治妊娠血下不止，名曰漏胞，血尽子死方：

干地黄，捣末，以三指撮，酒服，不过三服。

又方生地黄汁一升，以清酒四合，煮三四沸，顿服，不止频服。

治疗妊娠期孕妇出血不止，此病称为漏胞，孕妇血流尽了，胚胎死去的方子：

干地黄捣成末，用拇指、示指、中指捏一小撮，用酒送服，不超过3服就会好。

还有一方：生地黄汁1升，与4合清酒同煮，至三四次滚沸后，一次饮下，如果血止不住可再饮。

治妊娠中恶心腹痛方：

新生鸡子二枚，破着杯中，以糯米粉和如粥，顿服。亦治妊娠猝胎动不安，或腰痛，或胎转抢心，或下血不止。

治疗妊娠期孕妇恶心、肚子痛的方子：

刚刚产下的鸡蛋2个，打入杯中，加糯米粉调成粥状，一次喝下。也可治疗孕妇胎动不安，或者腰痛，或者胎心跳动加快，或者孕妇出血不止。

治妊娠体肿有水气、心腹急满方：

茯苓、白术（各四两，崔氏[2]无术）、黄芩、杏仁（各三两）、旋覆花（二两）。

上五味㕮咀，以水六升，煮取二升半，分三服。

治疗妊娠期孕妇身体发肿、有水气、胸腹胀满的方子：

茯苓、白术（各4两，在崔氏纂要中没有白术）、黄芩、杏仁（各3两）、旋覆花（2两）。

以上5味药材咀碎成末，加6升清水，煮至2.5升，分3次服下。

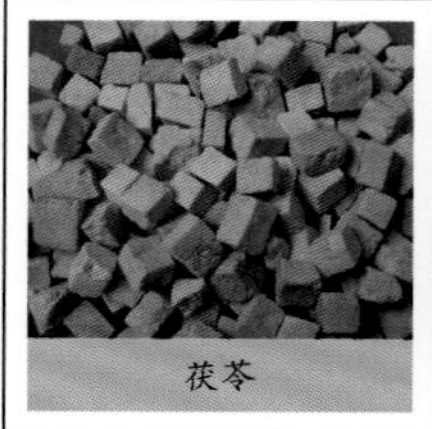
茯苓

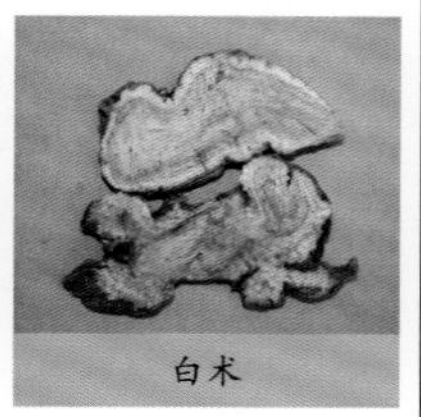
白术

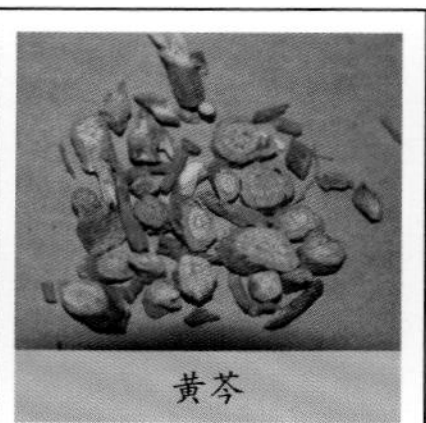
黄芩

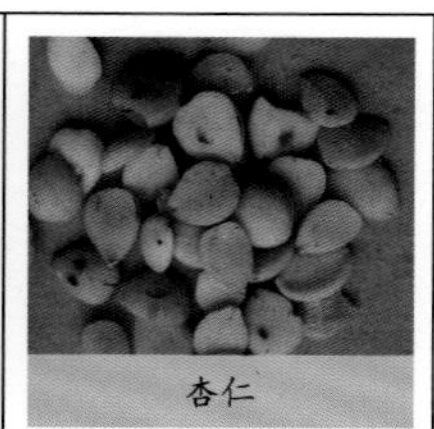
杏仁

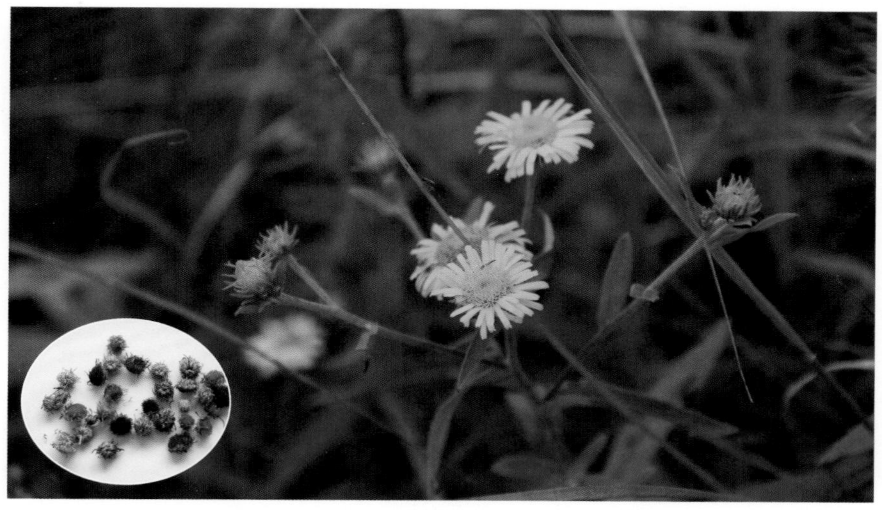

旋覆花

【注释】

①煮银：银指白银，古时中医以银为药，认为有安神止惊、去邪定五脏的作用。

②崔氏：指《崔氏纂要》的作者，著名中医。

【养生大攻略】

1. 准妈妈感冒怎么办？小妙方为您排忧解难

（1）菜根汤

白菜根3片。洗净，切成薄片，加7个葱白，添适量清水煎汤，用白糖调和饮用。

（2）萝卜白菜汤

白萝卜50克，白菜心200克。将白萝卜与白菜心分别切成小块，加清水煎煮，煮熟后加红糖，吃菜喝汤。

（3）姜蒜茶

生姜、大蒜各10克。洗净切片，加一碗水煎煮，可用糖调味饮用。

（4）橘皮水

橘皮15克。清洗干净，浸泡30分钟，加一大碗水，大火煮15分钟，加白糖调和一下，直接饮用。

（5）雪梨汤

雪梨1只。洗净切片，不去皮，放进煲内，加入20克冰糖、适量清水，大火煲制，喝汤吃梨即可。

（6）杭菊饮

杭白菊花20克，白糖30克。加开水500毫升冲泡，代茶饮用即可。

（7）姜片橘茶

橘皮10克，生姜8克。共加水煎煮10分钟，放少许红糖即可饮用。

（8）葱豉汤

大葱白带根须5个，淡豆豉10克，黄酒20毫升。加入500毫升清水煮开，直接饮用。

（9）黄豆汤

黄豆50克。加一大碗清水，煮到水剩下500毫升时，加入少许香菜末，放少量盐即可饮用。

2. 准妈妈辨证治感冒，解决办法有食疗

（1）恶寒、发热、无汗、咳嗽症状的感冒

菊花饮：野菊花10克。用温水洗净，用300毫升开水冲泡，每日数次，可缓解头痛、无汗、胎动不安的症状。

牛蒡粥：牛蒡15克，大米50克。将牛蒡洗净，加入300毫升清水大火煎煮，直到水剩下1/3，将牛蒡捞出，加入大米和适量清水，煮成粥，可放少许冰

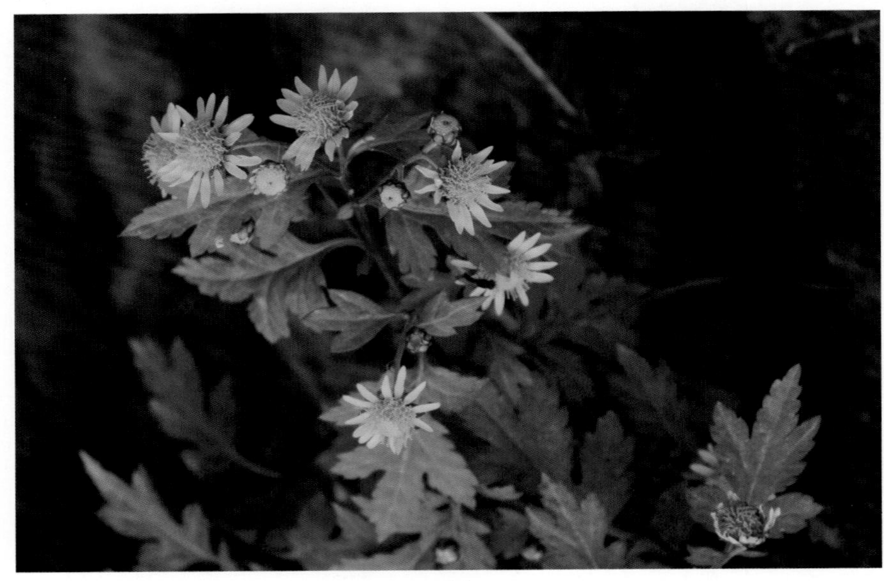

野菊花

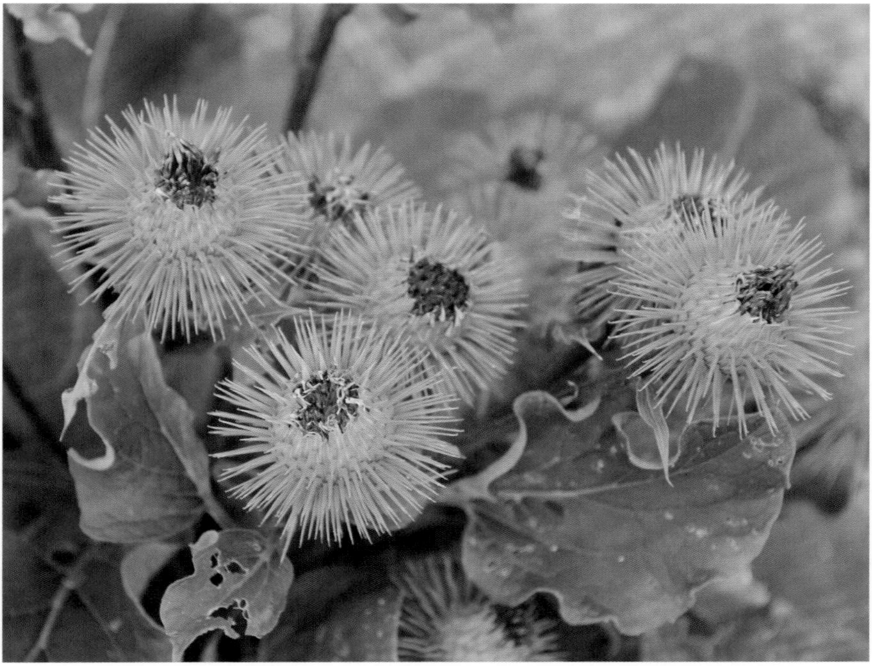

牛蒡

糖调味，温服，每日2次，便可清热、滋阴，缓解咳嗽、无汗等症状。

（2）高热、气喘、有痰症状的感冒

银花茶：金银花15克。用温水清洗，然后加400毫升清水煎煮，大火煮开之后转小火煎10分钟，取少量白糖调和，即可饮用。每日至少喝2～3次，3～5日可消除高热、痰黄的症状。

芦根粥：大米50克，芦根100克。将芦根切成小段，清洗干净，加入300毫升清水煎煮，至水剩200毫升时，去掉芦根，放入淘洗干净的大米，再加500毫升清水，煮成稀稠适合的大米粥，温服，每日早晚食用；能平气喘、清热宣肺、缓解感冒症状。

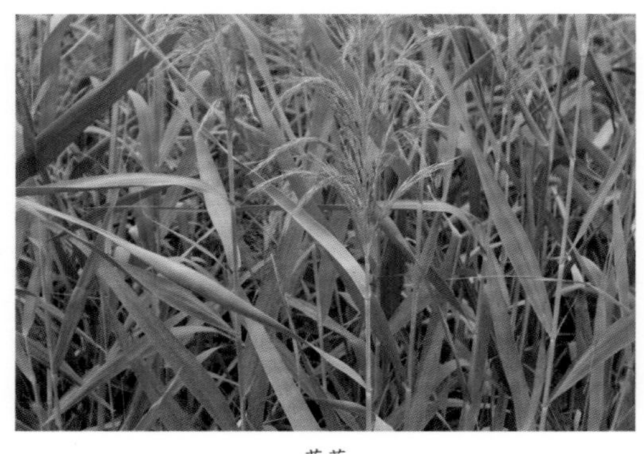

芦苇

产难第五

【原文】→【译文】

治产难，或半生，或胎不下，或子死腹中，或着脊①及坐草数日不产，血气上抢心，母面无颜色，气欲绝者方：

醇酒（二升）、白蜜、煎猪膏（各一升）。

上三味合煎取二升，分再服。不能再服，可随所能服之。治产后恶血不除，上抢心，痛烦急者，以地黄汁代醇酒。

治产难及日月未足而欲产者方：

知母一两为末，蜜丸如兔屎大，每服一丸，痛不止更服一丸。

治疗妇女难产，或者半生，或胎盘不下，或子死腹中，或附着在脊背上，甚至几日都产不下来，血气上抢心下，母亲脸无血色，气欲断绝的处方：

醇酒2升，白蜜、煎猪膏各1升。

以上3味药一起煎取2升，分成2次服，两次不能服完的，可以随其所能而服下。治产后恶血不除，上抢心痛，烦急的，用地黄汁代替醇酒。

治难产，以及日月不足而将生产的处方：

取知母1两研为末，用蜜调和成如兔屎大小的药丸，每服1丸，如果痛未停止，再服1丸。

【注释】

①着脊：附着在脊背上。

【养生大攻略】

1. 准妈妈要顺产，早早做操来锻炼

（1）仰卧

当准妈妈妊娠到16周之后，就应该开始孕妇操的练习了。每日先从仰卧开始练起，即仰面朝天仰卧，两腿高过身体，双手垫于头后部，让双腿尽量向胸

部靠，能靠多近就靠多近，不要用手帮忙。这样能有效增加子宫的收缩力，强化腰部肌肉。

（2）静坐

准妈妈们可保持正常坐姿，然后双手掌心朝前，慢慢推开来，一直到手臂与肩部持平；然后两手十指相交叉，掌心向前推出双手，伸到最直状态，渐渐上举，一直到头顶部。反复多次可疏通上半身的气血，缓解腰部酸痛，给胎儿以充足的氧气。

（3）站立

站立的时候，准妈妈要双脚微微分开，保持与肩膀同宽。先伸出右手，向上伸直，用指尖朝向天空，迈左腿向上抬，让小腿弯成90°，保持一会儿，再按此法抬右腿。这可以促进全身气血循环，帮助准妈妈顺产。

（4）走路

准妈妈应该每日多在室外散步，最好选择清静、绿化植物多的地方，一边走，一边甩动双臂，基本将其抬至胸前，再甩到身后。来回进行，可以让自己保持深呼吸状态，同时为胎儿传递新鲜的空气，并加强准妈妈骨盆肌肉的放松，从而提升顺产的概率。

2. 妊娠期胎位矫正，以下方法就能行

（1）跪膝法

准妈妈发现胎儿胎位不正，不要着急，可进行跪膝法练习。首先要去卫生间，解尽小便，然后放松腰带。其次回到卧室，跪在床面上，床面不要太软。最后，跪下之后，身体慢慢向前伸，直到双手贴于床面上，脸可挨到床面。这时应该在胸下放1个枕头，支撑上身，使臀部和大腿部呈直角。每日早、晚进行1次，每次不少于15分钟，过1周进行复查，可发现胎儿的胎位已经发生改变。

（2）艾灸法

这种方法一般需要中医的配合，准妈妈躺在床上，腰带放松，然后由中医对至阴穴进行艾灸。至阴穴位于脚趾小趾端的外侧，每日灸2次，每次15分钟，自己感觉可以把握后，也能自行艾灸，1周后复查，基本胎位会有所调整。

（3）专业转胎

这种方法适合妊娠30周以后的准妈妈，发现胎位不正，应及时求助医生，如果自己不能进行胎位调整，便可由医生进行这种专业的外倒转胎位的治疗，但不能自己在家进行，一定要小心为上。

子死腹中第六

【原文】→【译文】

凡妇人产难，死生之候，母面赤，舌青者，儿死母活。母唇口青，口两边沫出者，母子俱死。母面青，舌赤，口中沫出者，母死子活。

凡是妇女难产，判断生死的证候：母亲脸色发红、舌头发青的，孩子将死母亲则能救活；母亲的嘴唇发青、嘴唇两边有唾沫流出的，母子都会死亡；母亲脸色发青、舌头发红、口中有唾沫流出的，母亲将死而孩子能救活。

珍珠汤

治胎死腹中方。

熟珍珠（一两），榆白皮（切，一升）。

上二味，以苦酒三升，煮取一升，顿服之立出。

治子死腹中不出方：以牛屎涂母腹上，立出。

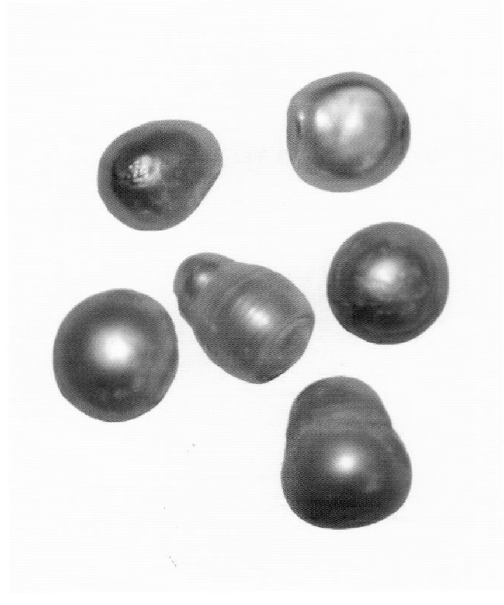

熟珍珠

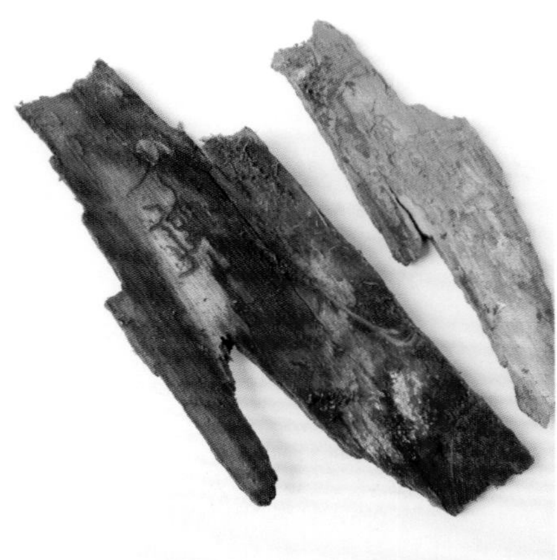

榆白皮

珍珠汤

治胎死腹中。

熟珍珠1两，榆白皮（切碎）1升。

以上2味药，用3升苦酒煮取1升，1次服下，死胎立即娩出。

治胎死腹中不出来的药方：将牛屎涂在母亲的肚子上，立即娩出。

【养生大攻略】

1. 让胎儿更健康，牛奶水果来帮忙

（1）每日2杯奶

准妈妈们不要以为自己不缺钙，不缺营养就可以忽略牛奶的重要性。因为你要保证自己不缺乏的情况下，还要让胎儿得到充分的钙质以及其他营养。因此，每日2杯奶可以让胎儿出生后的体质更加健壮有活力。

（2）水果点心不能少

准妈妈每日的三餐不能过多，虽然说吃得饱可以营养好，让自己有精力。但过于饱胀会造成心肌血液的活跃，从而引起血管、心脏等器官的不安，让胎儿躁动不安。少食多餐，三餐中间合理添加水果与点心，即营养又科学。

（3）科学饮食很重要

高热量、高盐分、高油脂的食物不但会让准妈妈发胖，还会让胎儿吸入的营养减少。另外，辛辣、刺激、生冷的食物也打乱气血循环的平衡，影响准妈妈的体质健康，当然也就会影响到胎儿的健康。因此，准妈妈的饮食要做到正确科学，即清洁、营养、蔬果、鱼肉等食物的摄入需做到平衡。

（4）好心情增强体质

准妈妈心情好，不但有利于身体的气血循环，还能让吸收、消化功能增强。这样可以有效帮助胎儿身心愉悦、健康成长。

2. 妊娠期也分早中晚，饮食规律不可乱

（1）妊娠早期

胎儿在准妈妈妊娠的第1个月，还只是着床、发育的初步阶段，这时准妈妈一定要多食豆类、萝卜、香蕉、瘦肉、鱼、蛋等营养全面的食材。这是因为这些食材中叶酸的含量非常充分，它能帮助胎儿预防先天的不足。另外，妊娠6周

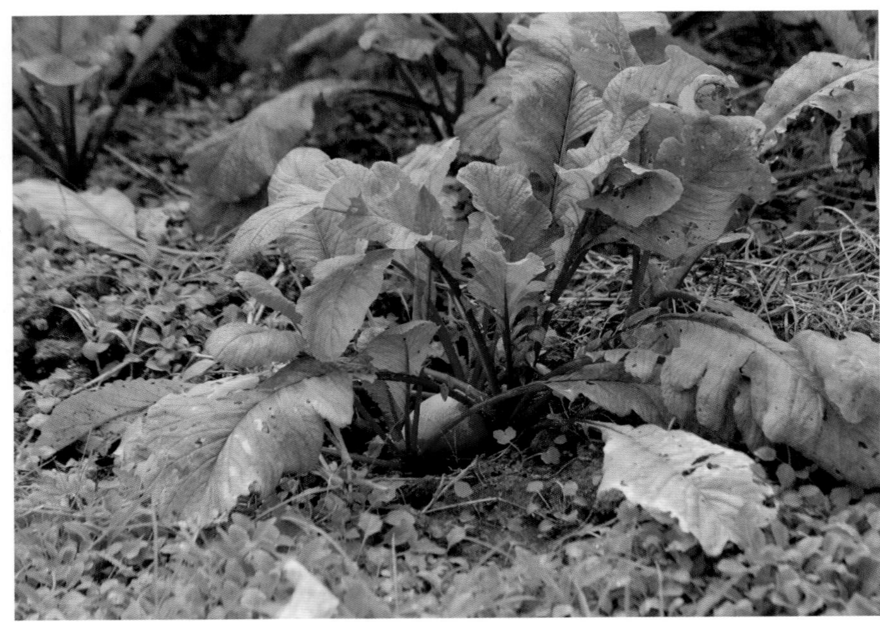

萝卜

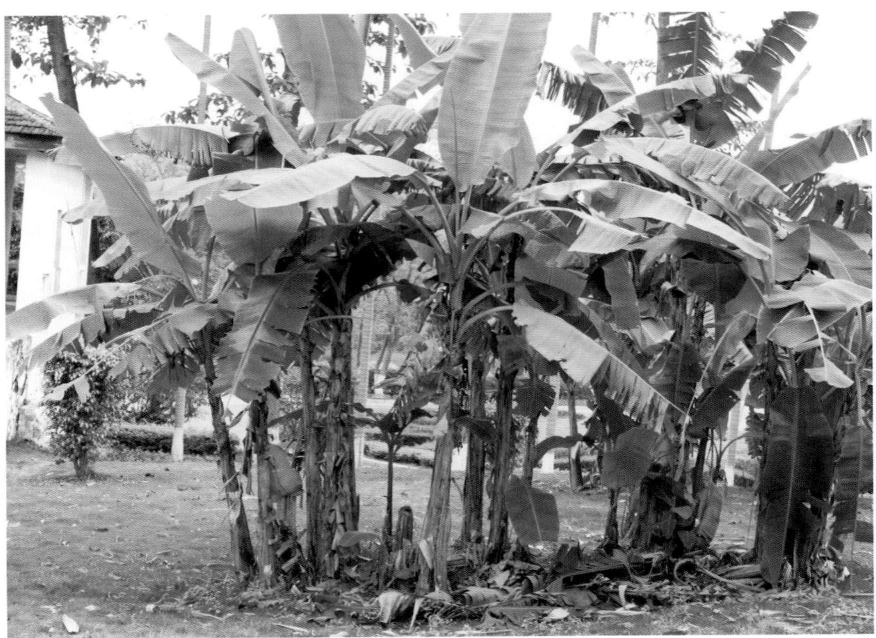

香蕉

左右，准妈妈会有妊娠反应，呕吐、恶心都会变得强烈，这时就要求准妈妈少食多餐，少吃油腻、不消化的食物，以新鲜蔬菜、水果以及五谷杂粮为主。

（2）妊娠中期

妊娠中期，胎儿开始进入快速发育时期，准妈妈要为胎儿提供良好的营养与身体所需的矿物质、维生素等元素。所以，钙、铁元素非常重要，它不仅能增强胎儿成长发育的速度，也能保证母体气血的充分，准妈妈们可多食牛奶、豆浆、小鱼干、猪肝、黑芝麻、红肉等。需要注意的是，准妈妈不可过量饮食，如果准妈妈发胖过多，就有增加妊娠期糖尿病的风险，对母子都会产生不好的影响。

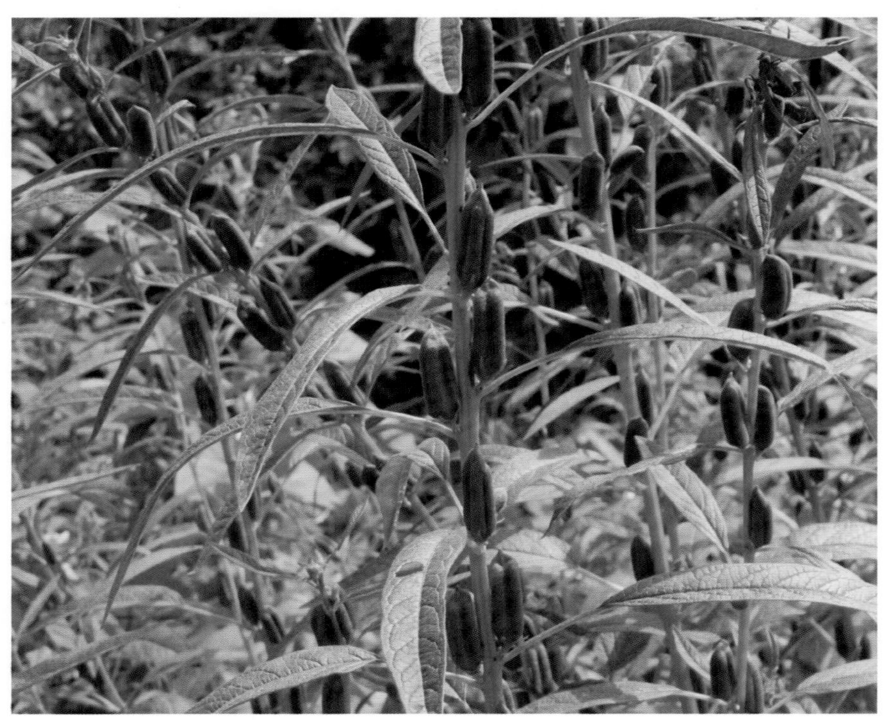

脂麻

（3）妊娠晚期

进入妊娠晚期，胎儿身体发育得到巩固，开始在智力方面进行全速发展。这时准妈妈一定要注重维生素B、维生素C、蛋白质、DHA等营养物质的补充。花生、豆类、麦片、肝脏、蛋黄、深海鱼类等都是准妈妈不能忽略的食物。同时，晚期的时候，准妈妈常会有水肿、便秘等问题的发生，要少盐分，多食水果蔬菜及杂粮。

逆生第七

【原文】→【译文】

凡产难，或儿横生、侧生，或手足先出，可以针锥刺儿手足，入一二分许，儿得痛惊转即缩，自当回顺也。

治逆生方：

以盐涂儿足底，又可急爪抓之，并以盐摩产妇腹上即愈。

治逆生及横生不出，手足先见者方：

烧蛇蜕皮为末[①]，服一刀圭，（亦云三指撮），面向东，酒服即顺。

凡是生产困难、婴儿侧生、横生、手足先出的，可以用针刺婴儿的手足，针入一二分左右，婴儿受到刺痛即会收缩，自然就回顺了。

治逆生方：用盐涂在婴儿足底和产妇的腹上，也可以急搔胎儿足底。

治逆生及横生、手足先出、婴儿不出的处方：取蛇蜕的皮，研为末，用三指拈一撮，用温酒送服。

【注释】

①末：研为细末。

胞胎不出第八

【原文】→【译文】

牛膝汤

治产儿胞衣不出、令胞烂方。

牛膝、瞿麦（各一两）、当归、通草（各一两半）、滑石（二两）、葵子（半斤）。

上六味㕮咀，以水九升，煮取三升，分三服。

牛膝汤方

治孕妇产出胎儿后胎盘不出，让胞衣破烂。

牛膝、瞿麦各1两，当归、通草各1.5两，滑石2两，冬葵子0.5斤。

以上6味药分别研细，用9升水煮取3升，分3次服。

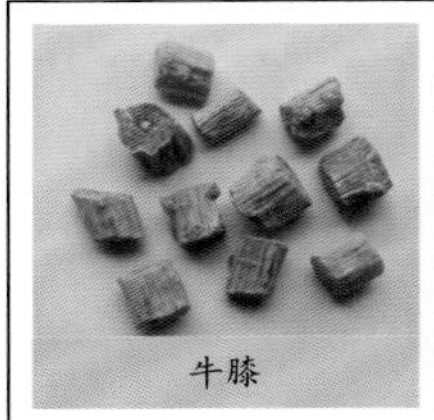
牛膝

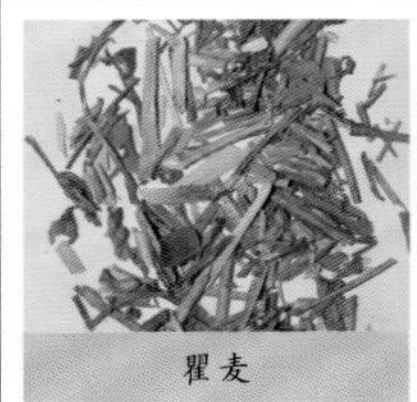
瞿麦

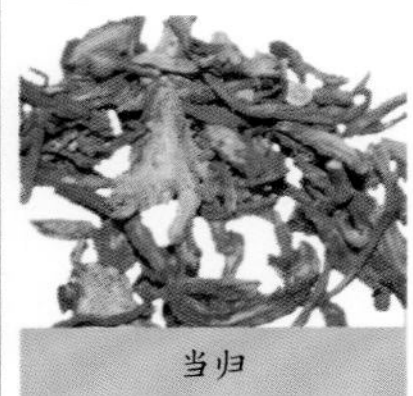
当归

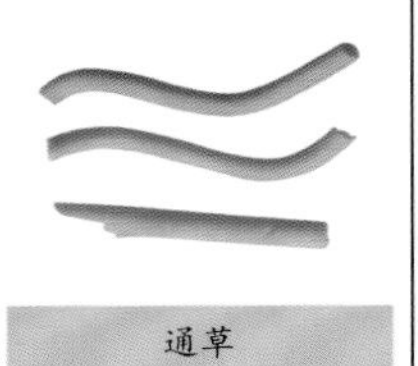
通草

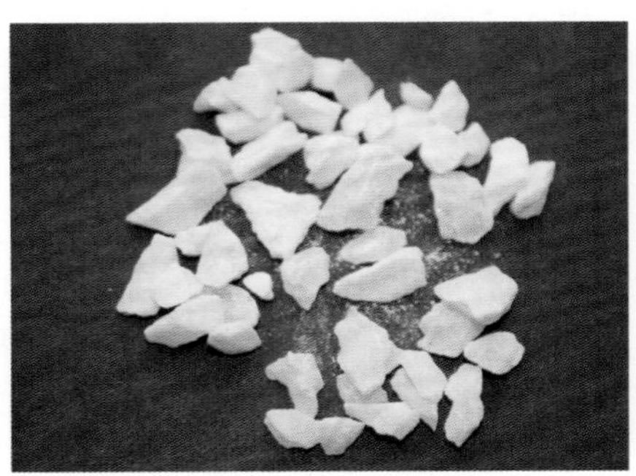
滑石

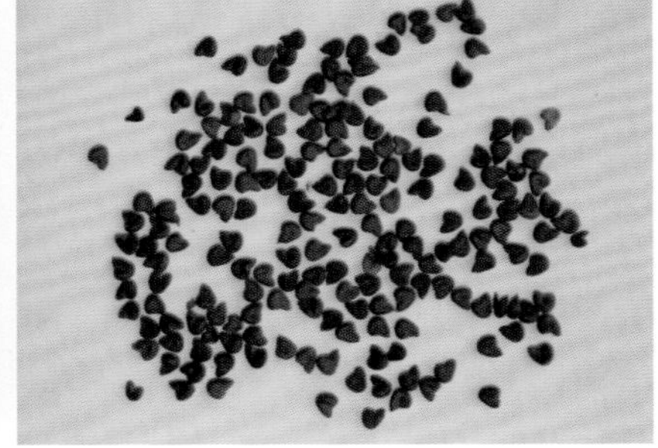
冬葵子

下乳第九

【原文】→【译文】

钟乳汤

治妇人乳无汁方。

石钟乳、硝石、白石脂（各六铢）、通草（十二铢）、桔梗（半两，切）。

上五味㕮咀，以水五升煮三沸，三上三下，去滓，纳硝石，令烊[①]，分服。

钟乳汤

主治女子产后乳汁缺少。

石钟乳、硝石、白石脂各6铢，通草12铢，桔梗（切）0.5两。

以上5味药分别研细，用5升水煎煮，煮沸后取下，放冷后再煎，凡3次，去渣，取汁入硝石烊化，取汁酌情分服。

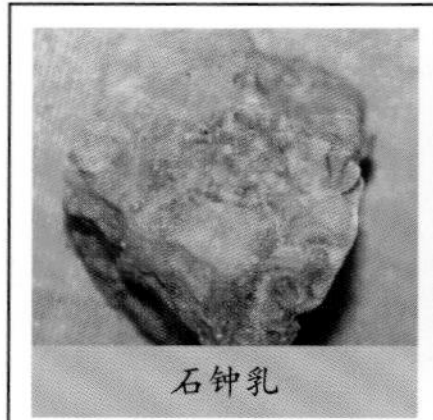
石钟乳

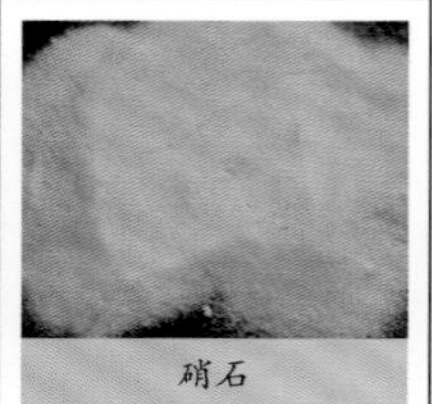
硝石

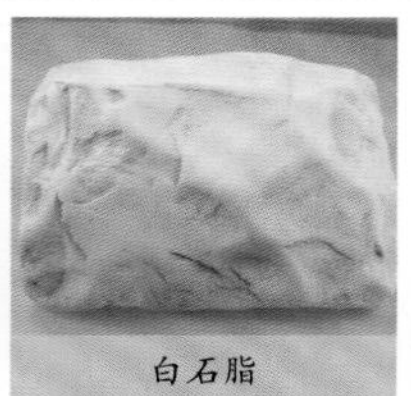
白石脂

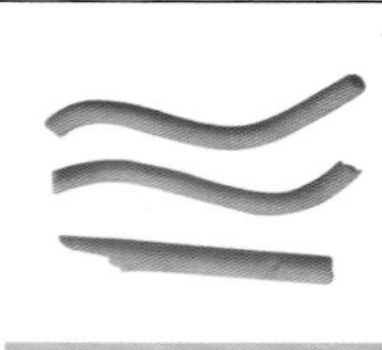
通草

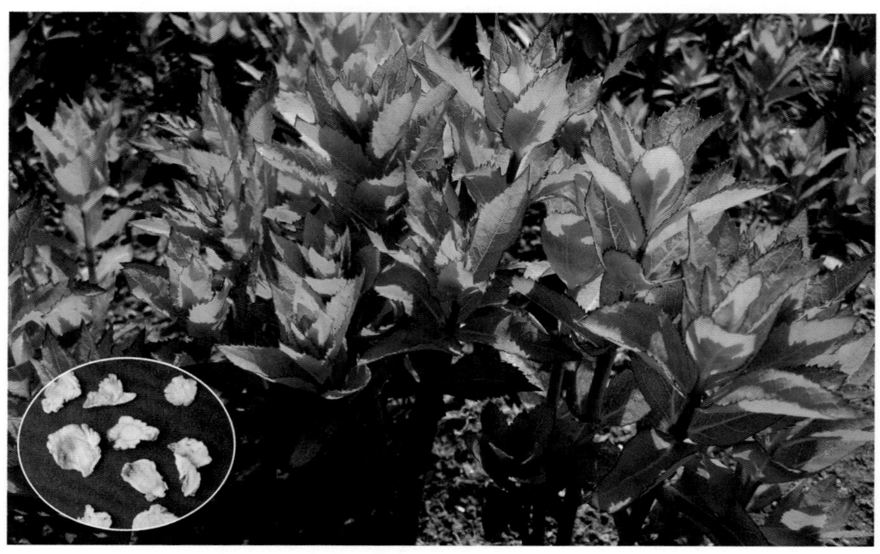
桔梗

漏芦汤

治妇人乳无汁方。

漏芦、通草（各二两）、石钟乳（一两）、黍米（一升）。

上四味㕮咀，米宿渍揩挞，取汁三升，煮药三沸，去滓。作饮饮之，日三。

漏芦汤

治妇女产后无乳。

漏芦、通草各2两，石钟乳1两，黍米1升。

以上4味药分别切碎，黍米用水另浸1宿，捣搓取汁3升，入其余药煎煮3沸，去滓。作汤饮服，每日3次。

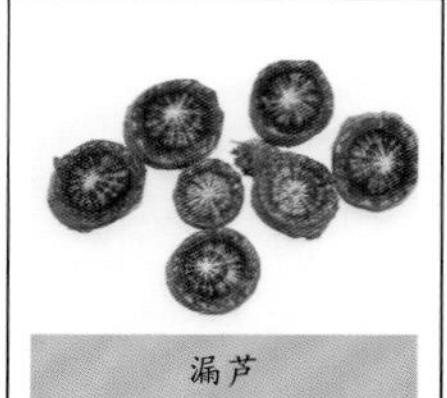
漏芦

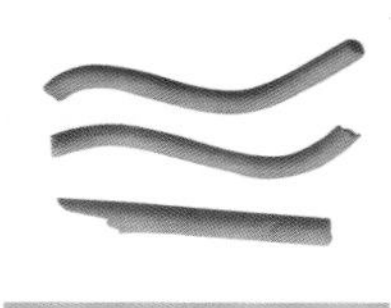
通草

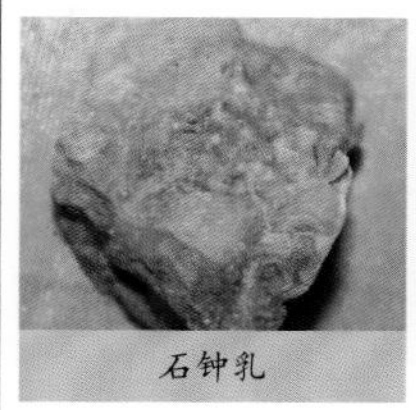
石钟乳

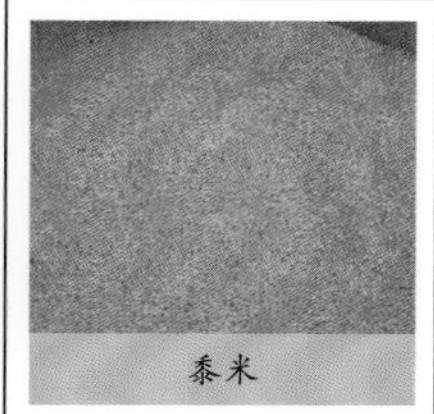
黍米

【注释】

①烊：烊化。

【养生大攻略】

1. 通乳增乳食谱

（1）菠萝蜜种仁炖猪瘦肉

【原料】菠萝蜜种仁、猪瘦肉各200克，生姜、葱、盐、味精各适量。

【制法】将菠萝蜜种仁择去杂质，洗净，置沙锅内；猪瘦肉洗净，切成长2厘米、宽1厘米的块，置于沙锅内，加水适量，放入生姜、葱。将沙锅置武火烧沸，移文火上炖至肉烂熟即成。食用时，加入盐和味精。

【功效】补中益气，通乳。

【用法】佐餐食，每日1～2次。

【适用】产后缺乳。

（2）酒酿煮鸡蛋

【原料】甜酒酿100克，鸡蛋1个，红糖15克。

【制法】将甜酒酿放入锅内，加清水1小碗，煮沸约10分钟。鸡蛋去壳，放入酒酿内，煮至刚熟，再加入红糖，煮至糖溶解即可。

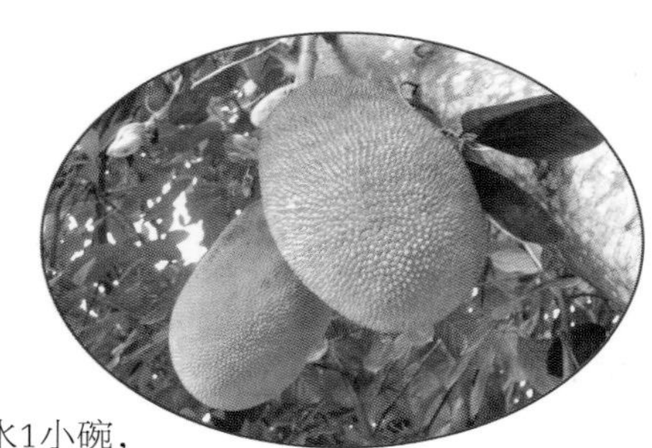
菠萝蜜

【功效】益气活血通乳。

【用法】1次食用。

【适用】乳汁不足属气血虚弱者。

（3）黄芪炖母鸡

【原料】黄芪30克，母鸡1只（约250克），黄酒、姜片、清水各适量。

【制法】将黄芪切段，母鸡宰后去内脏，洗净切块，同放炖盅内，加黄酒、姜片、清水各适量，隔水炖熟即可。

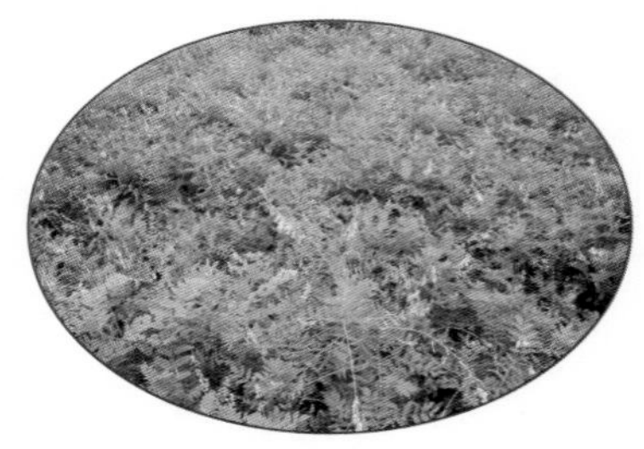

黄芪

【功效】益气补虚。

【用法】吃肉饮汤，每日1～2次。

【适用】产后气虚缺乳。

（4）熘炒黄花猪腰

【原料】黄花50克，猪腰500克，盐、豆粉、生姜、葱、蒜、白糖、味精各适量。

【制法】将猪腰片开，剔去筋膜臊腺，洗净，切成腰花备用。黄花温水泡发后，撕成细条。将炒锅内菜油烧热，先煸炒葱、生姜、蒜等佐料，再爆猪腰花至色变熟透时，加黄花丝、盐、白糖，煸炒片刻，加豆粉，至汤汁明透即成。食用时，加少量味精。

【功效】补肾通乳。

【用法】佐餐食，每日1～2次。

【适用】产后缺乳。

（5）鲶鱼姜葱卧鸡蛋

【原料】鲶鱼400克，鸡蛋3个，生姜3克，葱3根，黄酒15毫升，调味品适量。

【制法】先抹去鲶鱼体外黏液，去其内脏，洗净。葱、姜在油锅内煸炒，捞起葱姜备用。锅内放入鲶鱼，煎至两面发白时加黄酒、葱、姜，放入清水750毫升，用大火烧20分钟，煮至汤白鱼熟，打入鸡蛋，改小火煮5分钟，放调味品即成。

【功效】补气血，下乳汁。

【用法】每日1次服食。

【适用】产后缺乳。

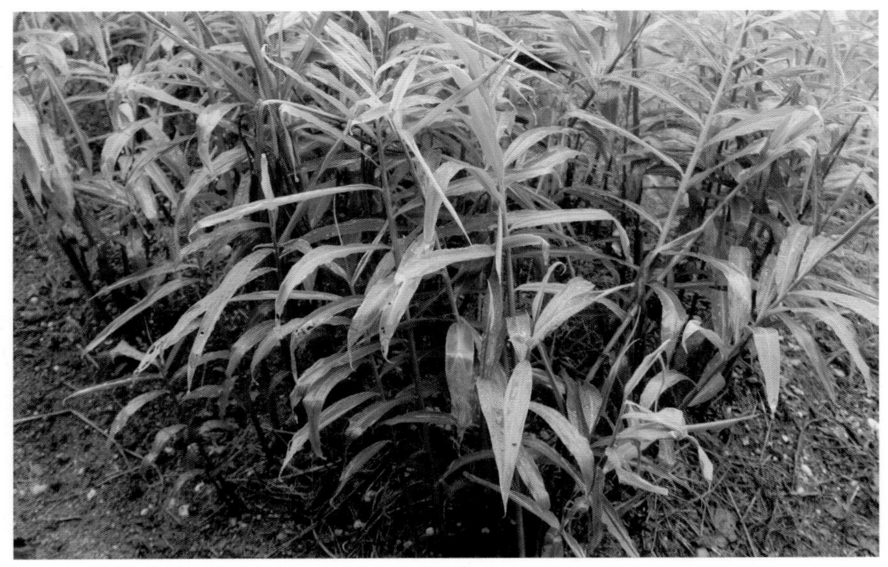
生姜

（6）姜醋猪爪

【原料】甜醋600毫升，生姜300克，猪脚爪2只。

【制法】生姜去皮切块，猪脚爪去毛，洗净、切块，加甜醋同煮至猪脚爪熟烂。

【功效】补气下乳。

【用法】佐餐，分2日食用。

【适用】产后缺乳。

（7）金针菜黄豆煨猪蹄

【原料】金针菜50克，黄豆200克，猪蹄1只，生姜、盐、葱、绍酒、味精各适量。

【制法】将金针菜洗净；黄豆去杂质；猪蹄除去毛桩，洗净。将以上原料共入铝锅内，加入葱、生姜、盐、绍酒、清水各适量，锅置武火上烧沸，再用文火炖4小时即成。食用时，加味精少许。

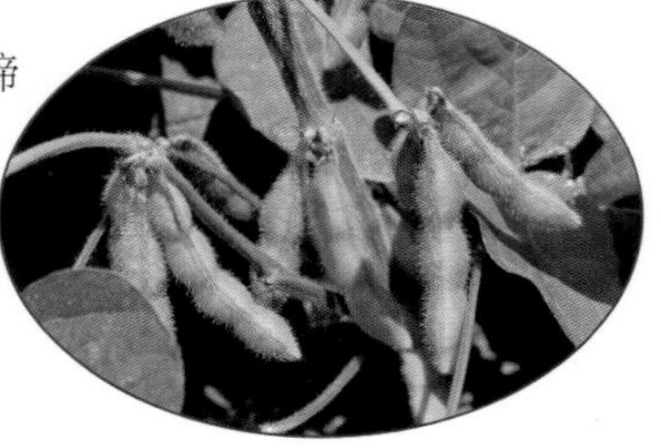
黄豆

【功效】养血通乳，补虚健体。

【用法】佐餐食，每次1碗，每日2次。

【适用】产后缺乳。

（8）花生炖猪脚

【原料】花生仁200克，猪脚2只，盐、味精各适量。

【制法】猪脚洗净切块，与花生仁放煲内，加水适量，煲至烂熟，以盐、味精调味。

【功效】补气益血，佐以通乳。

【用法】每日2次服食。

【适用】气血亏虚引起的产后缺乳。

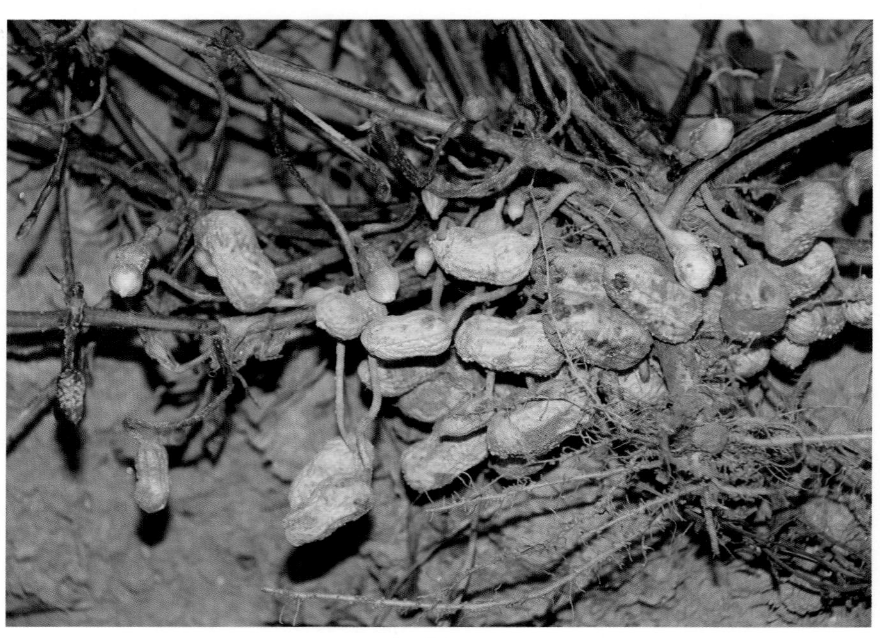

花生

卷三

妇人方中

【本篇精华】

1. 介绍产妇产后的注意事项及易患的疾病。
2. 论述产妇产后虚烦的治疗方法。
3. 介绍产妇中风、心腹痛、恶露不尽、下痢的治疗方法。
4. 介绍产妇产后小便频繁等疾病的治疗方法。

虚损第一

【原文】→【译文】

凡产后满百日，乃可合会[①]，不尔至死，虚羸百病滋长，慎之。

凡妇人皆患风气，脐下虚冷，莫不由此，早行房故也。

凡产后七日内恶血未尽，不可服汤，候脐下块散，乃进羊肉汤，痛甚切者，不在此例。后两三日消息可服泽兰丸，比至盈月[②]，丸尽为佳。不尔虚损，不可平复也。全极消瘦，不可救者，服五石泽兰丸。凡在蓐，须服泽兰丸补之，服法必七日外，不得早服也。

凡是产后满了百日，夫妇才能行房事。否则，产妇将会百病滋生，终身虚弱，难以痊愈，一定要警惕啊。

凡是妇女患有风气，脐下虚冷的病症，没有不是由于产后过早行房造成的。

妇女生产后7日之内，如果恶血未尽，一定不能服汤，只有等到脐下块状消散后，才能进食羊肉汤。痛得厉害的可另当别论。产后经过两三日的休息调养以后，可进服泽兰丸。到满月的时候，以泽兰丸正好吃完为最好。否则，体内虚损就很难恢复。身体极度消瘦虚弱的产妇，可服用五石泽兰丸。未满月期间，必须服用泽兰丸来补益，而且须在生产7日以后开始服用，不得早服。

桃仁煎

治妇人产后百疾，诸气补益悦泽方。

桃仁一千二百枚，捣令细熟，以上好酒一斗五升，研滤三四遍，如作麦粥法，以极细为佳，纳长颈瓷瓶中，密塞以面封之，纳汤中煮一伏时不停火，亦勿令火猛，使瓶口常出在汤上，无令沉没，熟讫出，温酒服一合，日再服，虽丈夫亦可服也。

桃仁煎

治疗妇女产后百病，能补气，悦泽容颜。

将1200枚桃仁捣成粉末，用烧酒1斗5升研滤，反复三四遍，使成极细末，装入长颈瓷瓶中，用麦面封实瓶口，入汤液中用温火慢煮24小时。火不能太猛，不要让瓶口淹在水中，要将瓶口一直露在水面。煮熟后将药取出，用温酒送服1合，每日2次，男性也可服用。

【注释】

①合会：行房事。

②盈月：满月。

【养生大攻略】

产妇不宜久喝红糖水

按我国的民间习俗，产妇分娩后都要喝些红糖水，只要适量，对产妇、婴儿都是有好处的。因为产妇分娩时，精力、体力消耗很大，失血较多，产后又要给婴儿哺乳，需要丰富的糖类和铁质。红糖既能补血，又能供应热量，是较好的补益佳品。但是，有不少产妇喝红糖水的时间往往过长，有的喝半个月，甚至长达1个月。殊不知，久喝红糖水对产妇子宫复原不利。因为产后10日，恶露逐渐减少，子宫收缩也逐渐恢复正常，如果久喝红糖水，红糖的活血作用会使恶露的量增多，造成产妇继续失血。因此，产后喝红糖水的时间一般以产后7～10日为宜。

虚烦第二

【原文】→【译文】

竹根汤

治产后虚烦方。

甘竹根细切一斗五升，以水二斗，煮取七升，去滓，纳小麦二升，大枣二十枚，复煮麦熟三四沸，纳甘草一两，麦冬一升，汤成去滓，服五合，不瘥更服取瘥。短气亦服之。

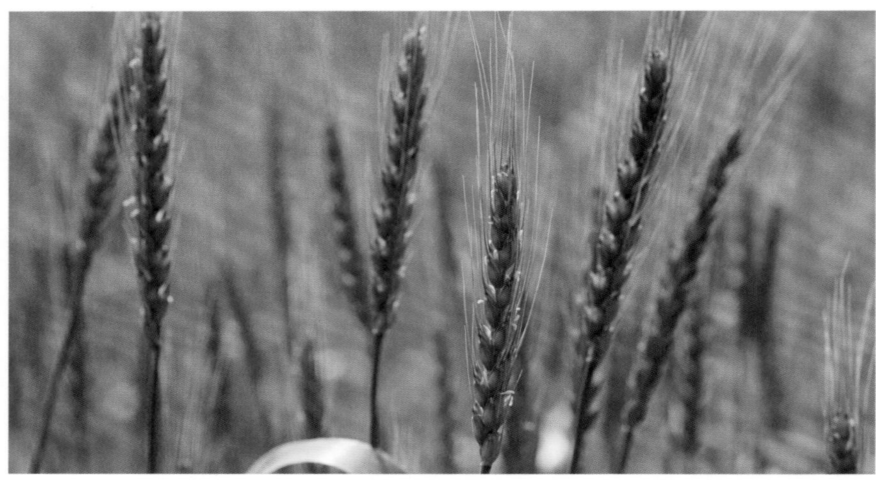

小麦

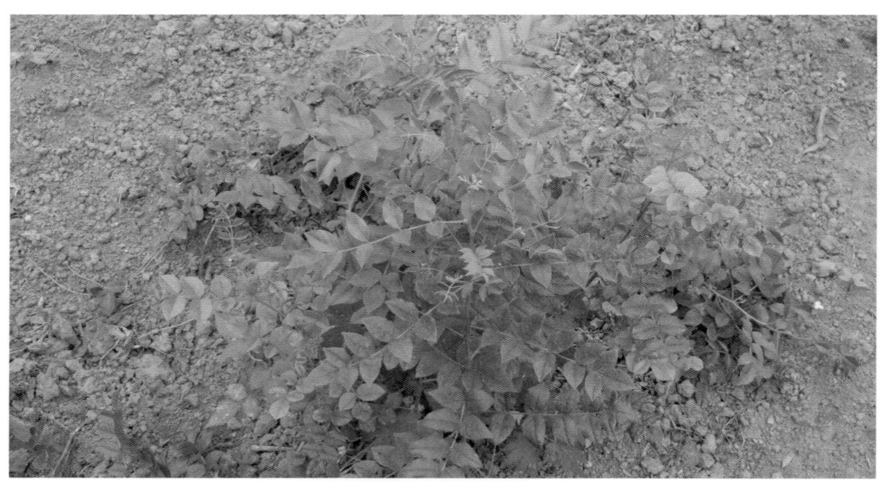

甘草

竹根汤

治疗产后虚烦。

甘竹根研细，取1斗5升，加入2斗水煮取汁水7升，去渣后放入小麦2升，大枣20枚，直到煮熟小麦。水滚过三四遍后，再加入甘草1两，麦冬1升，汤成之后去渣。每次服5合，不愈再服直到病愈。气短者也可服用。

赤小豆散

治产后虚烦、不能食、虚满方。

赤小豆三七枚，烧作末，以冷水和，顿服。

赤小豆散

治疗产后烦闷、虚弱内满、不能饮食。

将21枚赤小豆烧制成末后用冷水调和，一顿服下。

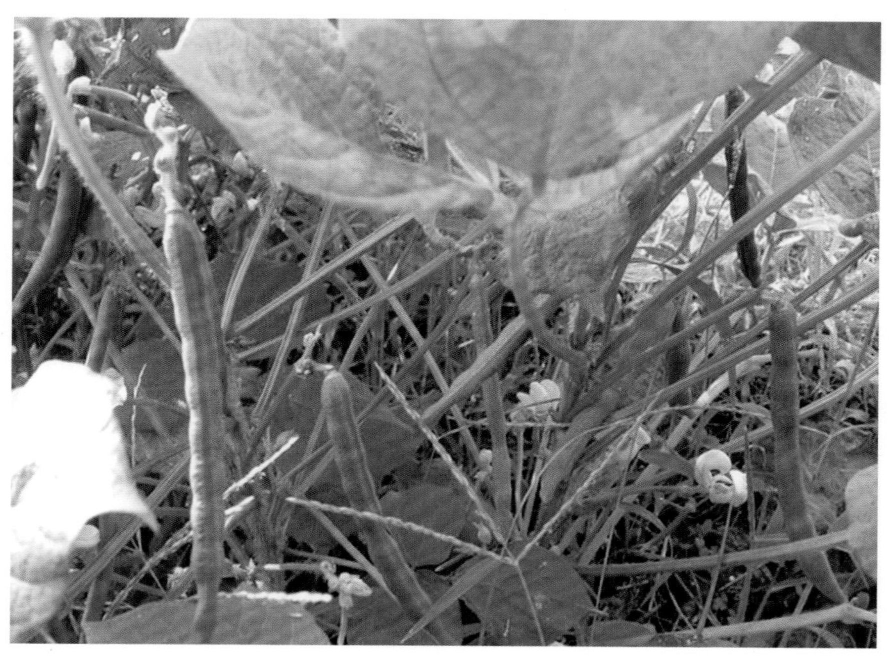

赤小豆

中风第三

【原文】→【译文】

凡产后角弓反张及诸风病，不得用毒药，惟宜单行一两味，亦不得大发汗，特忌转吐泻利，必死无疑。

凡是产后各种风症，以及身体像角弓反张，用的药物忌药性毒，只适宜单独进食一两味，不能大发汗，尤其忌转用泻药、吐痢的药，否则患者必死无疑。

大豆紫汤

治产后百病及中风痱痉，或背强口噤[①]，或烦热、苦渴，或头身皆重，或身痒，剧者呕逆直视，此皆因虚风冷湿及劳伤所为方。

大豆（五升）、清酒（一斗）。

上二味，以铁铛猛火熬豆，令极热，焦烟出，以酒沃之，去滓，服一升，日夜数服，服尽，更合小汗则愈。一以去风，二则消血结。如妊娠伤折，胎死在腹中三日，服此酒即瘥。

大豆紫汤

主治产后百病、外感风邪、背部强直、口不能言、滋生痱痉、烦热苦渴、身体发痒、头身沉重、严重的呕逆直视等。这些都是虚风冷湿侵入身体或者劳伤造成的。

大豆5升，清酒1斗。

以上2味用铁锅猛火炒熟大豆，待焦烟冒出时用清酒浇豆，去渣取汁。每次服1升，昼夜几次，全部服完，微汗流出即可痊愈。此药一则可以去风，二则可消除滞血。如果妊娠伤折，胎死腹中3日，服用此酒即可愈。

甘草汤

治在蓐中风，背强不得转动，名曰风痉方。

甘草、干地黄、麦冬、麻黄（各二两）、栝蒌根、川芎、黄芩（各三两）、杏仁（五十枚）、葛根半斤。

上九味，㕮咀，以水一斗五升酒五升合煮葛根，取八升，去滓，纳诸药，煮取三升，去滓，分再服，一剂不瘥，更合良。

甘草汤

主治产蓐中风而导致的风痉，症状为背部强硬僵直而不能转动。

甘草、干地黄、麦冬、麻黄各2两，栝蒌根、川芎、黄芩各3两，杏仁50枚，葛根0.5斤。

将以上9味药切碎，用1斗5升水、5升酒合煮葛根，去渣取汁水8升，放入其余药物后煮取药汁3升，去渣，分两次服用。1剂不愈，再服1剂更好。

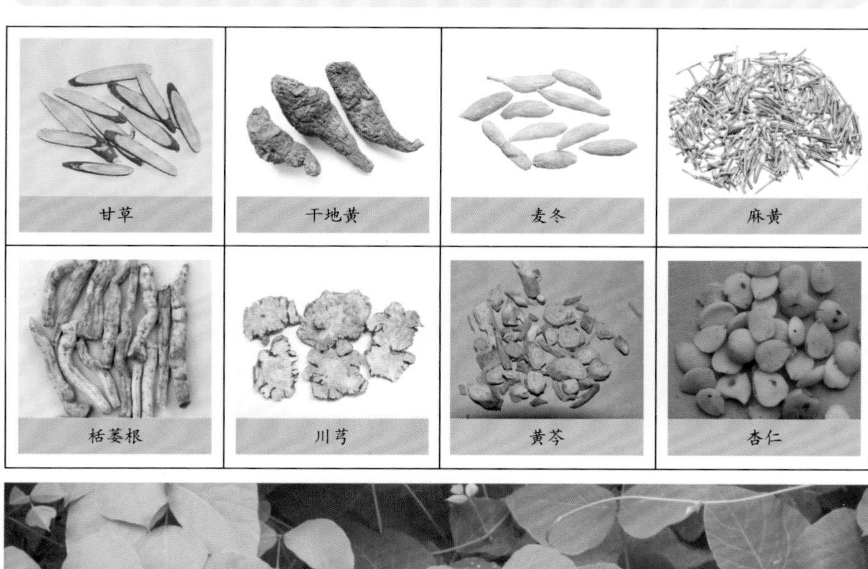

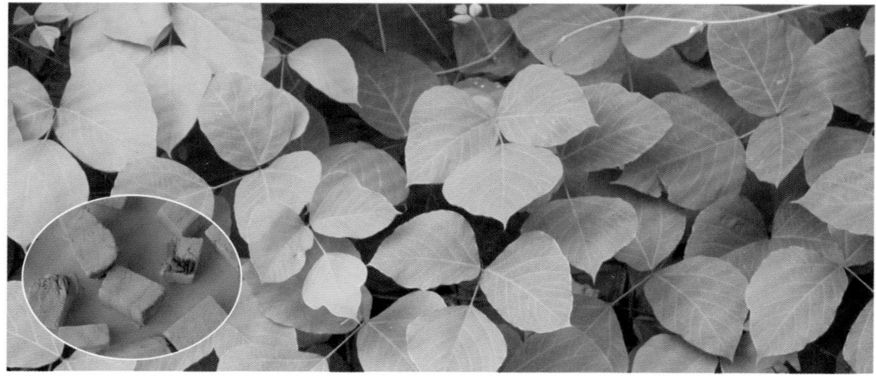

葛根

【注释】

①口噤：口不能言。

心腹痛第四

【原文】→【译文】

蜀椒汤

治产后心痛，此大寒冷[①]所为方。

蜀椒（二合）、芍药（一两）、当归、半夏、甘草、桂心、人参、茯苓（各二两）、蜜（一升）、生姜汁五合。

上十味㕮咀，以水九升，煮椒令沸，然后纳诸药，煮取二升半，去滓，纳姜汁及蜜煎取三升，一服五合，渐加至六合，禁勿冷食。

蜀椒汤

治由于过度寒冷造成的产后心痛。

蜀椒2合，芍药1两，当归、半夏、甘草、桂心（肉桂）、人参、茯苓各2两，蜂蜜1升，生姜汁5合。

以上10味药研细，先加9升水煮蜀椒，煎沸后放入除蜜、姜汁外的其余7味药再煎，取药汁2.5升，去渣，然后放入姜汁和蜂蜜煎取3升。一次服5合，后渐渐加至6合。禁吃冷食。

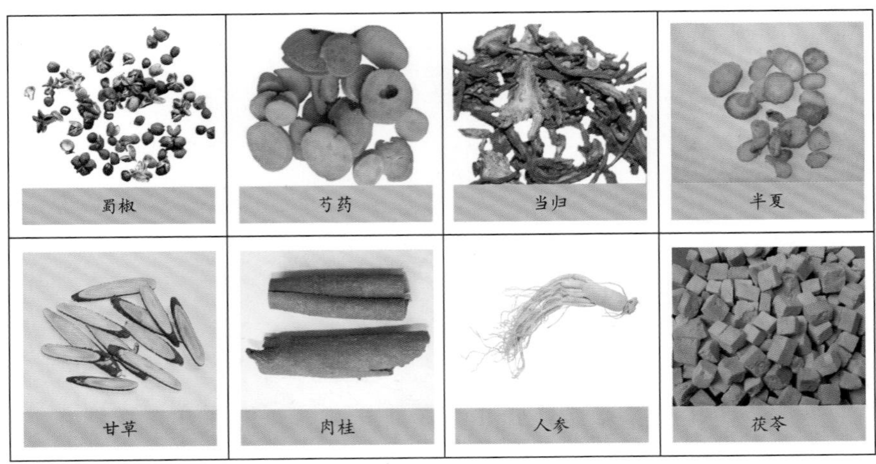

干地黄汤

治产后两胁满痛[②]，兼治百病方。

干地黄、芍药（各三两）、当归、蒲黄（各二两）、生姜（五两）、桂心（六两）、甘草（一两）、大枣二十枚。

上八味㕮咀，以水一斗，煮取二升半，去滓，分三服，日三。

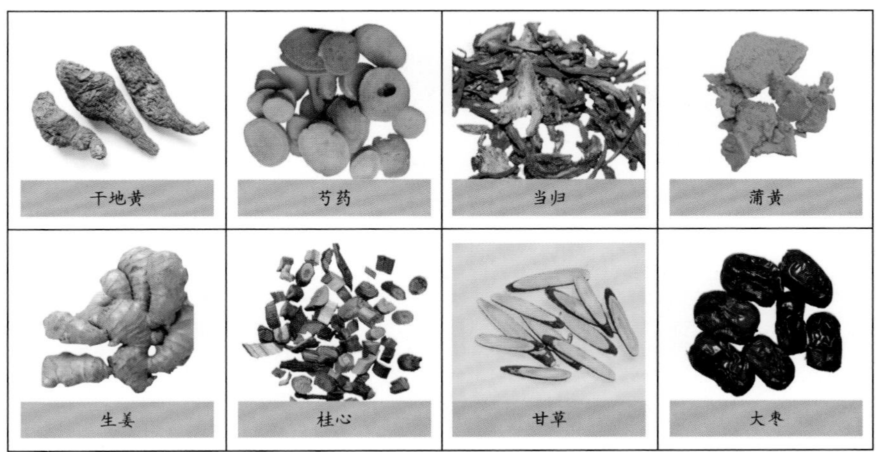

干地黄汤

主治产后两胁胀满疼痛等。

干地黄、芍药各3两，当归、蒲黄各2两，生姜5两，桂心6两，甘草1两，大枣20枚。

以上8味药研细，加水1斗煮取2.5升，去渣，分3次服用，每日3次。

芍药汤

治产后小腹痛方。

芍药（六两）、桂心、生姜（各三两）、甘草（二两）、胶饴（八两）、大枣（十二枚）。

上六味㕮咀，以水七升，煮取四升，去滓，纳饴令烊，分三服，日三。

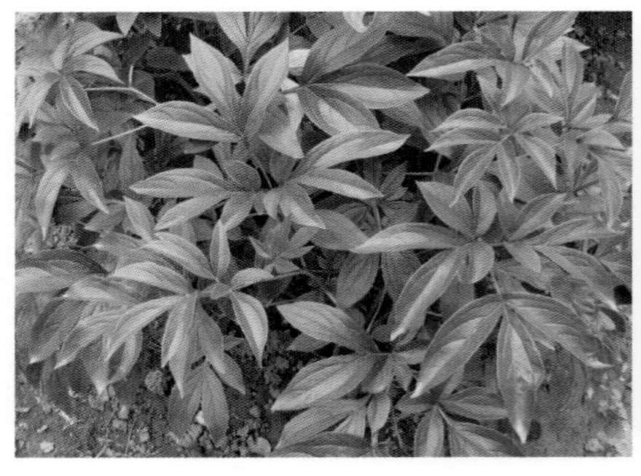
芍药

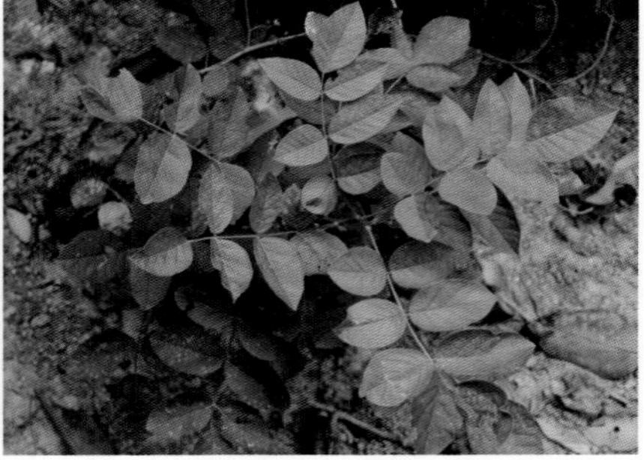
甘草

芍药汤

主治妇女产后小腹疼痛难忍。

芍药6两，桂心、生姜各3两，甘草2两，胶饴8两，大枣12枚。

以上6味切细，加7升水煮取4升汁水，去液后放进胶饴并让其烊化，分3次服用，每日3次。

【注释】

①大寒冷：过度寒冷。

②满痛：胀满疼痛。

恶露第五

【原文】→【译文】

干地黄汤

治产后恶露不尽，除诸疾，补不足方。

干地黄（三两）、川芎、桂心、黄芪、当归（各二两）、人参、防风、茯苓、细辛、芍药、甘草（各一两）。

上十一味㕮咀，以水一斗，煮取三升，去滓，分三服，日两夜一。

干地黄汤

治疗产后恶露不尽，可补益不足，祛除多种疾病。

干地黄3两，川芎、桂心（肉桂）、黄芪、当归各2两，人参、防风、茯苓、细辛、芍药、甘草各1两。

以上11味药研细。加1斗水煮取3升药汁，去渣，分3次服，白天2次，晚上1次。

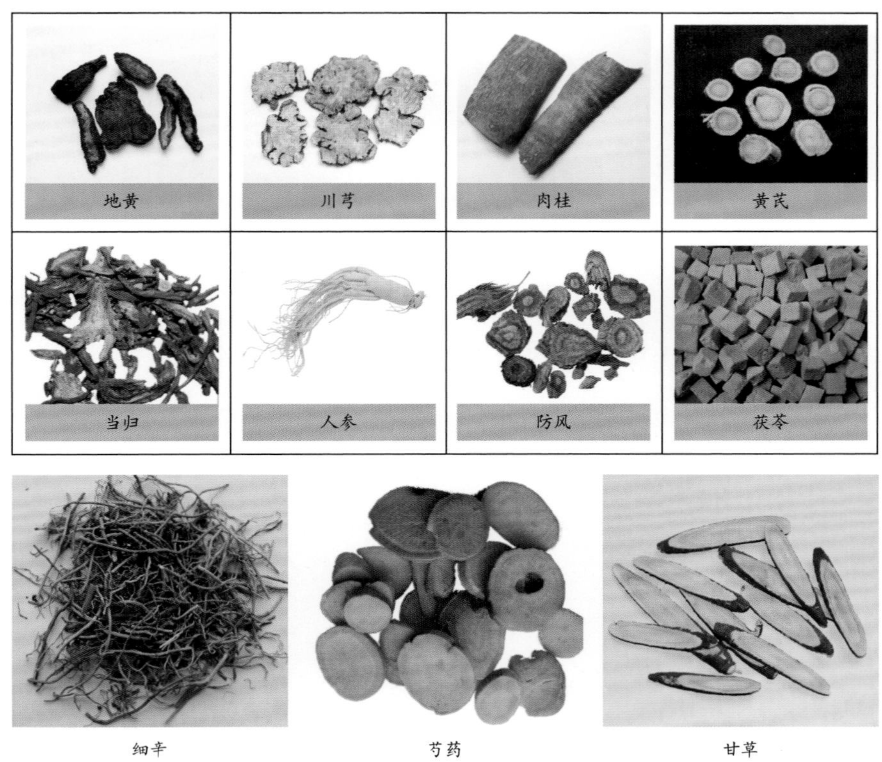

地黄 川芎 肉桂 黄芪

当归 人参 防风 茯苓

细辛 芍药 甘草

桃仁汤

治产后往来寒热、恶露不尽方。

桃仁（五两）、吴茱萸（二升）、黄芪、当归、芍药（各三两）、生姜、醍醐百炼酥、柴胡（各八两）。

上八味㕮咀，以酒一斗，水二升，合煮取三升，去滓，适寒温，先食服一升，日三。

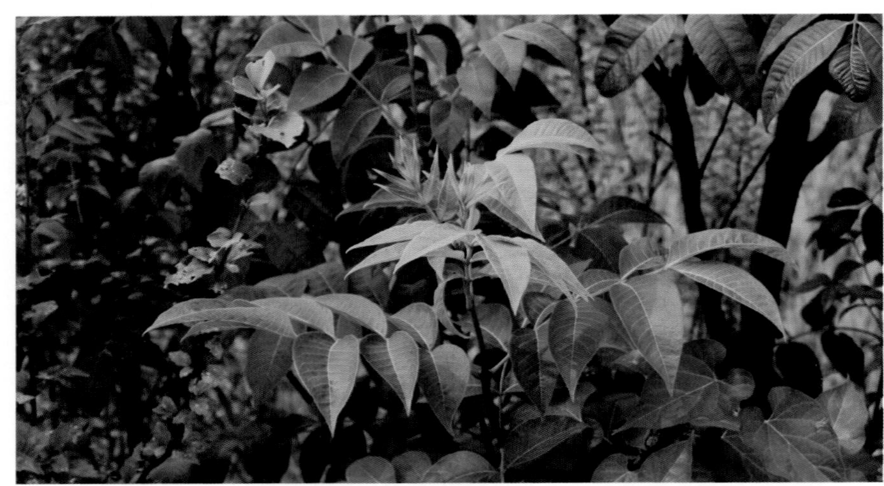

吴茱萸

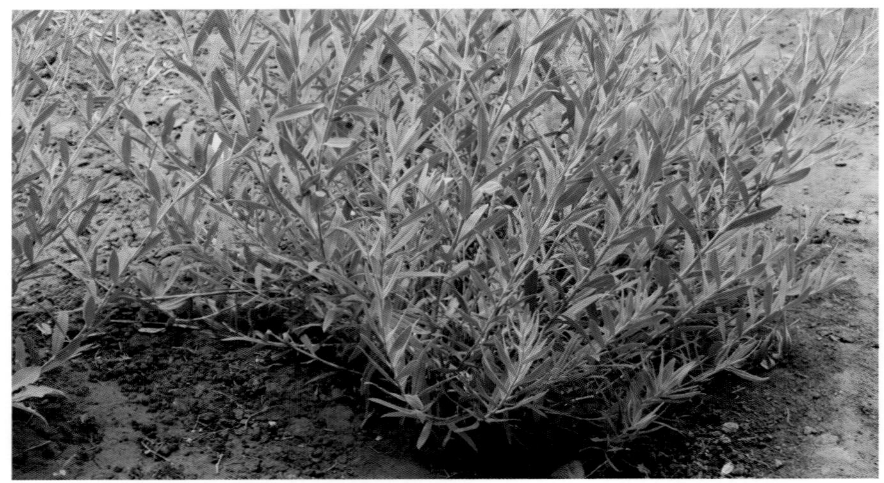

柴胡

桃仁汤

主治产后寒热往来，恶露不尽。

桃仁5两，吴茱萸2升，黄芪、当归、芍药各3两，生姜、醍醐百炼酥、柴胡各8两。

将以上8味切碎，用1斗酒，2升水合煎，取汁3升，去渣，待冷热适中后，每次饭前服下1升，每日3次。

泽兰汤

治产后恶露不尽、腹痛不除、小腹急痛、痛引腰背①、少气力方。

泽兰、当归、生地黄（各二两）、生姜（三两）、甘草（一两半）、芍药（一两）、大枣（十枚）。

上七味㕮咀，以水九升，煮取三升，去滓，分三服，日三。

泽兰汤

主治妇女产后恶露不尽，腹痛不除，小腹急痛，疼痛牵引至腰背，少气乏力。

泽兰、当归、生地黄各2两，生姜3两，甘草1.5两，芍药1两，大枣10枚。

以上7味药切碎，用9升水煮取3升，去渣，分3次服，每日3次。

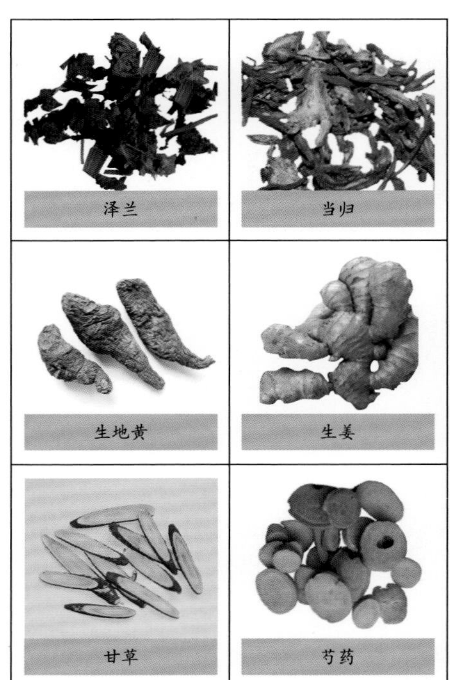
泽兰　当归　生地黄　生姜　甘草　芍药

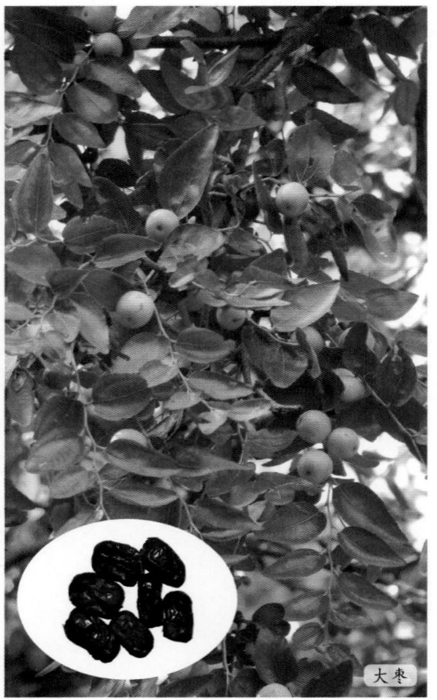
大枣

【注释】

①痛引腰背：疼痛牵引腰背。

【养生大攻略】

1. 产后恶露不下之小窍门

治产后恶露不下，可采用按摩法和热熨法。按摩法的要领是：产妇取半坐卧式，用手从心下擀至脐，在脐部轻轻揉按数遍。如此反复按摩，每日52次。

还可以采用热熨法。此法需要选用一些药材，如柚子皮、桂皮、生姜、艾叶、川芎、红花、花椒、陈皮、葱、乳香等，任选其中两三味就可以。将选中的药材炒热或蒸热，以纱布包裹起来，用它外熨痛处。

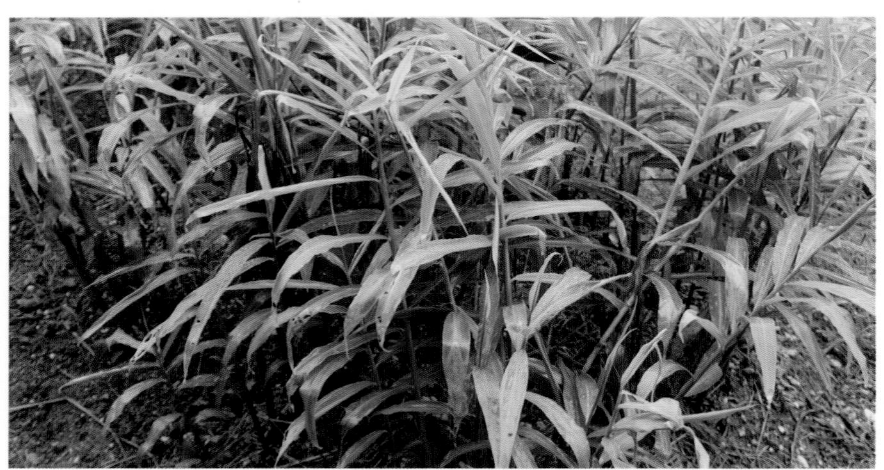

生姜

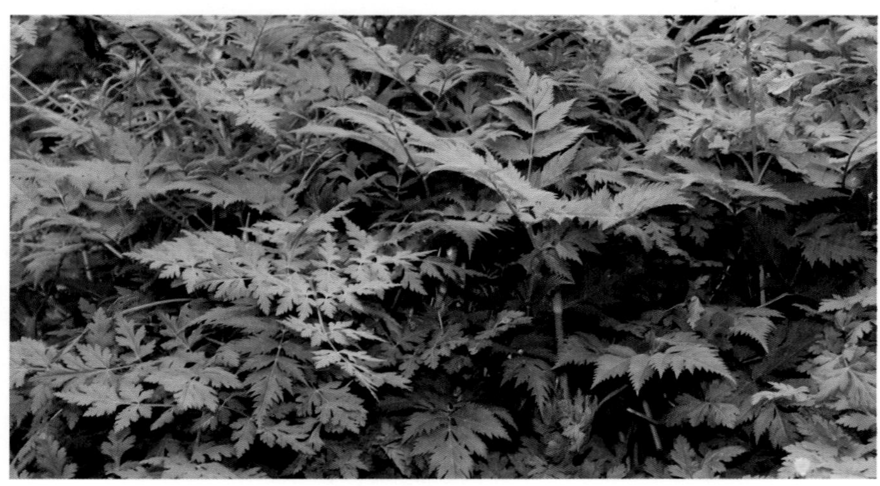

川芎

2. 产后恶露不下之小偏方

（1）益母草生姜红糖饮

【原料】益母草、红糖、生姜各适量。

【制法】上药水煎取汁。

【用法】代茶饮，每日1剂，连服3～7日。

【功效】养血调经。

【适用】产后恶露不下。

（2）山楂饮

【原料】山楂、红糖各30克。

【制法】山楂切片晒干，加水750毫升，煎至山楂熟烂，加入红糖即可。

【用法】代茶饮。一般服3～5次有效。

【功效】活血散瘀。

【适用】血瘀型产后恶露不下。

（3）卷柏饮

【原料】卷柏全草适量。

【制法】卷柏全草洗净晒干，每次15克，加开水浸泡。

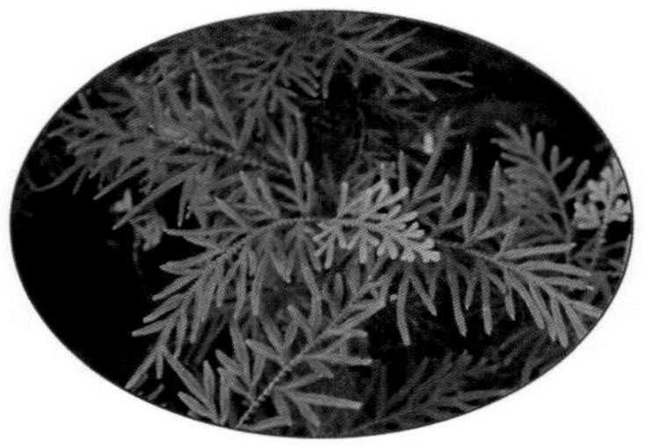

卷柏

【用法】代茶饮。

【功效】活血化瘀。

【适用】血瘀型产后恶露不下。

（4）圣愈汤

【原料】生地黄、熟地黄、川芎、人参各9克，当归身、黄芪各15克。

【制法】上药水煎取药汁。

【用法】口服，每日1剂。

【功效】益气养血。

【适用】血虚型产后恶露不下。

（5）桃仁承气汤加生化汤

【原料】桃核（去皮尖）、大黄、川芎、桂枝、炙甘草、芒硝各6克，当归10克，炮姜3克，生蒲黄5克，益母草8克。

【制法】上药水煎取药汁。

【用法】口服，每日1剂。

【功效】温经散寒，活血化瘀。

【适用】血瘀型产后恶露不下。

（6）三七饮

【原料】三七5克，花茶3克。

【制法】用三七加水煎煮成250毫升药液，泡花茶。

【用法】代茶饮用，冲饮至味淡。

【功效】散瘀止血，消肿定痛。

【适用】血瘀型产后恶露不下。

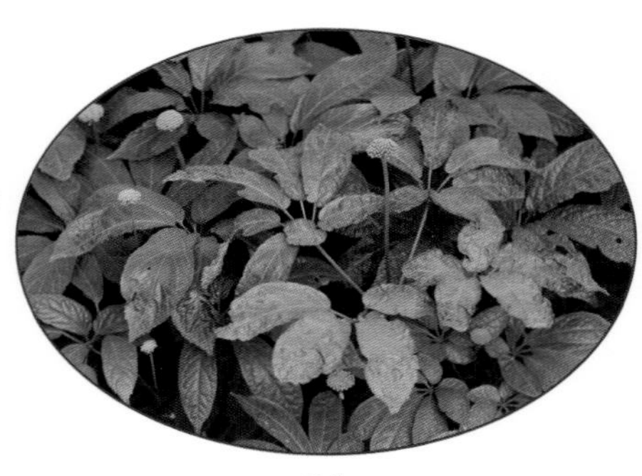

三七

（7）逍遥散

【原料】柴胡、当归、白芍、白术、白茯苓各30克，炙甘草15克，姜、薄荷各适量。

【制法】上前6味药共研细末，每次服用6～15克，煨姜3片，薄荷少许，煎汤送服。

【用法】口服，每日1剂。

【功效】行气解郁。

【适用】气滞型产后恶露不下。

（8）益母草当归饮

【原料】益母草5克，当归、花茶各3克。

【制法】用前2味药煎煮300毫升药液，泡花茶。

【用法】代茶饮用，冲饮至味淡。

【功效】养血调经。

【适用】产后恶露不下。

（9）蒲黄饮

【原料】蒲黄100克。

【制法】上药用水煎。

【用法】代茶饮用。

【功效】活血散瘀。

【适用】血瘀型产后恶露不下。

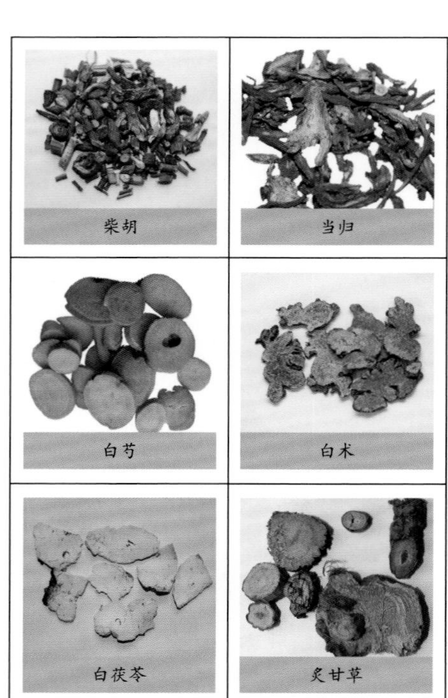

柴胡　当归　白芍　白术　白茯苓　炙甘草

下痢第六

【原文】→【译文】

胶蜡汤

治产后三日内下诸杂五色痢方。

阿胶、黄柏（各一两）、蜡（如博棋三枚）、当归（一两半）、黄连（二两）、陈廪米（一升）。

上六味㕮咀，以水八升煮米，蟹目沸[①]，去米，纳药，煮取二升，去滓，纳胶蜡，令烊，分四服，一日令尽。

胶蜡汤

主治产后3日内下五色杂痢者。

阿胶、黄柏各1两，蜡（如博棋）3枚，当归1.5两，黄连2两，陈廪米1升。

以上6味药切碎，先用8升水煎煮陈廪米，煎至沸腾冒出蟹眼般水泡，去掉米，放入其他药再煎，取汁2升，去渣，然后将阿胶和蜡放入并烊化，分4次服，1日服完。

桂蜜汤

治产后余寒下痢、便脓血赤白、日数十行、腹痛、时时下血方。

桂心、干姜、甘草（各二两）、附子（一两）、蜜（一升）、当归（二两）、赤石脂（十两）。

上七味㕮咀，以水六升，煮取三升，去滓，纳蜜，煎一、两沸，分三服，日三。

桂蜜汤

主治产后余寒导致的下痢，便赤血脓血，每日数十次，腹中时时疼痛下血。

桂心（肉桂）、干姜、甘草各2两，附子1两，蜂蜜1升，当归2

两，赤石脂10两。

将以上7味药切碎，用6升水煮取，取汁3升，去渣，放入蜜再煎两沸，分3次服用，每日3次。

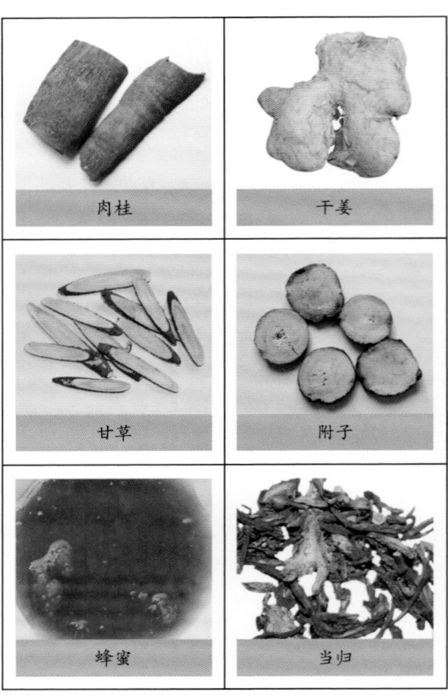
肉桂 干姜 甘草 附子 蜂蜜 当归

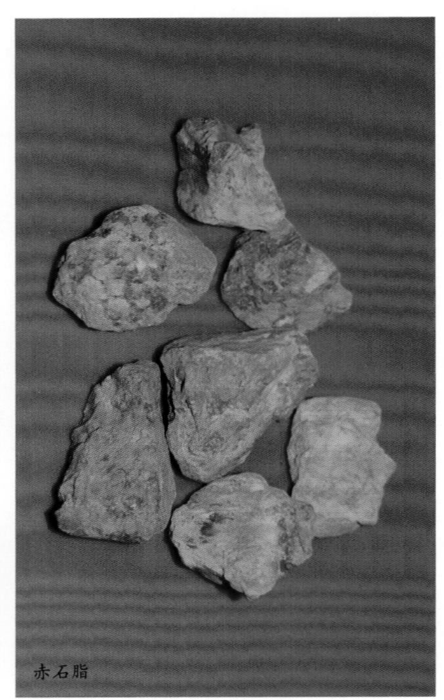
赤石脂

当归汤

治产后下痢赤白、腹痛方。

当归、龙骨（各三两）、干姜、白术（各二两）、川芎（二两半）、甘草、白艾（熟者）、附子（各一两）。

上八味㕮咀，以水六升，煮取二升，去滓，分三服，一日令尽。

当归汤

主治产后下赤白痢，腹痛。

当归、龙骨各3两，干姜、白术各2两，川芎2.5两，甘草、白艾（熟者）、附子各1两。

将以上8味药切碎，用6升水煎煮，取汁2升，去渣，分3次服用，1日服完。

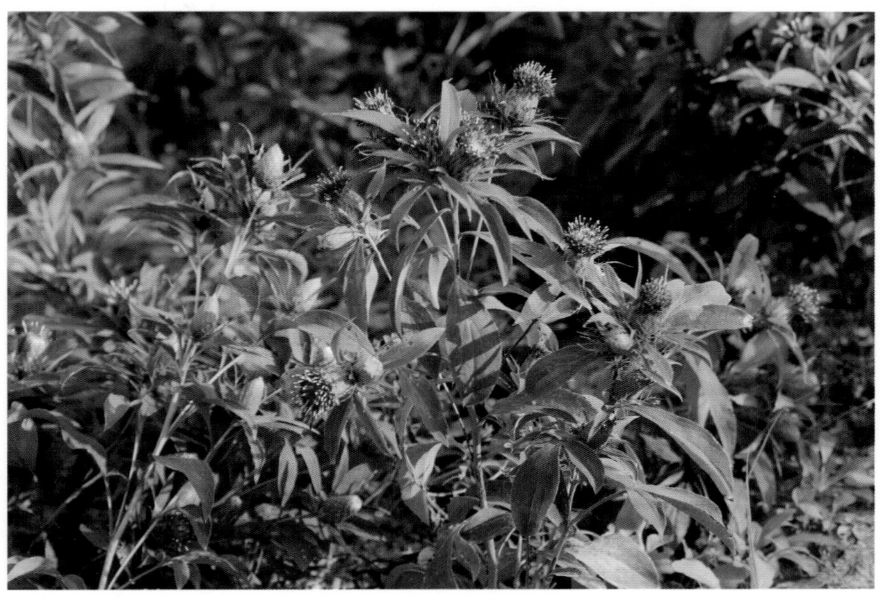

白术

【注释】

①蟹目沸：沸腾得冒出蟹眼般的水泡。

淋渴第七

【原文】→【译文】

栝蒌汤

治产后小便数[①]兼渴方。

栝蒌根、麦冬、甘草、黄连（各二两）、人参、生姜（各三两）、大枣（十五枚）、桑螵蛸（二十枚）。

上八味㕮咀，以水七升煮取二升半，分三服。

栝蒌汤

主治产后小便频繁而口渴。

栝蒌根、麦冬、甘草、黄连各2两，人参、生姜各3两，大枣15枚，桑螵蛸20枚。

将以上8味药分别切碎，用7升水煎煮，取汁2.5升，分3次服用。

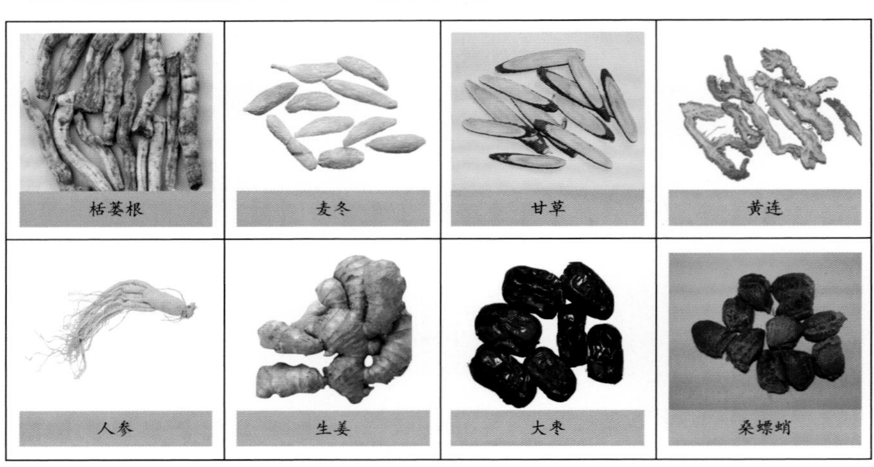

栝蒌根	麦冬	甘草	黄连
人参	生姜	大枣	桑螵蛸

鸡肶胵汤

治产后小便数方。

鸡肶胵（二十具）、鸡肠（三具，洗）、干地黄、当归、甘草（各二两）、厚朴、人参（各三两）、蒲黄（四两）、生姜（五两）、大枣（二十枚）。

上十味㕮咀，以水一斗煮鸡肶胵及肠、大枣，取七升，去滓，纳诸药，煎取三升半，分三服。

鸡肶胵汤

主治产后小便频繁。

鸡肶胵20具，鸡肠（洗）3具，干地黄、当归、甘草各2两，厚朴、人参各3两，蒲黄4两，生姜5两，大枣20枚。

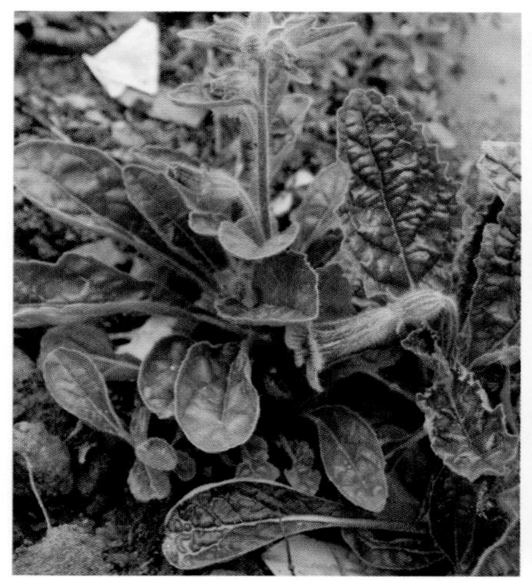
地黄

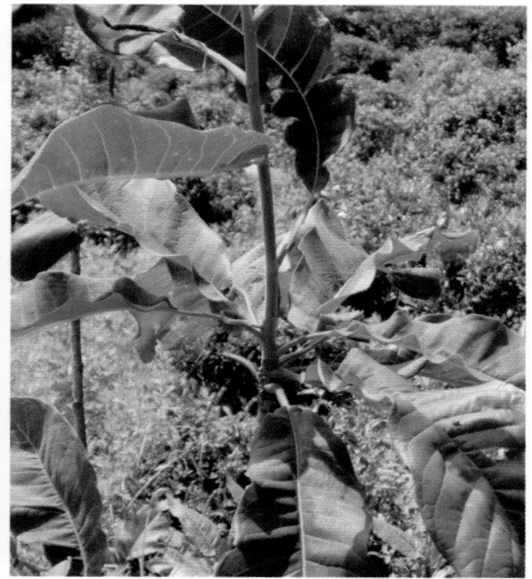
厚朴

将以上10味药分别切碎，先将鸡肶胵和鸡肠、大枣用1斗水煎煮，取汁7升，去渣，放入其他药再煎纳诸药，煎取3.5升，分3次服用。

石苇汤

治产后猝淋、气淋、血淋、石淋方。

石苇、黄芩、通草、甘草（各二两）、榆皮（五两）、大枣（三十枚）、葵子（二升）、白术生姜（各三两）。

上九味㕮咀，以水八升煮取二升半，分三服。

石苇汤

主治产后猝然生淋，诸如气淋、血淋、石淋等。

石韦、黄芩、通草、甘草各2两，榆皮5两，大枣30枚，冬葵子2升，白术、生姜各3两。

将以上9味药分别切碎，用8升水煎煮，取汁2.5升，分3次服用。

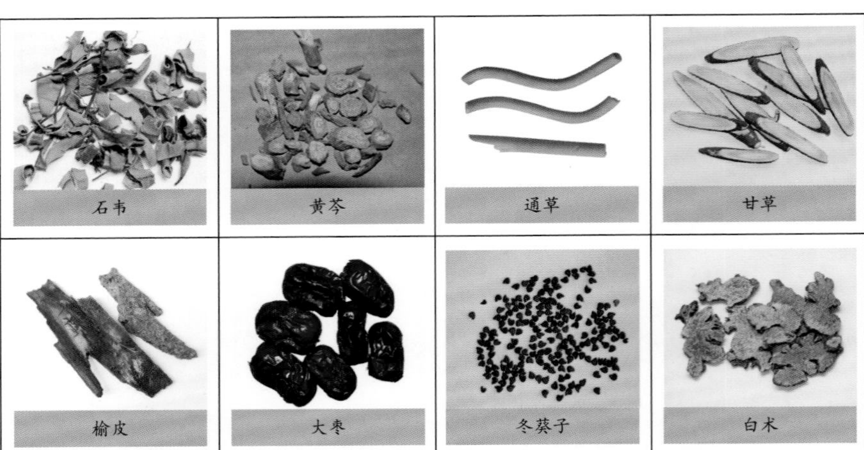
石韦　黄芩　通草　甘草
榆皮　大枣　冬葵子　白术

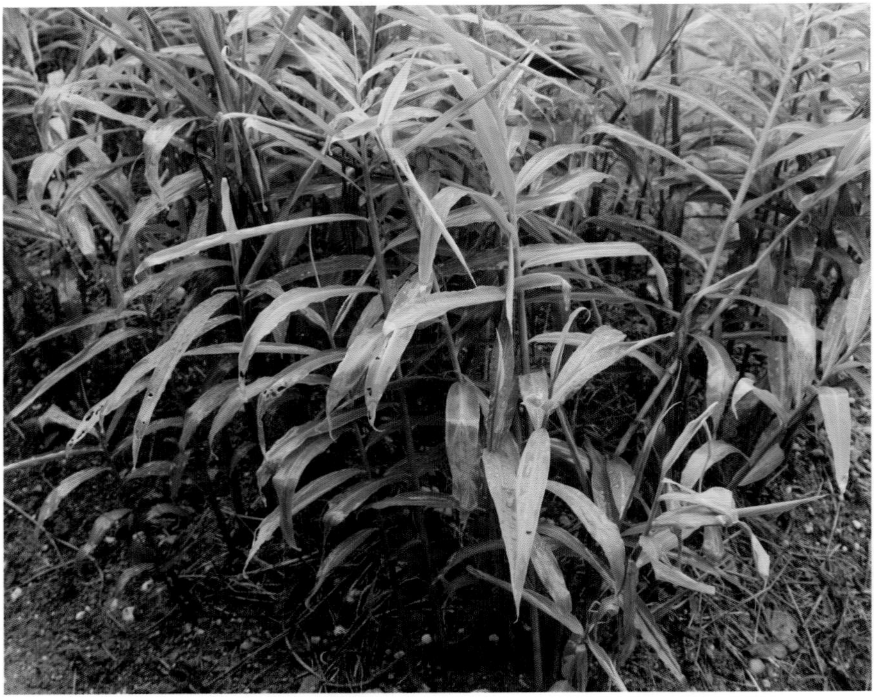

生姜

【注释】

①数：频繁。

杂治第八

【原文】→【译文】

竹茹汤

治妇人汗血、吐血、尿血、下血方。

竹茹（二升）、人参、芍药、桔梗、川芎、当归、甘草、桂心（各一两）、干地黄（四两）。

上九味㕮咀，以水一斗，煮取三升，分三服。

竹茹汤

主治妇女汗血、吐血、尿血、下血。

竹茹2升，人参、芍药、桔梗、川芎、当归、甘草、桂心（肉桂）各1两，干地黄4两。

将以上9味药切碎，用1斗水煎煮，取汁3升，分3次服用。

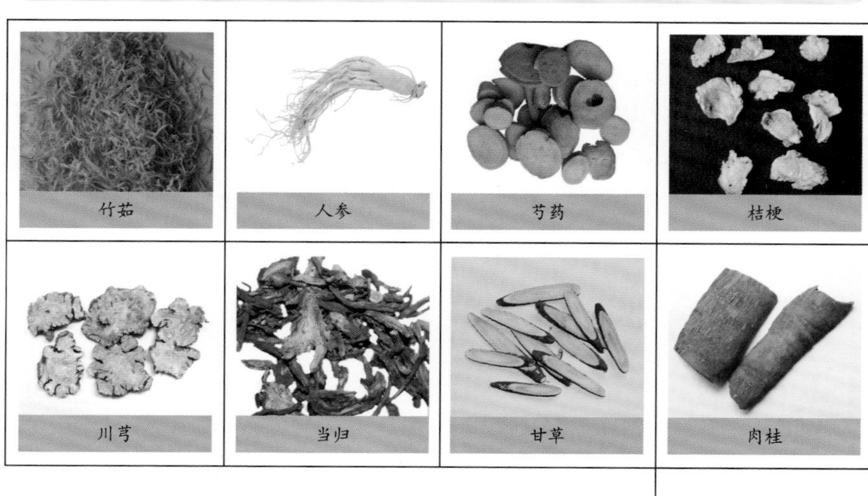
竹茹　人参　芍药　桔梗
川芎　当归　甘草　肉桂

厚朴汤

治妇人下焦劳冷、膀胱肾气损弱、白汁与小便俱出方。

厚朴如手大，长四寸，以酒五升，煮两沸，去滓，取桂一尺为末，纳汁中调和，一宿勿食，旦顿服之。

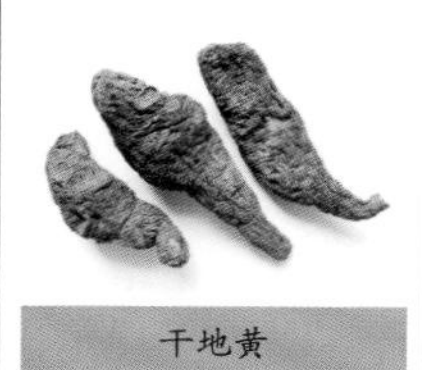
干地黄

厚朴汤

主治妇女下焦劳冷，膀胱肾气损弱，白带与小便一起流出。

取如手掌般大小、长4寸的厚朴，用5升酒煮至两沸，去渣后取1尺桂制成药末，调和入药汁中，头天晚上空腹，第2日清晨顿服。

温经汤

治妇人小腹痛方。

茯苓（六两）、土瓜根、芍药（各三两）、薏苡仁（半升）。

上四味㕮咀，以酒三升渍①一宿，旦加水七升，煎取二升，分再服。

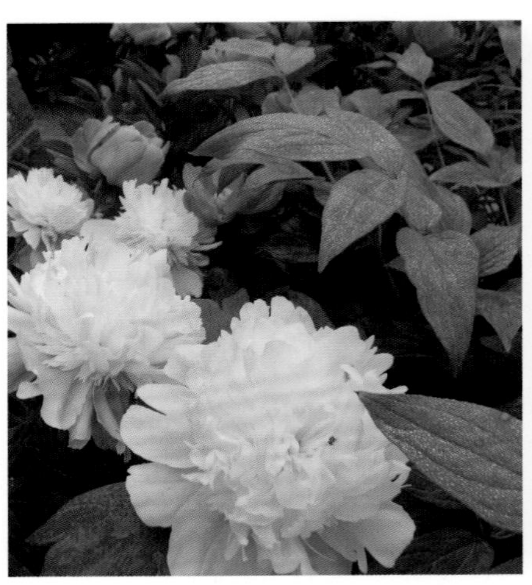

芍药

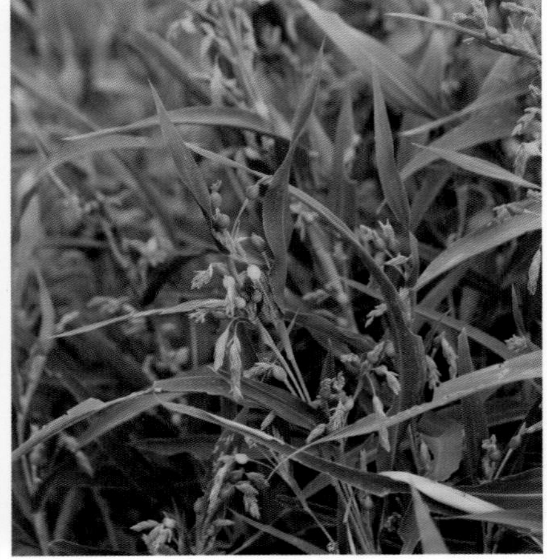

薏苡仁

温经汤

治妇女小腹疼痛。

茯苓6两，土瓜根、芍药各3两，薏苡仁0.5升。

将以上4味药研细，用3升酒浸泡1晚，早上加水7升煎取2升药汁，分两次服用。

【注释】

①渍：浸泡。

虚损第九

【原文】→【译文】

妇人非只临产须忧，至于产后，大须将慎，危笃之至，其在于斯。勿以产时无他，乃纵心恣意，无所不犯。犯时微若秋毫，感病广于嵩岱[①]，何则？产后之病，难治于余病也。妇人产讫，五脏虚羸，惟得将补，不可转泻。若其有病，不须药。若行药，转更增虚，就中更虚，向生路远。所以妇人产后百日以来，极须殷勤，忧畏勿纵心犯触及即便行房。

并非只在妇女生产之前才感觉到忧虑，其实生产之后，更需要格外注意，危险存在并发生的可能就在身边。不要因为生产时没有问题，于是就放任并忽略，从而不注意。风险侵入时往往细如毫毛，可等到病情形成则犹如泰山与嵩山一样高深，这是为什么呢？因为生产之后的病，比其他病都更加难以治疗。妇女生产完毕，五脏都非常虚弱，惟有进行补养，不可令元气外泻。如果妇女产后生病，不需要用药。如果用药，则会让人变得更虚弱，其中气更加虚少，想要求生就不容易了。所以，妇女生产之后百日之内，需要极细致周到的调养，不要多忧思恐惧让内心不安以及不要立刻行房事。

四顺理中丸

产讫[②]可服此方。

甘草、人参、白术、干姜（各一两）。

上四味为末，蜜和丸如梧子大，服十丸，稍增至二十丸，新生脏虚，所以养脏气也。

四顺理中丸

妇女生产之后就可以服用此方。

甘草、人参、白术、干姜各1两。

以上4味中药磨成末，调和白蜜做成梧子大小的药丸，每次服10

丸，慢慢可增加至20丸，刚刚生产完的妇女五脏虚弱，所以要调养脏气以促进健康。

羊肉汤

治产后虚羸、喘乏、自汗出、腹中绞痛方。

肥羊肉（三斤）、当归（一两，姚氏用葱白）、桂心（二两）、甘草（二两）、川芎（三两《子母秘录》作豉一升）、芍药（《子母秘录》作葱白）、生姜（各四两）、干地黄（五两）。

上八味，㕮咀，以水一斗半先煮肉，取七升，去肉，纳余药，煮取三升，去滓，分三服，不瘥重作（《翼方》有葱白一斤。《子母秘录》有胸中微热加黄芩、麦冬各一两，头痛加石膏一两，中风加防风一两，大便不利加大黄一两，小便难加葵子一两，上气咳逆加五味子一两。）

羊肉汤

治疗产后身体虚弱、气喘乏力、自汗、腹中疼痛的方子。

肥羊肉（3斤）、当归（1两，姚氏药方中用葱白）、桂心（2两）、甘草（2两）、川芎（3两，《子母秘录》里记录用豉1升）、芍药（《子母秘录》中用葱白代替）、生姜（各4两）、干地黄（5两）。

以上8味药材，咀碎成末，加清水1.5斗，先把肉煮熟，煮到水剩下7升，把肉捞出，将中药放进去，再煮到剩下3升时，去掉药渣，分成3份服用，不好可再作此药服用（《千金翼方》里记有加1斤葱白）。《子母秘录》中说胸中感觉发热的可加黄芩、麦冬各1两，头痛的则加石膏1两，中风的要加防风1两，大便秘结者需加大黄1两，小便不利便加葵子1两，胸闷气逆者则加五味子1两。

【注释】

①嵩岱：为嵩山、泰山的并称。

②讫：完毕、终结的意思。

【养生大攻略】

1. 莫愁产后问题多，精选药膳有对策

（1）剖腹产药膳方

【配方】通草、当归各5克，黄芪3克。

【制法】将通草、当归、黄芪清洗干净，泡在清水中30分钟以上，然后加清水适量，大火煮制，煎至剩余1碗左右，去药滓饮用。

【功效】通乳、补气血、弥合伤口。

（2）产后失眠药膳方

【配方】大枣、龙眼各5颗，枸杞子10～20粒。

【制法】将大枣放进锅内炒熟，至颜色发黑，与龙眼、枸杞子一起冲水，代茶饮即可。

【功效】补气血，治失眠，止虚汗。

（3）体虚乏力药膳方

【配方】川芎、桃仁、延胡索各15克，大米50克。

【制法】将川芎、桃仁、延胡索包在一起，加适量清水煎成药汁，然后用药汁和大米一起煮粥，可加入适量红糖服用。

【功效】活血化瘀，通经络，增加体力。

（4）失血头晕药膳方

【配方】益母草10克，生地黄20克，莲藕40克，生姜、蜂蜜、大米各适量。

【制法】将益母草、生地黄、莲藕、生姜一起打成汁，放在一边备用；先将大米煮熟，再加入药汁小火煮一会儿即可。食用时，加入少量蜂蜜，以调口味。

【功效】补气养血，养阴止晕，调节气血。

2. 产后便秘巧应对，食疗解救最贴心

（1）红薯粥

【原料】大米100克，红薯300克。

【制法】将红薯去皮，切成小块，大米淘洗干净，一起放进锅内，加适量清水，大火煮开，小火慢熬，直到红薯酥烂、大米开花即可。

【功效】补气血，益气力，通畅大便。

【用法】每日1次，可作正餐。

【适用】产后虚弱、便秘的女性。

（2）松子仁粥

【原料】大米50克，松子仁30克，蜂蜜少许。

【制法】大米淘洗干净，松子仁则捣成泥状，两者一起入锅，加适量清水煮成粥，待到米稠软糯时，加入少许蜂蜜，温热食用。

【功效】润肠养血，促进肠道蠕动。

【用法】每日1～2次，量不限多少，随意食用。

【适用】产后肠燥、便秘的女性。

卷四

妇人方下

【本篇精华】

1. 介绍妇女养颜的处方。
2. 论述妇女月经不通的治疗方法。
3. 介绍妇女妇科病的种类及治疗方法。
4. 介绍妇女月经不调的治疗方法。

补益第一

【原文】→【译文】

凡妇人欲求美色[①]，肥白罕比，年至七十与少不殊者，勿服紫石英，令人色黑，当服钟乳泽兰丸也。

钟乳泽兰丸

治妇人久虚羸瘦、弱甚，肢体烦痛，脐下结冷，不能食，面目瘀黑，忧恚不乐，百病方。

钟乳（三两）、泽兰（三两六铢）、防风（四十二铢）、人参、柏子仁、麦冬、干地黄、石膏、石斛（各一两半）、川芎、甘草、白芷、牛膝、山茱萸、薯蓣、当归、藁本（各三十铢）、细辛、桂心（各一两）、艾叶（十八铢）。

上二十味为末，蜜丸如梧子，酒服二十丸，加至四十丸，日二服。

妇女都希望容貌美丽、白皙、丰腴无比，70岁的老妇也像17岁的少女一样。要达到这一目的，可服用钟乳泽兰丸，而且不要加紫石英，否则会令人肤色变黑。

钟乳泽兰丸

治疗妇女久虚羸瘦，四肢及全身关节烦痛，脐下有冰冷的硬块，不能饮食，面目瘀黑，忧郁不乐等。

石钟乳3两，泽兰3两6铢，防风42铢，人参、柏子仁、麦冬、干地黄、石膏、石斛各1.5两，川芎、甘草、白芷、牛膝、山茱萸、薯蓣、当归、藁本各30铢，细辛、桂心（肉桂）各1两，艾叶18铢。

将以上20味药研成末，加蜜调和成如梧桐子般大小的药丸，每次用酒服20丸，逐渐加至40丸，每日服用2次。

【注释】

①美色：容貌美丽。

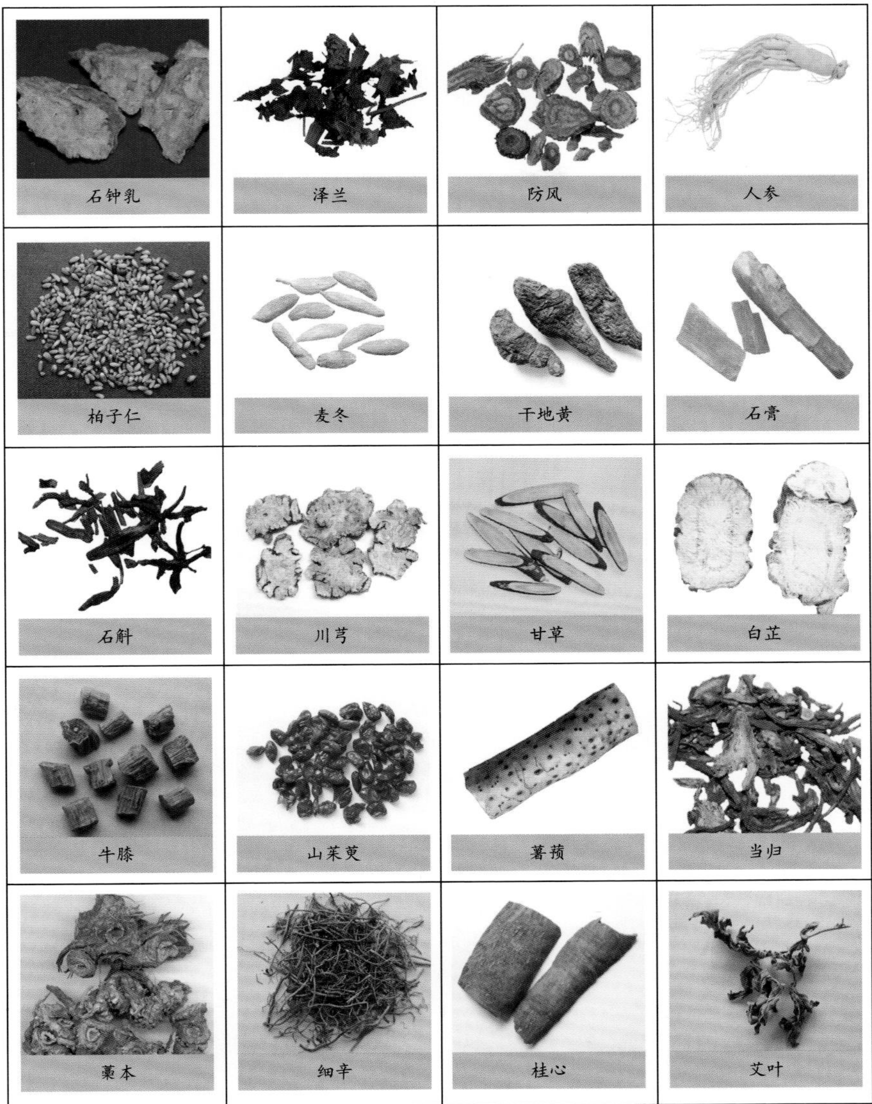

【养生大攻略】

美容养颜用“花膳”，轻轻松松展笑颜

（1）菊花粥

【原料】菊花适量，粳米50～100克。

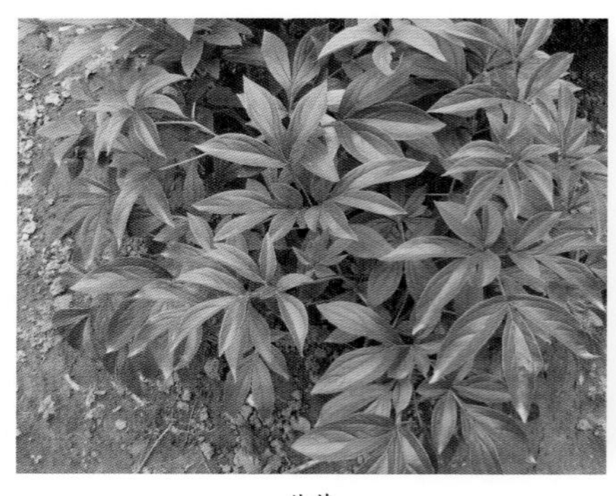
芍药

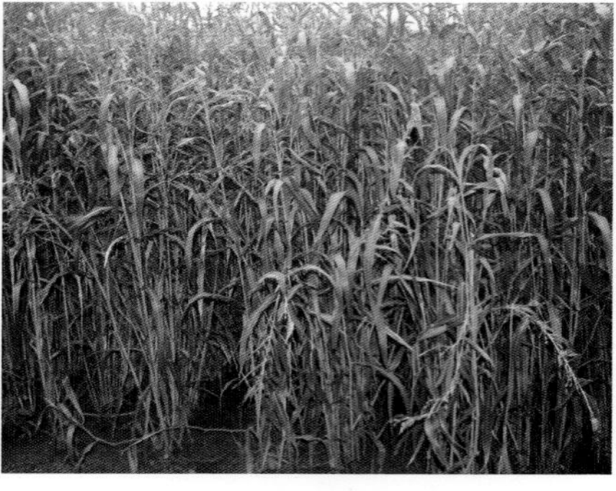
薏苡仁

【制法】霜降前采菊花，去蒂，晒干研成细粉备用；粳米煮粥，待粥将好再放菊花研成的粉末10～15克，煮开即可。

【用法】佐餐食。

【功效】久服美容艳体，抗老防衰。

（2）荷花粥

【原料】荷花适量，粳米100克。

【制法】当荷花盛开时，采其花瓣，阴干，切碎备用；用粳米煮粥，待粥将熟时入荷花10～15克，煮开即成。

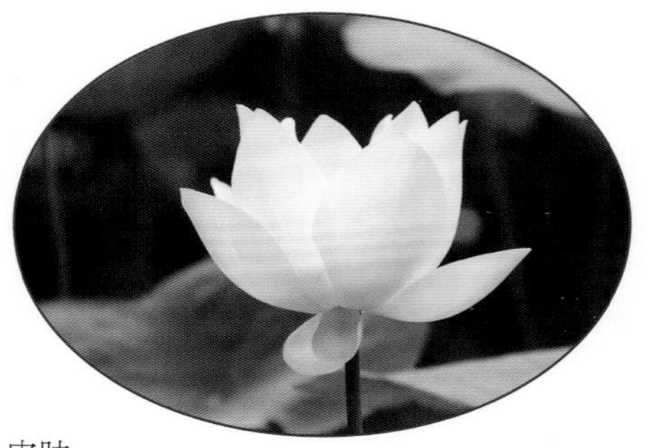
荷花

【用法】佐餐食。

【功效】使面色红润，容光焕发，皮肤光滑细腻，延缓衰老。

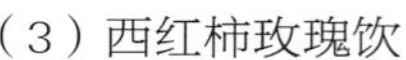

（3）西红柿玫瑰饮

【原料】西红柿、黄瓜、玫瑰花、柠檬汁、蜂蜜各适量。

【制法】西红柿去皮、籽，黄瓜洗净，与鲜玫瑰花适量一起研碎后过滤，加入柠檬汁、蜂蜜即可。

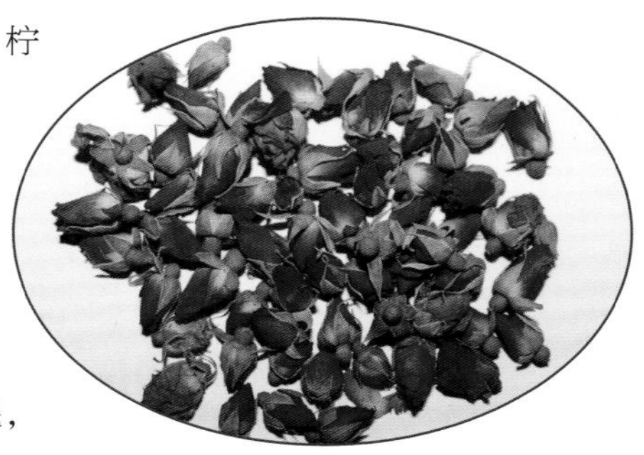
玫瑰

【用法】每日饮用。

【功效】促进皮肤代谢、色素减退，从而使肌肤细腻白嫩。

美肤驻颜药膳第二

爱美之心，人皆有之。美容与饮食具有十分密切的联系。日常生活中的许多食物除了供给人体所需的营养素外，还具有养颜、护肤、美容的作用。有些食物若辅以具有美容护肤作用的中药，取中药之性，用食物之味，则可制成既有药物疗效，又具美味的特殊药食品。若长期食用，会使您肤色靓丽，容颜不老，青春焕发。

【养生大攻略】

（1）苁蓉羊肾粥

【原料】肉苁蓉15克，羊肾1个，羚羊角屑15克，磁石20克，薏苡仁20克。

【制法】将肉苁蓉洗去土，再与羚羊角屑、磁石一起水煎，去渣取汁。将羊肾去脂膜，细切后与薏苡仁一起放入药汁中煮作粥。

【功效】滋肾平肝，强壮补虚。适用于肝肾不足、身体羸弱、面色黄黑、鬓发干焦、头晕耳鸣等。

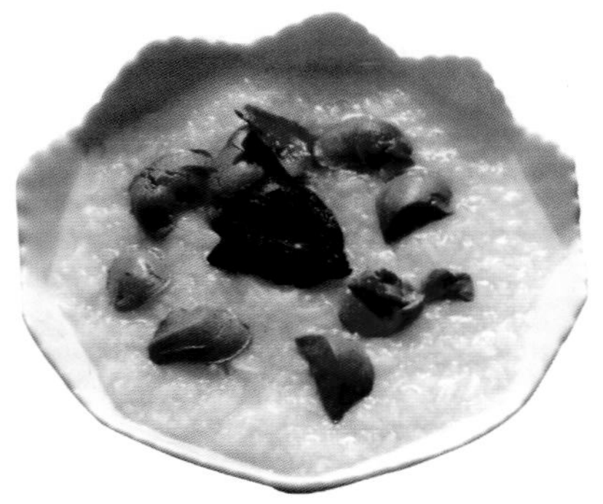

苁蓉羊肾粥

（2）九月肉片

【原料】菊花瓣（鲜）100克，猪瘦肉600克，鸡蛋3个，鸡汤150克，食盐3克，白砂糖3克，绍酒20毫升，胡椒粉2克，麻油3毫升，葱、姜各20克，湿淀粉50克，味精适量，猪油1000克。

【制法】将猪瘦肉去皮、筋后切成簿片；菊花瓣用清水轻轻洗净，用凉水漂上；姜、葱洗净后都切成指甲片大小；鸡蛋去黄留清。肉片用蛋清、食盐、绍酒、味精、胡椒面、淀粉调匀浆好；食盐、白砂糖、鸡汤、胡椒粉、味精、湿淀粉、芝麻油兑成汁。将炒锅置武火上烧热，放入猪油1000克，待油五成热时投入肉片，滑撒后倒入漏勺沥油，锅接着上火，放进50毫升熟油，待油温五成熟时，下入姜、葱稍炒，即倒入肉片，烹入绍酒炝锅，随之把兑好的汁搅匀倒入锅内，先翻炒几下，把菊花瓣接着倒入锅内，翻炒均匀即可。

【功效】清热，明目，祛风，平肝，养血，益寿。适用于虚风上作之头昏头痛、眼花干涩等症，并可作为高血压、冠心病患者之膳食。身体虚弱或无病者常食，能健身益寿，美人肤色。中老年人最为适宜。

（3）美容红颜汤

【原料】大白菜心2个（约250克），大枣8枚，鸡蛋1个。

【制法】将白菜心洗净切成约5厘米的长段，用沸水氽过捞出备用。将大枣放入，放入清水两碗熬至一碗水时，将配料放入，待滚沸时再放进白菜心，至滚沸时打入鸡蛋，用筷子迅速将蛋搅散成蛋花即成。

【功效】补血养颜，润肤。

（4）养颜素什锦

【原料】山药、胡萝卜、西芹、芦荟、黄金瓜各50克，百合10克，枸杞子5克，精盐、味精、糖各适量。

【制法】将山药、胡萝卜、西芹、芦荟、黄金瓜洗净、切菱形片，氽水后备用。将锅置火上，将切好的材料同百合、枸杞子一起下锅翻炒，加入盐、味精、糖调味后即成。

【功效】润肺养颜，止咳化痰。

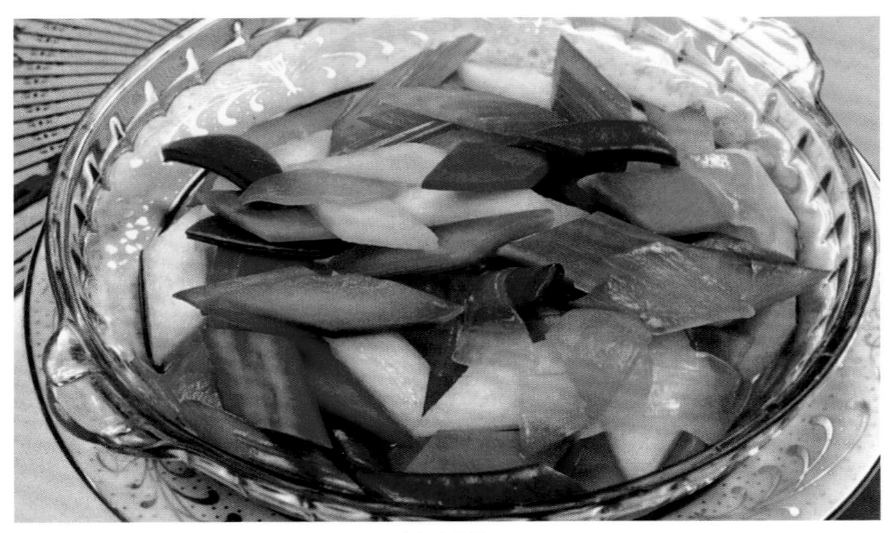

养颜素什锦

（5）莲实美容羹

【原料】莲子、芡实各30克，薏苡仁50克，龙眼肉10克，蜂蜜适量。

【制法】先将莲子、芡实、薏苡仁用清水浸泡30分钟，再和龙眼肉一同放入锅内，用文火煮至烂熟，加蜂蜜调味食用。

【功效】消除皱纹，白嫩肌肤。

（6）马齿苋拌豆芽

【原料】鲜马齿苋、鲜黄豆芽各150克，白糖6克，醋、味精各2克，酱油3毫升，香油15毫升。

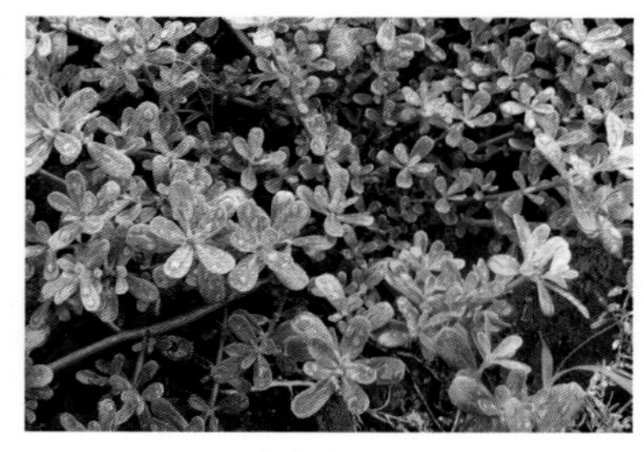

马齿苋

【制法】分别将马齿苋、黄豆芽洗净，沥干水分，投入沸水中煮至断生，捞出，沥干水分后放入盘内。将上述调味品浇在盘内，拌匀便可食用。

【功效】本品具有补中益气、清热解毒、润泽颜面的作用，尤其适合于青春少女防治青春痘之用。

（7）大枣菊花粥

【原料】大枣50克，粳米100克，菊花15克，红糖适量。

【制法】将前3味放入锅内加清水适量煮粥，待粥煮至浓稠时，放入适量红糖调味食用。

【功效】健脾补血，清肝明目。长期食用可使面部肤色红润，起到保健防病、驻颜美容的作用。

（8）笋烧海参

【原料】水发海参200克，鲜笋或水发竹笋100克，瘦猪肉汤500毫升，盐、糖、酱油、黄酒、淀粉汁各适量。

【制法】将水发海参切成长条，鲜笋切成片。将肉汤烧开，加入海参、竹笋，小火煮片刻，再加入盐、糖、酱油、黄酒，淋入淀粉汁勾芡，煮至汤汁明透即可。

【功效】滋阴养血，养颜，润肤。

（9）梨楂美容丝

【原料】雪梨500克，山楂200克，白糖适量。

【制法】山楂去核，梨去皮，切成丝放盘中。锅中放糖加少量清水，熬至糖起黏丝时放入山楂丝、梨丝，炒至糖汁透入，出锅即可食用。

【功效】山楂含有丰富的维生素C、胡萝卜素、钙等营养物质，具有散瘀、消积、解毒、活血的作用；梨含鞣质、多种维生素、果酸及糖类物质，具有润肺、健脾、生津、止咳的作用。二物合用常食能润肤养颜，延年益寿。

（10）韭菜肉丝汤

【原料】瘦猪肉100克，韭菜50克，花椒、生姜、味精、盐、葱花适量。

【制法】先洗净瘦肉切丝，韭菜切段，锅内将水烧开，放花椒、生姜熬10分钟后放肉丝及韭菜，煮10分钟，用味精、盐、葱花等调味食用。

【功效】疏调肝气，增进食欲，瘦身乌发，滋补壮阳，健脾提神，美容养颜。韭菜还含有丰富的植物纤维素，具有减肥作用，常食此菜汤能达到健美效果。

（11）灵芝猪蹄汤

【原料】灵芝30克，猪蹄2只，生姜、胡椒、盐各适量。

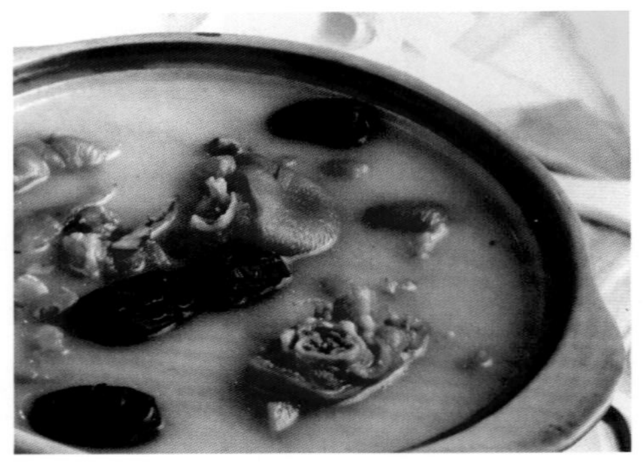

灵芝猪蹄汤

【制法】将灵芝浸泡，猪蹄去毛洗净切块，共放瓦锅内，加生姜、胡椒、盐，炖至猪蹄烂熟即可佐餐食用。

【功效】灵芝具有补肺益肾、健脾安神以及提高人体免疫力的作用；猪蹄含有丰富的胶原蛋白。常食此汤既能抗衰老，又能柔嫩肌肤、减少皱纹、护肤美容。

（12）冰糖燕窝羹

【原料】燕窝50克，乳鸽2只，冰糖适量。

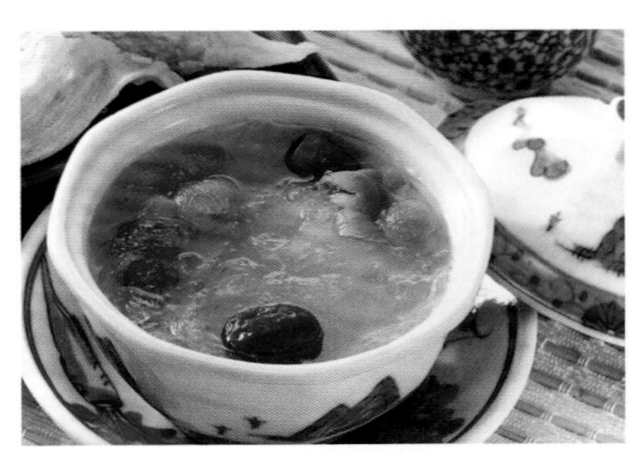

冰糖燕窝羹

【制法】乳鸽掏净，去肠杂、头、脚，起肉切丝或碎块；燕窝浸发，拣去杂质、绒毛。把乳鸽、燕窝放入清水锅内，武火煮滚后，改文火煲至鸽肉软烂，加入冰糖，煮至冰糖溶化即可。

【功效】补气润肺，滋养容颜。适应证用于血气不足、面色无华、肌肤不泽，或肺痞咳喘、肌肤粗糙、咳痰有血、形容憔悴，或病后气虚血亏之面色萎黄或消渴等。

（13）红白果仁汤

【原料】大枣、薏苡仁各20克，白果（去壳除衣）15克，龙眼肉10克，鹌鹑蛋6只，红糖或冰糖适量。

【制法】大枣、薏苡仁、白果、龙眼肉一同放入锅内煮40分钟，再加入先煮熟去壳的鹌鹑蛋6只，煮半小时，加入适量红糖或冰糖食之。

【功效】养心神，清湿毒，健脾胃。常食可使皮肤少生暗疮、粉刺、扁平疣等，使皮肤滋润嫩滑、光洁白净。

（14）香茅椰汁鸡

【原料】鸡半只（约480克），香茅1根，干葱头8粒，薯仔2个，椰汁1杯，淡奶1/4杯，水半杯，生粉1汤匙，胡椒粉少许，盐、糖各1茶匙。

【制法】将鸡洗净抹干斩件，加腌料拌匀，腌20分钟。香茅冲净拍松；干葱去衣切碎；薯仔洗净；连皮煲熟，去皮，切大件。烧热3汤匙油，先爆香茅及干葱碎，加鸡件炒至金黄色，倒入椰汁、淡奶及水煮滚，加入生粉、胡椒粉、盐、糖及薯仔，改用中慢火煮15～20分钟至鸡熟即成。

【功效】滋阴养血，补虚美容。常食可使人肌肤柔嫩、光洁细腻。

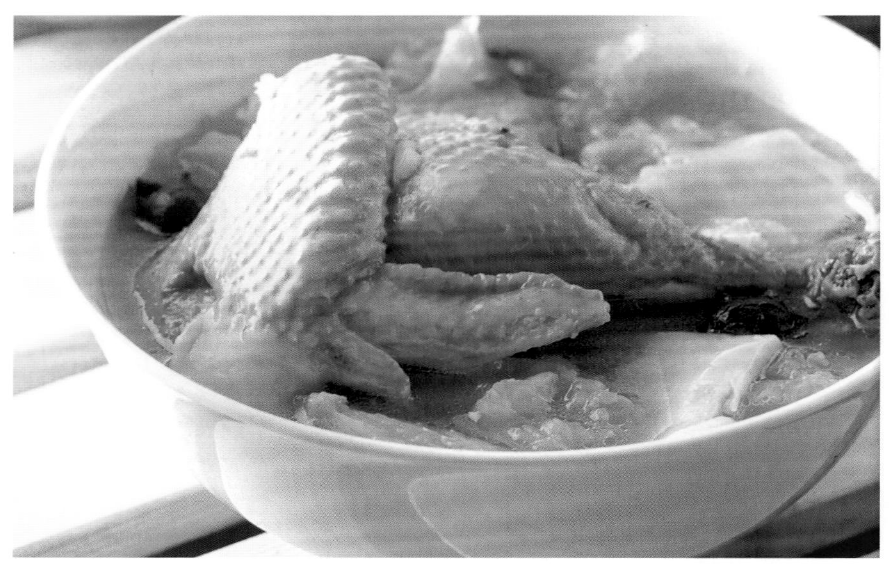

香茅椰汁鸡

（15）核桃阿胶膏

【原料】大枣（去核）500克，核桃仁、黑芝麻（炒熟）、龙眼肉各150克，阿胶、冰糖各250克，黄酒500毫升。

【制法】先将大枣、核桃仁、龙眼肉、黑芝麻研成细末；阿胶浸于黄酒中10日，然后与酒一起置于陶瓷器中隔水蒸，使阿胶完全溶化，再加入大枣、核桃仁、龙眼肉、黑芝麻末调匀，放入冰糖再蒸，至冰糖溶化，即成护肤美容珍品，盛于干净容器装好封严。

【功效】补肾美血，润肤美容。

（16）杞仁糖膏

【原料】枸杞子50克，核桃仁200克，白及10克，蜂蜜100克。

【制法】先将白及、枸杞子、核桃仁焙干研末。蜂蜜放锅内文火炼至起黏丝时再将药末倒锅内搅匀，冷却后装瓶备用，每日3次，每次20～30克。

【功效】通经络，补气血，养容颜。常食可使人面色红润，皮肤光洁细腻。

（17）荷花荔枝鸭

【原料】肥鸭1只，猪瘦肉60克，熟火腿15克，鲜荔枝150克，鲜荷花1朵，料酒、姜片、葱白、食盐、味精各适量。

【制法】将鸭宰杀，从背部切开，去掉嘴、尾臊，清水漂洗干净，放入沸水中氽一下取出；火腿切成五粒，猪肉切成六块；荔枝去壳与核，切成两半；荷花瓣摘下，放入沸水中氽一下。将鸭、猪肉、火腿放在钵内，加入适量料酒、姜片、葱白、食盐和开水。用中火隔水蒸炖2小时左右，拣去姜、葱，撇掉浮沫，投入荔枝和荷花瓣，再蒸15分钟左右，加味精调味。佐餐食用。

【功效】润肌肤，美容颜。

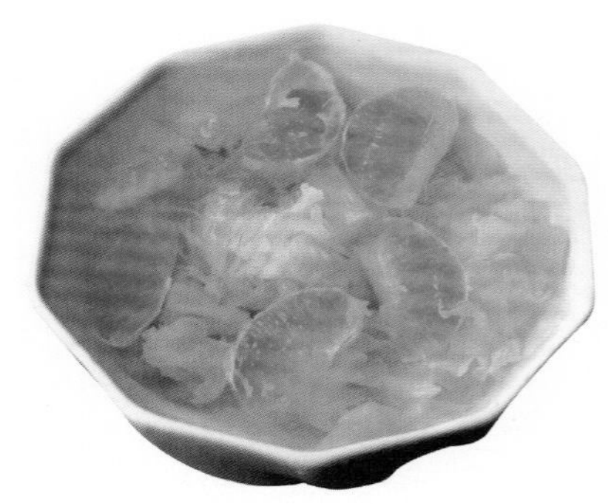

菠萝冰莲汤

（18）菠萝冰莲汤

【原料】莲子250克，罐装菠萝150克，龙眼肉3克，罐装樱桃50克，冰糖200克，纯碱13克。

【制法】将龙眼肉切成末；菠萝切成小丁；莲子去心、皮（用热碱水泡）后出水盛碗，加清水150毫升，上笼用旺火蒸至粉熟。将炒锅置于火上，放入冰糖加清水800毫升，煮至溶化后，再放入莲子、樱桃、菠萝、龙眼肉下锅烧沸，待莲子煮至漂浮时，盛入汤碗即成。

【功效】补脾健胃，养心益智，滋润皮肤。

（19）樱桃香菇

【原料】水发香菇80克，鲜樱桃50枚，豌豆苗50克，精盐、黄酒、味精、酱油、湿淀粉、白糖、色拉油、麻油、生姜汁各适量。

【制法】将香菇、豌豆苗去杂洗净。炒锅上放色拉油，火烧热，放入香菇煸炒，加生姜汁、黄酒拌匀，再加入酱油、白糖、精盐和水烧沸后，小火煨几分钟，再用旺火烧沸，加入豌豆苗，用湿淀粉勾芡，放入樱桃，点入味精推匀，淋上麻油，出锅装盘即成。

【功效】防癌抗癌，健脑益智，调中益气，滋润皮肤。

（20）白果菊梨淡奶汤

【原料】淡牛奶适量，白果30克，白菊花4朵，雪梨4个，蜜糖适量。

【制法】白果去壳，热水烫去衣，去心；白菊花洗净，摘花瓣用；雪梨削皮，取梨肉，切粒。把白果、雪梨放入锅内，加清水适量，武火煮沸后，文火煮至白果熟烂，放入菊花瓣、牛奶煮沸，加蜜糖调味，即可饮用。

【功效】润容白面，洁肤除斑。

（21）紫苏子粥

【原料】紫苏子15克，粳米100克。

【制法】先捣烂苏子，加清水适量，煮20分钟，滤去渣，取苏子水。粳米洗净，放入锅内，用苏子水文火煮成粥，调味食用。

【功效】温肺止咳平喘，润肠通便，洁白肌肤。

（22）当归咖喱饭

【原料】当归、咖喱粉各10克，牛肉150克，洋葱、马铃薯各50克，胡萝卜30克，豌豆、奶油各25克，面粉15克，酱油10毫升，盐、胡椒各少许，食用油、米饭各适量。

【制法】将当归水煎1小时取汁待

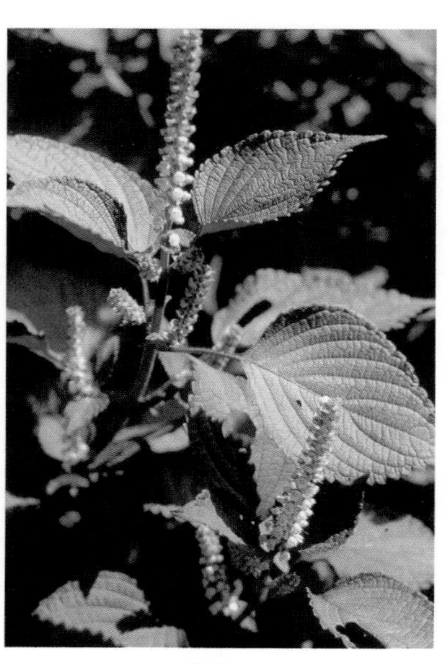

紫苏

用；分别将牛肉、洋葱、胡萝卜、马铃薯洗净切小丁。锅置旺火上，烧热后转中火，加入奶油、面粉、咖喱粉稍炒，加水拌匀，再下马铃薯、胡萝卜煮3～5分钟。另起锅烧热后下入奶油，加牛肉炒熟盛起，再将洋葱炒好一起加入汤锅内，加盐、酱油、胡椒调味，略煮，撒上豌豆，煮开即可出锅。分别盛入容器，与米饭拌和起来吃。

【功效】补血养血，健美容颜。

（23）香菇薏苡仁饭

【原料】粳米250克，生薏苡仁、香菇各50克，油豆腐3块，青豆小半碗，油、盐各适量。

【制法】取生薏苡仁洗净浸透心；温水发香菇，香菇浸出液沉淀滤清备用；香菇、油豆腐切成小块。将粳米、薏苡仁、香菇、油豆腐、香菇浸出液等加入盆中混匀，加油盐调味，撒上清豆上笼蒸熟即可。

【功效】美肌肤，泽容颜。常用有助于美容与抗衰老。

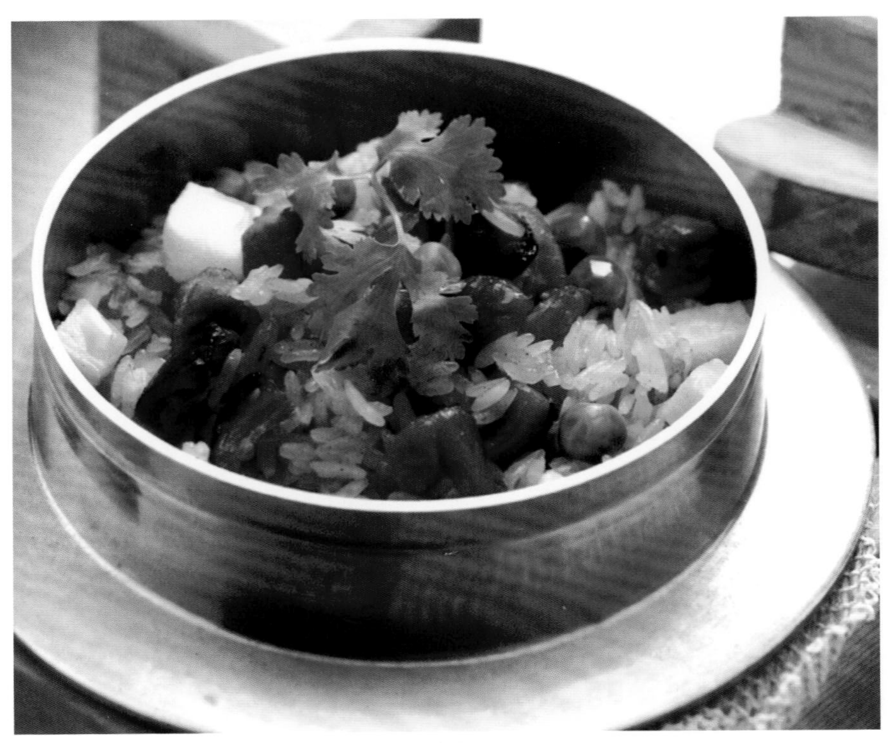

香菇薏苡仁饭

（24）玉兰花糕

【原料】鸡蛋10个，白面粉250克，白糖150克，玉兰花5片，小苏打少许。

【制法】将鸡蛋打花，与白面粉、白糖及小苏打混拌在一起，搅匀，放在锅上笼蒸，蒸时先倒一半在屉布上，摊平，上面撒满切好的玉兰花丝，然后再将另一半继续倒在上面，开锅后上笼蒸20分钟，出锅扣在案板上，上面再撒些玉兰花丝，切成块即可食。

【功效】滋补清火。具有润肌肤、美容颜的作用。

（25）人参鹿茸炖乌龟

【原料】乌龟2只，鹿茸片、人参、枸杞子各12克。

【制法】乌龟放盆中，注入开水烫死，去内脏和龟甲，龟肉斩件；人参、枸杞子洗净。下油起锅，略炒龟肉，加适量清水煮沸后倒入炖盅内，放入鹿茸、人参、枸杞子，炖盅加盖，文火隔水炖3小时，调味供用。

【功效】补精髓，益气血，葆青春。感冒发热及有实火者不宜食用。

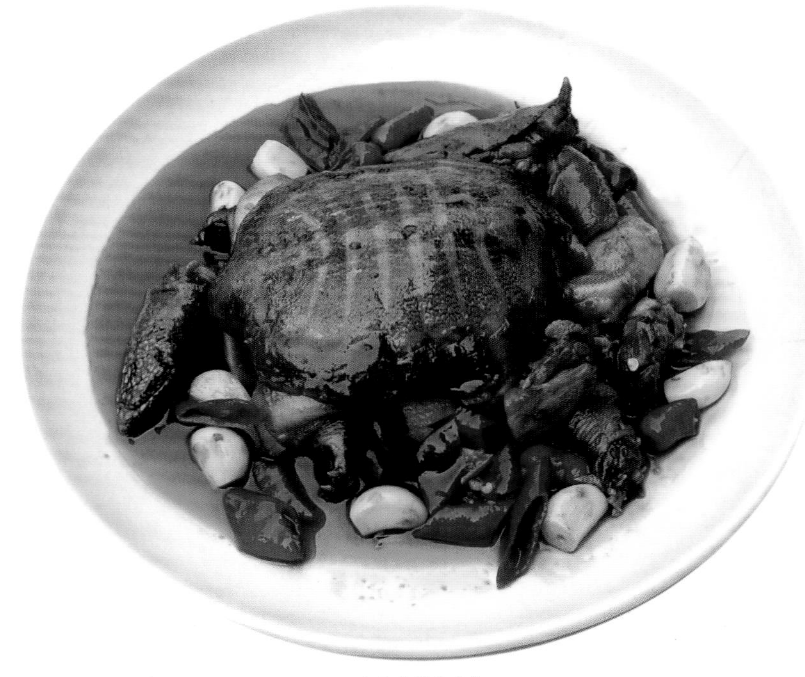

人参鹿茸炖乌龟

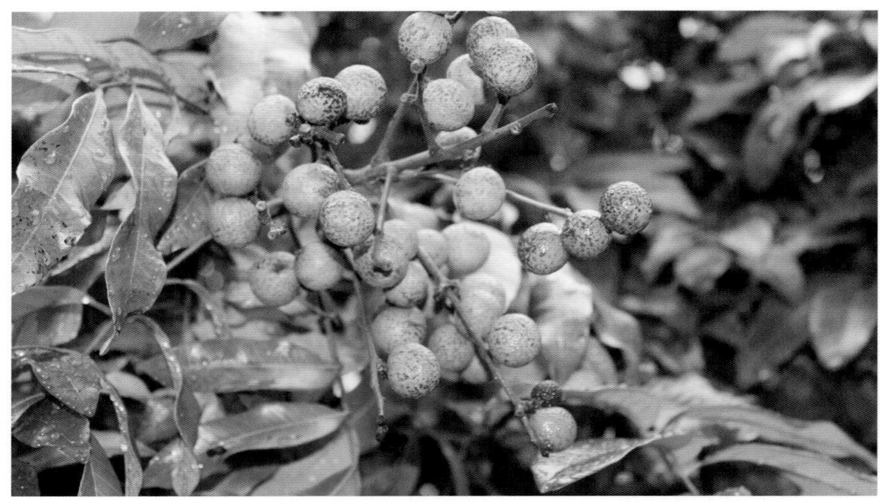

龙眼

（26）龙眼和气酒

【原料】龙眼肉250克，枸杞子120克，当归、菊花各30克，白酒3500毫升。

【制法】将白酒放洁净的坛中，把上述4味药放入纱布袋内扎好，投入酒坛中，然后加盖密封坛口，存放30日即可饮用。

【功效】养血润肤，滋肝补肾。能起到美容健身的效果。身体强壮、内热甚者不宜饮。

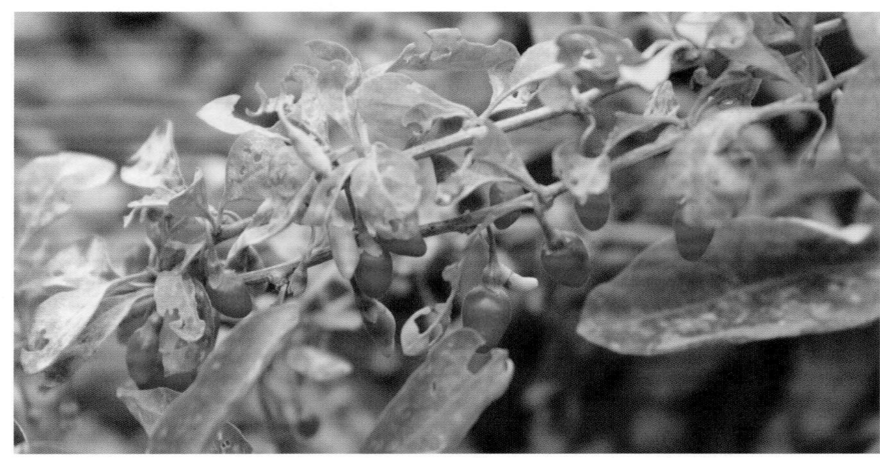

宁夏枸杞

月水不通第三

【原文】→【译文】

桃仁汤

治妇人月水不通①方。

桃仁、朴硝、牡丹皮、射干、土瓜根、黄芩（各三两）、芍药、大黄、柴胡（各四两）、牛膝、桂心（各二两）、水蛭、虻虫（各七十枚）。

上十三味㕮咀，以水九升煮取二升半，去滓分三服。

桃仁汤

主治妇女月经不通。

桃仁、朴硝、牡丹皮、射干、土瓜根、黄芩各3两，芍药、大黄、柴胡各4两，牛膝、桂心各2两，水蛭、虻虫各70枚。

将以上13味药分别切碎，用9升水煎煮，取汁2.5升，去渣，分3次服用。

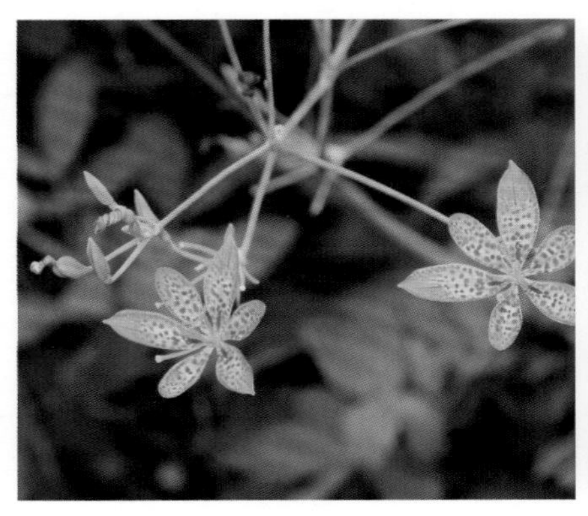
射干

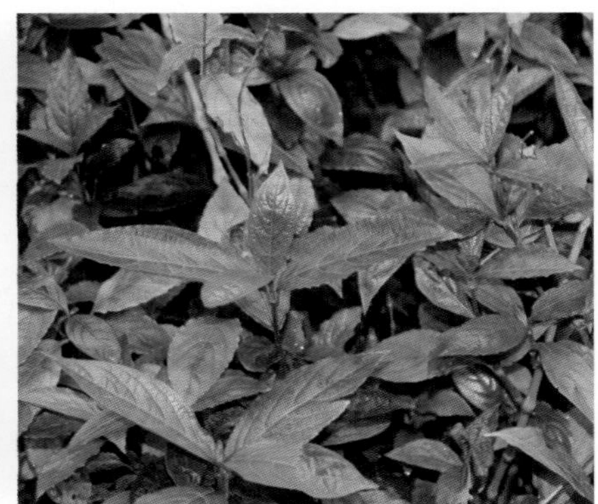
牛膝

干漆汤

治月水不通、小腹坚痛不得近方。

干漆、葳蕤、芍药、细辛、附子、甘草（各一两）、当归、桂心、芒硝、黄芩（各二两）、大黄（三两）、吴茱萸（一升）。

上十二味㕮咀，以清酒一斗浸一宿，煮取三升，去滓，纳硝烊尽，分三服，相去如一炊顷。

干漆汤

主治妇女月经不通，小腹坚痛得不能接近。

干漆、葳蕤、芍药、细辛、附子、甘草各1两，当归、桂心、芒硝、黄芩各2两，大黄3两，吴茱萸1升。

将以上12味药分别切碎，用1斗清酒浸泡1夜，次日煎煮，取汁3升，去渣，放入芒硝烊化，分3次服用，每次间隔在半小时到1小时。

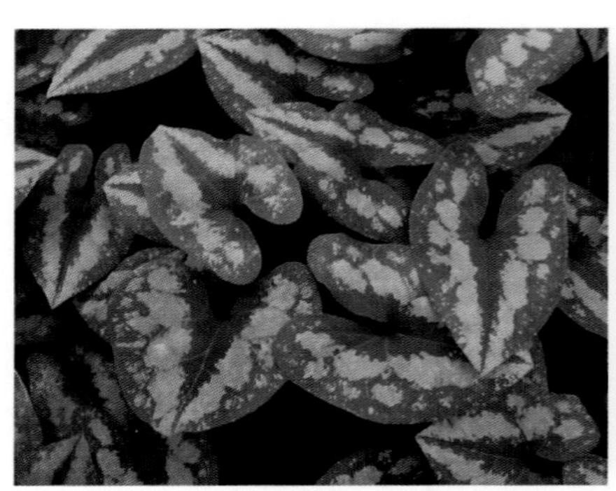

细辛

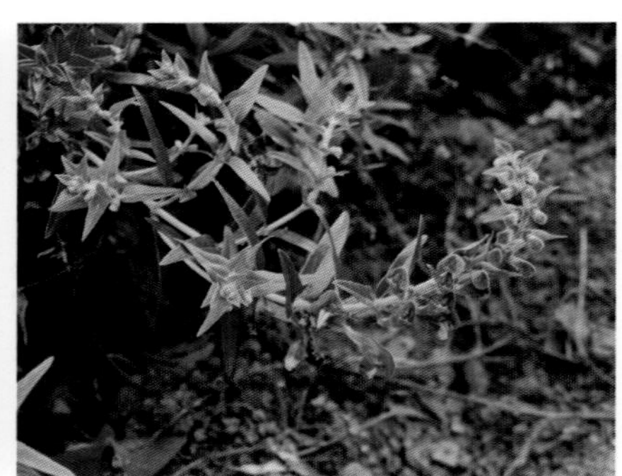

黄芩

黄芩牡丹汤

治妇女从小至大、月经未尝来、颜色萎黄、气力衰少、饮食无味方。

黄芩、牡丹、桃仁、瞿麦、川芎（各二两）、芍药、枳实、射干、海藻、大黄（各三两）、虻虫（七十枚）、蛴螬（十枚）、水蛭（五十枚）。

上十三味㕮咀，以水一斗，煮取三升，分三服，服两剂后，灸乳下一寸黑圆际，各五十壮。

黄芩牡丹汤

主治妇女闭经、面色萎黄、气力衰少、饮食无味等。

黄芩、牡丹、桃仁、瞿麦、川芎各2两，芍药、枳实、射干、海藻、大黄各3两，虻虫70枚，蛴螬10枚，水蛭50枚。

将以上13味分别切碎，用1斗水煎煮，取汁3升，分3次服用。服用2剂后，可配合灸乳头下1寸乳晕处各50壮。

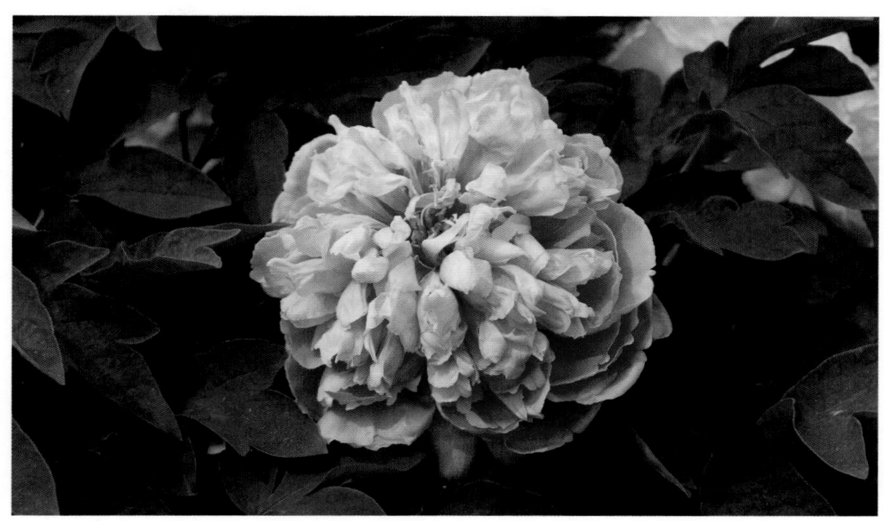

牡丹

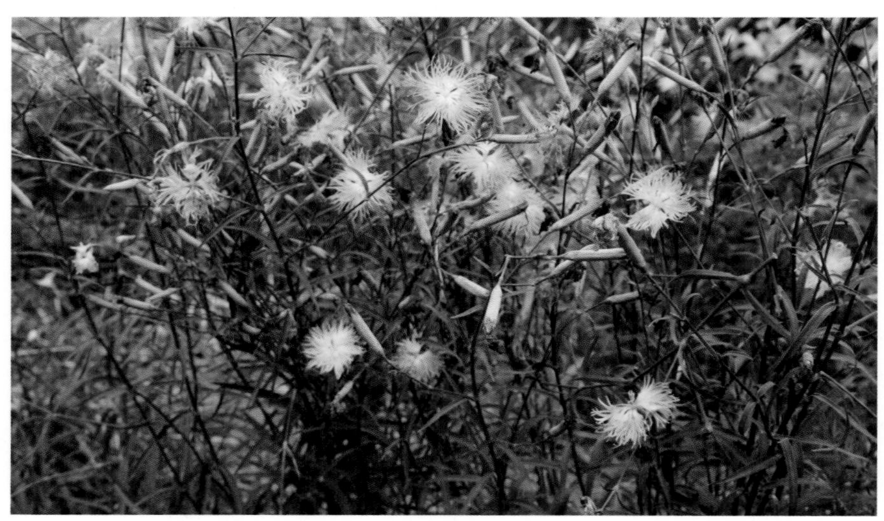

瞿麦

【注释】

①月水不通：月经不通。

【养生大攻略】

用美食瓦解闭经

（1）红花里脊

【原料】红花6克，猪里脊肉300克，酱油15毫升，花椒水、料酒各5毫升，盐0.5克，味精、姜各1克，豆油、清汤各50毫升。

【制法】里脊肉切成指头粗的长条，再切成三角块，放少许酱油、姜末拌匀，放入豆油锅内炸至老黄色起锅。油锅内放姜片、红花、里脊肉块，加酱油、花椒水、料酒、清汤、盐、味精，翻炒出锅装盘。

【功效】活血，通经，止痛。

【用法】佐餐常食。

【适用】血瘀型闭经。

（2）猪蹄炖牛膝

【原料】猪蹄1只，川牛膝15克。

【制法】将猪蹄切成8块，和牛膝洗净，一起放陶罐里加水2碗炖熟即可。

【功效】活血通经，引血下行。

【用法】温热食，每日2次，也可加米酒30～60毫升同服。

【适用】气滞血瘀型闭经。

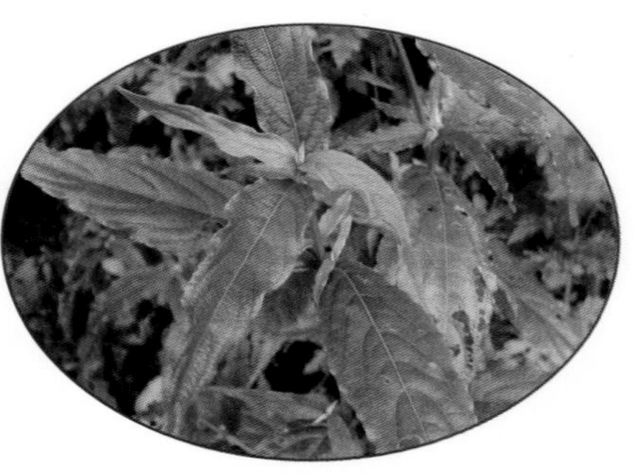

川牛膝

（3）猪肝大枣煮木瓜

【原料】猪肝100克，大枣（去核）20枚，番木瓜1个。

【制法】将全部原料放入锅内，加适量清水，煮熟即可。

【功效】补气，养血，调经。

【用法】食猪肝、大枣、番木瓜，饮汤。

【适用】气血虚弱引起的闭经。

（4）鳖甲炖鸽

【原料】鳖甲50克，鸽子1只。

【制法】先将鸽子去毛和内脏，再将鳖甲打碎，放入鸽子腹内。将鸽子、鳖甲共放沙锅内，加水适量，文火炖熟后调味服食。

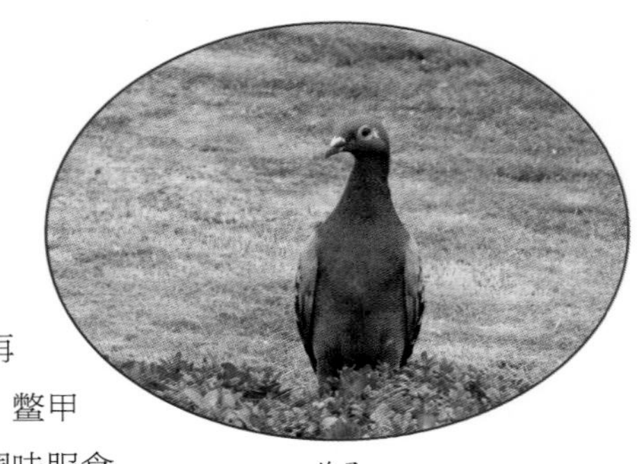

鸽子

【功效】滋补精血。

【用法】隔日1只，每月连服5～6次。

【适用】肝肾亏虚型闭经。

（5）老母鸡煲木耳大枣

【原料】老母鸡1只，木耳30克，大枣15枚。

【制法】将鸡去毛脏，加水与木耳、大枣共煮熟服食。

【功效】补气，养血，调经。

【用法】食肉、木耳、大枣，饮汤。

【适用】适用于气血亏虚引起的闭经。

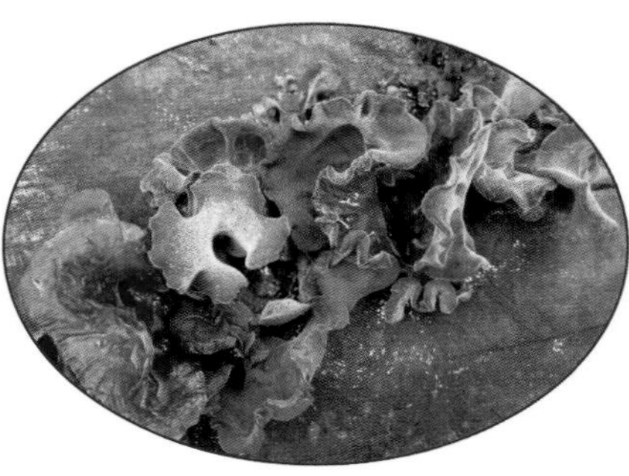

木耳

赤白带下、崩中漏下第四

【原文】→【译文】

诸方说三十六疾者，十二瘕[①]、九痛、七害、五伤、三痼不通是也。何谓十二，是所下之物，一曰状如膏，二曰如黑血，三曰如紫汁，四曰如赤肉，五曰如脓痂，六曰如豆汁，七曰如葵羹，八曰如凝血，九曰如清血、血似水，十曰如米泔，十一曰如月浣乍前乍却[②]，十二曰经度不应期也。何谓九痛？一曰阴中痛伤，二曰阴中淋沥痛，三曰小便即痛，四曰寒冷痛，五曰经来即腹中痛，六曰气满痛，七曰汁出阴中如有虫啮痛，八曰胁下分痛，九曰腰胯痛。何谓七害？一曰窍孔痛不利，二曰中寒热痛，三曰小腹急坚痛，四曰脏不仁，五曰子门不端引背痛，六曰月浣乍多乍少，七曰害吐。何谓五伤？一曰两胁支满痛，二曰心痛引胁，三曰气结不通，四曰邪思泄利，五曰前后痼寒。何谓三痼？一曰羸瘦不生肌肤，二曰绝产乳，三曰经水闭塞。病有异同具治之方。

诸方所提到的妇女36种疾病，包括12种癥瘕、9种痛症、7种害病、5种伤病和3种痼疾不通。

所谓12种瘕瘕，是指妇女所流下的恶物，一是如膏的形状，二是如黑色的血，三是如紫色的汁，四是如赤色的肉，五是如浓痂，六是如豆汁，七是如葵羹，八是如凝血，九是如水一样的清血，十是如同米泔，十一是月经有时提前有时推后，十二是月经周期不对应。

所谓9种痛症，一是阴中伤痛，二是阴中淋沥痛，三是小便疼痛，四是寒冷痛，五是月经来时腹中痛，六是气满痛，七是带下从阴中流出如有虫啮痛，八是胁下皮肤痛，九是腰胯痛。

所谓7种害病，一是阴道疼痛不止，二是感受了寒热痛，三是小腹急坚痛，四是脏不仁，五是子门不端引起背痛，六是月经时多时少，七是呕吐不已。

所谓5种伤病，一是两胁支撑时胀满痛，二是心痛牵引到脊背疼痛，三是体内气郁结不通，四是邪恶泄痢，五是前后病寒。

所谓3种痼疾不通，一是瘦弱不生肌肤，二是不能生产和哺乳，三是月经闭塞。

所以，妇科病有多种，要根据具体的情况来治疗。

赤石脂丸

治女人腹中十二疾，一曰经水不时，二曰经来如清水，三曰经水不通，四曰不周时，五曰生不乳，六曰绝无子，七曰阴阳减少，八曰腹苦痛如刺，九曰阴中冷，十曰子门相引痛，十一曰经来冻如葵汁状，十二曰腰急痛。凡此十二病，得之时，因与夫卧起，月经不去，或卧湿冷地，及以冷水洗浴，当时取快，而后生百病，或疮痍未瘥，便合阴阳，及起早作劳，衣单席薄，寒从下入方。

赤石脂、半夏（各一两六铢）、川椒、干姜、吴茱萸、当归、桂心、丹参、白蔹、防风（各一两）、藿芦（半两）。

上十一味为末，蜜和丸如梧子大，每日空心酒服十丸，日三。

赤石脂丸

治女人腹中十二疾，即：一是月经时来时止；二是月经如清水；三是月经不通；四是月经无周期；五是生育后没有乳汁；六是断绝无子；七是性欲减退；八是腹痛如刺；九是阴中寒；十是阴道牵掣作痛；十一是月经来时冰冷如葵汁状；十二是腰部急痛，这12种病发作，多因经期与丈夫同房，或躺卧在湿冷的地方，或用冷水洗浴，只为了获得一时的快感而百病滋生。或疮痍未愈便行房事，或起早劳作时，衣单席薄，寒气从阴部侵入。

赤石脂、半夏各1两6铢，川椒、干姜、吴茱萸、当归、桂心、丹参、白蔹、防风各1两，藿芦0.5两。

将以上11味药分别研为细末，用蜜调和，制成梧桐子般大小的药丸，空腹用酒服下10丸，每日3次。

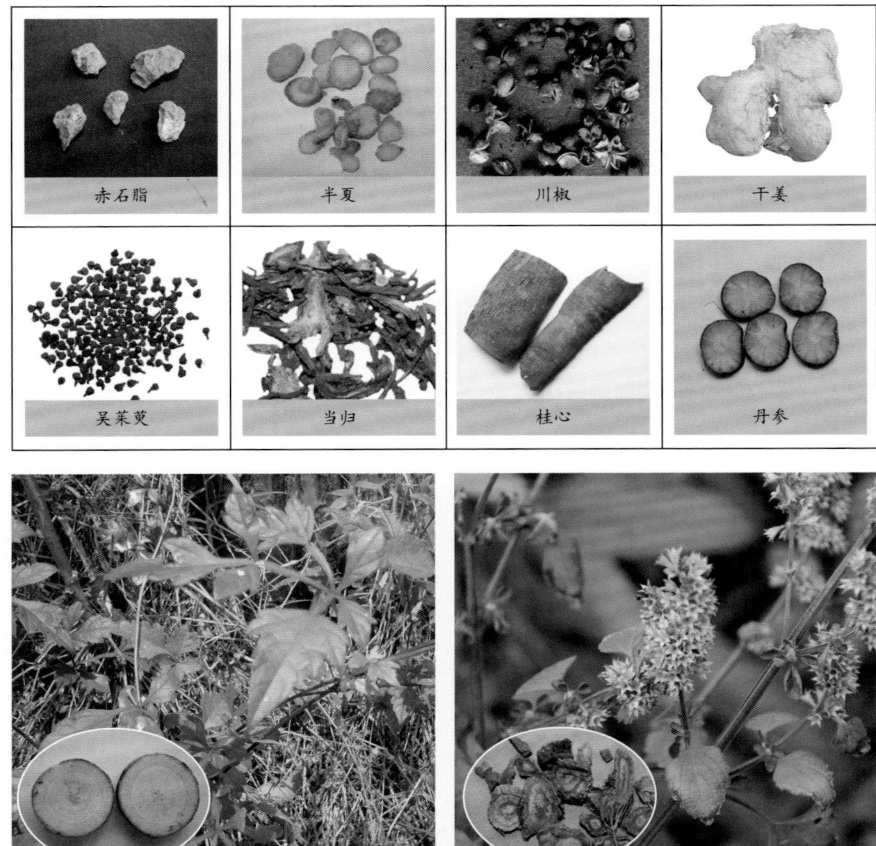

赤石脂　半夏　川椒　干姜

吴茱萸　当归　桂心　丹参

白蔹　防风

【注释】

①十二瘕：12种癥瘕。

②乍前乍却：有时提前有时推后。

【养生大攻略】

1. 和痛经说拜拜

痛经时，女性朋友可以在肚子上放一个热水袋，采用热敷的方法来解缓疼痛。

补充钙、钾及镁这些矿物质，可促进体内电离子的平衡，减轻子宫肌肉过度收缩导致的疼痛。所以，在经期前，尝试增加钙等的摄入量。补钙的好方法是喝酸奶或牛奶。

在脚踝两边凹陷处，是个反射区，与女性骨盆气路相通。以手指轻轻揉捏此处数分钟，然后顺着小腿肌向上做揉捏动作，也能减轻痛经。

2. 痛经防治食谱

（1）归参香附鸡

【原料】当归、党参各20克，香附12克，老母鸡1只，生姜、盐、味精、料酒、葱各适量。

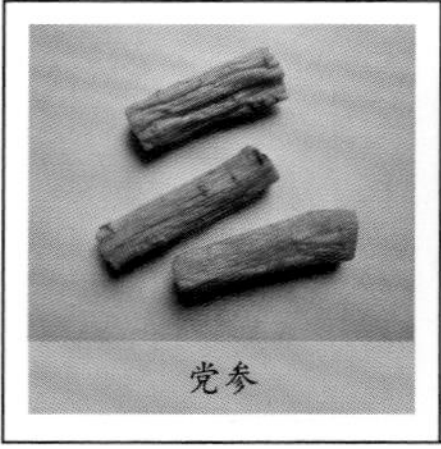

党参

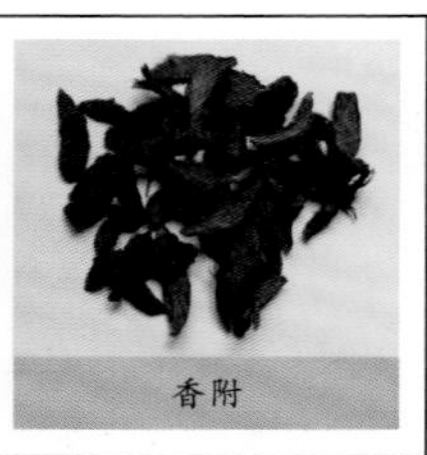

香附

【制法】母鸡去内脏、洗净，放沸水中烫2分钟捞起，沥水，将当归、党参、香附放入鸡腹中，置沙锅内，加葱、姜、料酒、盐、适量清水，用大火烧沸，改小火炖至鸡肉熟烂，加味精即可。

【功效】补气养血，理气止痛。

【用法】每次月经前10日、5日各食1只，当日吃完。

【适用】气虚血亏型痛经。

（2）枸杞炖兔肉

【原料】枸杞子20克，兔肉250克，调料适量。

【制法】枸杞子洗净，兔肉切块，同放于沙锅中，加水适量，大火烧沸后改小火炖熟，加调料调味。

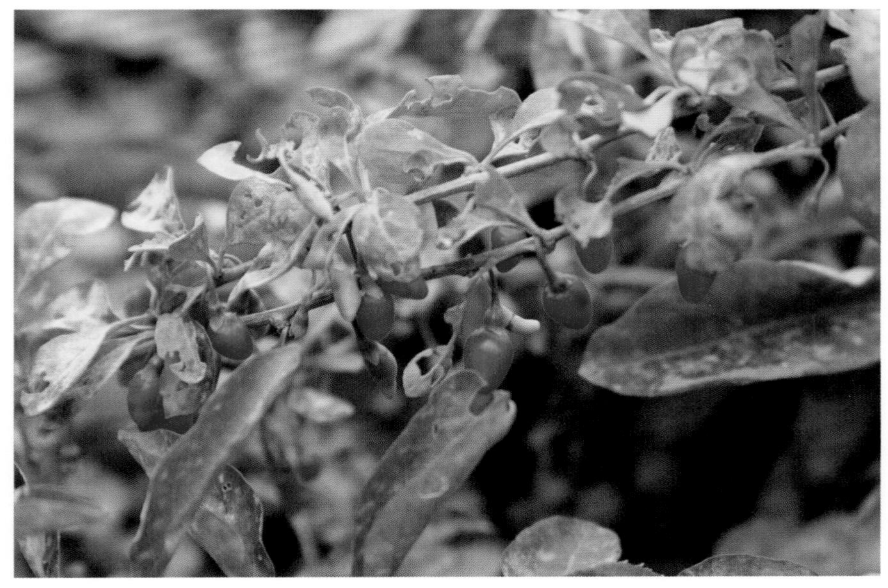

宁夏枸杞

【功效】滋养肝肾，补益气血。

【用法】佐餐用，每日1次。

【适用】肝肾亏虚之痛经。

（3）首乌猪肝

【原料】何首乌50克，猪肝250克，水发木耳25克，烧酒、调料、酱油、醋、水淀粉、姜末、葱末、盐、味精各适量。

【制法】何首乌煎煮成1：1的煎液，取汁20毫升；鲜猪肝洗净，切片。将首乌液与烧酒、调料、酱油、醋、水淀粉混合，将猪肝浸透，入油锅中炸至八成熟时起锅，滤去油。炒锅注油少许，爆炒肝片，入姜末、葱末、盐、味精、水发木耳稍炒，勾芡即可。

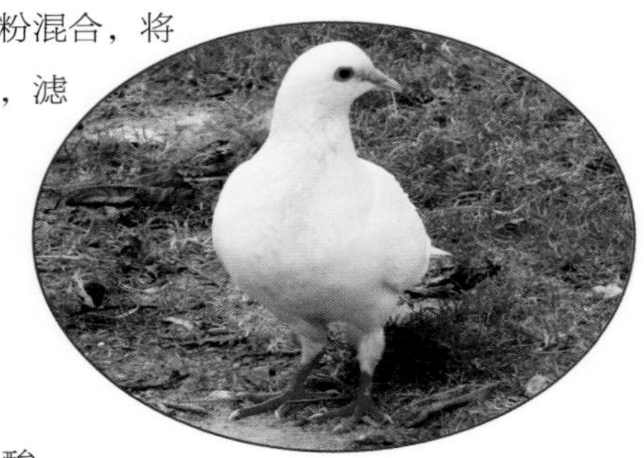

鸽子

【功效】滋补肝肾，益气补血。

【用法】佐餐食。

【适用】行经时或经后少腹痛、腰酸腿软、头昏耳鸣者。

（4）姜枣花椒汤

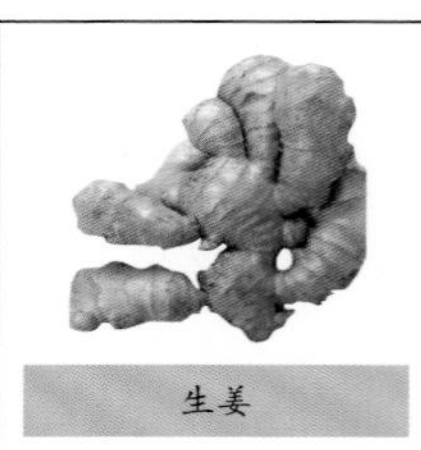
生姜

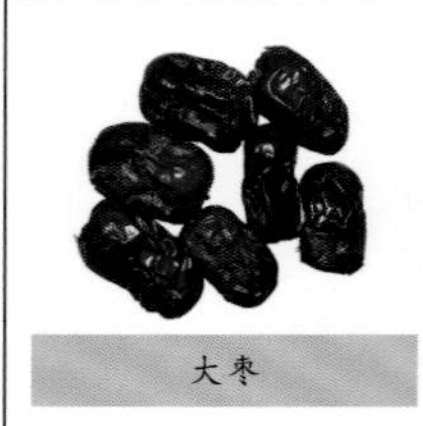
大枣

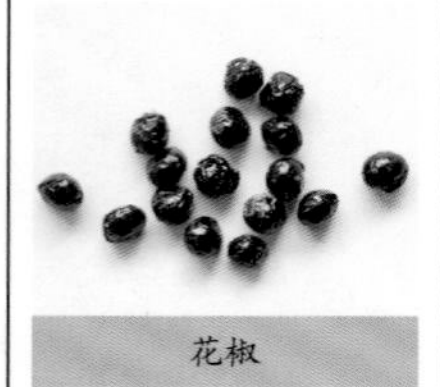
花椒

【原料】生姜24克，大枣30克，花椒90克。

【制法】将姜枣洗净，生姜切薄片，同花椒一起加水煎成碗（只用小火煎）即成。

【功效】温中散寒，祛湿止痛。

【用法】每日2次，趁热服。

【适用】寒湿凝滞型痛经。

（5）黑豆红花饮

【原料】黑豆、红糖各30克，红花6克。

【制法】将黑豆洗净，与红花、红糖一同加水适量，煮沸30～40分钟即成。

【功效】活血散瘀，通经止痛。

【用法】取汤，每次饮10～20毫升，每日3次，于经前连服3～5日。

【适用】气滞血瘀型痛经。

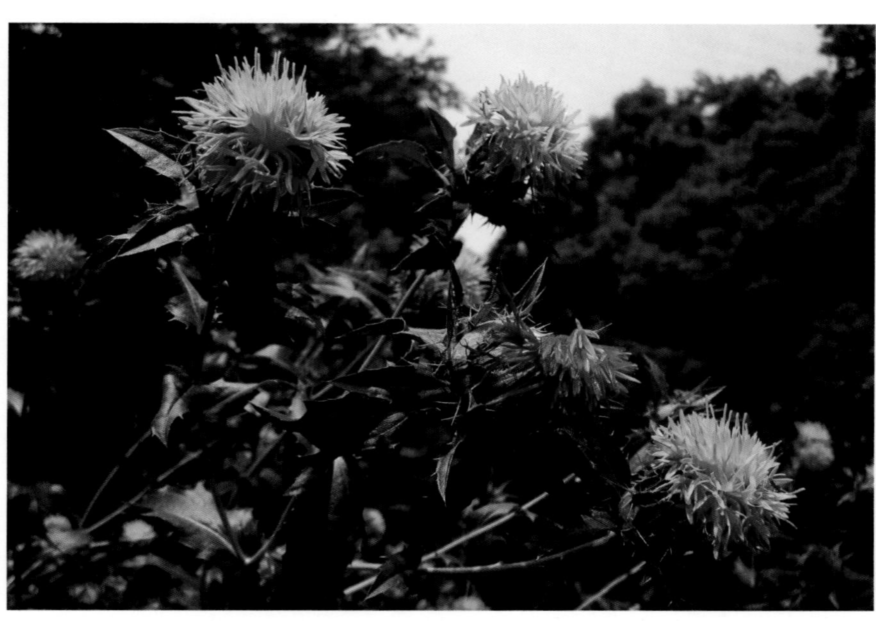
红花

（6）调经汤

【原料】调经草、猪肉各60克，葱、生姜、八角茴香各5克，熟豆油、盐、糖、料酒各少许。

【制法】猪肉洗净，切小块，放入锅内，用熟豆油煸炒去水气，入清水1000毫升，放入盐、糖、料酒及药袋（内装调经草、八角茴香），大火烧沸后改小火煮90分钟。

【功效】理气化瘀，温里止痛。

【用法】佐餐食用。

【适用】经期腹痛。

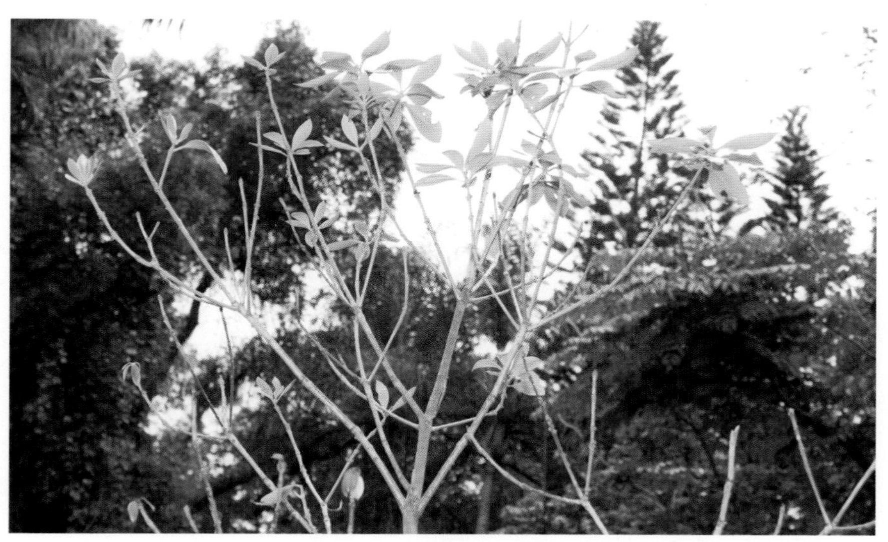

八角茴香

月经不调第五

【原文】→【译文】

杏仁汤

治月经不调，或一月再来，或两月三月一来，或月前或月后，闭塞不通方。

杏仁（二两）、桃仁（一两）、大黄（三两）、水蛭及虻虫（各三十枚）。

上五味㕮咀，以水六升，煮取二升，分三服。一服当有物随大小便有所下，下多者止之，少者勿止，尽三服。

杏仁汤

主治月经不调，或1个月来2次，或两三个月来1次，或月前或月后，闭塞不通。

杏仁2两，桃仁1两，大黄3两，水蛭、虻虫各30枚。

将以上5味药分别研碎，用6升水煎煮，取汁2升，分3次服用。服用1次后应当有物随大小便一起下，若下得多，就不再服药；若下得少，就继续服完。

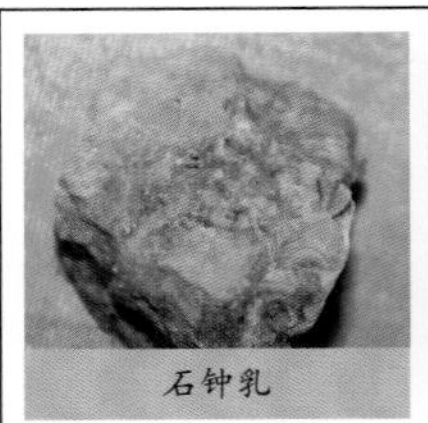
石钟乳

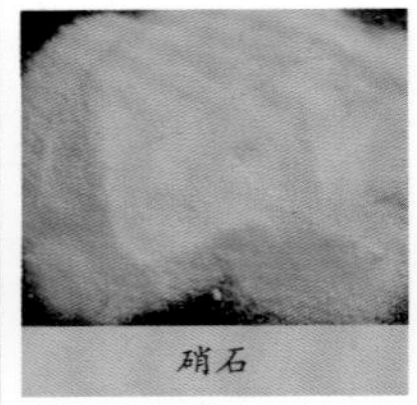
硝石

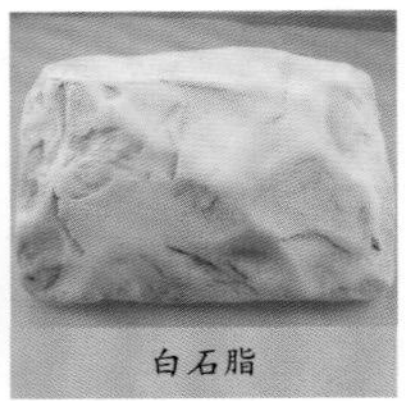
白石脂

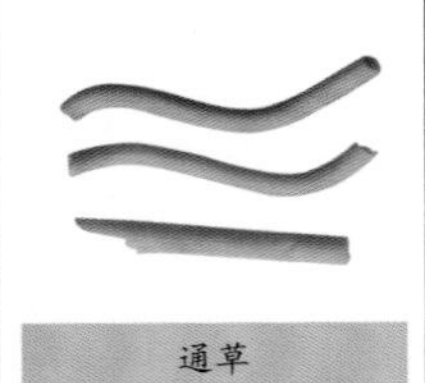
通草

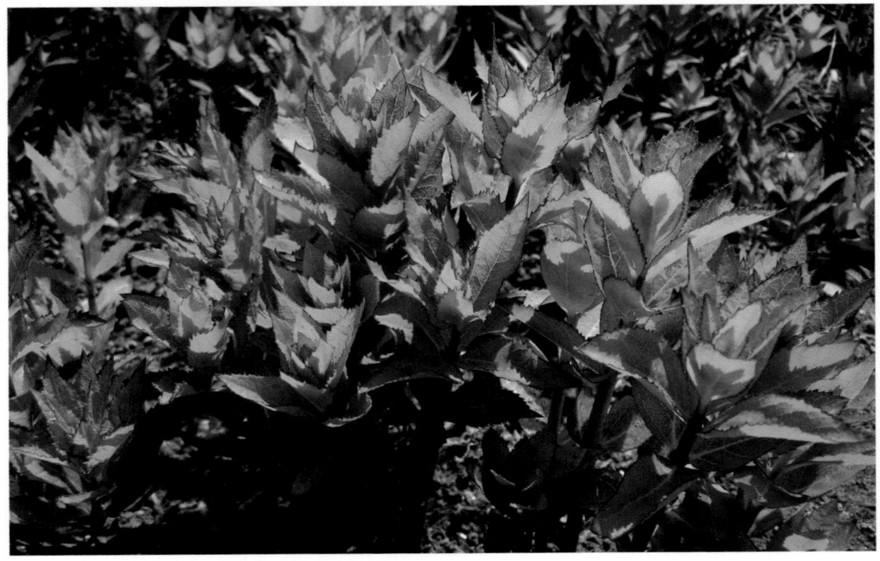
桔梗

【养生大攻略】

1. 防治月经不调的食谱

（1）当归竹丝鸡汤

【原料】竹丝鸡1只（约500克），当归30克，黄芪60克，大枣5枚，生姜4片。

【制法】竹丝鸡宰杀，去毛、内脏，洗净，放入开水锅内，大火烧5分钟，取出过冷水。当归、黄芪、大枣（去核）、生姜洗净，与鸡肉放入锅内，加清水适量，武火煮沸后文火煲3小时，调味供用。

大枣

【功效】补益气血，调理月经。

【用法】佐餐食，吃鸡肉、大枣，喝汤。

【适用】气血亏虚引起的月经量少、色淡，或月经周期延长者。

（2）海参瘦肉汤

【原料】猪瘦肉500克，海参100克，何首乌60克，龙眼肉15克，大枣5枚。

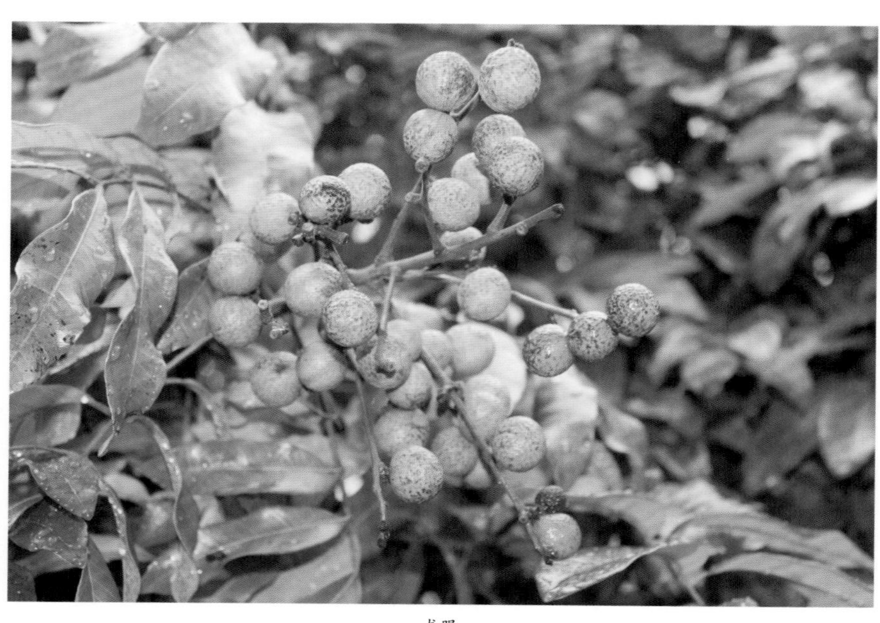

龙眼

【制法】海参浸发，切丝。猪瘦肉洗净，放入开水中略煮，取出过冷水。何首乌、龙眼肉、大枣洗净，与海参、猪瘦肉一起放入锅内，加清水适量，武水煮沸后文火煲2小时，调味供用。

【功效】补肾益精，养血调经。

【用法】去何首乌药渣，食肉喝汤。

【适用】肾阳不足、精血亏虚引起的月经量少、色淡，或月经周期延长。

（3）藕节瘦肉汤

【原料】老藕250克，猪瘦肉200克。

【制法】将老藕洗净、切块，猪瘦肉切块，共入锅内煮烂。

【功效】清热，凉血，止血。

【用法】每日1次，连服3～5日。

【适用】血热妄行引起的月经过多。

（4）大枣花生糖水

【原料】大枣20枚，花生米100克，红糖50克。

【制法】将大枣、花生米洗净，放沙锅内，加水适量，煮30分钟左右，至花生米烂熟，加入红糖，溶化后即可。

【功效】补益气血。

【用法】食大枣、花生，饮汤。

【适用】月经过少、月经后期。

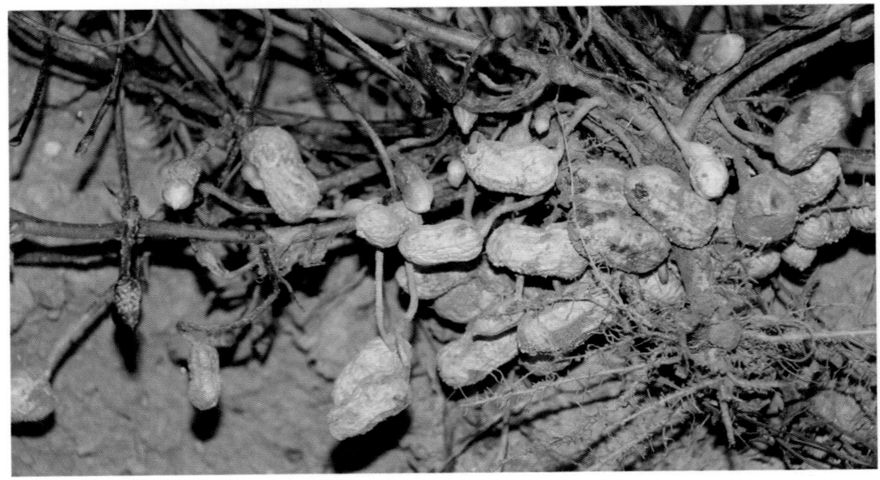

花生

（5）豆豉羊肉汤

【原料】生姜15克，豆豉50克，羊肉100克，食盐适量。

【制法】将上述3味同放沙锅中，煮至羊肉烂熟，加盐适量，调味即可。月经前10日，每日1次，连服3～5日。

【功效】温经散寒。

【适用】血寒性月经后期。

（6）凉拌马兰头

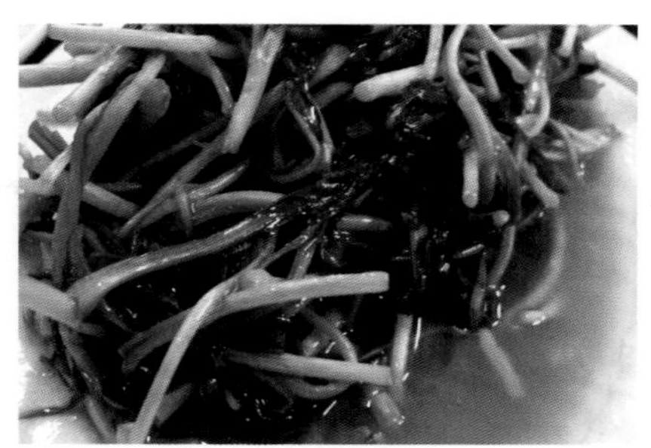

马兰头

【原料】新鲜马兰头200克，卤香干2块，味精、糖、盐、麻油各适量。

【制法】将马兰头择洗干净，放入沸水锅汆1分钟，取出过凉后，将其切成碎末。再将卤香干切成碎末后拌入马兰头末中，加入糖、盐、味精，淋上麻油，拌匀即成。

【功效】清热凉血。主治月经不调，属血热型，及月经超前、量多色红、质黏、心烦、口渴、苔黄。

（7）鸡蛋马齿苋汤

【原料】马齿苋250克，鸡蛋2个。

【制法】将马齿苋洗净与鸡蛋共煮，熟后蛋去壳，再煮。食蛋饮汤。

【功效】清热凉血调血。

【适用】月经不调，属血热型，及量多色红、质黏有块、口渴心烦。

（8）乌鸡茯苓汤

【原料】乌鸡1只，茯苓9克，大枣10枚。

【制法】将鸡洗干净，把茯苓、大枣放入鸡腹内，用线缝合，放沙锅内煮熟烂，去药渣，食鸡肉饮汤。

【功效】补气，益血，调经。

【适用】月经不调，属气虚型，及月经超前，量多色淡、质稀、小腹隐痛、神疲乏力、舌淡、脉细缓。

2. 痛经药膳

凡在经期及经行前后，发生明显下腹部疼痛或腰酸痛等不适，影响生活及工作者称为痛经。它是一种临床常见症状，而不是独立疾病，可由多种因素

（如原发性痛经、子宫内膜异位症、盆腔炎、宫颈粘连、宫内异物等）引起。本疾属于中医学“痛经”的范畴。

（1）乌鸡椒姜汤

【原料】雄乌骨鸡500克，陈皮、高良姜各3克，胡椒6克，水适量。

【制法】将雄乌骨鸡与陈皮、高良姜及胡椒同入锅，加水没过鸡面，放佐料，文火炖至肉烂。

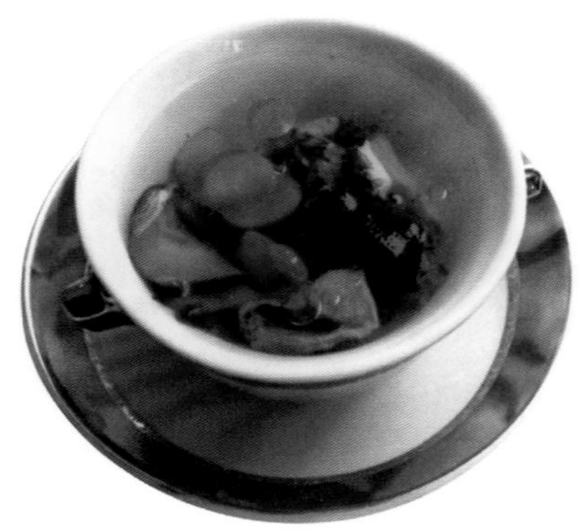
乌鸡椒姜汤

【功效】补益气血。

【适用】气血虚弱型痛经，症见经前或经后下腹隐隐作痛、平素体虚、面色偏白、肢体麻木、肌肤欠温、头晕健忘、少气懒言、食欲不振。

（2）五香鳙鱼

【原料】鳙鱼（或鲫鱼）500克，干姜8克，胡椒6粒，肉桂5克，桃仁10克，香菜6克，清汤1000毫升，油适量。

【制法】将鳙鱼去鳞、鳃、内脏，以油煎至两面微黄时，放入干姜、胡椒、肉桂、桃仁、香菜、清汤，文火煎20分钟，调味佐餐。

【适用】血虚血寒型痛经，症见月经来潮后数小时或经前1～2日开始下腹疼痛。

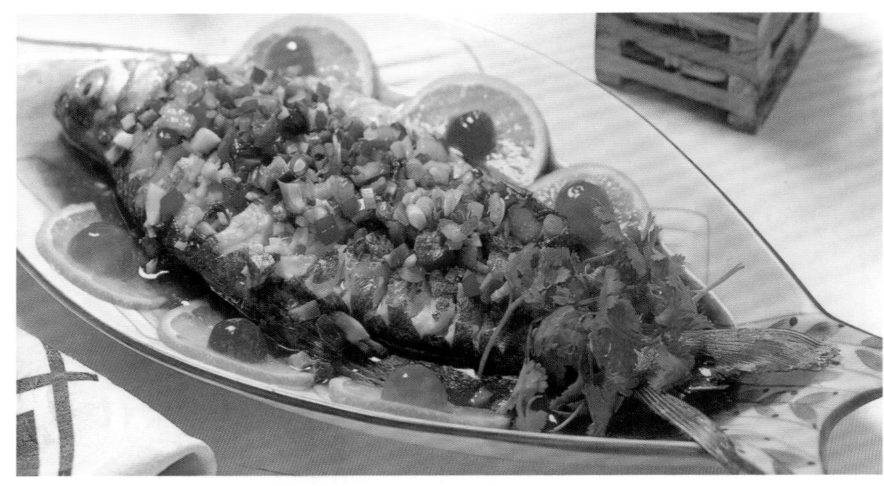
五香鳙鱼

（3）当归红花瘦肉汤

【原料】瘦猪肉片250克，当归12克，红花10克，大枣（去核）4枚，水适量。

【制法】将瘦猪肉片、当归、红花、大枣同入锅，加适量清水，武火煮沸后改文火煲2小时，调味即可食。

【功效】养血活血，调经止痛。

【适用】血虚瘀滞型月经不调，症见经前腹痛、经行量少、时有血块、小腹疼痛，或月经渐少、面色苍白、心悸眩晕等。

（4）苏茴荷包蛋

【原料】紫苏梗、小茴香各3～5克，鸡蛋2个。

【制法】紫苏梗、小茴香放入布包，煮水打荷包鸡蛋，加佐料调味。

【用法】经前及经期服，每日1次。

【功效】行气，活血，止痛。

【适用】气滞血瘀型痛经。

（5）艾叶生姜煲鸡蛋

【原料】艾叶10克，生姜15克，鸡蛋2个，水500毫升。

【制法】将艾叶、生姜、鸡蛋加水同煮，蛋熟后去壳再煮，煎好后饮汁吃蛋。于月经首日开始服，每晚1次，连服5日。

【功效】温经，散寒，止痛。

【适用】阳虚内寒型痛经。

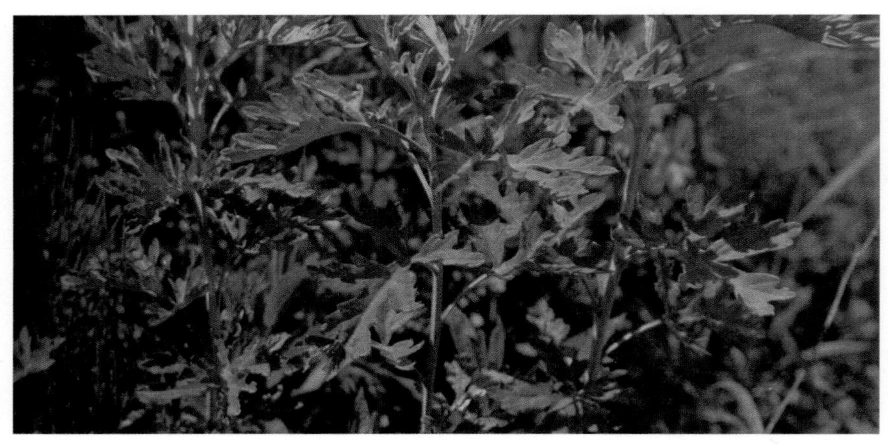

艾

（6）祈艾山甲瘦肉汤

【原料】瘦猪肉块250克，祈艾叶30克，炮穿山甲15克，大枣（去核）4枚，清水适量。

【制法】将瘦猪肉块、祈艾叶、炮穿山甲、大枣同入锅，加清水适量，武火煮沸后改文火煲2小时，调味食。

【功效】温经散寒，祛瘀止痛。

【适用】瘀滞寒凝型痛经，症见经行腹痛、经量少、色紫暗，甚至闭经。亦可用于产后受寒之恶露不行、腹中冷痛。

（7）桃仁莲藕瘦肉汤

【原料】莲藕250克，瘦猪肉块120克，桃仁12克，水适量。

【制法】将莲藕去节、外衣后切段，与瘦猪肉块、桃仁同入锅，加适量清水，武火煮沸后改文火煲2～3小时，调味即可食用。

【功效】活血化瘀，通经止痛。

【适用】血瘀型痛经、崩漏，症见月经不调、经行量少、小腹疼痛，或月经量多、淋漓不尽、排出瘀血、腹中疼痛，或产后腹痛。

（8）枸杞子蒸鸡

【原料】枸杞子10克，母鸡肉150克。

【制法】将枸杞子、母鸡肉加佐料调味，上笼蒸熟食。经前2周开始食，每2日1次。

【功效】主治血虚型痛经。

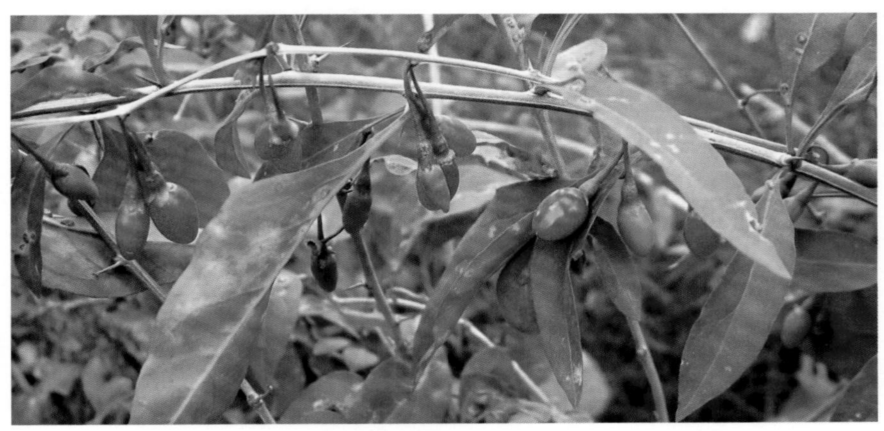

宁夏枸杞

（9）益母草大枣瘦肉汤

【原料】瘦猪肉块250克，益母草30克，大枣（去核）5枚，适量水。

【制法】瘦猪肉块、益母草、大枣同入锅，加适量清水，武火煮沸后改文火煲2小时，调味后可食。

【功效】活血祛瘀，调经止痛。

【适用】血瘀型痛经，症见经行不畅或量少、色紫暗、有瘀块、小腹胀痛、胸胁作胀。亦可用于产后恶露不止、腹中疼痛。

（10）肉苁蓉粥

【原料】嫩肉苁蓉15克，大米250克，羊肉150克，酒适量。

【制法】嫩肉苁蓉刮去磷，用酒洗，煮熟后切薄片，与大米、羊肉同煮粥，调味食。

【功效】温补下元，温暖子宫。

【适用】妇女寒性痛经。

（11）莱菔子粥

【原料】莱菔子10克，大米50克，水600毫升。

【制法】将莱菔子炒黄研末，与大米同入锅，加水煮粥。经前2日开始服，早、晚各3次，连服5日。

【功效】疏肝理气，调经止痛。

【适用】肝郁气滞型痛经，症见月经来潮后数小时或经前1～2日开始下腹疼痛、面色苍白、冷汗淋漓、烦躁易怒或抑郁不舒、喜叹气、失眠多梦。

（12）阿胶糯米粥

【原料】阿胶30克，糯米50克，水500毫升。

【制法】阿胶捣碎，炒黄。糯米加水煮粥，粥熟后下阿胶末搅匀食。

【功效】补益气血。

【适用】气血虚弱型痛经，症见经前或经后下腹隐隐空痛、平素体虚、面色偏白、肢体麻木、头晕健忘、少气懒言、食欲不振。

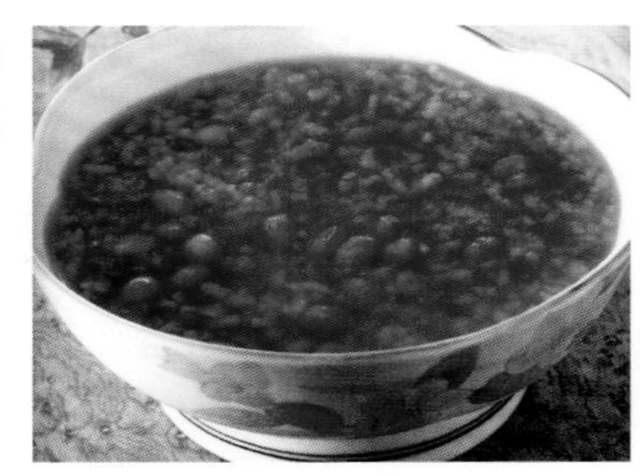

阿胶糯米粥

3. 闭经药膳

闭经是多种妇科疾病所共有的一种症状，可由全身或局部多种原因引起。女子年满18

周岁而月经尚未来潮者为原发性闭经，占闭经总数的5%。继发性闭经指原有月经来潮，又停经3个月经周期者，占闭经总数的95%。妊娠期、哺乳期暂时性的停经，绝经期的停经或有些少女初潮后一段时间内有停经现象等，均属生理现象，不作为闭经范畴。病因复杂。现代医学据病变部位将闭经分为子宫性、卵巢性、垂体性、下丘脑性4种。本病中医学称为“月经不来”“月事不通”“血枯经闭”“女子不月”等。

（1）马鞭草蒸猪肝

【原料】鲜马鞭草60克，猪肝100克。

【制法】鲜马鞭草切小段，猪肝切片，混匀后放碟上，隔水蒸熟。连服3～5日。

【功效】清热解毒，活血散瘀。

【适用】血热血瘀型闭经、月经过少、白带过多、阴痒，症见月经不行、下腹疼痛、带下黄稠、阴痒阴痛、乳房刺痛、渴喜冷饮、小便短黄、大便干结。

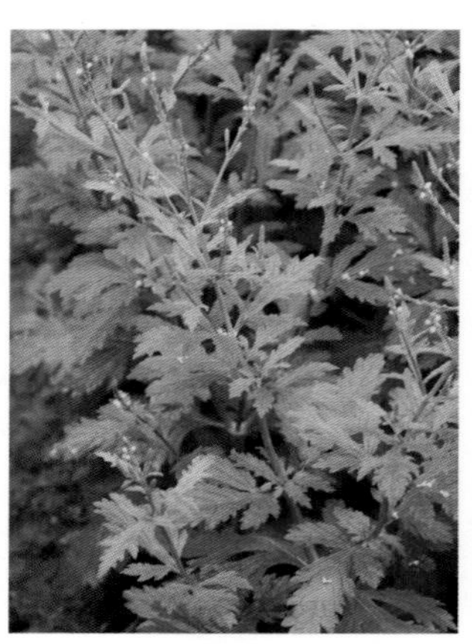

马鞭草

（2）老母鸡炖木耳大枣

【原料】老母鸡1只，木耳、麦冬各30克，大枣15枚，适量水。

【制法】将老母鸡去毛、内脏，与木耳、麦冬及大枣同入沙锅，加适量水，武火煮沸后改文火炖1～2小时，至鸡肉烂熟，调味即可食用。

【功效】养阴，清热，调经。

【适用】阴虚血燥型闭经，症见月经不来、形体干瘦、烦躁易怒、失眠多梦、午后潮热、盗汗、手足心发热、大便干结、肌肤干燥、容易脱发、皮肤瘙痒。

（3）王不留行炖排骨

【原料】王不留行30克，茜草、红牛膝各15克，排骨250克。

【制法】将王不留行及茜草、红牛膝用纱布包好，与排骨同入沙锅，炖至烂熟，去药包。服汤食肉，每日1剂，分2次服，5剂为1个疗程。

【功效】活血化瘀，理气通经。

【适用】气滞血瘀型继发性闭经，症见月经不能按时来潮，推迟超过3个月，及乳房胀痛、下腹胀满不适、烦躁失眠，或胸胁胀满不适、喜叹气、情绪抑郁、口干口苦。

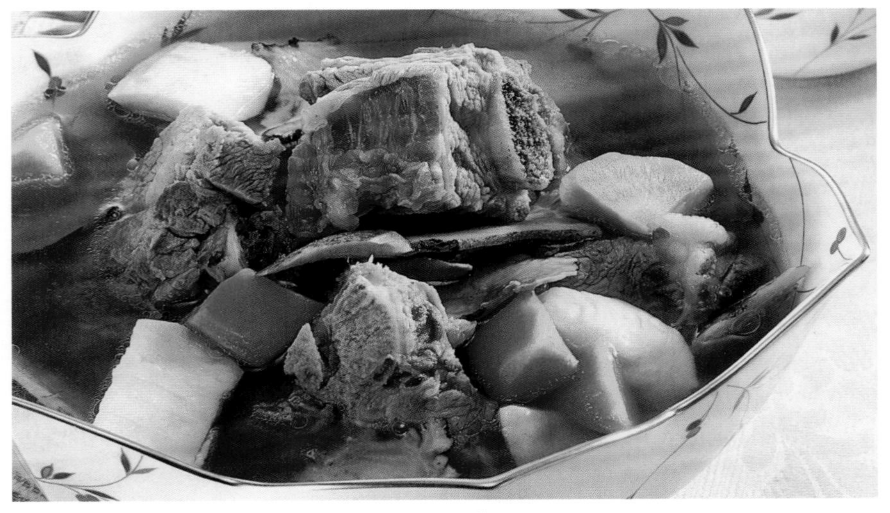

王不留行煲排骨

（4）杞子兔肉汤

【原料】枸杞子30克，兔肉块250克，精盐、味精各适量。

【制法】将枸杞子、兔肉块同入沙锅，武火煮沸后改文火煮2～3小时至肉烂，调精盐、味精食。

【功效】补肝肾，调经。

【适用】肝肾不足型闭经，症见月经不能正常来潮、腰膝酸痛、心烦易怒、失眠梦多。

（5）鸡血藤鸡蛋

【原料】鸡血藤40克，鸡蛋2个，白砂糖20克。

【制法】将鸡血藤、鸡蛋同煮至蛋熟，去渣、蛋壳，加入白砂糖溶化。每日1次，连服7日。

【功效】行气补血，舒筋活络。

【适用】气血亏虚型月经不调、经闭不行，症见月经不能按时来潮、形体瘦弱、面色苍白无华、疲倦乏力、懒言声低、下腹隐隐疼痛、动则气促、食欲欠佳、小便多、大便溏或先硬后溏。

（6）菠菜猪肝汤

【原料】菠菜200克，猪肝100克。

【制法】将菠菜去杂质，猪肝切块，同入锅，中火煮汤（时间不宜太长）

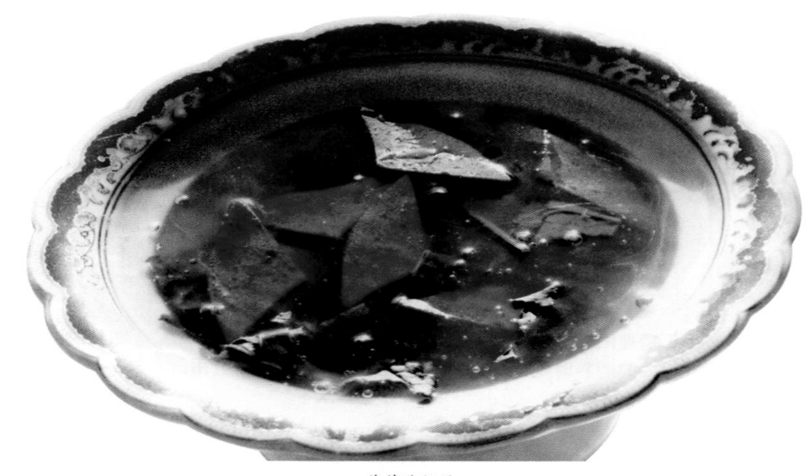

菠菜猪肝汤

服。每日1次，连用1个月。

【功效】补血。

【适用】血虚型闭经，症见月经不行、面色苍白、指甲干脆易折、头晕头痛、脱发、畏寒易感。

（7）鳖鱼瘦肉汤

【原料】鳖鱼1只，瘦猪肉100克，生地黄30克，水适量。

【制法】将鳖鱼用热水烫10分钟，待鳖尿排尽，去头、足、内脏，洗干净，与瘦猪肉、生地黄同入沙锅，加适量水，武火煮沸后改文火炖2～3小时至肉烂，调味服汤食鳖肉。每日1剂，分2次服，3剂1个疗程。

【功效】养阴，清热，调经。

【适用】阴虚血燥型闭经。

（8）山药内金散

【原料】山药90克，鸡内金30克。

【制法】山药、鸡内金烘干，共研细末。糯米酒或黄酒适量送服，每次12克，每日2次。

【功效】健脾补肾，养血通脉。

【适用】气血虚弱型闭经，症见月经不能按时来潮、形体瘦弱、面色苍白无华、疲倦乏力、懒言声低、下腹空坠感、动则气促、食欲欠佳、小便多、大便溏或先硬后溏。

4. 带下病药膳

妇女阴道内有少量白色无臭的分泌物，滑润阴道，为生理性带下。若带下量过多，色、质、味异常，并伴有腰酸、小腹疼痛者，为带下病。西医诊断为阴道炎、宫颈糜烂、盆腔炎等急、慢性炎症病及宫颈癌、宫体癌等，均可出现带下病的症状。

（1）西芹炒猪腰

【原料】西芹100克，猪腰2个，大红椒1只，生姜10克，花生油20毫升，盐、味精各5克，白糖2克，湿生粉适量，鸡油少许。

【制法】将西芹、大红椒、生姜洗净并用白纱布装好；猪腰切开，去白脂膜洗净，切厚片。将全部用料放入油锅内炒熟，用湿生粉勾芡，淋入香油，出锅装盘即成。

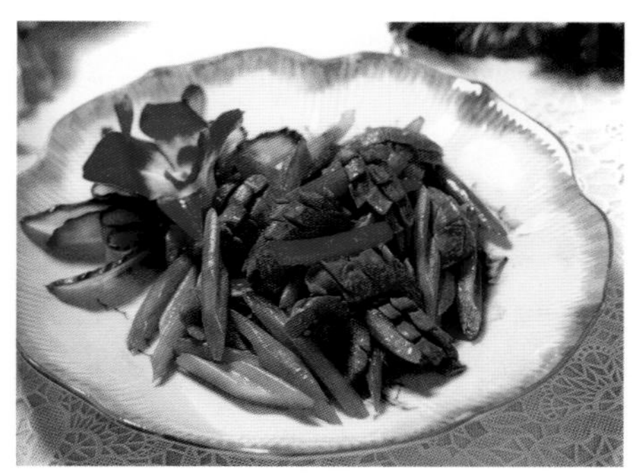

西芹炒猪腰

【功效】补益肝肾，黑发养颜。

【适用】腰酸不适、夜尿多、妇女带下、耳鸣失眠、须发早白、视物不清等症。

（2）莲子白果粥

【原料】莲子30克，白果15克，胡椒5克，糯米100克，水适量。

【制法】将莲子、白果、胡椒捣碎，和糯米一同放入沙锅内，加适量水煮粥。

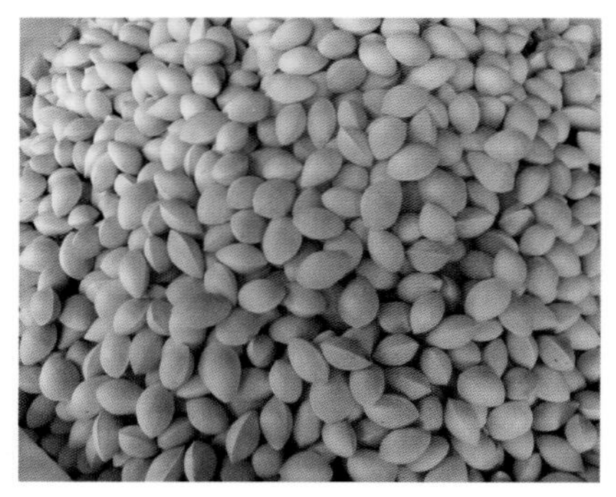

白果

【功效】补脾益肾,固涩收敛。

【适用】白带过多症。

（3）狗骨鱼骨散

【原料】狗骨、乌贼骨各100克。

【制法】将狗骨置火上烧炭存性，和乌贼骨共研细末。每日早、晚各用米汤送服10克。

【功效】狗骨健脾之功，烧炭使用力在固涩，乌贼鱼骨专于收敛，具能止血止带。

【适用】白带清稀量多、腰酸、乏力之症。

（4）芪术莲米炖乌鸡

【原料】黄芪30克，白术20克，莲米50克，乌骨鸡1只。

【制法】将乌骨鸡宰杀去毛及内脏，洗净，黄芪、白术用布包好，塞入鸡腹内，将鸡放入炖锅中，再入莲米及调味品，加适量水，用文火炖至鸡肉烂熟，拣去药包。

【功效】补气，生血，行经。

【适用】防治体虚性痛经等症。

（5）杜仲二仁炖猪腰

【原料】杜仲、益智各15克，核桃仁20克，猪腰子2只，调味品适量。

【制法】先将猪腰剖开，去除臊腺，洗净后切成小块。将杜仲、益智、核桃仁用水冲净，与猪腰块共放入炖锅中，适量加水，大火煮沸，加入料酒、葱花、姜末，改用文火炖至猪腰烂熟，加入精盐、味精少许，再炖片刻即成。

【功效】补肾，治腰痛，安胎。

（6）杞叶羊肝汤

【原料】羊肝100克，枸杞叶25克，枸杞子15克，蛋清半个，料酒、葱姜汁各5毫升，盐3克，味精2克，湿淀粉5克，香油10毫升。

【制法】羊肝改刀切成片，用料酒及盐1克腌渍入味，再用蛋清、湿淀粉拌匀上浆。锅内放水700毫升，加入葱姜汁烧开，下入枸杞子、羊肝烧开，再加入枸杞叶、盐煮熟，加味精，淋入香油装碗即成。

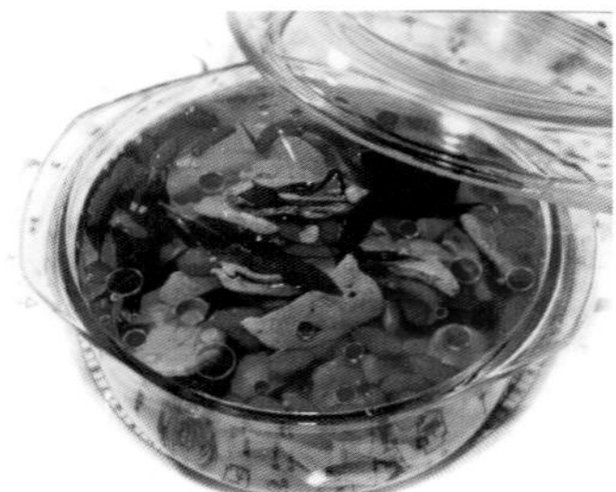

杞叶羊肝汤

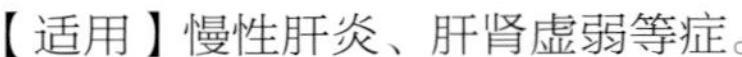

【适用】慢性肝炎、肝肾虚弱等症。

（7）二子百合炖瘦肉

【原料】干莲子30克，枸杞子、百合各20克，猪瘦肉150克，盐、味精各少许。

【制法】先将干莲子用水浸泡2小时后去心，百合、枸杞子冲洗干净，猪瘦肉洗净切片，同入炖锅中，加适量水、植物油，大火煮沸后改用小火，炖至猪肉及药材熟烂，加盐、味精少许拌匀即成。

【功效】清心润肺，益气安神。

【适用】熬夜后干咳、失眠、心烦、心悸等症。

5. 崩漏（功能失调性子宫出血）药膳

功能失调性子宫出血简称功血，是指妇女不规则阴道出血，多因卵巢功能异常引起，但无生殖器官的器质性病变，症状有月经周期紊乱或出血持续时间延长、经量增多，或突然大量出血或淋漓不断，可分排卵性和无排卵性功血。机体内外因素如过度紧张、环境改变、营养不良、代谢紊乱等通过大脑皮质引起下丘脑–垂体–卵巢轴的调节机制失常，进而影响到子宫内膜，可导致本病的发生。临床表现为子宫不规则出血，如月经量多、经期紊乱、淋漓不净、月经先期、经期紊乱、经期出血等。妇科检查多属正常范围。基础体温测定、宫颈黏液检查、子宫内膜活检有助于鉴别有排卵性与无排卵性功血。本病相当于中医学“崩漏”的范畴。

有排卵性功血，是指月经有一定规律性，但经量、经期、周期发生改变的疾病，是妇科常见病之一。主要是由于内分泌失调，雌、孕激素不足或激素水平失衡，而引起的非经期子宫内膜不规则脱落而形成的。可分为排卵期出血、黄体功能不足、黄体萎缩不全、子宫内膜修复不全等4种，分别相当于中医学中的“经间期出血”“月经先期”“经期延长”“月经过多”等。

无排卵性功血，是指由于调节生殖的神经内分泌系统的功能障碍，排卵功能失常或停止引起的子宫异常出血。临床主要表现为非行经期阴道大量下血或淋漓不净。多发于女性青春期和围绝经期。

（1）玉米须炖猪肉

【原料】玉米须30克，猪瘦肉120克，精盐、味精各适量。

【制作】将玉米须洗净，猪瘦肉切成薄片，一起放入陶瓷罐内，加水500毫升，上蒸笼蒸至猪肉熟透，加精盐、味精即成。

【功效】神中益气，清血热。

【适用】血热型崩漏。

（2）艾叶阿胶汤

【原料】艾叶15克，阿胶粒20克，水适量。

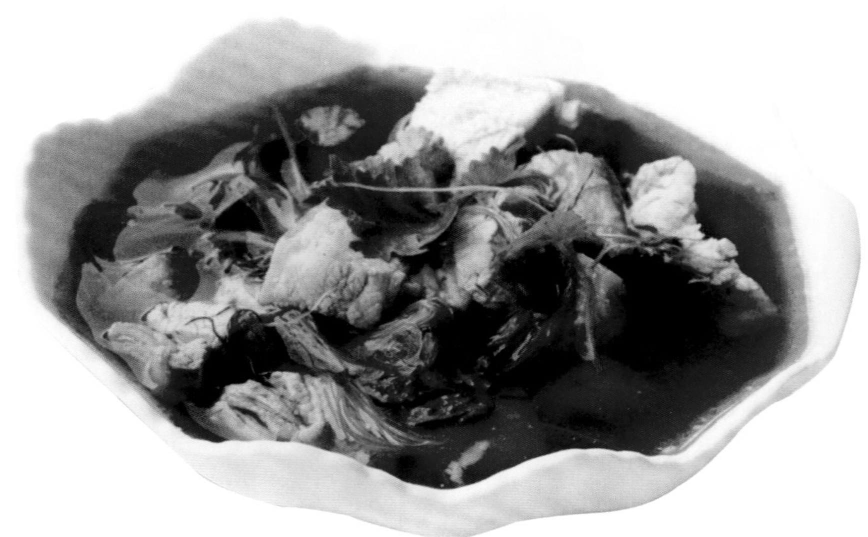
玉米须炖猪肉

【制法】艾叶入锅加清水，武火煮沸后改文火熬1～2小时，加入捣碎的阿胶粒，边煮边搅匀至阿胶溶化后服。

【功效】温经祛寒，养血止血。

【适用】虚寒型月经过多、崩漏，症状特征为月经量多、色淡红质稀薄，或夹清稀白带、腰酸腹痛、得温痛减、下腹空坠感、畏寒、四肢发冷、喜食热饮、口干不渴、大便溏薄、小便清长、疲倦喜卧等。需要注意的是，脾胃虚弱者不宜多食。

（3）猪肉藕片汤

【原料】猪肉、鲜藕片各120克，生油15毫升，精盐、味精各适量。

【制法】将猪肉切成3厘米长的片，将锅放在旺火上，加入生油烧热，先下猪肉片，煸炒片刻后加入鲜藕片及精盐炒5分钟，调入味精，出锅即成。

【功效】清热凉血，调经。

【适用】血热实热型月经先期，症状特征为月经提前7日以上、量多、色深

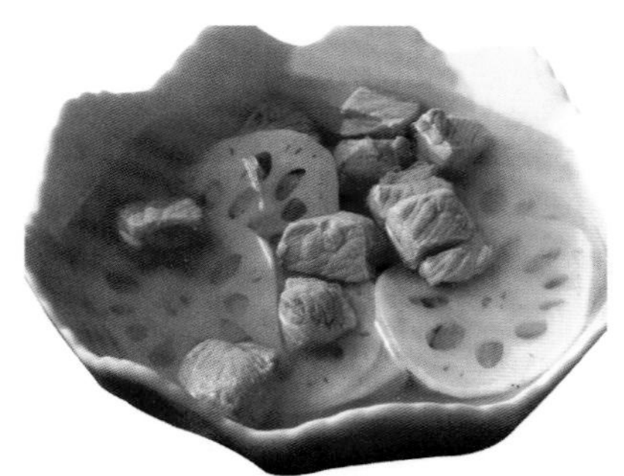
猪肉藕片汤

红、口干口渴、口唇红、大便干结、小便赤短、自觉热盛。

（4）萝卜大枣猪肉汤

【原料】大枣、萝卜各30克，猪瘦肉150克，盐、姜、葱、味精各适量。

【制法】将猪瘦肉洗净切片，大枣去核洗净，萝卜洗净切块。将肉片、大枣、萝卜同入锅内，加水适量，放入所有调味料煮熟即成。

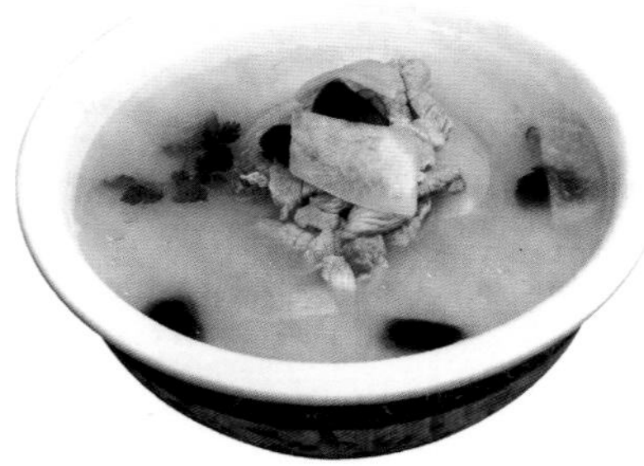
萝卜大枣猪肉汤

【功效】活血去瘀，调经止血。

【适用】血瘀型排卵期出血，症状特征为阴道出血量少、色暗红、伴下腹胀痛。

（5）鸡血藤黑豆瘦肉汤

【原料】鸡血藤、黑豆各30克，瘦猪肉片120克，水适量。

【制法】将鸡血藤、黑豆、瘦猪肉片，同入锅，加适量清水，武火煮沸后改文火煲2小时，调味即成。

【功效】养血活血，调经止痛。

【适用】血虚瘀阻型月经不调、痛经，症状特征为面色苍白、月经不调、经行腹痛、量少有瘀块，甚至闭经。

（6）木耳大枣瘦肉汤

【原料】黑木耳30克，瘦猪肉250克，大枣6枚，水适量。

【制法】将黑木耳用清水浸发、去蒂；瘦猪肉切块；大枣去核。全部用料一并入锅，加适量清水，武火煮沸后改文火煲2小时，调味即成。

【功效】养血止血。

【适用】血虚型月经量多，症状特征为眩晕、月经量多色淡、漏下不绝、形体虚弱、面色苍白、食欲减退，亦可用治缺血性贫血、产后贫血等症。

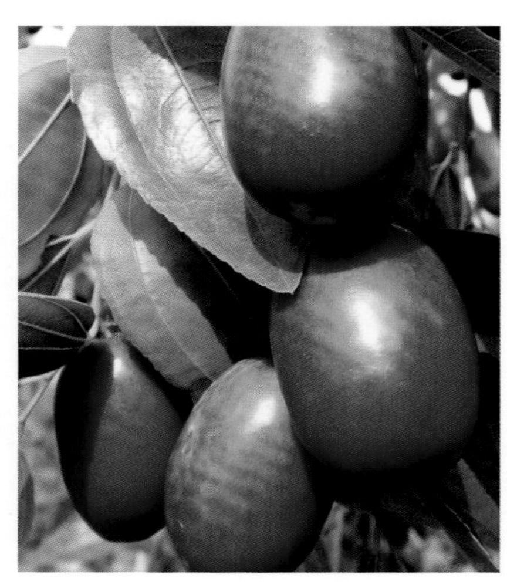
大枣

（7）归芪炖乌鸡

【原料】黄芪20克，当归、茯苓各10克，乌骨鸡1只。

【制法】将黄芪及当归、茯苓纳入乌骨鸡的腹内，放入沙锅煮，武火煮沸后改文火煲2～3小时，煲至烂熟，去掉药渣，调味即成。

【功效】益气养血，调经。

【适用】气血亏虚型月经先期，症状特征为月经提前7日以上、量少色淡、面色苍白无华、神疲喜卧。

（8）胶艾炖羊肉

【原料】鲜嫩羊肉块250克，阿胶（打碎）、祈艾叶各12克，生姜4片，沸水适量。

【制法】将鲜嫩羊肉块、阿胶、祈艾叶、生姜同入炖盅，加适量沸水，炖盅加盖，隔水文火炖3小时，调味服食。

【功效】养血补肝，固崩止血。

【适用】虚寒型无排卵性功血，症状特征为体倦乏力、腰膝酸软、月经不调、经行量多、色淡红、淋漓不止、头晕心悸、面色无华。

（9）卷柏芹菜鸡蛋

【原料】鸡蛋2个，鲜卷柏、鲜芹菜各30克。

【制法】将鸡蛋煮熟去壳，与鲜卷柏、鲜芹菜同煮10分钟，去渣，喝汤食蛋。

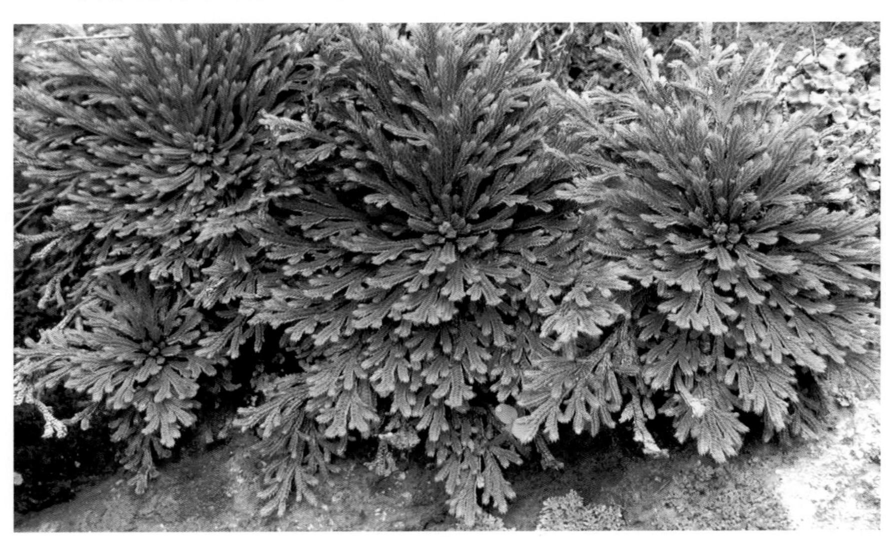

卷柏

【功效】行血化瘀，育阴养血。

【适用】血热有瘀型无排卵性功血，症状特征为阴道出血无规律、时出时止、良久方来、淋漓难止、出血量多、色深红或紫红、黏稠多块、下腹疼痛、腰腹疼痛、口干口渴、烦躁易怒、大便干结、小便短黄。

（10）香菇蒸蚌肉

【原料】香菇20个，鲜蚌3个，生姜15克，葱2茎，生姜汁、食盐、淀粉、米酒各适量。

【制法】将香菇去蒂，清水浸泡发大，切丝；鲜蚌取肉；生姜去皮，榨汁；葱去须，切粒。用生姜汁、食盐、淀粉、米酒拌蚌肉后，加入香菇丝、葱粒，文火隔水蒸熟。

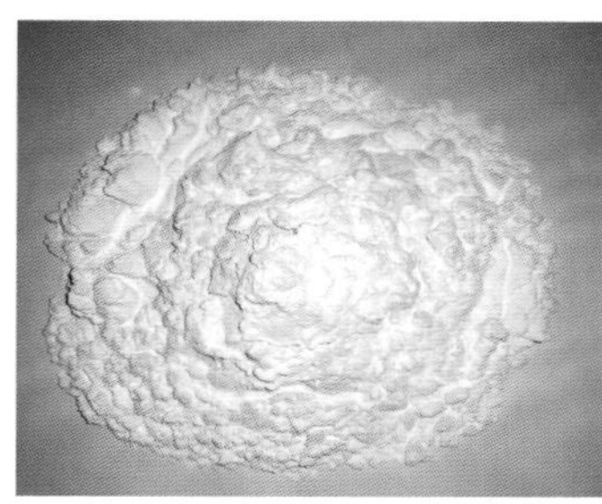

淀粉

【功效】滋阴清热，调经止血。

【适用】阴虚内热型经期延长，症状特征为经来持续不断、淋漓10余日方止、色鲜红、质稠，伴两颧潮红、五心烦热、口干咽燥。

（11）鹿胶党参炖鸡肉

【原料】鸡肉（去皮）250克，鹿胶15克，党参30克，生姜10克，大枣（去核）4枚，水适量。

【制法】将鸡肉、鹿胶、党参、生姜、大枣，同入炖盅，加适量沸水，盖好盅，隔沸水炖1小时。

【功效】补肾益精，固崩止血。

【适用】久病伤肾、肾阳不足、精血虚少型无排卵性功血，症状特征为阴道出血无规律、量多、淋漓不尽、下腹冷痛、腰膝酸软、头晕乏力，亦可用于阳虚、精血不足型有排卵性功血、贫血、围绝经期综合征。

（12）百草霜鸡蛋

【原料】鸡蛋3个，百草霜10克。

【制法】鸡蛋打碎后与百草霜调匀，干炒熟。

【功效】止血，润燥，和营。

【适用】阴虚血少型无排卵性功血，症状特征为阴道出血淋漓不尽、量少、色鲜红、口干咽燥、手足心发热、盗汗、心烦失眠。

（13）海参猪蹄煲

【原料】水发海参250克，猪前蹄2个，水适量。

【制法】水发海参切条，猪前蹄去毛、蹄甲后切大块，同入锅，加适量水武火煮沸后改文火炖3～3.5小时，调味即成。

【功效】补益气血。

【适用】血虚型月经过多，症状特征为月经量多、色淡红、稀薄或夹清稀白带、腰酸腹痛、下腹空坠感、四肢乏力、面色无华、爪甲不红润、口干不渴、疲倦喜卧。

（14）核桃腰花

【原料】猪腰（猪肾）2个，杜仲、核桃仁各30克，盐适量。

【制法】将猪腰、杜仲、核桃仁均切片。杜仲入锅，加适量水，置武火上烧沸，去渣取汁，用汁煮猪腰、核桃仁至熟透，加适量盐即可。

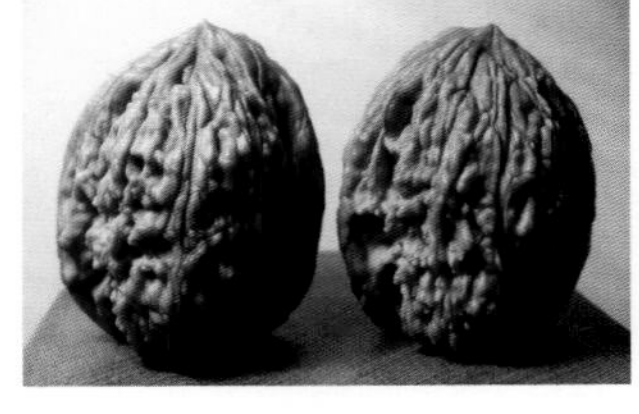

核桃

【功效】温补肾阳，调经止血。

【适用】肾阳虚型无排卵性功血。

（15）牛肾粥

【原料】牛肾1个，阳起石200克，粳米100克，水1600毫升，葱白、盐、葱花、味精各适量。

【制法】将牛肾剖为2片，去白膜筋，细切；葱白切成细末。阳起石砸碎，用纱布包扎入锅，加水煮汁至800毫升时，去渣取汁，与粳米、牛肾同煮，文火煮至极烂时，放盐、葱花、味精拌匀即成。

【功效】温补命门，壮阳补肾。

【适用】阳虚宫冷型月经不调，症状特征为月经提前或推迟7日以上、畏寒肢冷、面色苍白无华、下腹或腰部冷痛、大便溏泻、小便清长。

（16）蒸乌骨鸡

【原料】乌骨鸡1只，艾叶20克，黄酒30毫升，水500毫升，盐少许。

【制法】乌骨鸡放血，去毛、内脏，与艾叶、黄酒共加水，隔水蒸至烂熟。可加盐少许。

【功效】补虚温中。

【适用】气血亏虚型功血，月经过多，症状特征为月经量多、色淡红或红、疲倦乏力、经期达7日以上不止、面色无华、爪甲欠红润、头晕头痛、性静喜卧。需要注意的是，血热妄行者不宜食用。

（17）参芪毛豆角

【原料】毛豆角500克，太子参、黄芪各10克，盐少许，水适量。

【制法】将毛豆角、太子参、黄芪、盐同时入锅，加适量水，中火煮1～1.5小时。豆熟后，剥开毛豆皮，食种仁。

【功效】补气。

【适用】气虚型月经过多，症状特征为月经量过多、血色淡质稀、面色苍白无华、气短乏力、小腹空坠感、形体虚弱、食欲不佳、疲倦乏力。

（18）蚌肉白果汤

【原料】蚌肉100克，黄芪60克，白果肉、党参各15克，盐适量。

【制法】将蚌肉、黄芪及白果肉、党参同入炖盅，加适量水，文火炖熟后调盐。

【功效】补气摄血。

【适用】脾气亏虚型月经过多，症见月经量多、质稀、疲倦乏力、白带清长稍多。

（19）参芪白莲粥

【原料】党参、生黄芪各30克，水1升，大枣（去核）15个，白莲米（去心）、粳米各60克。

【制法】将党参、生黄芪加入清水，文火煮取汁液200毫升，去渣，与大枣及白莲米、粳米共煮成粥。

【功效】益气摄血调经。

【适用】气虚型月经先期，症状特征为月经提前7日以上、量多色淡、气短乏力、倦怠懒言、面色偏白。

（20）鲫鱼当归散

【原料】活鲫鱼1尾（250克以上），当归10克，血竭、乳香各3克。

【制法】活鲫鱼去内脏、留鳞，当归及血竭、乳香入鱼腹，以净水和泥包裹鱼身，烧黄，去泥研粉。

【功效】祛瘀生新，止血。

【适用】血瘀型功血，症状特征为月经淋漓不尽达7日以上，或月经量多、色鲜红或暗红、血块多或大、下腹疼痛、腰酸、经前为甚、乳房或有胀痛。

（21）藕节瘦肉汤

【原料】老藕250克，瘦猪肉200克，水适量。

【制法】老藕、瘦猪肉加水共煮汤。

【功效】清热凉血，止血。

【适用】血热实热型月经过多，症状特征为月经量多、色鲜红或紫红，伴口舌生疮或大便干结、口干渴。

（22）乌贼鱼墨囊散

【原料】新鲜乌贼鱼之墨囊适量。

【制法】将完整新鲜乌贼鱼之墨囊烘干研细末。每次服1克，每日2次。

【功效】补虚止血。

【适用】气虚失摄型无排卵性功血，症状特征为阴道出血毫无规律、时出时止、良久方来、淋漓难止、血色淡红或鲜红、血块少或无血块、疲倦乏力、面色萎黄或苍白、食欲欠佳、少气懒言、动则气短。

（23）桃仁粥

【原料】核桃仁10克，粳米250克。

【制法】将核桃仁10克去皮研碎，与粳米同入锅，加入适量清水，武火煮沸后改文火熬1～2小时至米烂，加红糖调味即成。

【功效】活血化瘀。

【适用】血瘀型月经过多，症状特征为月经出血量多、色暗红、黏稠有块、经前或经行时乳房或下腹或胀或痛、经后自行缓解或血块出尽后腹痛减轻。

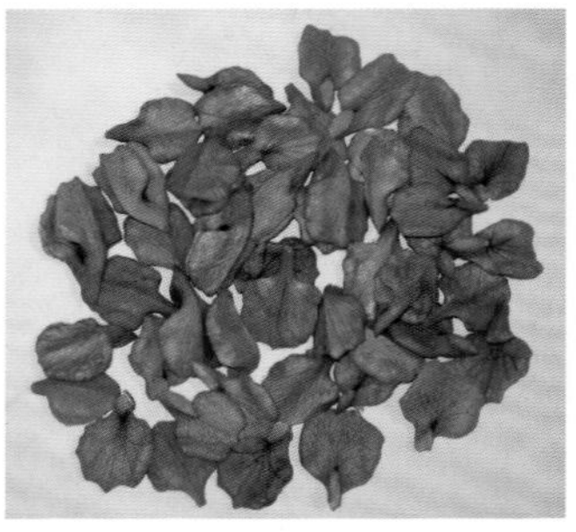

核桃仁

（24）木耳粥

【原料】黑木耳（或银耳）5克，大枣5枚，粳米100克，冰糖、水各适量。

【制法】黑木耳放温水中浸泡，发后去蒂、杂质，撕碎，与大枣、粳米同入锅，加适量水煮成粥，武火煮沸后改文火煮烂，加入适量冰糖至溶化。

【功效】滋阴润肺，补脾和胃。

【适用】脾虚型无排卵性功血，症状特征为阴道出血毫无规律、血色淡红或鲜红、血块少或无血块、疲倦乏力、面色萎黄或苍白、食欲欠佳、懒言少动。需要注意的是，孕妇，感冒发热者不宜服用。

（25）大枣玉粒羹

【原料】大枣（去核）10枚，鲜莲藕（去皮切粒）半节，粳米200克，水、砂糖适量。

【制法】将大枣、鲜莲藕、粳米置入沙锅内，加入适量清水，大火煮沸后改文火熬至羹黏稠枣软，加砂糖适量调味即成。

【功效】养血调经。

【适用】青春期无排卵性功血。

（26）党参生蚝瘦肉汤

【原料】党参30克，生姜4片，牡蛎肉250克，瘦猪肉250克，水适量。

【制法】将党参、生姜、牡蛎肉放入沸水中略煮，取出；瘦猪肉切大块。全部用料入锅，加适量清水，武火煮沸后改文火煲2小时，调味即成。

【功效】滋阴补血，健脾和胃。

【适用】久病阴血亏虚型无排卵性功血，症状特征为崩漏失血、体虚少食，或经行色淡、量多不止、面色苍白、眩晕心悸。亦可用于不良性贫血，症见血虚皮肤枯槁。

（27）岗稔塘虱鱼汤

【原料】塘虱鱼250克，岗稔子30克，生姜5片，水适量。

【制法】塘虱鱼活剖，去肠脏，下入油锅爆至微黄，再与岗稔子、生姜同入锅，加适量清水，武火煮沸后改文火煲2小时，调味即成。

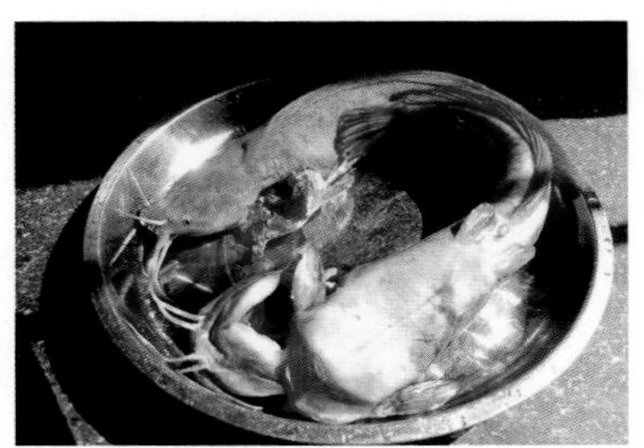

塘虱鱼

【功效】养血补肾，固崩止血。

【适用】肾虚血少型无排卵性功血，症状特征为阴道出血量多、经久不止、腰膝酸软、头晕眼花、夜多小便。

（28）莲肉粥

【原料】莲子30克，大米50克，水适量。

【制法】将莲子放入沙锅，加水适量炖20分钟，再放入大米煮粥。

【功效】补脾养血，调经。

【适用】脾虚型无排卵性功血，症状特征为阴道出血毫无规律、血块少或无血块、疲倦乏力、面色萎黄或苍白、食欲欠佳、懒言少动。

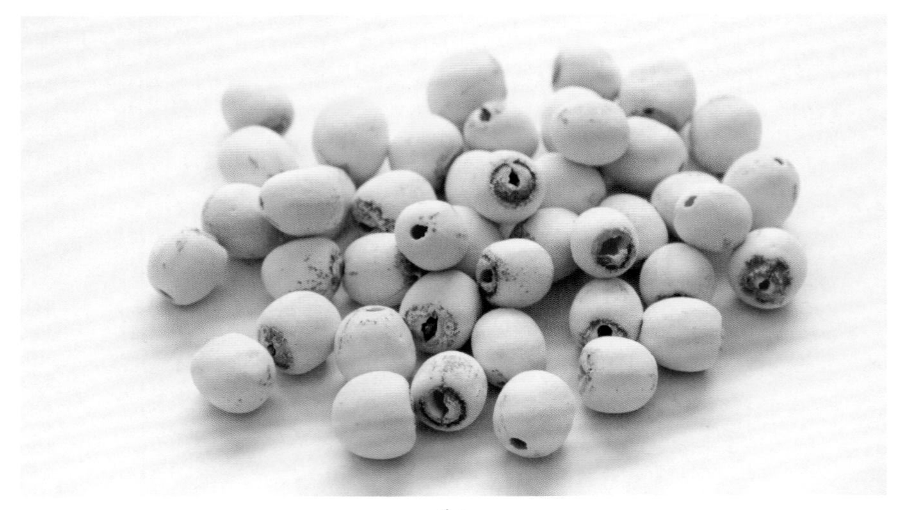

莲子

6. 妊娠恶阻（呕吐）药膳

妊娠恶阻是指孕妇在妊娠早期发生早孕反应比较严重，恶心呕吐频繁，以致不能进食的疾病。妊娠恶阻一旦发生，常引起孕妇体内电解质平衡失调，继而导致酸中毒。病因未明，多数观点认为与血中的绒毛膜促性腺激素水平急剧上升对胃黏膜的刺激有关。精神紧张会加重该病。本病属于中医学"妊娠恶阻"的范畴，认为主要因为孕妇脾胃虚弱或肝气犯胃，引起胃气上逆而导致呕吐。

（1）豆蔻肉片

【原料】豆蔻3克，生姜6克，瘦猪肉60克，食油、盐少许。

【制法】将豆蔻研细末，生姜切碎丝，瘦猪肉切小块。锅内放食油少许，武火炒肉片，加盐，快熟时投入豆蔻末，生姜丝炒匀。

【适用】脾胃虚弱型妊娠剧吐。

（2）白术鲫鱼粥

【原料】白术10克，鲫鱼30～60克，粳米30克，盐或糖适量。

【制法】将白术放锅中水煎取汁。鲫鱼与粳米煮成粥，入药汁和匀，调盐或糖。

【功效】健脾和胃，安胎。

【适用】脾胃虚弱型妊娠剧吐，症状特征为呕吐胃容物，食入即吐，早晨呕吐甚于下午，食欲不佳。

（3）海橘饼

【原料】胖大海、广柑各500克，甘草、白糖各50克。

【制法】将胖大海、甘草加水炖成茶。广柑去皮、核，放小锅内，加白糖淹渍1日，至广柑浸透糖，加适量清水，文火熬至汁稠，停火。再将广柑肉压成饼，加白糖搅匀倒盘，通风阴干装瓶。每日5～7瓣，用已做好的胖大海甘草茶冲服，每日3次。

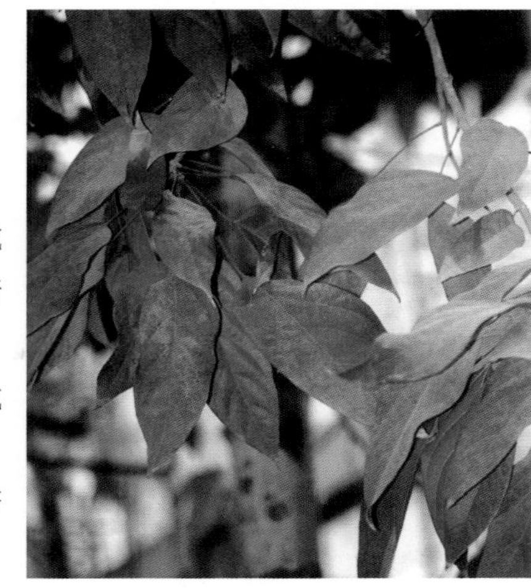

胖大海

【功效】清热，燥湿，化痰。

【适用】痰热或胃热型妊娠呕吐。

（4）陈皮炒鸡蛋

【原料】陈皮、生姜各15克，葱2茎，鸡蛋2个，食盐适量。

【制法】将陈皮用冷水浸软，切细丝；生姜去皮、磨浆、榨汁；葱去须根、切粒。鸡蛋打破，去壳，拌成匀浆，再入姜汁、陈皮丝、葱粒、食盐调

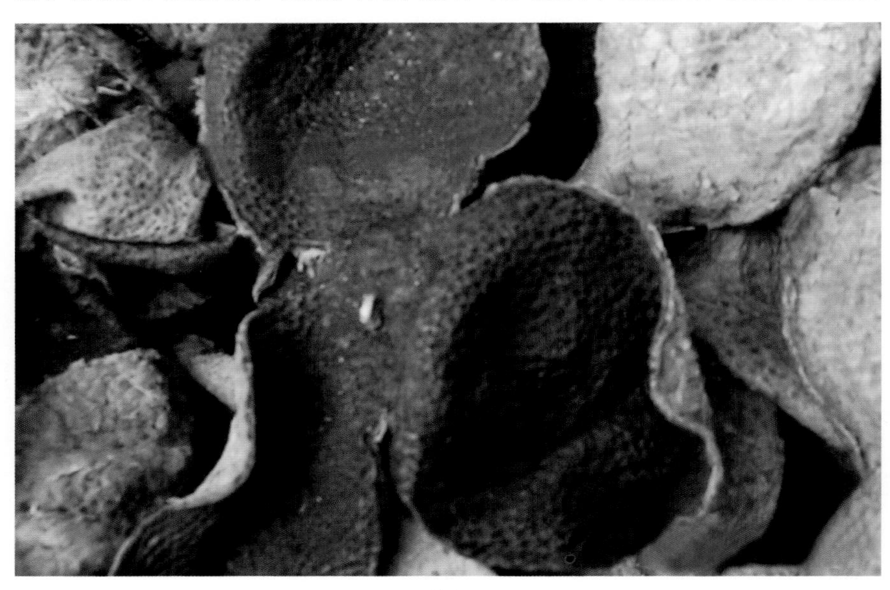

陈皮

匀，武火起油锅，下鸡蛋炒至刚熟。

【功效】健脾化痰，下气止呕。

【适用】脾胃虚弱型妊娠呕吐，症见妊娠早期恶心呕吐、食欲不振、四肢倦怠、腹胀满闷。

（5）芫荽鱼片汤

【原料】精鱼肉100克，生姜丝（去皮）、鲜紫苏叶丝各10克，鲜芫荽（切碎）50克，水、食盐、生油、味精、酱油各适量。

【制法】将精鱼肉切薄片，用适量食盐、生油、生姜丝、鲜紫苏叶丝、酱油腌制10分钟。锅内放适量清水煮沸，加入腌过的鱼片，文火煮至刚熟，入鲜芫荽、食盐、味精调味即成。

【功效】暖胃和中，行气止呕。

【适用】肝胃不和型妊娠呕吐，症状表现为妊娠期恶心呕吐、呕吐苦水，伴胀脘闷等。

（6）砂仁瘦肉汤

【原料】春砂仁10克，瘦肉500克，生姜3片。

【制法】将春砂仁、瘦肉、生姜同入锅，加适量水，按常法煲汤。每日服1剂，分2～3次服完。

【适用】脾胃气虚气滞型妊娠剧吐。

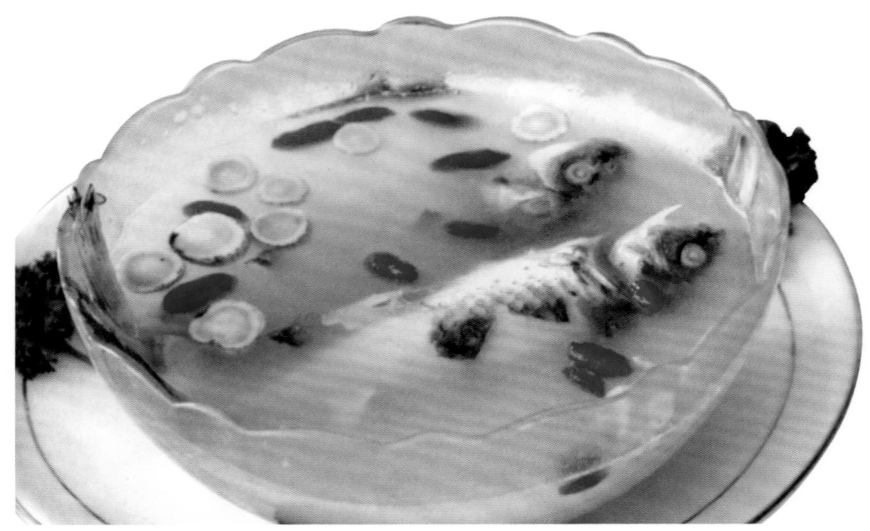

砂仁鲫鱼汤

（7）砂仁鲫鱼汤

【原料】鲫鱼2尾，生姜6片，紫苏叶15克，砂仁6克。

【制法】将鲫鱼活剖，去鳞、鳃、肠脏，下油锅用姜爆至微黄，加适量清水，武火煮沸后改文火煲30分钟，投紫苏叶、砂仁再煲20分钟，调味即成。

【功效】健脾行气，和胃止呕。

【适用】脾虚气滞型妊娠呕吐，症见妊娠后恶心欲吐、食欲减退、脘腹胀闷、怠倦乏力，亦可用于急性胃炎、水土不服之呕吐。

（8）鲜芹菜根汤

【原料】鲜芹菜根10克，甘草15克，鸡蛋1个。

【制法】鲜芹菜根、甘草煎汤，沸后磕入鸡蛋。

【功效】清热降逆。

【适用】妊娠后反胃。

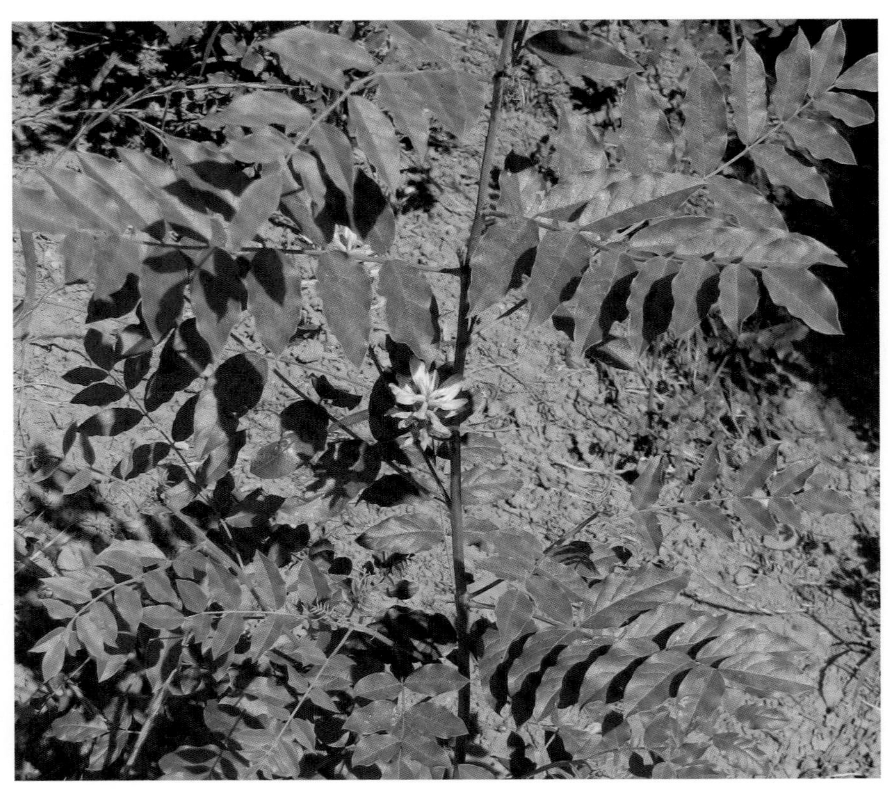

甘草

7. 妊娠水肿病药膳

妊娠水肿是指妊娠后肢体面目等部位发生水肿。本病的发生主要是因身体脾肾阴虚，孕后更感不足，脾阳虚不能运化水湿，肾阳虚则上不能温煦脾阳，下不能温化膀胱，水道不利，泛溢肌肤，遂致水肿。此外，胎气壅阻、气机滞碍、水湿不化也造成肿胀。

（1）黑豆鲤鱼汤

【原料】鲤鱼1条，黑豆30～50克。

【制法】先将鲤鱼去鳞及肚肠，将黑豆放入肚中缝合，用水煮至鱼烂豆熟成浓汁即可。

【适用】妊娠水肿，或由阳气不足、水液潴留而引起的头面及脘腹肿胀、小便不利、畏寒喜暖等病。

（2）鹿头肉粥

【原料】鹿头肉150克，蔓荆子15克，高良姜、香子(炒)各10克，粳米100克。

【制法】将蔓荆子、高良姜、香子捣末。先煮鹿头肉，熟后下粳米与药末同煮粥，临熟，少加佐料调和即成。

【用法】分作3次食，1日食尽。

【功效】益气健脾，利湿消肿。

【适用】妇女妊娠四肢虚肿、喘急胀满。

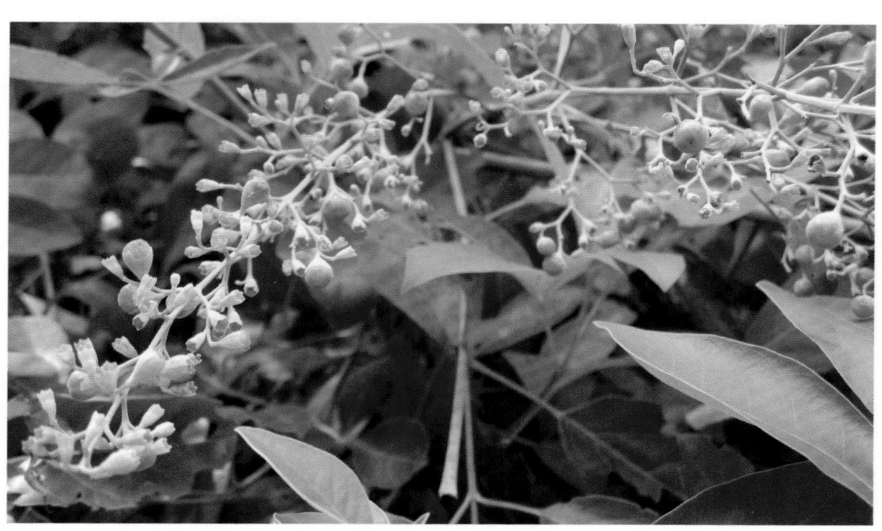

蔓荆

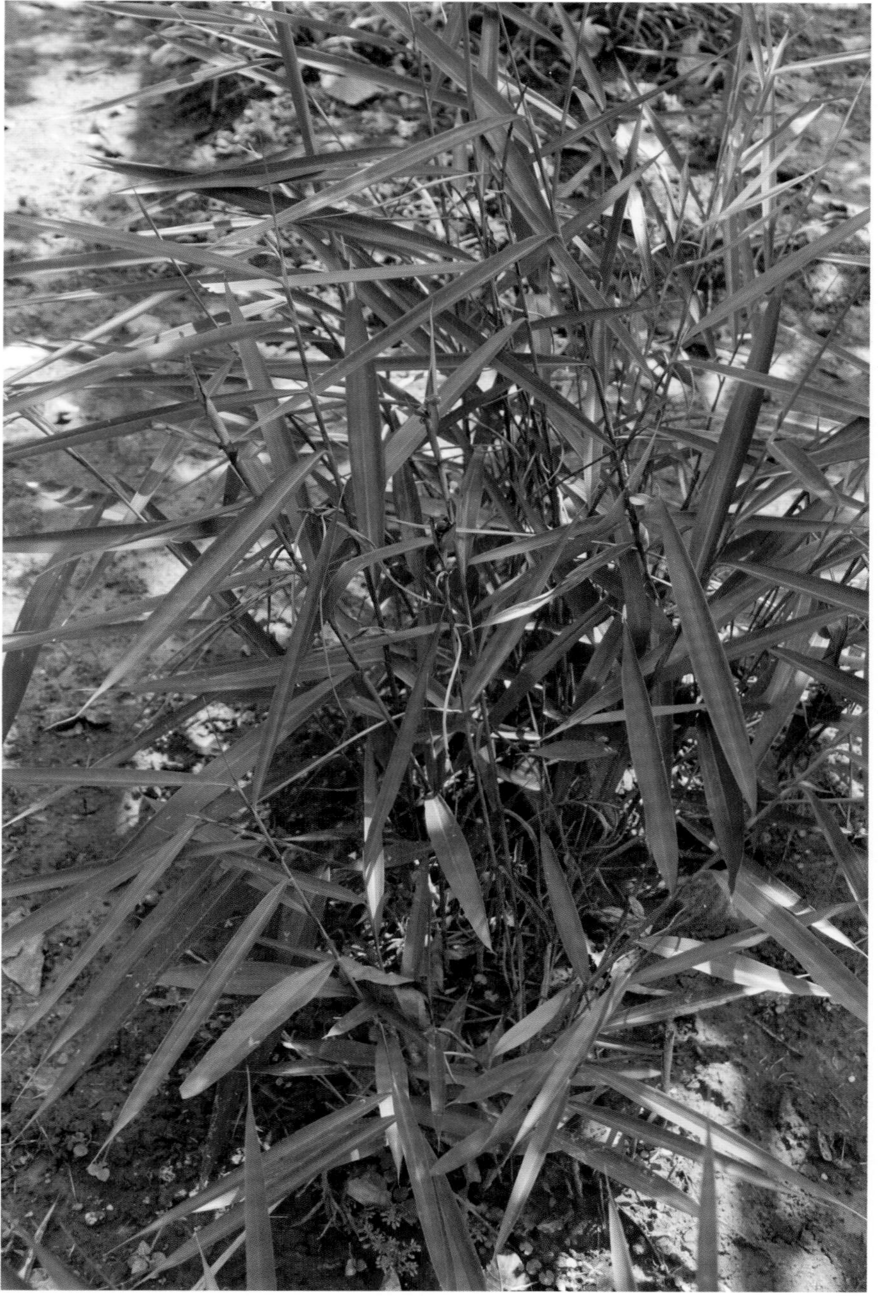

高良姜

（3）黑豆大蒜煮红糖

【原料】黑豆100克，大蒜、红糖各30克。

【制法】将炒锅放旺火上，加水1000毫升煮沸后，倒入黑豆(洗净)、大蒜(切片)、红糖，用文火烧至黑豆熟即可。

【用法】每日2次。一般用5～7次有效。

【功效】健脾益胃。

【适用】肾虚型妊娠水肿。

（4）鲤鱼煮冬瓜

【原料】鲤鱼头1个，冬瓜90克。

【制法】将鱼洗净去鳃，冬瓜去皮切成块，把沙锅放在文火上，倒入鲤鱼、冬瓜，加水1000毫升煮沸，待鲤鱼熟透即可。

【用法】一般服5～7次有效。

【功效】利水消肿，下气通乳。

【适用】脾虚型妊娠水肿。

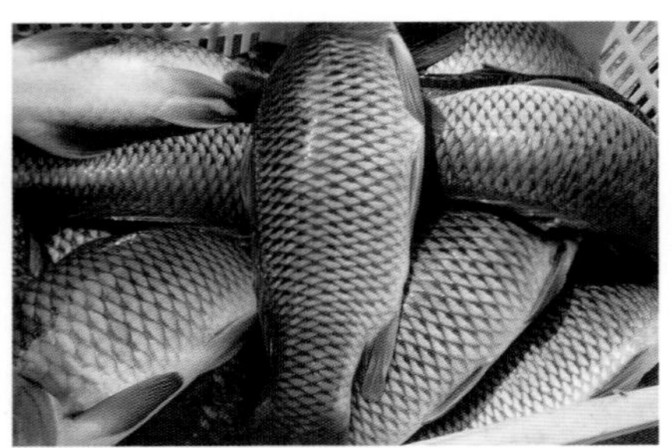

鲤鱼

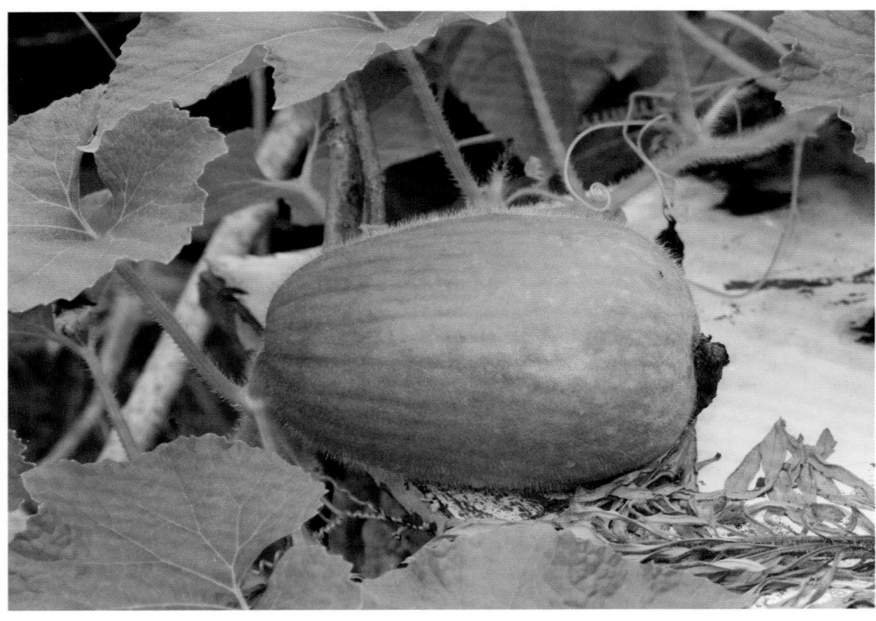

冬瓜

卷五

少小婴孺方

【本篇精华】

1. 介绍婴幼儿发育过程及注意事项。
2. 论述小儿出生时的注意事项。
3. 介绍小儿惊痫的症状及治疗方法。
4. 介绍小儿患客忤病的原因及治疗方法。
5. 介绍小儿患伤寒、咳嗽、腹胀等各种病症的原因及治疗方法。

序例第一

【原文】→【译文】

凡儿生三十二日始变，变者身热[①]也。至六十四日再变，变且蒸，其状卧端正也。至九十六日三变，定者候丹孔出而泄。至一百二十八日四变，变且蒸，以能咳笑也。至一百六十日五变，以成机关也。至一百九十二日六变，变且蒸，五机成[②]也。至二百二十四日七变，以能匍匐也。至二百五十六日八变，变且蒸，以知欲学语也。至二百八十八日九变，以亭亭然也。凡小儿生至二百八十八日九变四蒸也，当其变之日，慎不可妄治之，则加其疾。

变且蒸者是儿送迎月也，蒸者甚热而脉乱，汗出是也。近者五日歇，远者八九日歇也。当是蒸上不可灸刺妄治之也。

小孩出生32日就开始变，即身体发热。到了64日第二变，并伴随着蒸，症状是端正睡卧。到96日第三变，定者候丹孔出而泄。到128日第四变，变伴着蒸，于是孩子能够笑着应和人。到160日第五变，孩子身体的关节已能发挥功能。到192日第六变，变伴有蒸，孩子五脏已长成。到224日第七变，能够匍匐前行。到256日第八变，变伴有蒸，此时孩子开始学习说话。到288日第九变，孩子就可以站了。小孩在出生后288日，就已有九变四蒸，在变的日子里，不可妄加施治，以避免加重病症。变且伴有蒸的，则是小孩的送迎月份。蒸表现为发热且脉象乱，出汗的症状，短的5日就消，长的八九日就消。在孩子蒸的日子里，万不能妄用艾灸针刺治疗。

黑　散

治小儿变蒸中挟时行温病，或非变蒸时而得时行者方。

麻黄、杏仁（各半两）、大黄（六铢）。

上三味，先捣麻黄大黄为散，再研杏仁如脂，乃细细纳散，又捣，令调和纳密器中。一月儿服小豆大一枚，以乳汁和服，抱令得汗，汗出温粉粉之，勿使见风。百日儿服如枣核，以儿大小量之。

黑　散

治疗小孩变蒸期间伴有时下流行的温病，或在非变蒸期间患有时下流行的热病。

麻黄、杏仁各0.5两，大黄6铢。

以上3味药，先将麻黄、大黄捣为细末，再将杏仁研制成膏，细细放入麻黄、大黄细末，再捣研均匀，放入密闭容器中。1个月大的小孩服用小豆大小的1枚，用乳汁拌和服下，并抱紧小孩让他出汗，汗出后扑上温粉，不要让孩子见风。百日的小孩服用如枣核般大小的量。根据孩子的大小来决定药量。

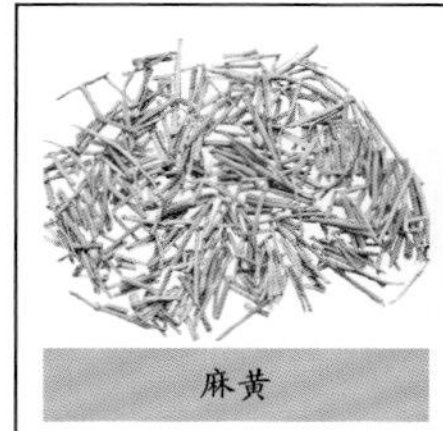
麻黄

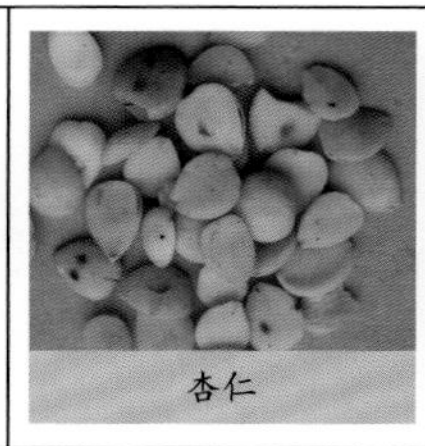
杏仁

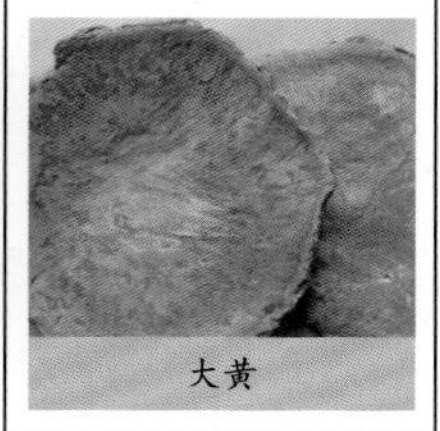
大黄

【注释】

①身热：身体发热。

②五机成：五脏已长成。

【养生大攻略】

小儿病愈初期忌多食

不少家长都有这种习惯：小儿刚病愈，就千方百计想让孩子多吃一些东西，以便尽快补充营养。这种想法虽然是可以理解的，但其实并不是正确的。

孩子刚刚病愈，虽然体温等一些表面现象正常了，但其体内的脏器（例如胃、肠等）功能尚未恢复正常，分泌的消化酶尚不足，消化和吸收能力还比较低。这时如果多吃食物，特别是多吃一些难以消化的高蛋白、高脂肪、高糖食物，必然会加重胃肠负担，不但一时难以消化，而且会造成短期内厌食，这就达不到加快给孩子补养的目的，相反会影响孩子身体康复。

因此，当小儿疾病初愈后，不但不应让其多食，而且应该暂时限制其食量，让其适当吃些易于消化的稀粥、蛋汤类食物。随着身体状况的不断好转，再让其逐渐增加食量。

初生出腹第二

【原文】→【译文】

小儿初生，先以绵裹指[①]，拭儿口中及舌上青泥恶血，此为之玉衡。若不急拭，啼声一发，即入腹成百疾矣。

儿生落地不作声者，取暖水一器灌之，须臾当啼。儿生不作声者，此由难产少气故也，可取儿脐带向身却捋之，令气入腹，仍呵之至百度[②]，啼声自发；亦可以葱白徐徐鞭之，即啼。

小儿刚生下来，在发啼声之前，应该赶紧用棉布缠住手指，拭去他口中和舌上如青泥样的恶血，这称为玉衡。如果不赶紧拭去，等孩子啼声一发，便会将其吞入腹中而滋生百病。

小儿落地不哭的，取少量热水灌进去，很快就会出声了。小儿生下来不出声，是由于难产少气，可将婴儿的脐带在他身上向后捋捋，让气吸入腹内，并朝他呵气百来次。啼哭声很快就会响起，或用葱白慢慢鞭打他，便立即会有啼声。

浴儿法

凡浴小儿汤极须令冷热调和，冷热失所，令儿惊，亦致五脏之疾也。凡儿冬不可久浴， 浴久则伤寒。夏不可久浴，浴久则伤热。数浴背冷，则发痫。若不浴，又令儿毛落。新生浴儿者，以猪胆一枚，取汁投汤中以浴儿，终身不患疮疥。勿以杂水浴之。

浴儿法

给小儿洗浴的水，一定要保证冷热适中，否则会使小儿受惊，甚至导致小儿五脏生病。另外无论在冬天还是夏天，小儿都不能久浴，冬天洗浴时间长了容易受伤寒，而夏天则会伤热。洗浴次数太多会使小儿背部受冷而发为癫痫。

但是如果不洗，又会使小儿毛发脱落。给新生儿洗浴时，应取一枚猪胆，将胆汁倒入水中，再用此水给小儿洗浴，可使小儿终生不患疮疥。切记不要用杂水给小儿洗浴。

【注释】

①绵裹指：用棉布缠住手指。

②百度：百来次。

【养生大攻略】

1. 忌给新生儿裹成“蜡烛包”

新生儿一出生，人们习惯用被子或布单将其包得紧紧的，除脑袋以外，手、脚、躯干都紧紧地包在里面，外面还要用带子捆住。这种做法是非常不好的。

胎儿在母亲的子宫里四肢呈屈曲状态，出生后这种姿势还要维持一段时间，如果突然用包裹、捆绑的方法去改变这种姿势，会给婴儿带来很大的不适应，强制婴儿伸髋、伸膝，关节四周的韧带和肌肉都不能适应，影响了孩子的活动和生长发育，极容易造成孩子腋下、腹股沟、臀部等处的皮肤溃烂。另外，有一部分新生儿在胎内髋关节发育得不好，用“蜡烛包”还会造成髋关节脱位，这种病无痛苦，往往早期很少发现，只有当孩子开始独立走路时，才发现步态异常，但治疗起来已经比较麻烦了。因此，要废除传统的包裹方法，使新生儿保持自然体位。

2. 忌忽视新生儿腹部保暖

新生儿出生以后，肠胃就在不停地蠕动着，当腹部受到寒冷的刺激时，肠蠕动就会加快，内脏肌肉呈阵发性强烈收缩，因而发生阵发性腹痛。新生儿则表现为一阵阵哭啼，进食减少，腹泻便稀，便中常常有奶瓣。由于寒冷的刺激，男孩易发生提睾肌痉挛，使睾丸缩到腹股沟或腹腔内，即人们常说的“走肾”，这时婴儿腹部疼痛转剧，表现为烦躁啼哭不止。

因此，不要忽视对新生儿平时腹部的保暖，即使是夏天，也应防止新生儿腹部受凉，不要让宝宝光着身子睡觉和玩耍，应用单层三角巾护腹，在农村穿兜肚就是很好的护腹办法，冬天应用棉围裙护腹。

惊痫第三

【原文】→【译文】

少小所以有痫病及痓病者，皆由脏气不平故也。新生即痫者，是其五脏不收敛，血气不聚，五脉不流[①]，骨怯不成[②]也，多不全育。其一月四十日以上至期岁而痫者，亦由乳养失理，血气不和，风邪所中也，病先身热，掣、惊啼叫唤而后发痫。

人在小时候之所以会有痫病以及痓病，都是因为脏气不平所致。有些小儿刚生下来就有痫病，是因为他的五脏没有收敛，血气没有凝聚，五脉不流通，骨节没有长成，身体还没有发育好。小儿在1个月或40日以上至1周岁内生痫病的，是由于乳养失调、血气不和、感受风邪的缘故。痫病发作时先是身体发热、筋脉抽搐、啼哭不止，然后开始发痫病。

大黄汤

治少小风痫积聚腹痛二十五痫方。

大黄、人参、细辛、干姜、当归、柑皮（各三铢）。

上六味㕮咀，以水一升煮取四合，服之如枣许大，日三。

大黄汤

治少小风痫，屈曲腹痛，积聚，二十五痫。

大黄、人参、细辛、干姜、当归、柑皮各3铢。

以上6味研细，加1升水煮取四合药汁，每次服用如枣子般大小，每日3次。

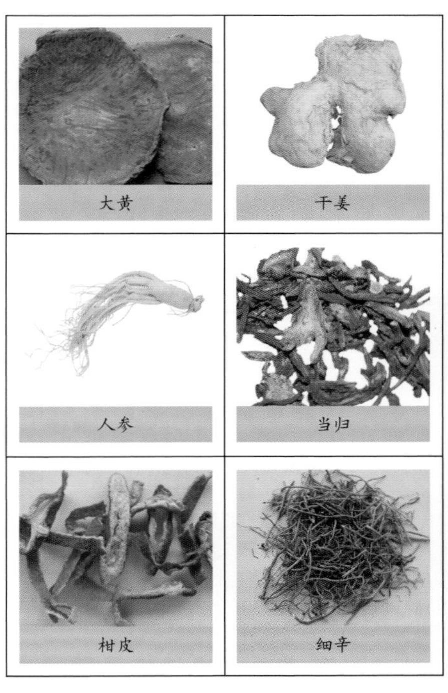

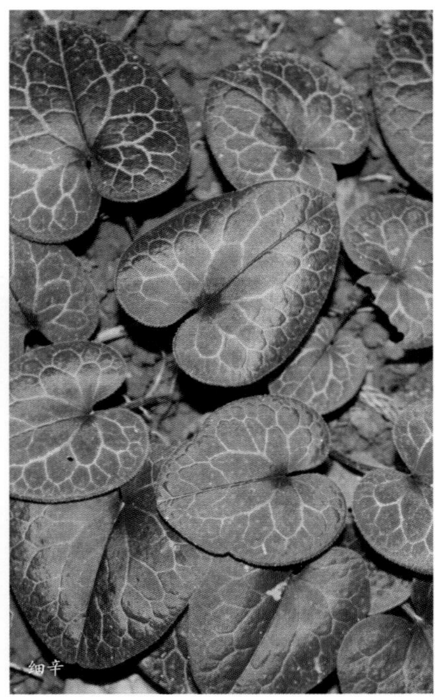

【注释】

①流：流通。

②骨怯不成：骨节没有长成。

伤寒第四

【原文】→【译文】

夫小儿未能冒涉[1]霜雪，乃不病伤寒也，大人解脱之久，伤于寒冷，则不论耳，然天行非节之气，其亦得之，有时行疾疫之年，小儿出腹，但患斑者也，治其时行节度，故如大人法，但用药，分剂少异，药小冷耳。

小儿未经历过霜雪，就不会生伤寒病。但若不按自然运行的节气规律，人也会受伤害。病疫流行的时节，小儿一生下来就患有斑的，和大人一样按照流行疾病的节度治疗，不过用药且稍有不同，药性稍冷而已。

麦冬汤

治小儿未满百日伤寒，鼻衄②身热呕逆方。

麦冬（十八铢）、石膏、寒水石、甘草（各半两）、桂心（八铢）。

上五味㕮咀，以水二升半，煮取一升，每服一合，日三。

麦冬汤

治小儿未满百日而伤寒，身体发热，鼻出血，呕逆。

麦冬18铢，石膏、寒水石、甘草各0.5两，桂心（肉桂）8铢。

以上5味药分别研细，加2.5升水煮取1升药汁，每次服用1合，每日3次。

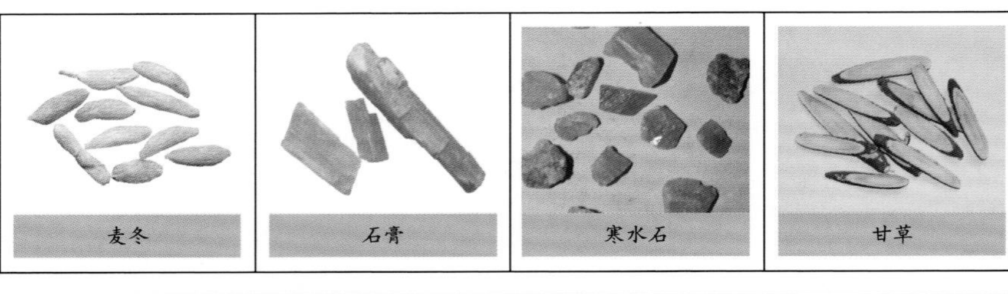

麦冬　石膏　寒水石　甘草

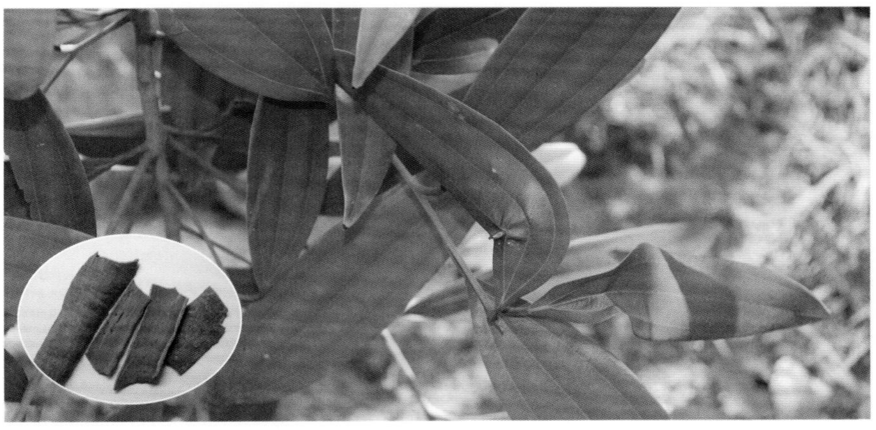

肉桂

【注释】

①冒涉：经历。

②鼻衄：鼻出血。

【养生大攻略】

1. 小儿感冒防治偏方

（1）桑叶生姜汤

【原料】冬桑叶9克，西河柳15克，生姜3片。

【制法】将冬桑叶、西河柳（柽柳）、生姜片用水同煎。

【用法】代茶频饮。

【功效】疏风散热。

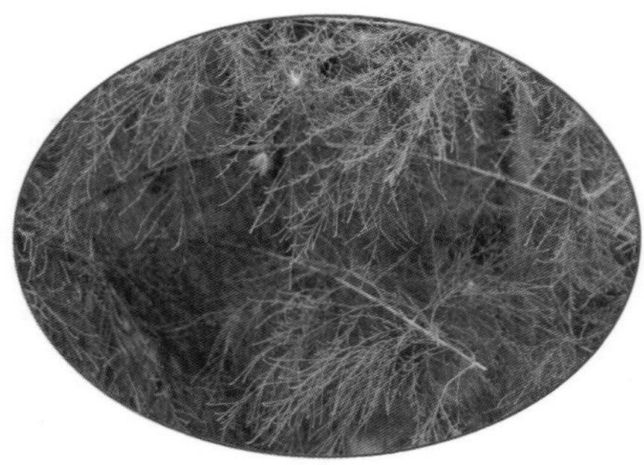

柽柳

【适用】小儿风热感冒，对发热、鼻塞无涕、咽喉肿痛等表征均有疗效。

（2）香荷饮

【原料】藿香、荷叶、生薏苡仁各10克，焦山楂6克。

【制法】上药水煎取药汁。

【用法】频服，每日1剂。

【功效】健脾导滞，祛暑利湿。

【适用】小儿暑湿感冒。

2. 婴儿发热慎食鸡蛋

当婴儿发热时，父母为了给虚弱的宝宝补充营养，使他尽快康复，就会让他吃一些营养丰富的饭菜，饮食中会增加鸡蛋数量。其实，这样做不仅不利于身体的恢复，反而有损身体健康。

食物在体内氧化分解时，除了本身放出热能外，还刺激人体产生一些额外的热能。当发热时食用大量富含蛋白质的鸡蛋，不但不能降低体温，反而使体内热能增加，促使婴儿的体温升高，不利于患儿早日康复。正确的护理方法，是鼓励婴儿多饮温开水，多吃水果、蔬菜及含蛋白质低的食物，最好不吃鸡蛋。

咳嗽第五

【原文】→【译文】

小儿出胎二百许日，头身患小小疮，治护小瘥，复发，五月中忽小小咳嗽，微温和治之，因变痫，一日二十过发，四肢缩动，背脊噉噏[①]，眼反[②]，须臾气绝，良久复苏，已与常治痫汤，得快吐下，尔后单饮竹沥汁，稍进，一日一夕中合进一升许，发时小疏，明日与此竹沥汤，得吐下，发便大折，其间犹稍稍与竹沥汁。

小孩子出生200日左右时，头部和身上长出许多小疮，稍稍治愈但不久却再次复发。孩子满5个月时突然有点咳嗽，用温和的药物治疗，却导致痫病。1日发作20余次，四肢挛缩，背脊屈曲拘急，直翻白眼，甚至没有了呼吸，许久又苏醒过来。连续几日用治痫病的药，让他服用后尽快呕吐泻下，再慢慢单饮竹沥汤，24小时共服1升左右。这样，病情开始缓解，发病间隔也会延长，第二日再服剩下的竹沥汤使他吐下，发病的时间间隔就会更加延长。在这段时间内，等他不吐时，再让他慢饮一些竹沥汁。

竹沥汤

竹沥（五合）、黄芩（三十铢）、木防己、羚羊角、白术（各六铢）、大黄（二两）、茵芋（三铢）、麻黄、白薇、桑寄生、萆薢、甘草（各半两）。

上十二味㕮咀，以水二升半，煮取药减半，纳竹沥，煎取一升，分服二合，相去一食久。进一服。

竹沥汤

竹沥5合，黄芩30铢，木防己、羚羊角、白术各6铢，大黄2两，茵芋3铢，麻黄、白薇、桑寄生、萆薢、甘草各0.5两。

以上12味药，分别切碎，用2.5升水煎煮，煎到药汁减半，放入竹沥再煎，取汁1升，每次服2合，两服间隔约1小时。

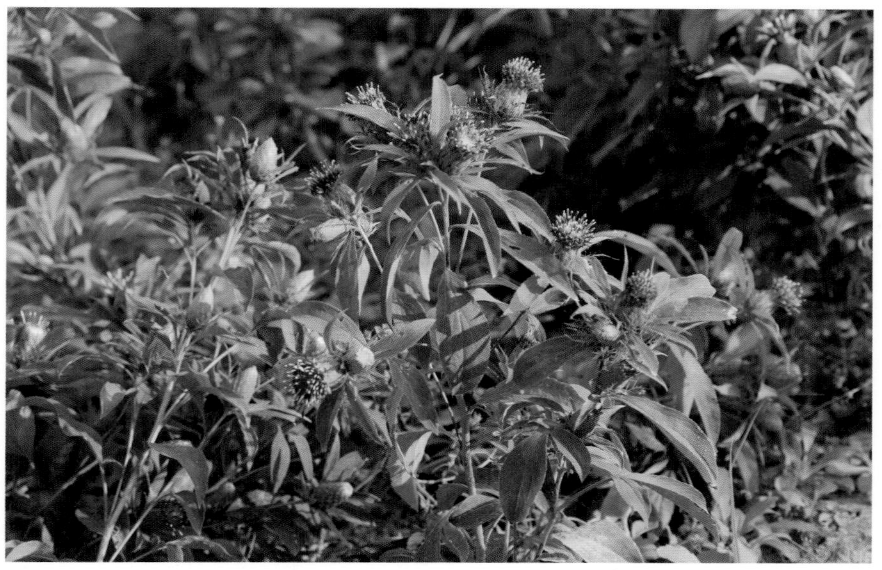

白术

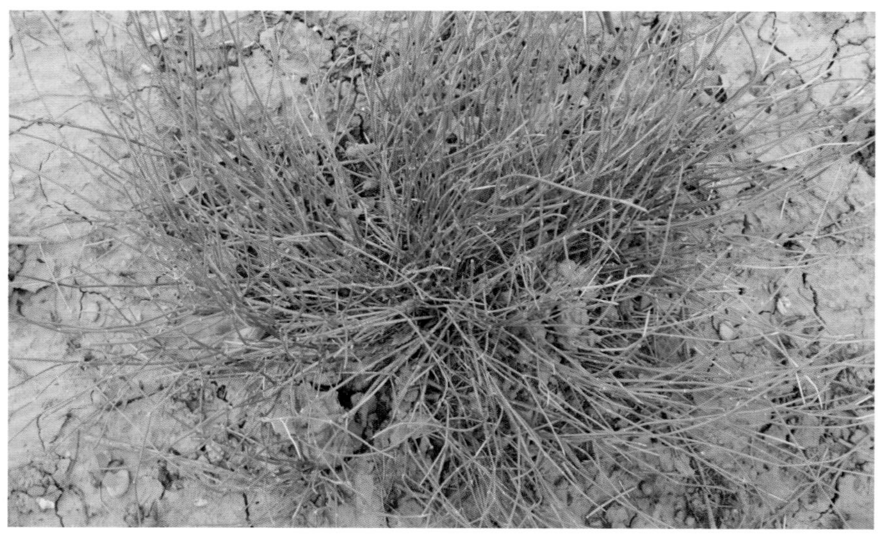

麻黄

【注释】

①噉噏：屈曲拘急。

②眼反：翻白眼。

【养生大攻略】

小儿百日咳防治偏方

（1）贝母冰糖饮

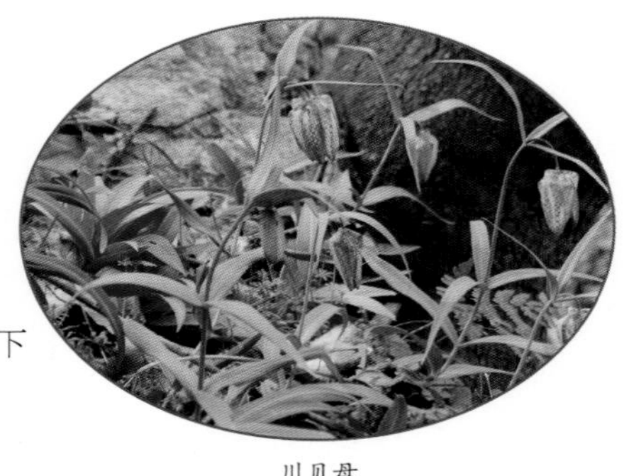
川贝母

【原料】川贝母15克，冰糖50克，米汤500克。

【制法】用以上3味隔水炖15分钟。

【用法】代茶饮，每日1剂。5岁以下小儿酌减。

【功效】润肺，祛痰，止咳。

【适用】百日咳。

（2）鲜贯众汤

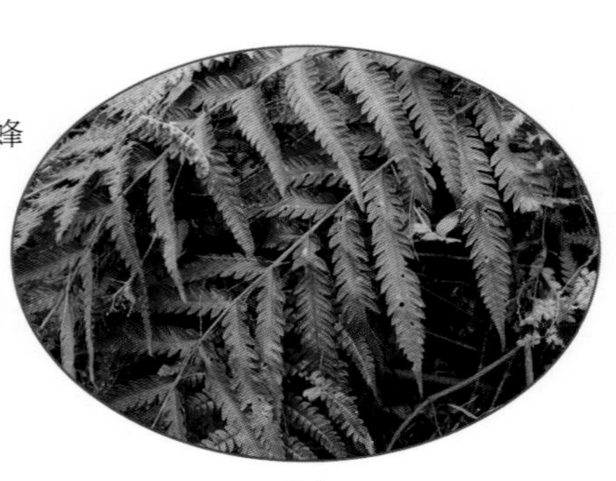
贯众

【原料】鲜贯众30克，党参10克，蜂蜜10毫升。

【制法】上药水煎取药汁。

【用法】每日1剂，分3次服用。3日为1个疗程。

【功效】清热解毒，扶正祛邪。

【适用】百日咳。

（3）加味止咳散

【原料】前胡、荆芥、百部、桃仁、贝母、杏仁各5克，桔梗9克，陈皮、僵蚕、地龙干各6克，甘草3克。

【制法】上药水煎取药汁。

【用法】每日1剂，分3次服用。

【功效】祛风解痉，化痰止咳。

【适用】百日咳。

（4）百合欢合剂

【原料】百部、沙参各8克，白前、合欢皮、炙枇杷叶各6克，贝母5克，杏仁、葶苈子各3克。

【制法】上药水煎取药汁。

【用法】每日1剂，分3次服用。

【功效】清肺化痰，解痉止咳。

【适用】百日咳。

（5）双青四虫百蝉散

【原料】青黛、青果、制僵蚕、制全蝎、竹茹、桔梗各10克，地龙干15克，蝉蜕9克，百部、蜈蚣各6克。

【制法】上药焙干，共研细末，备用。

【用法】1岁以下每次0.5克，1～2岁每次1克，2～3岁每次1.5克，3岁以上每次2克，每日3次。

【功效】疏利咽喉，活血通络。

【适用】百日咳。

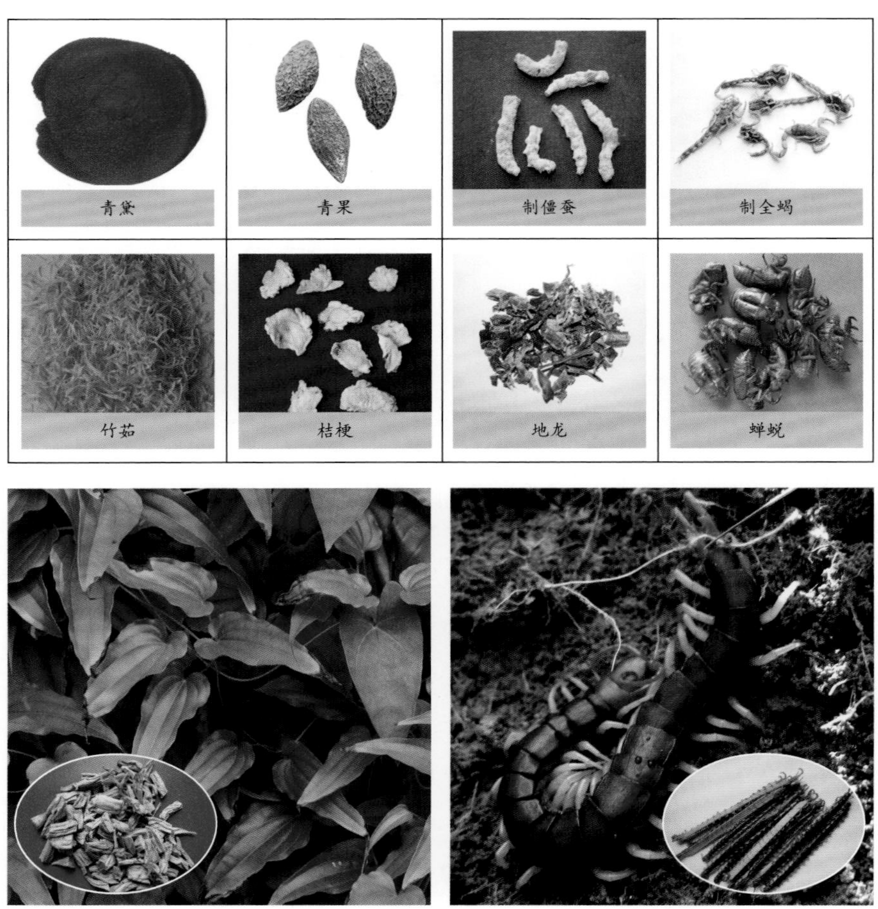

百部　　蜈蚣

癖结胀满第六

【原文】→【译文】

地黄丸

治少小胃气不调、不嗜食生肌肉方。

干地黄、大黄（各一两六铢）、茯苓（十八铢）、当归、柴胡、杏仁（各半两）。

上六味为末，以蜜丸如麻子大，服五丸，日三。

地黄丸

治疗小儿面黄肌瘦、胃气不和而导致的吃不下饭。

干地黄、大黄各1两6铢，茯苓18铢，当归、柴胡、杏仁各0.5两。

将以上6味药分别研为细末，加蜜调成麻子大小的丸。每日服用5丸，每日3次。

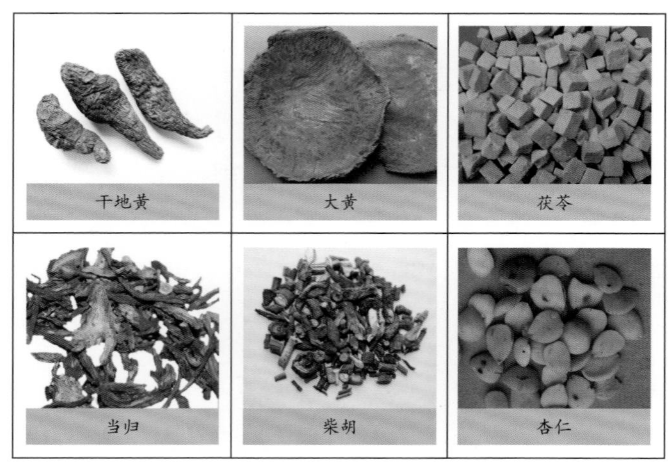

藿香汤

治毒瓦斯吐下，腹胀逆害乳哺方。

藿香（一两）、生姜（三两）、青竹茹、甘草（各半两）。

上四味㕮咀，以水二升，煮取八合，每服一合，日三，有热加升麻半两。

藿香汤

主治小儿因伤于毒气而导致的吐泻腹胀、不能哺乳。

藿香1两，生姜3两，青竹茹、甘草各0.5两。

将以上4味药分别切碎，用2升水煎煮，取汁8合，每次服用1合，每日3次。如果有热，可加升麻0.5两。

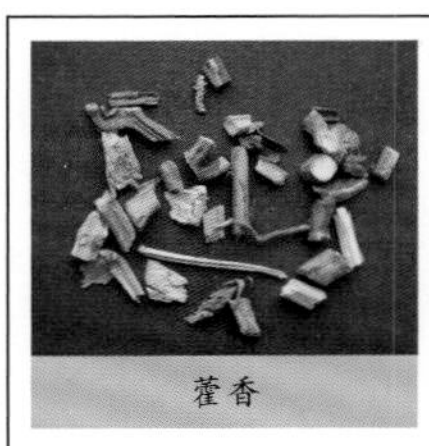
藿香

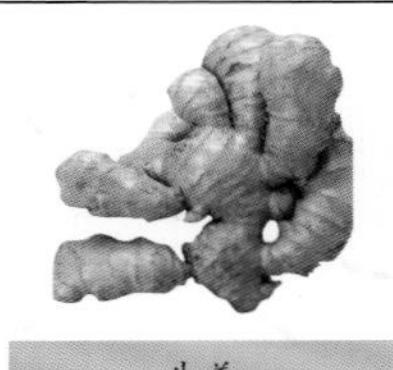
生姜

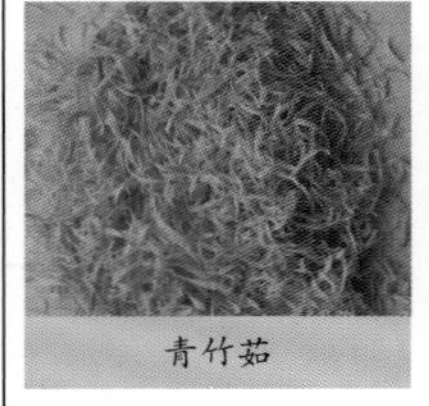
青竹茹

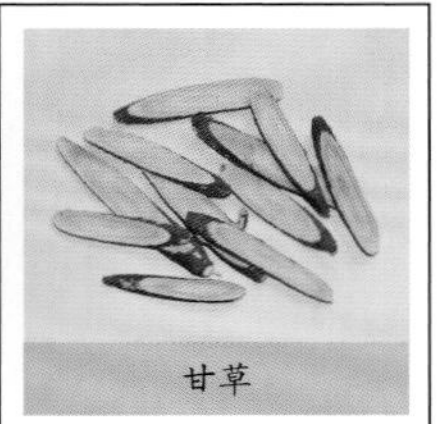
甘草

【养生大攻略】

小儿呕吐、腹泻的防治偏方

（1）鬼针草洗方

【原料】鬼针草3～5株。

【制法】将鬼针草洗净，加水煎取浓汁，连渣放在桶内，备用。

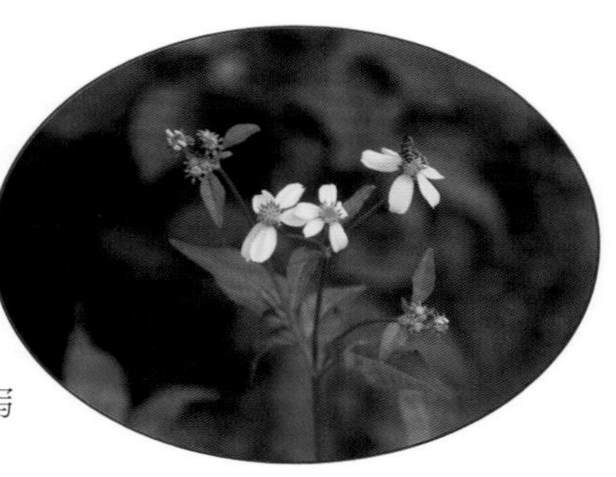
鬼针草

【用法】趁热熏洗患儿双足，一般熏洗3～4次，每次约5分钟。1～5岁小儿熏洗脚心，6～15岁儿童熏洗到脚面，腹泻严重者熏洗部位可适当上升至小腿。

【功效】清热解毒，祛风活血。

【适用】小儿单纯性消化不良引起的泄泻、呕吐。

（2）茴香葱姜饼

【原料】茴香粉、生姜各15克，大葱1根。

【制法】将大葱、生姜一同捣烂，再加入茴香粉，混匀，炒热，用消毒纱布包好，备用。

【用法】敷于脐部，每日1～2次，以愈为度。

【功效】温中散寒，通阳理脾。

【适用】小儿受寒引起的脘腹冷痛、呕吐泄泻。

（3）保安丹

【原料】炒白术、炒苍术、茯苓各15克，陈皮、吴茱萸各10克，丁香、泽泻各3克，白胡椒2克，草果5克。

【制法】将以上9味共研细末，备用；每次取药末2～5克，用水调成药糊状，备用。

【用法】将药糊敷于脐部，然后用消毒纱布覆盖，再用胶布固定，热水袋熨之。每日用药1次。

【功效】健脾止泻，降逆止呕。

【适用】小儿脾虚吐泻不止。

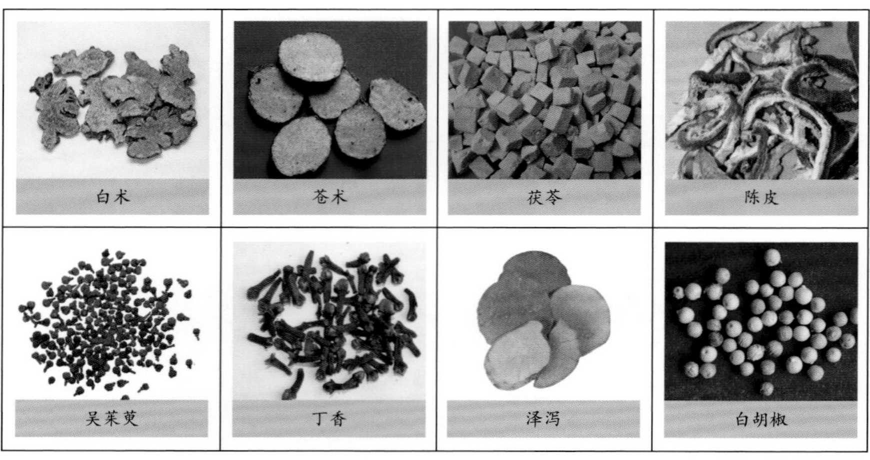

白术　苍术　茯苓　陈皮

吴茱萸　丁香　泽泻　白胡椒

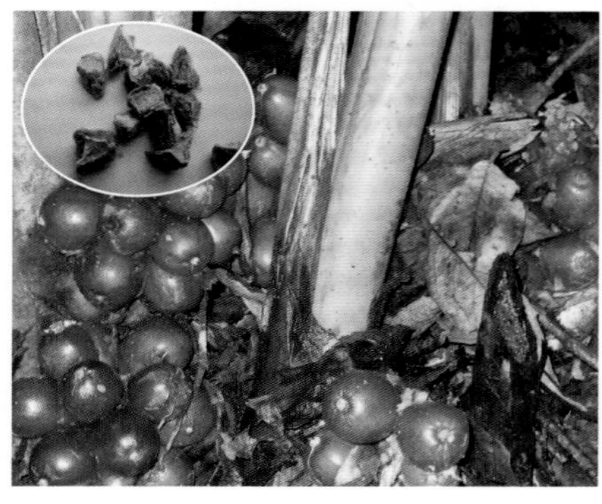

草果

（4）绿豆蛋清方

【原料】绿豆粉60克，鸡蛋清2个。

【制法】用以上2味一同调均匀，备用。

【用法】贴敷于患儿足心涌泉穴，外用消毒纱布覆盖。

【功效】清热解毒，消暑利水。

【适用】小儿胃热呕吐。

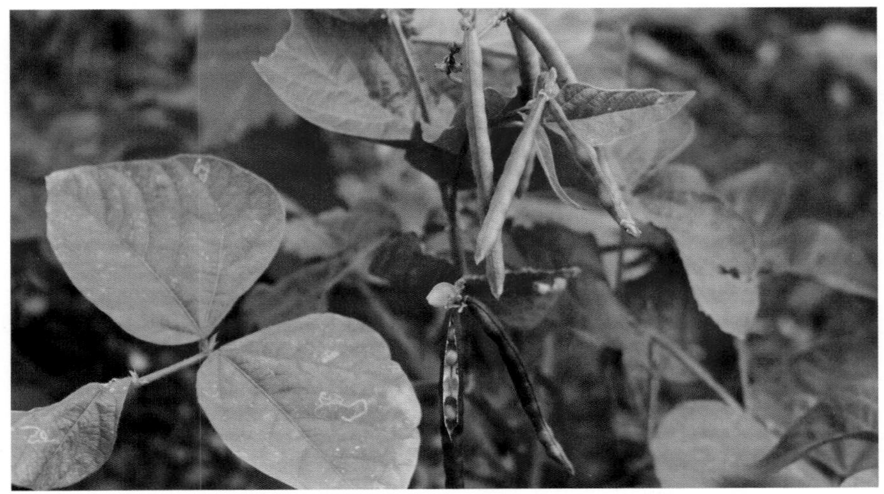

绿豆

（5）地龙白糖方

【原料】地龙数条，白糖、面粉各适量。

【制法】将地龙洗净，撒上白糖，顷刻化为糊状，再加面粉适量，调和成药饼，备用。

【用法】贴敷于患儿足心涌泉穴，外用消毒纱布覆盖。

【功效】清热止呕。

【适用】小儿胃热呕吐。

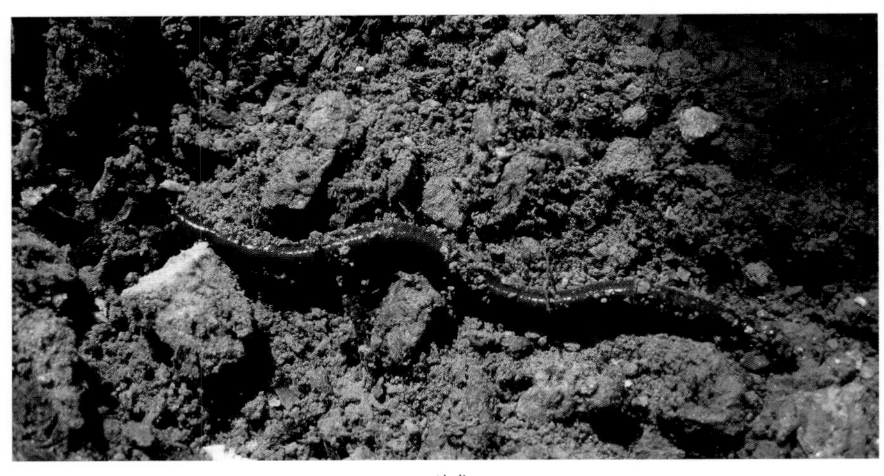

地龙

痈疽瘰第七

【原文】→【译文】

漏芦汤

治小儿热毒痈疽，赤白诸丹毒疮疖方。

漏芦、连翘、白蔹、芒硝、甘草（各六铢）、大黄一两、升麻、枳实、麻黄、黄芩（各九铢）。

上十味㕮咀，以水一升半，煎取五合，以儿大小量之。

漏芦汤

治疗小儿因热毒而导致的痈疽、丹毒、疮疖等。

漏芦、连翘、白蔹、芒硝、甘草各6铢，大黄1两，升麻、枳实、麻黄、黄芩各9铢。

将以上10味研细，用水1.5升，煎煮5合。根据患儿年龄大小酌量服用。

【养生大攻略】

小儿生水痘的饮食宜忌

水痘是由病毒引起的急性疱疹性传染病，多发于冬春季节，患者以1～4岁小孩较多。本病中医学称为“水花”，认为此病多因风热外袭，湿邪内蕴而致；风热之毒由口鼻而入，首先犯肺，肺主肌表，故发为水痘。

一般症状有低热头痛、乏力、食欲不振、烦躁不安；皮疹以颜面颈项较多，躯干四肢较少，初为大小不等的鲜红色丘疹，以后形成有红晕的疱疹，接着水疱内部透明，以后混浊而有痒感，有的容易破裂。内容物吸收后，呈暗红色结痂，1周后脱落，愈后不留瘢痕。

【宜食】食清热利湿食物，如荸荠、芦根（煎汤加白糖）、鲜竹笋、白果仁（煮粥）、粳米、薏苡仁、鲫鱼（炖汤不加盐）。初起以酒酿炖荸荠有利于透发，高热期宜用粳米加石膏、竹叶煮粥，或食绿豆汤。

【忌食】荤腥油腻食物，特别是猪油当忌，因为荤腻食物不利于水痘的结痂痊愈。

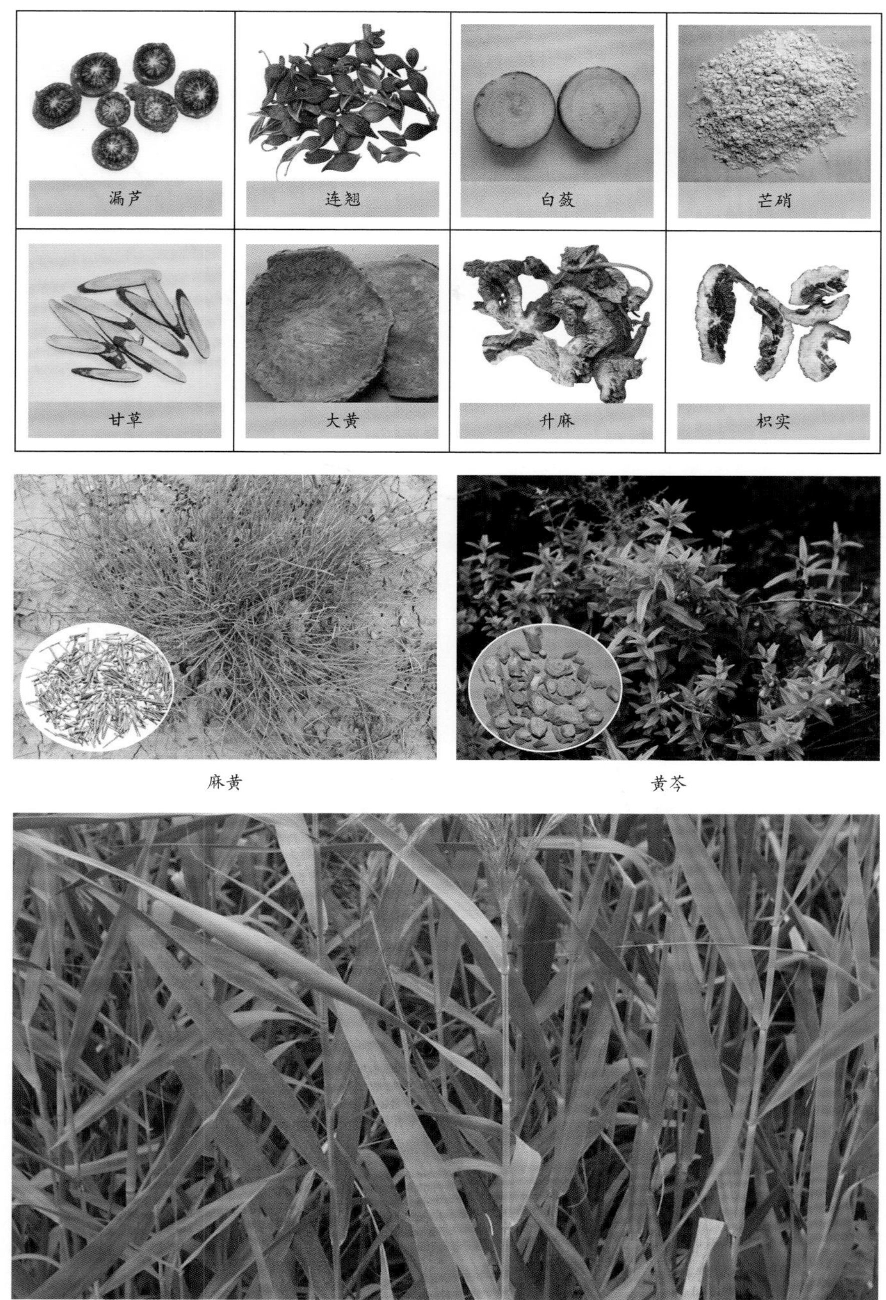

麻黄

黄芩

芦苇

小儿杂病第八

【原文】→【译文】

治小儿脐中生疮方：

桑汁敷乳上，使儿饮之。

治小儿脐赤肿方：

杏仁（半两）、猪颊车髓（十八铢）。

上二味先研杏仁如脂[①]，和髓敷脐中肿上。

治小儿脐中生疮的处方：

将桑汁涂在母亲乳房上，让孩子吸乳。

治小儿脐红肿的处方：

杏仁0.5两，猪颊车髓18铢。

以上2味药，先将杏仁研成脂状，调和猪髓敷在脐中红肿的地方。

【注释】

①如脂：如同脂状。

【养生大攻略】

小儿遗尿症饮食宜忌

遗尿症是指3岁以上小儿，无明显器质性变而发生的不自主排尿。

【宜食】肾气不足者宜食温补固涩食物，如糯米、鱼鳔、山药、莲子、韭菜、黑芝麻、龙眼、乌梅等。肝胆火旺者宜食清补食物，如粳米、薏苡仁、山药、莲子、豆腐、银耳、绿豆、红豆、鸭肉等。患儿晚餐宜食用干饭，以减少摄水量，适宜食用的食物有猪肾、猪肝和肉类等。

【忌食】牛奶、巧克力、柑、橘。美国学者对小儿遗尿的原因进行深入的研究后发现，饮食中牛奶、巧克力和柑橘类水果过量，是造成小儿夜间遗尿的主要原因，只要停止进食上述食物，遗尿现象几乎可立即消失。小儿神经系统

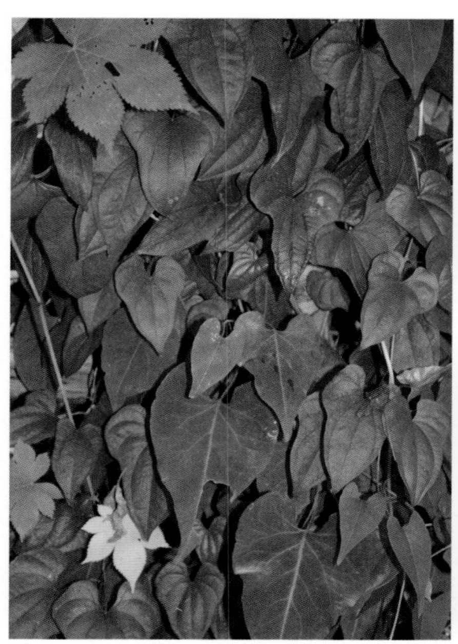
山药

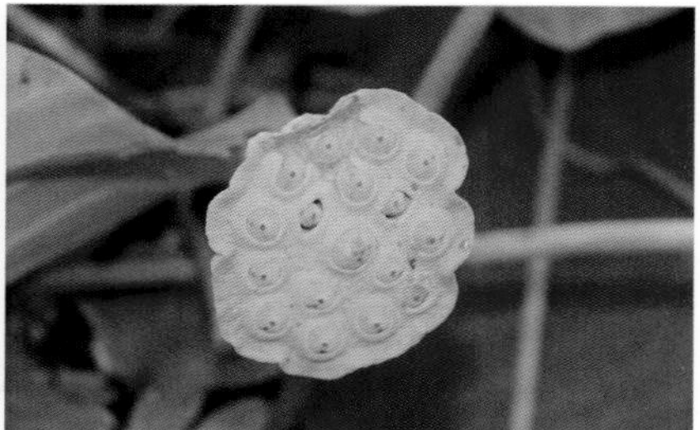
莲子

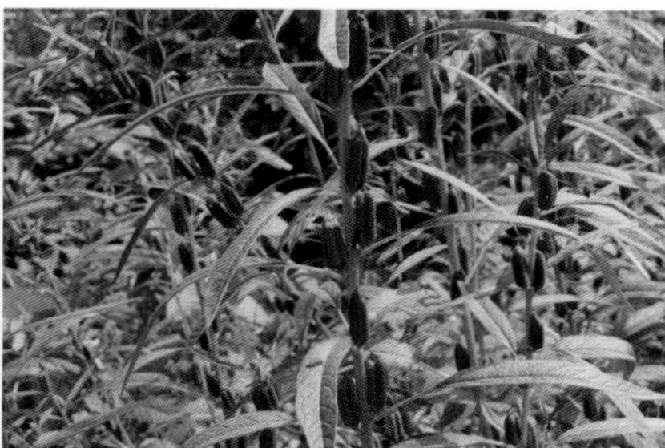
脂麻

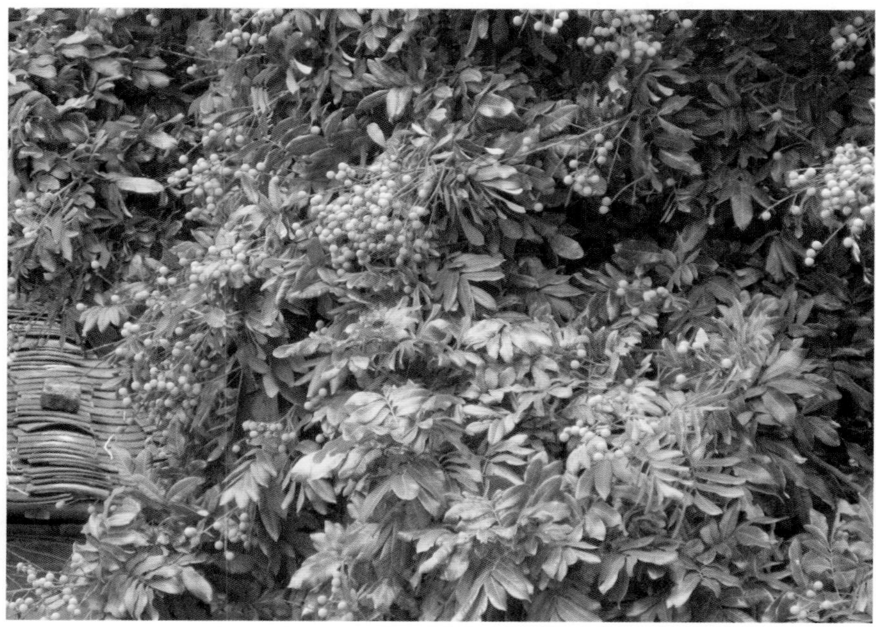
龙眼

发育不成熟，易兴奋，若食用辛辣、刺激性食物，会使大脑皮质的功能失调，易发生遗尿，应忌食。多盐多糖皆可引起多饮多尿，生冷食物可削弱脾胃功能，于肾无益，故应禁忌。玉米甘淡、利渗，利尿作用明显，食用会加重遗尿病情，故应限制食用；红豆渗利下趋，通利尿道，有较强的利尿作用，故应限制食用；鲤鱼滑利下趋，通利尿，阳虚遗尿患儿食用会加重病情，不宜食用；西瓜味甘，利水，食用后会加重遗尿患儿的病情，故应限制食用。

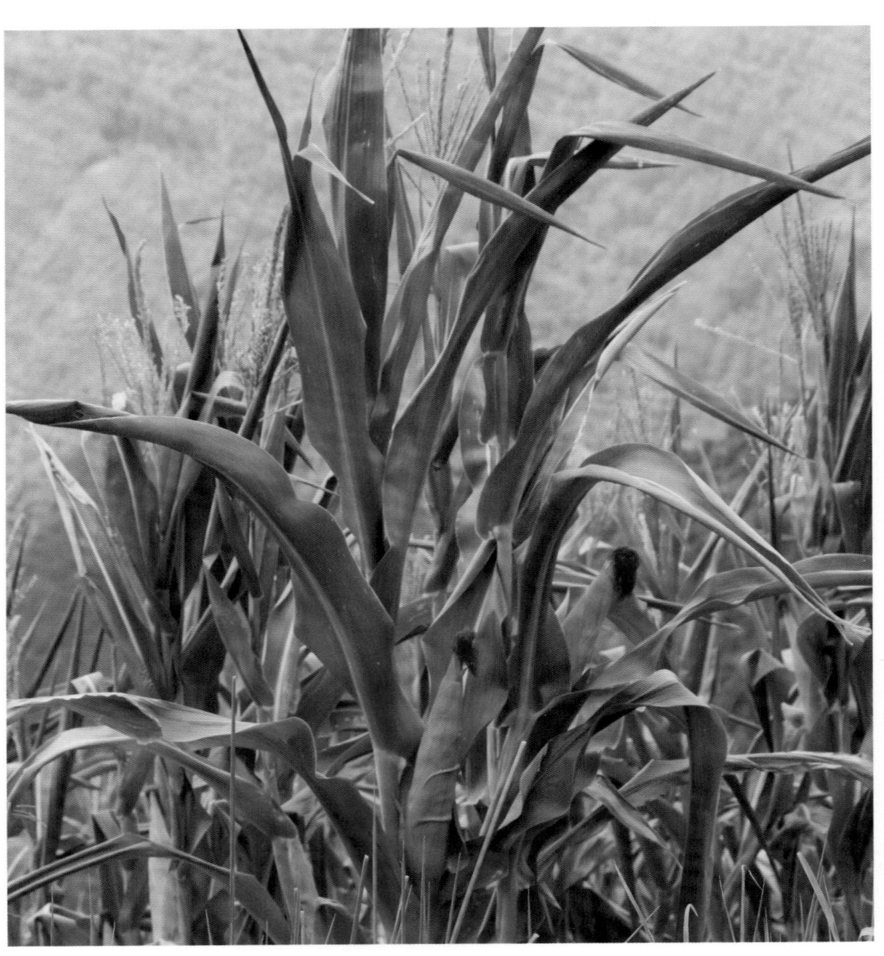

玉米

卷六

七窍病

【本篇精华】

1. 论述眼疾的种类、原因及治疗方法。
2. 介绍鼻病的治疗方法。
3. 介绍口病、舌病、唇病、齿病、喉病、耳疾、面病的治疗方法。

目病第一

【原文】→【译文】

凡人年四十五以后，渐觉眼暗[①]，至六十以后，还渐目明。治之法，五十以前，可服泻肝汤，五十以后，不可泻肝，目中有疾，可敷石胆散药等，无病不敷散，但补肝而已，自有肝中有风热，令人眼昏暗者，当灸肝俞，及服除风汤丸散数十剂，当愈。

人到45岁以后，就会感觉到眼睛逐渐昏花，而60岁以后，还会渐渐失明。治疗的方法是：50岁之前，可以服用泻肝汤；50岁以后，就不宜再服。若眼中有病，可以敷石胆散药等；眼中没病的，不需要敷散药，只要补肝就行了。如果因为肝中有风热而使人眼睛昏暗的，应当针灸肝约500壮，以及服用除风汤丸散几十剂，就可以痊愈。

补肝丸

治眼暗不明，寒则泪出，肝痹所损方。

兔肝（二具）、柏子仁、干地黄、茯苓、细辛、蕤仁、枸杞子（各一两六铢）、防风、川芎、薯蓣（各一两）、车前子（二合）、五味子（十八铢）、甘草（半两）、菟丝子（一合）。

上十四味末之，蜜丸。酒服，如梧子二十丸，日再服，加至四十丸。

补肝丸

主治肝脾损伤所致的眼目昏暗、视物不明、遇寒流泪等。

兔肝2具，柏子仁、干地黄、茯苓、细辛、蕤仁、枸杞子各1两6铢，防风、川芎、薯蓣各1两，车前子2合，五味子18铢，甘草0.5两，菟丝子1合。

将以上14味药研成细末，用蜜调和，制成梧桐子大小的丸。每次用酒送服20丸，每日2次。可逐渐加量至40丸。

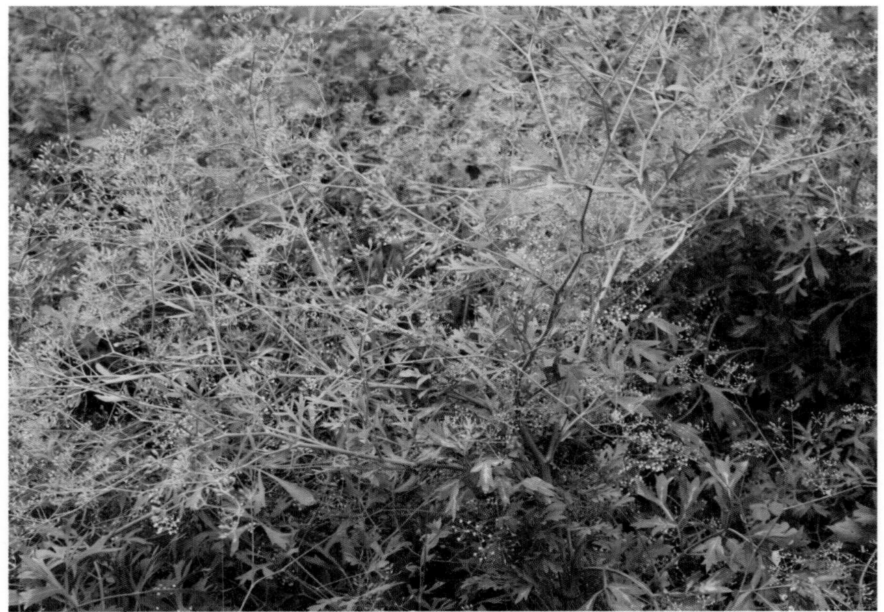

防风

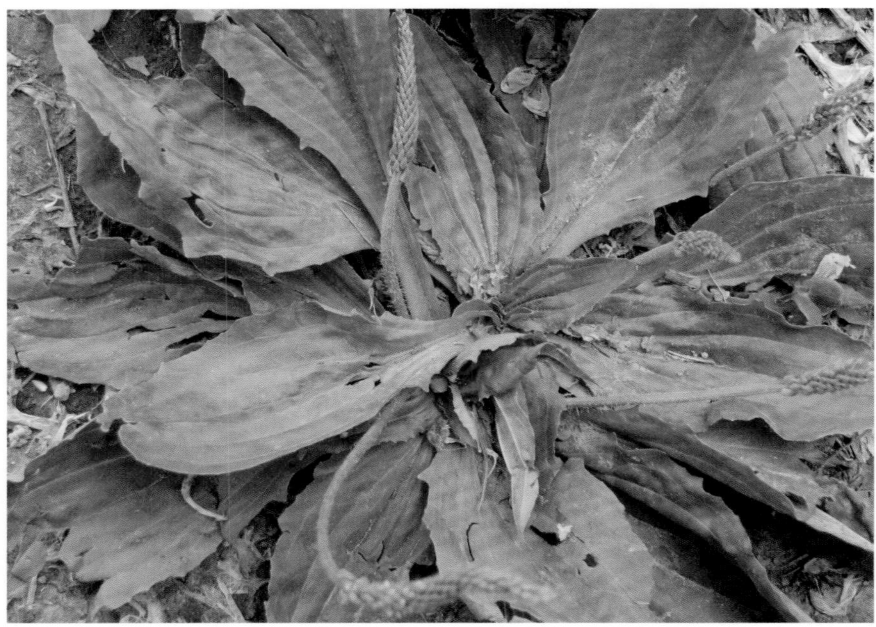

车前

【注释】

①眼暗：眼睛昏花。

【养生大攻略】

夜盲症的饮食宜忌

夜盲又称雀目、雀盲。患者双目外观正常，每到夜晚光线不足时即视物不明，而白天目力如常。中医学认为，夜盲多因先天禀赋不足，或病后失养，使得肝、肾亏损。肝开窍于目，瞳仁属肾脏，肝、肾不足，两目失养，故而夜盲。西医认为夜盲是维生素A缺乏所致。宜忌原则为：肝肾亏损的夜盲症患者，宜食用具有滋补肝肾作用的食物及含维生素A比较丰富的食物。忌食用辛辣刺激性的食物及煎炸爆炒、香燥伤阴助火的饮食，同时也需忌烟酒。

【宜食】番薯、羊肝、猪肝、鸡肝、牛肝、胡萝卜、菠菜、枸杞头、海带、地耳、枸杞子、番薯藤、兔肝、水獭肝、鳗鲡肝、韭菜花、马齿苋、决明子等食 勿。

【忌食】芥菜、莴苣、胡椒等食物。

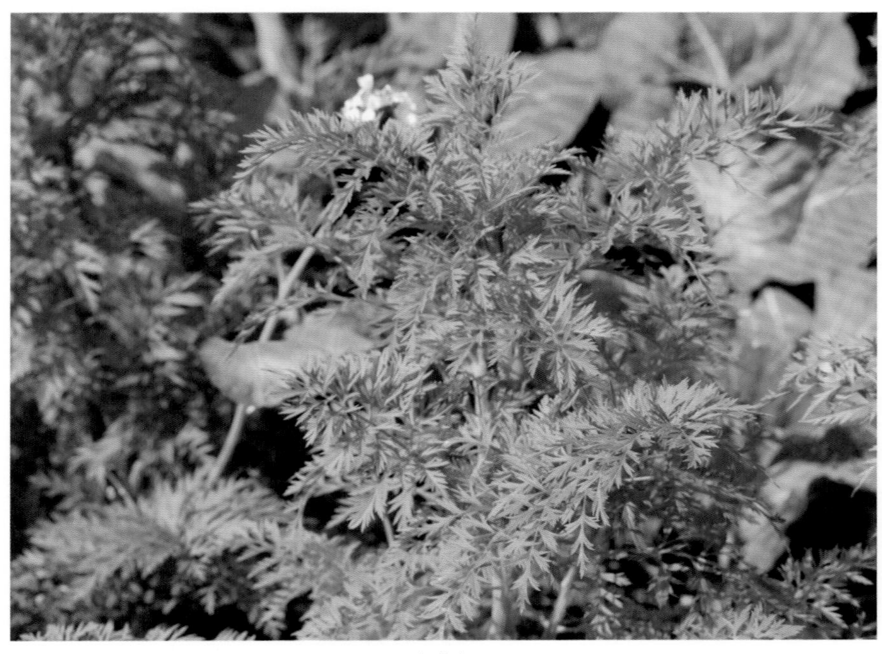

胡萝卜

鼻病第二

【原文】→【译文】

通草散

治鼻中息肉不通利。

通草（半两）、矾石（一两）、珍珠（一两）。

上三味末之，捻绵如枣核，取药如小豆，着绵头，纳鼻中，日三易之。

通草散

主治鼻中息肉、鼻不通利。

通草0.5两，矾石1两，珍珠1两。

将以上3味药分别研成细末，将丝绵捻如枣核，每次蘸取小豆大小的药放入鼻中，每日3次。

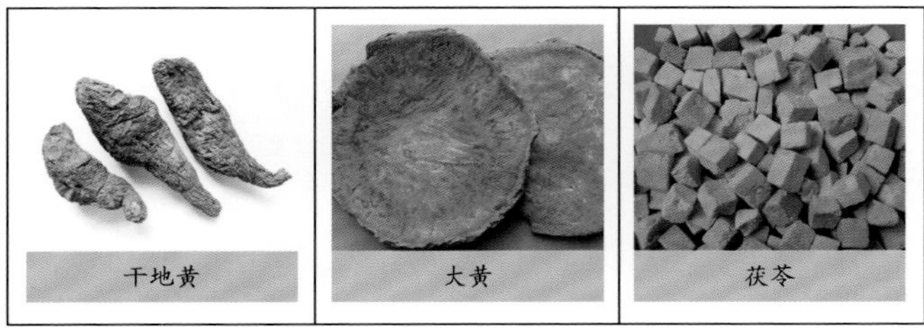

干地黄　大黄　茯苓

生地黄汤

主衄方。

生地黄（八两）、黄芩（一两）、阿胶（二两）、柏叶（一把）、甘草（二两）。

上五味㕮咀。以水七升，煮取三升，去滓，纳胶煎取二升半，分三服。

生地黄汤

主治鼻出血。

生地黄8两，黄芩1两，阿胶2两，侧柏叶1把，甘草2两。

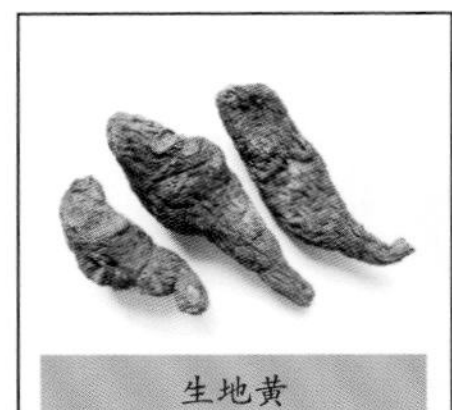
生地黄

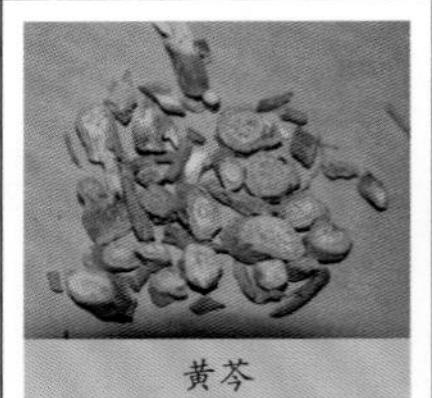
黄芩

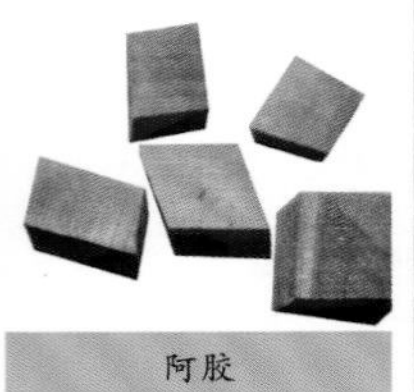
阿胶

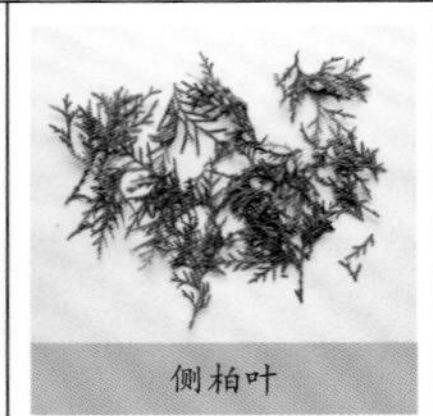
侧柏叶

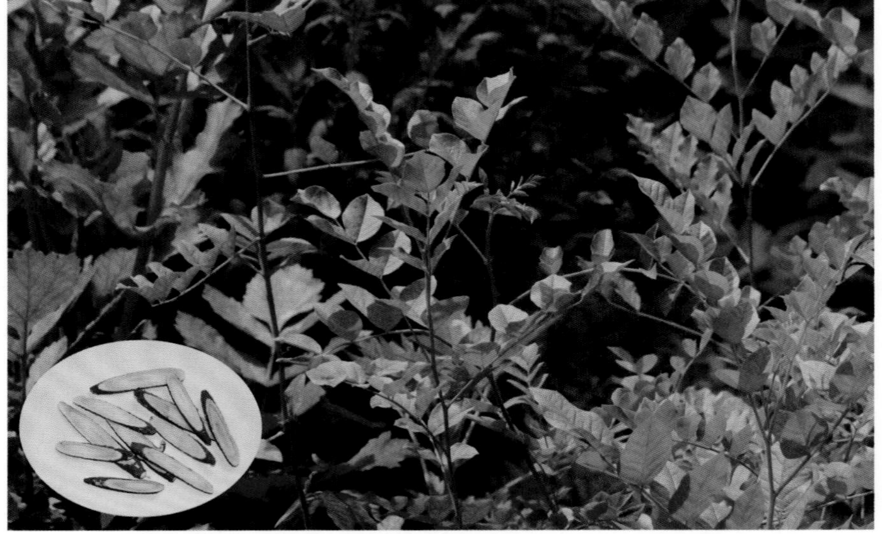
甘草

将以上5味药研碎，用7升水煎煮除阿胶外的4味药，取汁3升，去渣，加入阿胶煎取2.5升，分3次服用。

【养生大攻略】

预防鼻炎发作的小窍门

鼻炎是小病，看似不起眼，却给患者带来大麻烦。怎么样才能减少鼻炎的发病呢？

预防感冒。感冒往往是鼻炎复发的罪魁祸首，所以必须积极锻炼身体，以增强免疫力，防止感冒。一旦感冒，应及早治疗。

饮食多样化。多食含维生素较多的蔬菜和水果，如菠菜、胡萝卜、苹

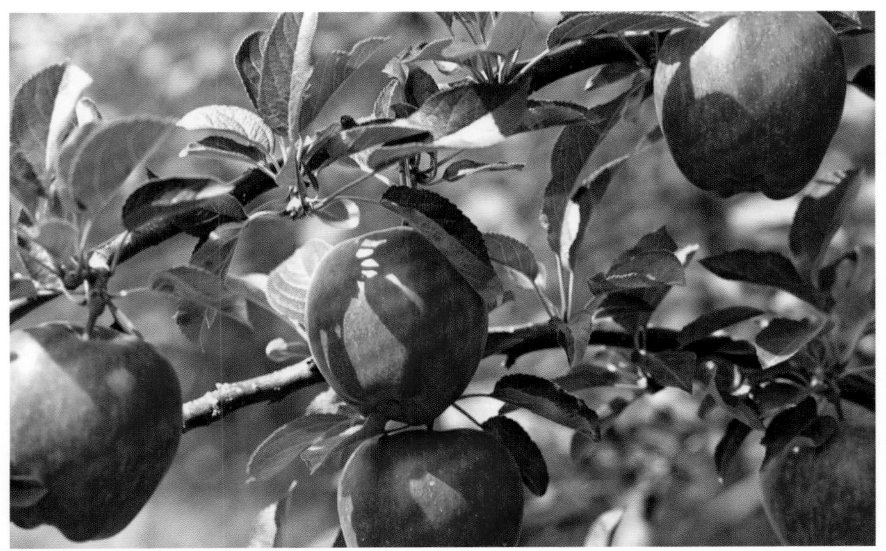

苹果

果等。

应适当忌口。少食辛辣、油炸等热性食物，如辣椒、生姜、炸油条、虾、鱿鱼等海鲜产品易透发炎症，最好不要食用。

平日，多用热水热敷鼻局部及额面部，促进鼻腔组织的血液循环。

起居劳作有度，注意休息，上网不要通宵达旦。

保持个人良好卫生习惯，如不用手指挖鼻孔等。

口病第三

【原文】→【译文】

凡患口疮及齿，禁油、面、酒、酱、酸、醋、咸、腻、干枣，瘥后仍慎之。若不久慎，寻手再发[①]，发即难瘥。蔷薇根，角蒿，为口疮之神药，人不知之。

凡口中、面上息肉转大，以刀决溃去脓血，即愈。

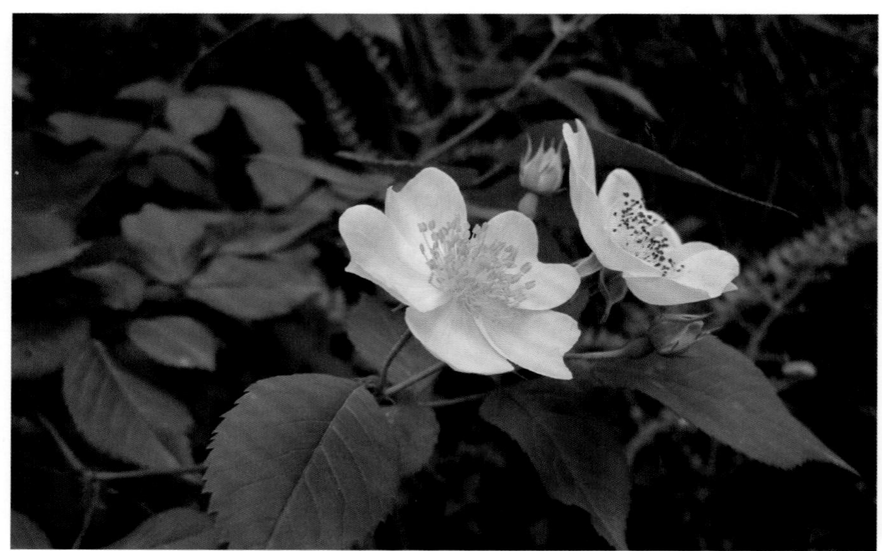

蔷薇

凡是患有口疮及牙齿有病的人，应当禁油、面、酒、酱、醋、咸、腻、干枣，即使病愈，仍要谨慎。若不长期注意饮食，极易复发，复发后就很难治愈了。蔷薇根、角蒿是治疗口疮的神药，人们不能不知道。

如果口中或面上的息肉变大时，用刀挑破，除去脓血，就能痊愈。

甘草丸

治口中热干。

甘草、人参、半夏、生姜、乌梅肉（各二两半）、枣膏（二两半）。

上六味末之，蜜丸如弹子大，旋含咽汁，日三。

甘草丸

主治口中热干。

甘草、人参、半夏、生姜、乌梅肉各2.5两，枣膏2.5两。

将以上6味药研为细末，用蜜调和，制成弹子大小的丸，口含咽汁，每日3次。

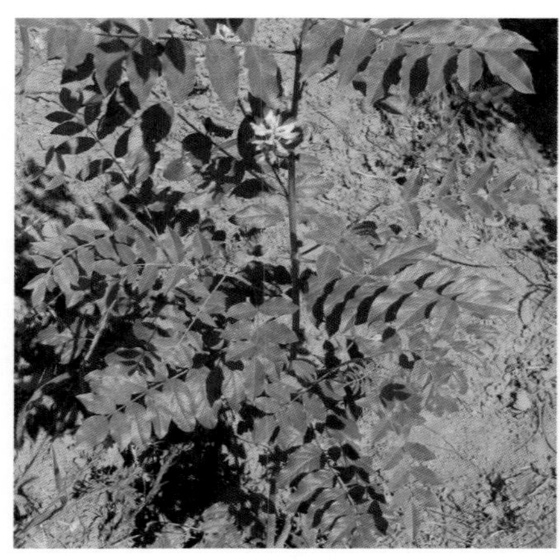

甘草

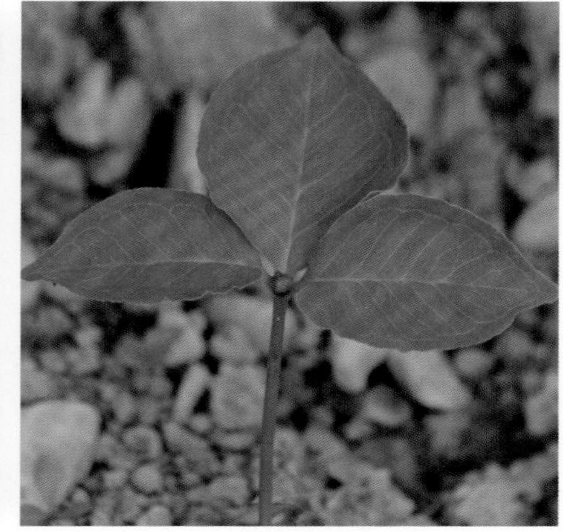

半夏

【注释】

①发：（旧病）复发。

【养生大攻略】

口疮的饮食宜忌

口疮即复发性口腔溃疡。患者经常在口腔黏膜、舌面、舌尖、舌下出现或大或小的溃疡面，异常疼痛，十分苦恼，反复发作，迁延难愈。宜忌原则为：口疮多为阳明胃火内盛，或少阴心火独旺。因此，在饮食上，适宜食用清淡食物、性凉食物，以及具有清热祛火、生津养阴作用的食物。忌食用辛辣刺激性食物、性属温热助阳的食物，以及煎炒烘烤、容易上火的食物，同时还应忌烟、忌酒。

【宜食】柿霜、柿子、西瓜皮、西瓜、杨桃、苦瓜、薄荷、金银花、冬瓜、菊花脑、莲心、西洋参、绿豆、马兰头等食物。

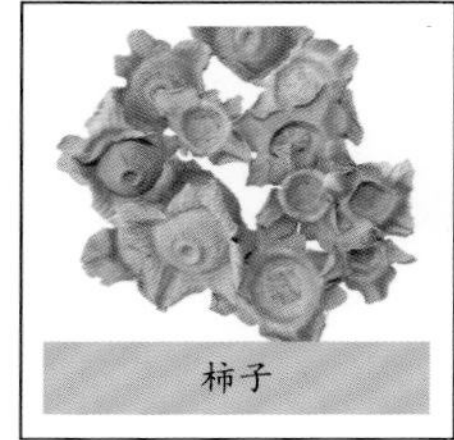

柿子

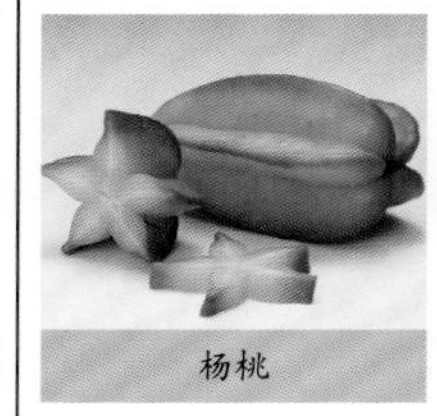

杨桃

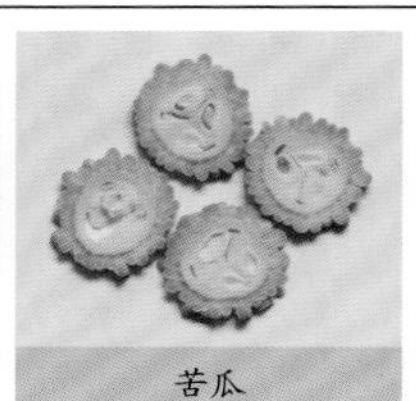

苦瓜

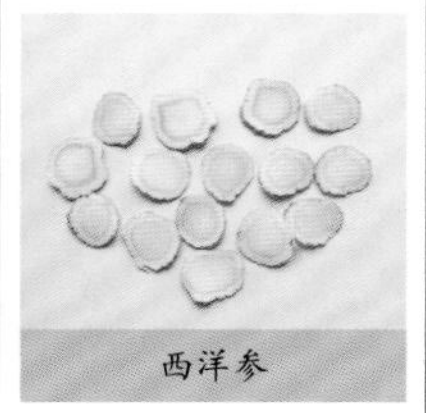

西洋参

【忌食】炒米、狗肉、羊肉、鸡肉、橘子、荔枝、龙眼肉、胡椒、花椒、桂皮等食物。

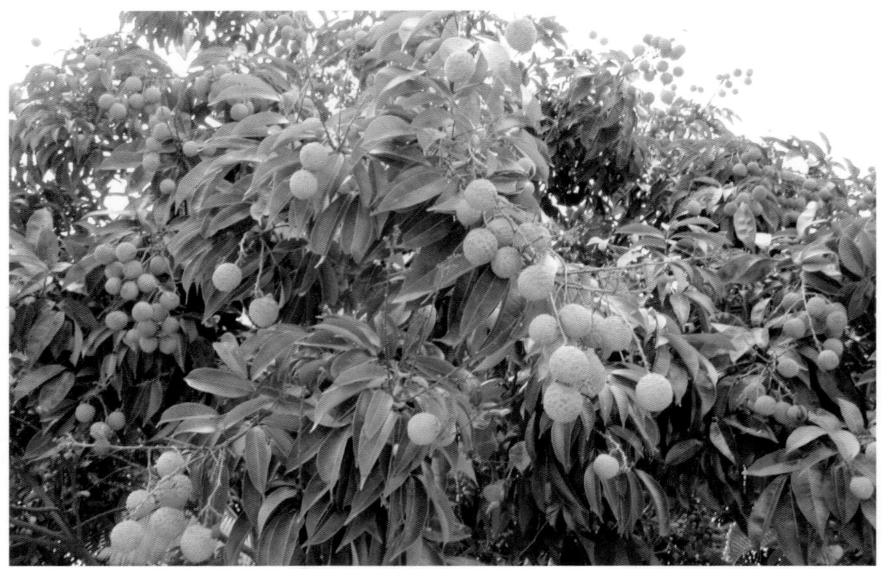

荔枝

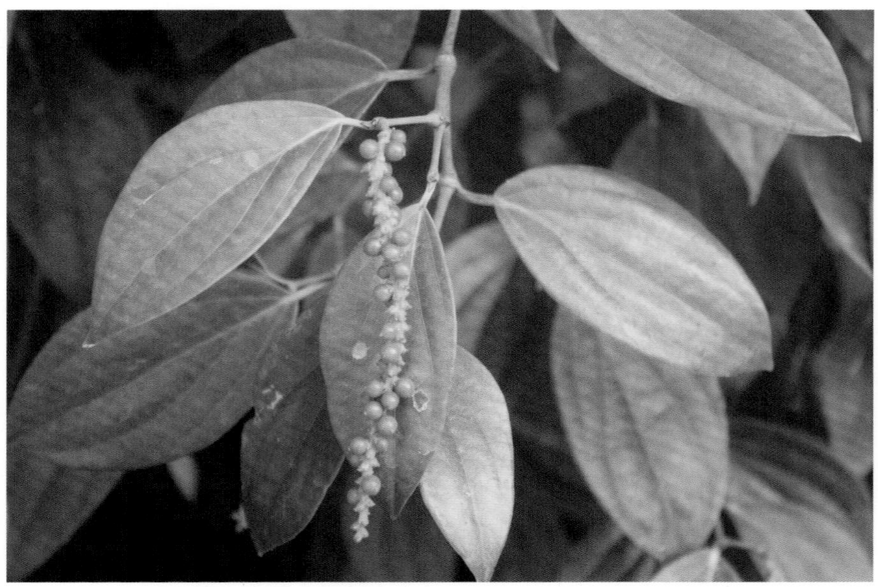

胡椒

舌病第四

【原文】→【译文】

舌主心脏，热即应舌生疮裂破，引唇揭赤，升麻煎泄热方。

蜀升麻、射干（各三两）、柏叶（切一升）、大青（二两）、苦竹叶（切五合）、赤蜜（八合）、生芦根、蔷薇根、白皮（各五两）、生玄参汁（三合）、地黄汁（五合）。

上十味㕮咀，以水四升，煮取一升，去滓，下玄参汁，令两沸，次下地黄汁，两沸，次下蜜，煎取一升七合，绵[①]惹取汁，安舌上含，细细咽之。

舌受制于心脏，心脏有热就表现于舌，若舌生疮或裂破，红唇外翻的症状，治疗时用升麻煎泄热方。

蜀升麻、射干各3两，柏叶（切）1升，大青2两，苦竹叶（切）5合，赤蜜8合，生芦根、蔷薇根、桑白皮各5两，生玄参汁3合，地黄汁5合。

以上10味药分别切细，加水4升煎煮，取药汁1升，去渣，先加入玄参汁熬沸腾2次，后加入地黄汁，沸腾2次，再加入蜜煎取1升7合，用药棉蘸取药汁，安放在舌上含住，细细地吞咽。

【注释】

①绵：药棉。

唇病第五

【原文】→【译文】

润脾膏

治脾热唇焦枯无润方。

生地黄汁（一升）、生麦冬（四两）、生天冬（切一升）、葳蕤（四两）、细辛、甘草、川芎、白术（各二两）、黄芪、升麻（各三两）、猪膏（三升）。

上十一味㕮咀，诸药苦酒淹一宿，绵裹药，临煎下生地黄汁，与猪膏共煎取膏鸣，水气尽去滓，取细细含之。

润脾膏

治疗由脾热导致的口唇焦干。

生地黄汁1升，生麦冬4两，生天冬（切）1升，葳蕤4两，细辛、甘草 川芎、白术各2两，黄芪、升麻各3两，猪膏3升。

将以上11味药分别研细，用苦酒浸泡1夜，再用药棉包住，临熬时加入猪膏和生地黄汁，熬至水蒸尽为止，去渣后取药膏细细地含咽。

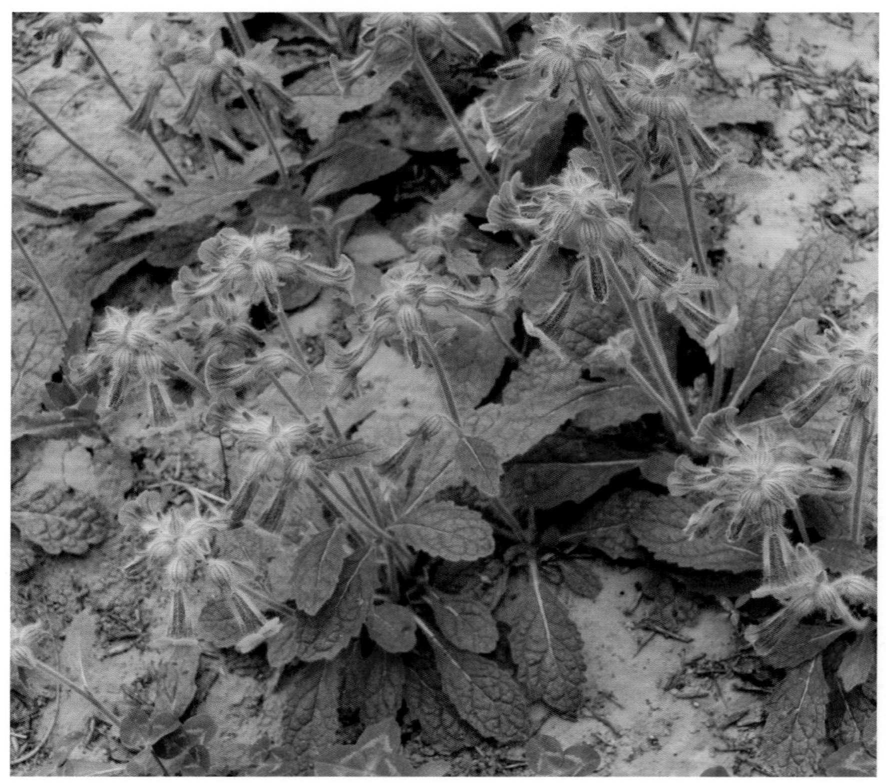

地黄

【养生大攻略】

抗唇癌的食物

唇癌居口腔肿瘤第3位，大多为鳞癌。开始在下唇的唇红缘部出现角化或糜烂，然后形成肿块。

抗唇癌食物包括桃仁、猪胰腺、甲鱼、蟾蜍、无花果、梅子、橄榄（青果）、苦菜、百合等。

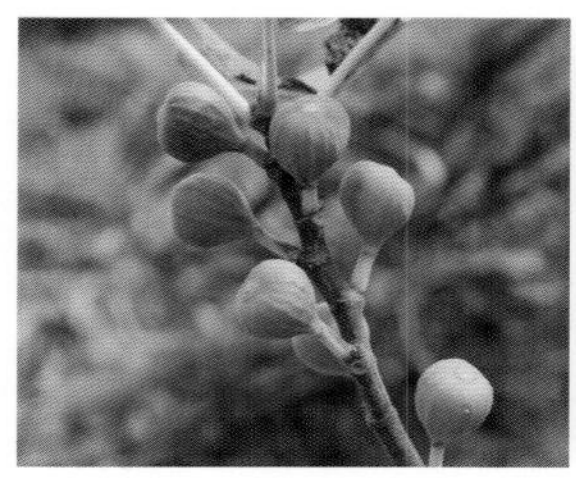
无花果

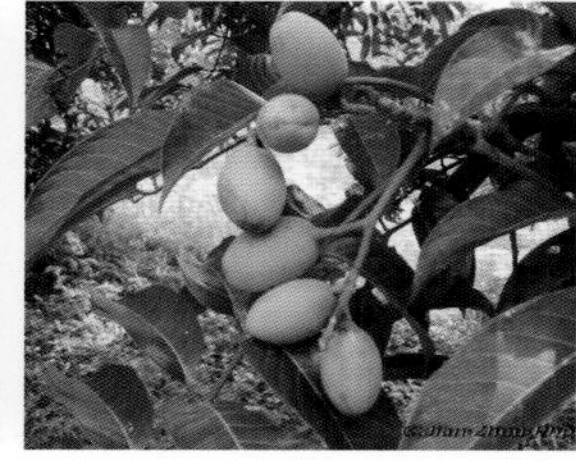
橄榄

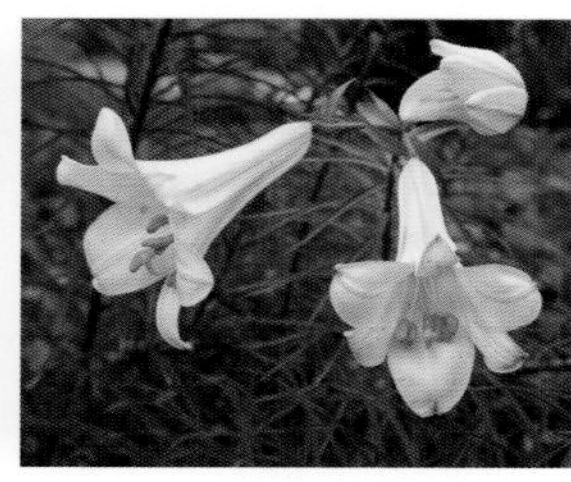
百合

齿病第六

【原文】→【译文】

治龋齿及虫痛方。

白附子、知母、细辛（各六铢），川芎、高良姜（各十二铢）。

上五味末之，以绵裹少许着齿上，有汁吐出，一日两度①，含之，亦治口气。

治龋齿及虫痛的处方：

白附子、知母、细辛各6铢，川芎、高良姜各12铢。

将以上5味药研成细末，用药棉裹少许置于牙齿上，有汁就吐出，1日含2遍。此方也能治口中异味。

含漱汤

治齿痛方。

独活（三两）、黄芩、川芎、细辛、荜茇（各二两）、当归（三两）、丁香（一两）。

上七味㕮咀。以水五升，煮取二升半，去滓含嗽之，须臾闷乃吐，更含之。

含漱汤

治疗牙痛。

独活3两，黄芩、川芎、细辛、荜茇各2两，当归3两，丁香1两。

以上7味药研细，用5升水煎煮，取汁2.5升，去渣后漱口，一段时间后吐掉再含。

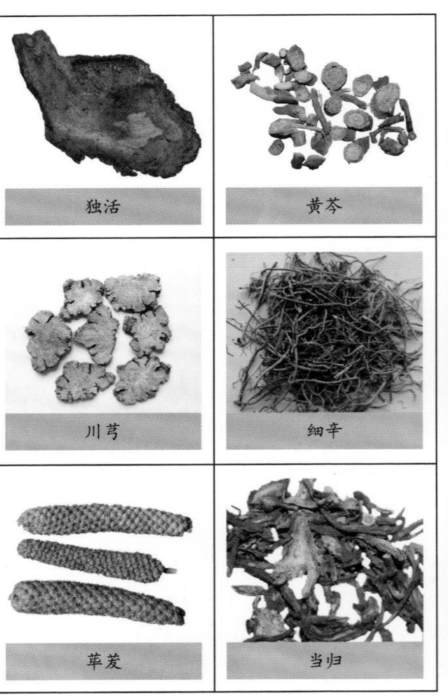

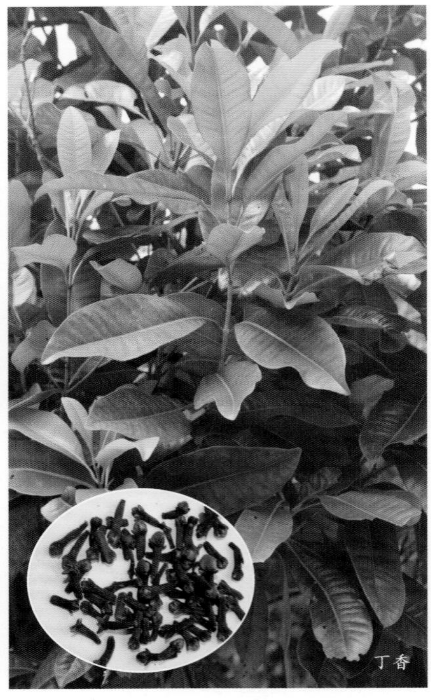

【注释】

①一日两度：每日2次。

【养生大攻略】

牙齿保健食谱

（1）向阳花炒蟹蛋

【原料】向阳花（即向日葵）盘1个，鸡蛋250克，螃蟹400克，姜25克，葱汁25毫升，猪油、盐、味精、胡椒粉、香油、鸡油各适量。

【制法】向阳花盘洗净、切碎，加清水煮汁，去渣取汁备用；螃蟹去污物，用刀拍裂；鸡蛋去壳，加盐、味精、胡椒粉、少许香油，打散调匀。锅内放猪油烧热，用姜、葱汁炝锅，放蟹煸炒片刻，加向阳花汁、盐、胡椒粉，用小火焖至汁干，徐徐倒入鸡蛋，待鸡蛋炒熟，淋香油起锅。

【用法】佐餐食用。

【功效】清热凉血。

【适用】风热牙痛。

（2）鸭蛋炒韭菜

【原料】咸鸭蛋2个，韭菜90克，食油、盐各适量。

【制法】咸鸭蛋去壳打碎，韭菜切段。油锅烧热，放入鸭蛋煸炒至熟，再加韭菜炒片刻，加盐即可。

【用法】空腹食，每日1次。

【功效】温经，散寒，止痛。

【适用】风寒牙痛。

（3）黄瓜豆腐汤

【原料】黄瓜、嫩豆腐各250克，调料适量。

【制法】黄瓜洗净、切碎，加水适量煮汤，汤将熟时入豆腐煮片刻。

【用法】佐餐食用。

【功效】清胃止痛。

【适用】胃热牙痛。

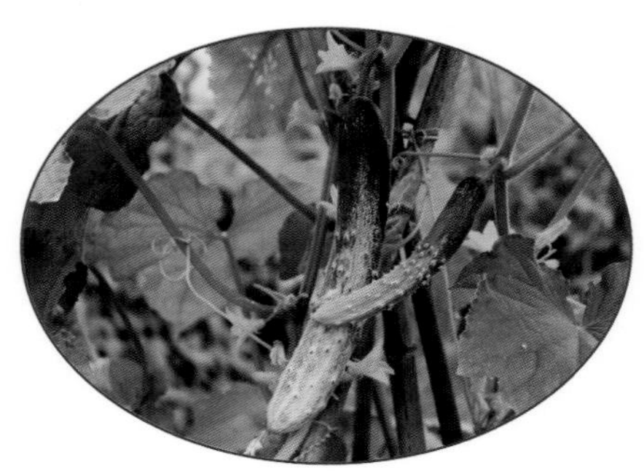

黄瓜

（4）补骨脂大枣粥

【原料】补骨脂20克，大枣6枚，粳米100克。

【制法】补骨脂水煎15分钟，去渣取汁，加粳米、枣煮粥。

【用法】趁热食用，每日1～2次。

【功效】温补脾肾。

【适用】脾肾阳虚引起的牙齿松动、咀嚼无力或牙根宣露。

（5）羊胫骨粥

【原料】羊胫骨2根，粳米50克，盐、葱、姜各适量。

【制法】羊胫骨洗净，捶碎，加水文火熬汁，取清汁加米煮粥，待粥将成时，加入盐、生姜、葱白，煮至熟烂。

【用法】趁热温服，每日1～2次。

【功效】温肾固齿。

【适用】肾虚引起的牙齿松动、咀嚼无力。

（6）花椒粥

【原料】花椒5克，粳米50克。

【制法】花椒煎水，去渣取汁，加粳米入内煮粥。

【用法】空腹趁热食用，每日1次。

【功效】温里，散寒，止痛。

【适用】寒凝牙痛。

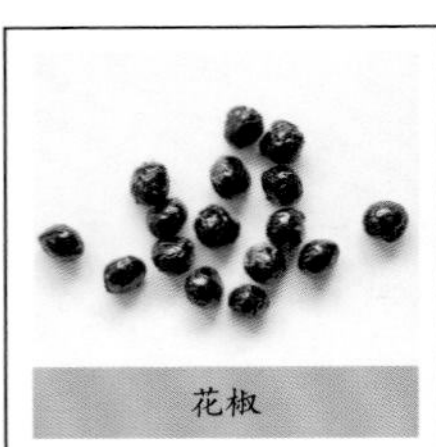
花椒

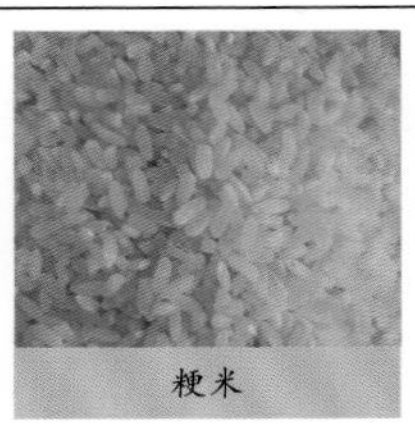
粳米

（7）皮蛋叉烧粥

【原料】皮蛋2个，叉烧肉、粳米各100克。

【制法】皮蛋去壳、切碎，叉烧肉切小块，与粳米同煮粥。

【用法】每日分2次食用。

【功效】滋阴降火。

【适用】阴虚火旺引起的牙痛。

（8）还少丹

【原料】香附15克，盐30克，蒲公英（鲜品）500克。

【制法】盐同香附共研细末，蒲公英榨汁。将盐、香附细末加入蒲公英汁中腌12小时，分作20团，用牛皮纸3～4层包扎好，再用蚯蚓泥外包。入柴火灶内焙干，以武火煅通红为度，待冷取出，去泥，将药研为细末即可。

【用法】早、晚用药末擦牙、漱口，吐、咽任便。

【功效】固牙洁齿，齿落更生。

【适用】牙齿松动、脱落。

喉病第七

【原文】→【译文】

喉咙者，脾胃之候，若脏热，喉则肿塞，神气不通，乌扇膏主之方。

生乌扇（一斤切），猪脂（1斤）。

上二味合煎乌扇药成，去滓，取如半鸡子薄绵裹之，纳口中，稍稍咽之，取瘥。忌酒蒜等物。

喉咙，是脾胃的外在证候。如果脾脏热，喉咙就会肿塞，气就不畅通，可用乌扇膏来主治，处方如下：

生乌扇10两，猪脂1斤。

以上2味药合煎，去渣，取半个鸡蛋大用薄绵裹住，放入口中含，咽少许病愈。忌食酒、蒜等物。

【养生大攻略】

咽炎饮食宜忌

【宜食】急性咽炎，宜进食清凉泻火食物，如甘蔗汁、荸荠汁、萝卜汁等。《随息居饮食谱》谓“甘蔗能利咽喉，萝卜可治咽喉诸病”，荸荠能生津止渴，三品取汁鲜用，具有泄热解毒、消肿止痛、清利咽喉的功效，最适于肺胃火炽的急性咽喉炎。

慢性咽炎，除用上述鲜汁外，还宜食百合、豆浆、绿茶、橄榄、枸杞子、鸭蛋等食物，因这些食物皆有清肺降火、养阴润燥的功效，适于阴虚肺燥的慢性咽喉炎。

此外，慢性咽炎，大便秘结者可多食蜂蜜、香蕉，以润肠通便、养阴解毒。

【忌食】烟酒及辛辣刺激性食物，如葱、椒、蒜、韭、醋及牛羊狗肉、公鸡等产热动火之物。

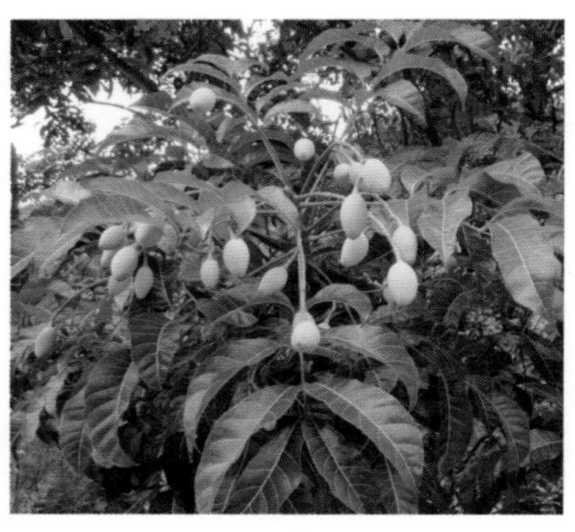

橄榄

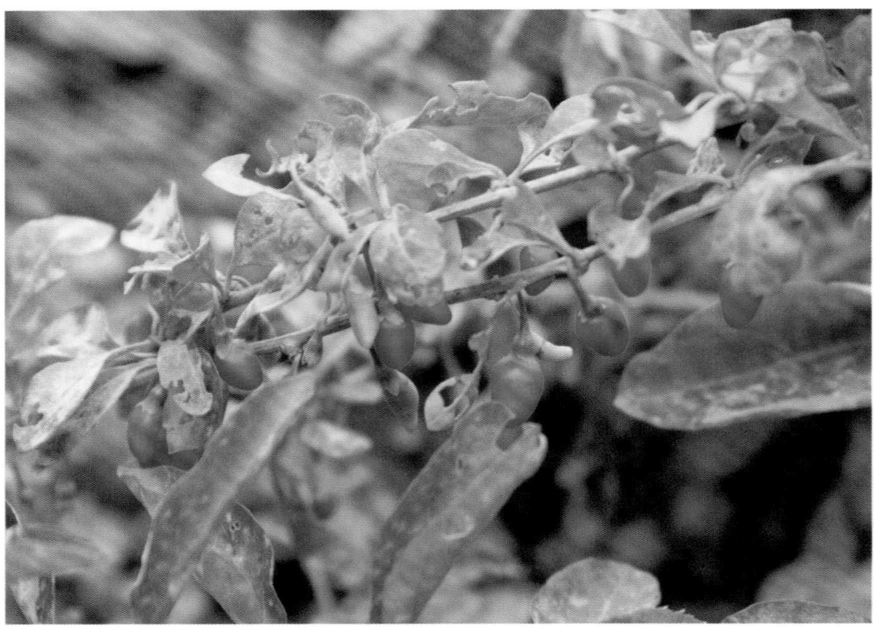

宁夏枸杞

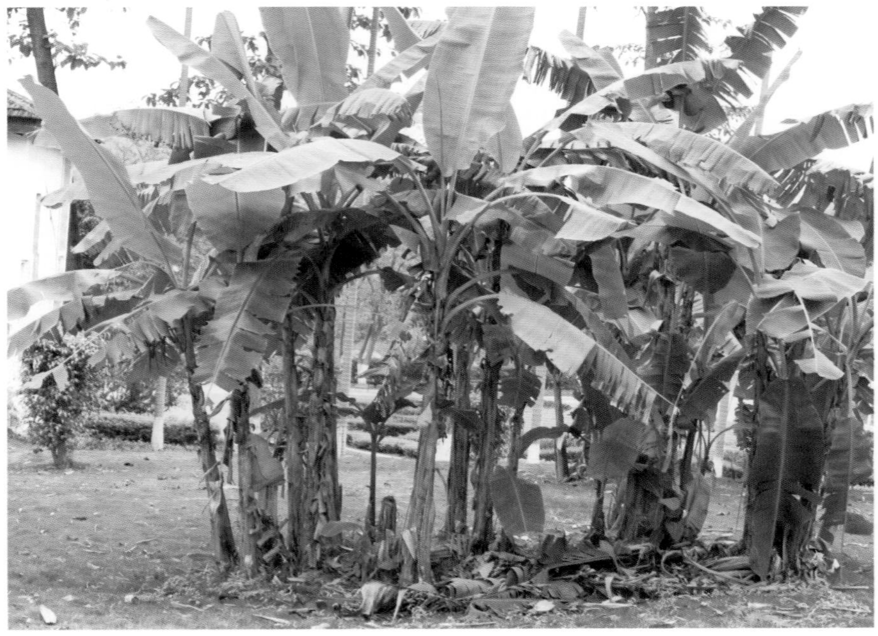

香蕉

耳疾第八

【原文】→【译文】

治肾热背急挛痛，耳脓血出，或生肉塞之，不闻人声方。

磁石、白术、牡蛎（各五两）、甘草（一两）、生麦冬（六两）、生地黄汁（一升）、芍药（四两）、葱白（一升）、大枣（十五枚）。

上九味㕮咀。以水九升，煮取三升，分三服。

治肾热背急挛痛，耳脓流血，或生肉肿塞，耳朵听不到人声的处方。

磁石、白术、牡蛎各5两，甘草1两，生麦冬6两，生地黄汁1升，芍药4两，葱白1升，大枣15枚。

将以上9味药分别切碎，用9升水煎煮，取汁3升，分3次服用。

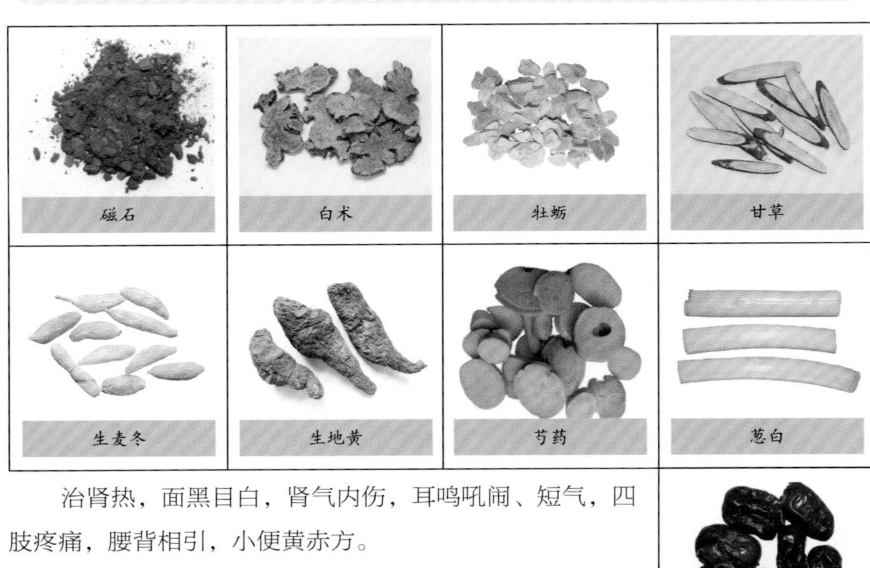
磁石 白术 牡蛎 甘草 生麦冬 生地黄 芍药 葱白

治肾热，面黑目白，肾气内伤，耳鸣吼闹、短气，四肢疼痛，腰背相引，小便黄赤方。

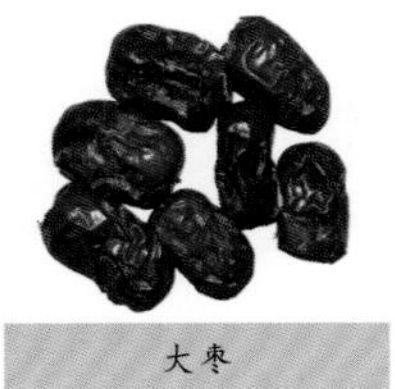
大枣

羊肾（一具治如食法）、白术（五两）、生姜（六两）、玄参（四两）、泽泻（二两）、芍药、茯苓（各三两）、淡竹叶（切二升）、生地黄（切一升）。

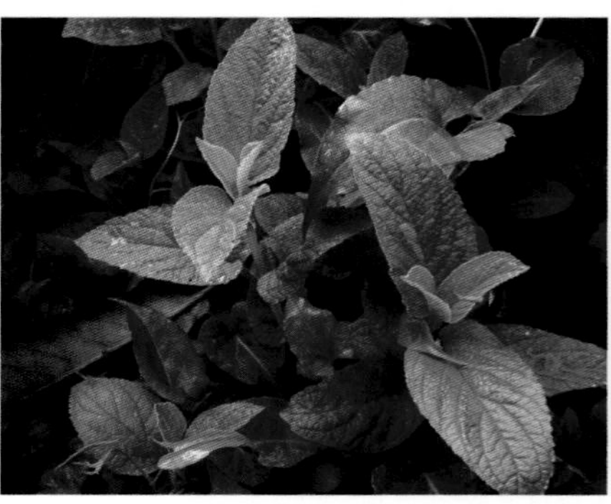
玄参

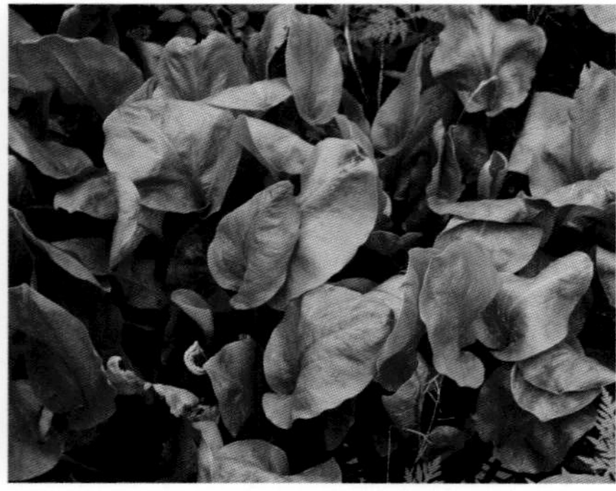
泽泻

上九味㕮咀。以水二斗煮羊肾、竹叶，取一斗，去滓澄之，下药，煮取三升，分三服，不已，三日更服一剂。

治肾热，脸黑，目白，肾气内伤，耳鸣吼闹、短气，四肢疼痛，腰背相引疼痛，小便黄赤的处方。

羊肾（如食用法治过）1具，白术5两，生姜6两，玄参4两，泽泻2两，芍药、茯苓各3两，淡竹叶（切）2升，生地黄（切）1升。

将以上9味药分别切细，用2斗水煮羊肾、竹叶，取汤药1斗，去药渣澄清，下入其他药，煮取3升，分3次服用。若病未见好转，3日后再服1剂。

【养生大攻略】

耳聋耳鸣的防治食谱

（1）菊花马蹄粉茶

【原料】菊花末6克，马蹄粉、藕粉各25克，白糖适量。

【制法】将菊花、马蹄粉、藕粉用温开水调成糊状，再用沸水冲熟，加白糖搅匀。

【用法】早、晚各服食1次，常用。

【功效】清泻肝火。

【适用】肝胆火邪上逆之耳聋、耳鸣。

（2）狗肉黑豆汤

【原料】狗肉500克，黑豆100克，姜片、五香面、盐各少许。

【制法】将狗肉洗净、切块，与黑豆同放锅内，加适量水，再放入姜片、五香面及少量盐，炖烂即可。

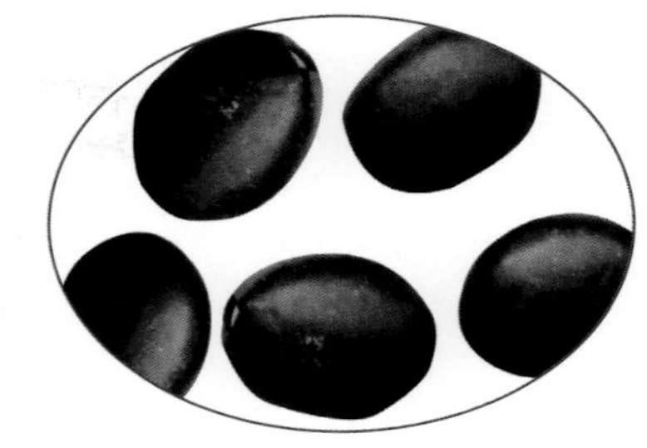
黑豆

【用法】食肉与豆，饮汤。

【功效】补肾壮体。

【适用】肾虚耳鸣、耳聋。

（3）苍耳愈聋酒

【原料】苍耳子、防风、牛蒡子、大生地黄、黄芪、白茯苓、独活各30克，木通、薏苡仁各20克，人参15克，肉桂12克，白酒适量。

【制法】将牛蒡子炒后，把其余各药捣碎，用白纱布包贮，置于净器中，用白酒浸之，封口，7日后开取。

【用法】每日空腹饮，初次饮1～2小杯，以后可加至2～3小杯。

【功效】除热补虚，聪耳。

【适用】耳聋耳鸣。

（4）补益酒

【原料】肉苁蓉90克，肉豆蔻15克，山茱萸45克，丹砂10克，酒适量。

【制法】将丹砂细研为末另包；前3味共捣碎，与丹砂共置于瓶中，以适量好酒浸之，封口，经7日后开取。

【用法】每日早、晚空腹温饮1～2小盅。

【功效】益肾补肝，养心，聪耳明目，悦容颜。

【适用】肝肾虚损引起的耳聋目昏等症。

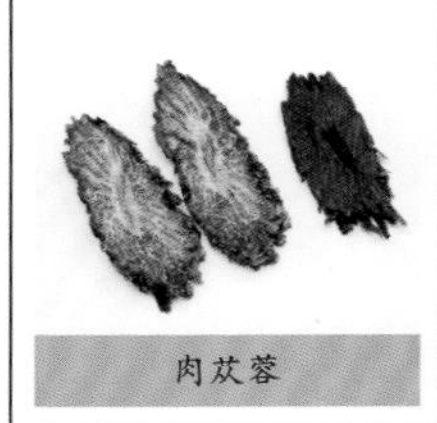
肉苁蓉

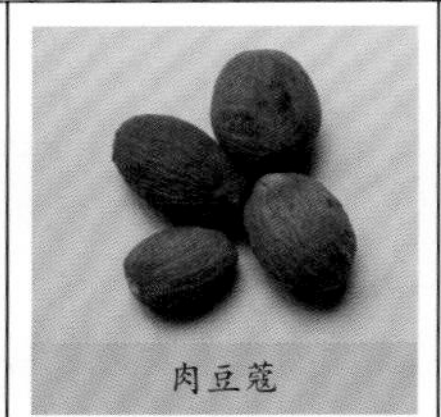
肉豆蔻

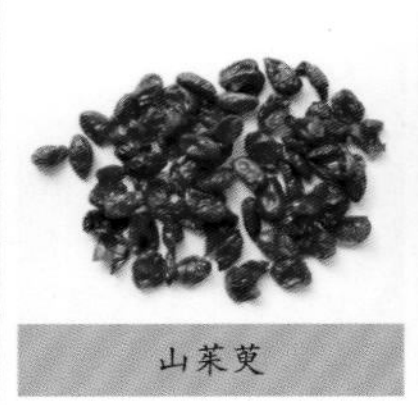
山茱萸

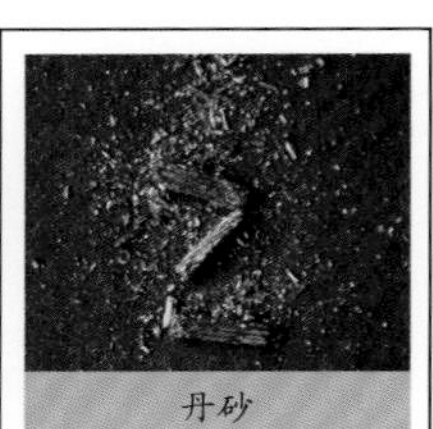
丹砂

面病第九

【原文】→【译文】

五香散

治黑运赤气，令人白光润方。

毕豆（四两）、黄芪、白茯苓、葳蕤、杜若、商陆、大豆黄卷（各二两）、白芷、当归、白附子、冬瓜仁、杜蘅、白僵蚕、辛夷、香附子、丁子香、蜀水花、旋覆花、防风、木兰、川芎、藁本、皂荚、白胶、杏仁、乌梅肉、酸浆、水萍、天冬、白术、土瓜根（各三两）、猪胰（两具）

上三十二味下筛[1]，以洗面，二七日白，一年与众别。

五香散

治雀斑、粉刺、黑痣、面黑气、黑晕赤气，能使人面色白皙光泽滋润。

毕豆4两，黄芪、白茯苓、葳蕤、杜若、商陆、大豆黄卷各2两，白芷、当归、白附子、冬瓜子、杜蘅、白僵蚕、辛夷、香附子、丁子香、蜀水花、旋覆花、防风、木兰、川芎、藁本、皂荚、白胶、杏仁、乌梅肉、酸浆、水萍、天冬、白术、土瓜根各3两，猪胰2具。

将以上32味药切、捣并过筛制成散药，用来洗面，27日后脸色会变白皙，坚持使用一年后，会变得更加与众不同。

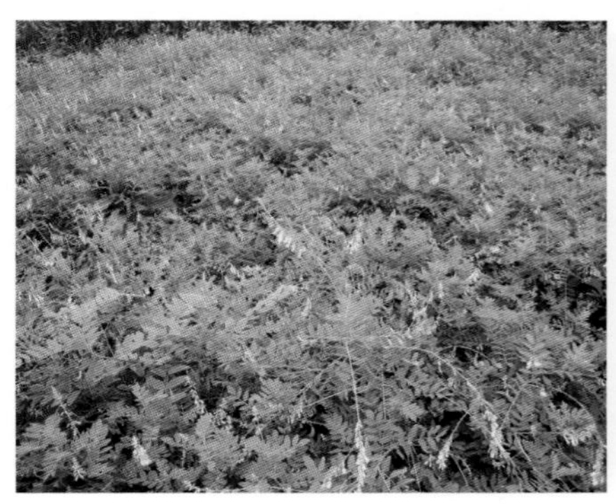

黄芪

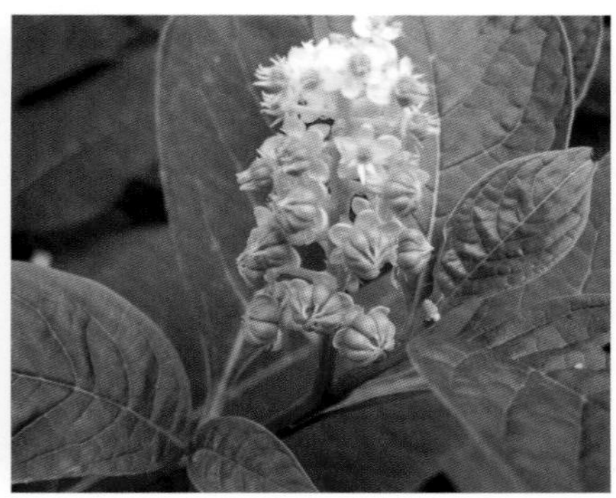

商陆

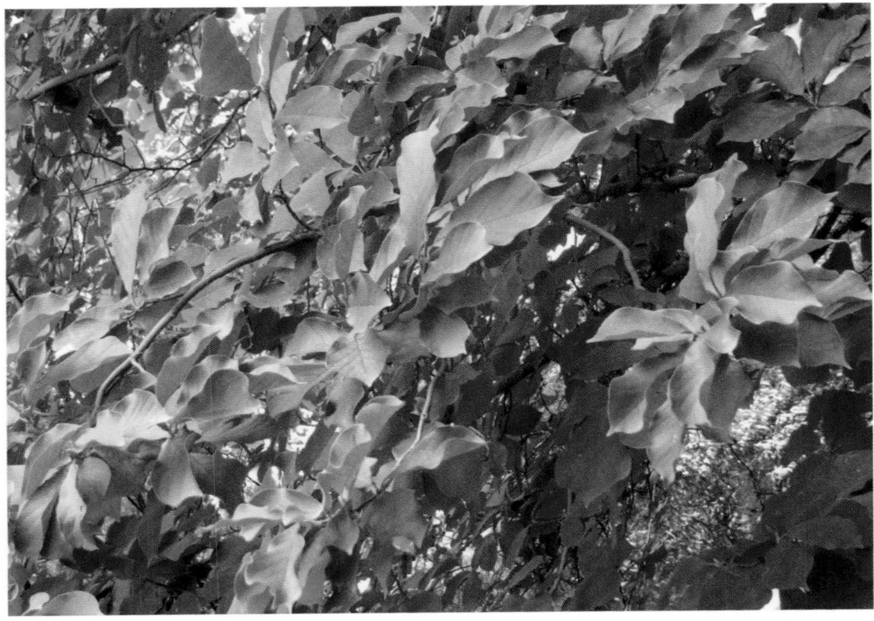

辛夷

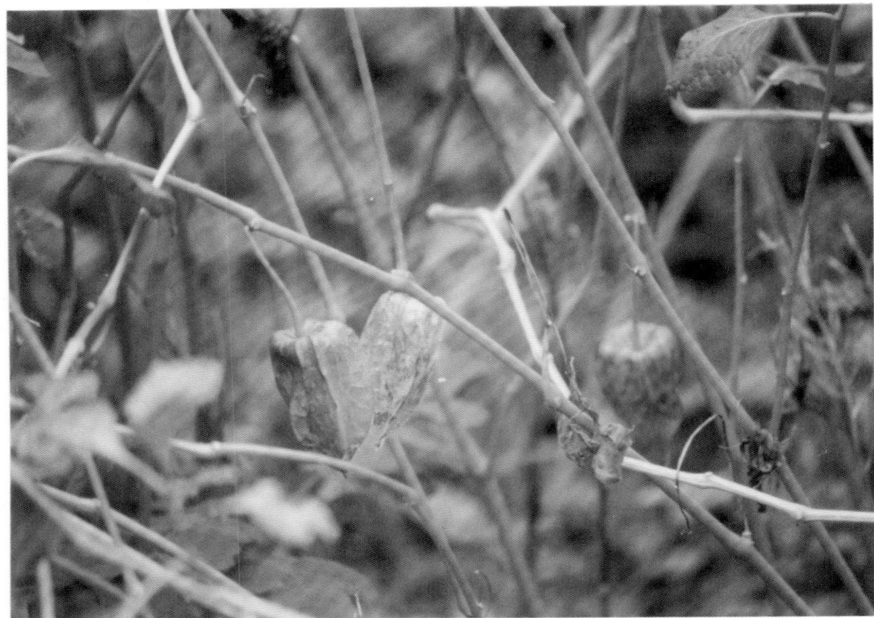

酸浆

白杨皮散

治面与手足黑，令光泽洁白方。

白杨皮（十八铢）、桃花（一两）、白瓜子仁（三十铢）。

上三味治下筛，温酒服方寸匕，日三。欲白，加瓜子；欲赤，加桃花。三十日面白，五十日手足俱白。

白杨皮散

主治面部及手足肤色黑。

白杨皮18铢，桃花1两，白瓜子仁30铢。

将以上3味药切捣并过筛制成散药，每次用温酒送服方寸匕，每日3次。如果想使肌肤变白，可以加入瓜子；如果想使肌肤红润，可以加入桃花。使用30日后，脸色会变得白皙，使用50日后，手、足都会变白。

【注释】

①下筛：过筛制成散药。

【养生大攻略】

治疗雀斑的妙招

日常生活中，有许多治疗雀斑的小方法。茄子皮有消斑的作用，用干净的茄子皮敷脸，一段时间后，就惊奇地发现脸上的小斑点不那么明显了。西红柿汁里含有丰富的谷胱甘肽，可抑制黑色素的滋生，所以，经常食用西红柿，可起到除斑的效果。洗脸时，在水中加一汤匙米醋，会减轻色素的沉着。柠檬中含有大量的维生素C、钙、铁、磷等营养成分，常喝柠檬汁，不仅可以美白肌肤，还能把黑色素“赶跑”。

卷七

风毒脚气

【本篇精华】

1. 论述脚气病的成因、症状、诊断的方法、灸法等。
2. 介绍治疗风毒脚气所用的汤药、散药、药酒、膏药的处方。

论风毒状第一

【原文】→【译文】

论何以得之于脚。问曰：风毒中人，随处皆得，作病何偏着于脚也？答曰：夫人有五脏，心肺二脏，经络所起在手十指；肝肾与脾三脏，经络所起在足十趾。夫风毒之气，皆起于地。地之寒暑风湿皆作蒸气，足常履之，所以风毒之中人也必先中脚；久而不瘥，遍及四肢腹背头项也；微时不觉[①]，痼滞乃知。经云：次传、间传是也。

论如何患上脚气病的

有人问：风毒中伤人体，身上任何地方都有可能会发病，为何偏偏患脚气病呢？答案是：人有五脏，心肺两脏的经络起于手的十指，肝、肾和脾三脏的经络起于脚的十趾。风毒的邪气，都是从地上发起的，地的寒暑风湿都发成了蒸气，而脚时常踩在大地上，所以风毒要侵害人体，必先侵害双脚。若脚气长期不痊愈，会遍及四肢腹背及头颈。程度轻微时人不会觉察，等到痼滞形成时才能觉察。医经上说的次传和间传就是指这种情况。

论得已便令人觉不。凡脚气病，皆由感风毒所致。得此病，多不令人即觉。会因它病，一度乃始发动。或奄然大闷，经三两日不起，方乃觉之。

论患脚气病后有无感觉

凡是脚气病，都是由感受风毒而造成的，得了这种病，人们不会立即觉察，它常常会由于其他疾病才一度开始发作，或突然气息衰弱，两三日之后仍无起色，这才察觉到疾病的存在。

论风毒相貌。夫有脚未觉异，而头项臂膊已有所苦，有诸处皆悉未知，而心腹五内已有所困。又风毒之中人也，或见食呕吐憎闻食臭，或有腹痛下痢，或大小便秘涩不通，或胸中冲悸、不欲见光明，或精神昏愦，或喜迷忘、语言错乱，或壮热头痛，或身体酷冷疼烦，或觉转筋，或脚胫肿，或腿顽痹，或时缓纵不随，或复百节挛急，或小腹不仁，此皆脚气状貌也，亦云风毒脚气之候也。

论脚气病的症状

在脚上尚未察觉有何异样时，头颈臂膊已有些不适，虽然其余各处皆无感觉，但心腹五脏都已受到困扰。风毒侵袭人体后，就会看到食物就呕吐，或厌恶闻到食物的气味，或腹痛下痢，或大小便不通，或胸中惊悸，不想见到光亮，或精神昏聩，或妄生喜迷，言语错乱，或发热头痛，或身体酷冷、疼痛烦躁，或觉得转筋，或脚胫肿，或大小腿顽痹，或时时缓纵不随，或又百节挛急，或小腹麻木，这些皆为脚气病的症状。

【注释】

①微时不觉：程度轻微时人不会觉察。

汤液第二

【原文】→【译文】

第一竹沥汤

治两脚痹弱[①]，或转筋皮肉不仁，腹胀起如肿，按之不陷，心中恶，不欲食或患冷方。

竹沥（五升）、甘草、秦艽、葛根、黄芩、麻黄、防己、细辛、桂心、干姜（各一两）、茯苓（三两）、防风、升麻（各一两半）、附子（二枚）、杏仁（五十枚）。

上十五味㕮咀，以水七升合竹沥，煮取三升，分三服，取汗（《千金翼方》无茯苓、杏仁，有白术一两）。

第一竹沥汤

主治两脚麻木软弱或转筋，皮肉麻木，腹部肿胀，手按不陷，饮食不下，或怕冷。

竹沥5升，甘草、秦艽、葛根、黄芩、麻黄、防己、细辛、桂心（肉桂）、干姜各1两，茯苓3两，防风、升麻各1.5两，附子2枚，杏仁50枚。

将以上15味药分别切碎，用7升水与竹沥调和煎煮，取汁3升，分3次服用，服后发汗。

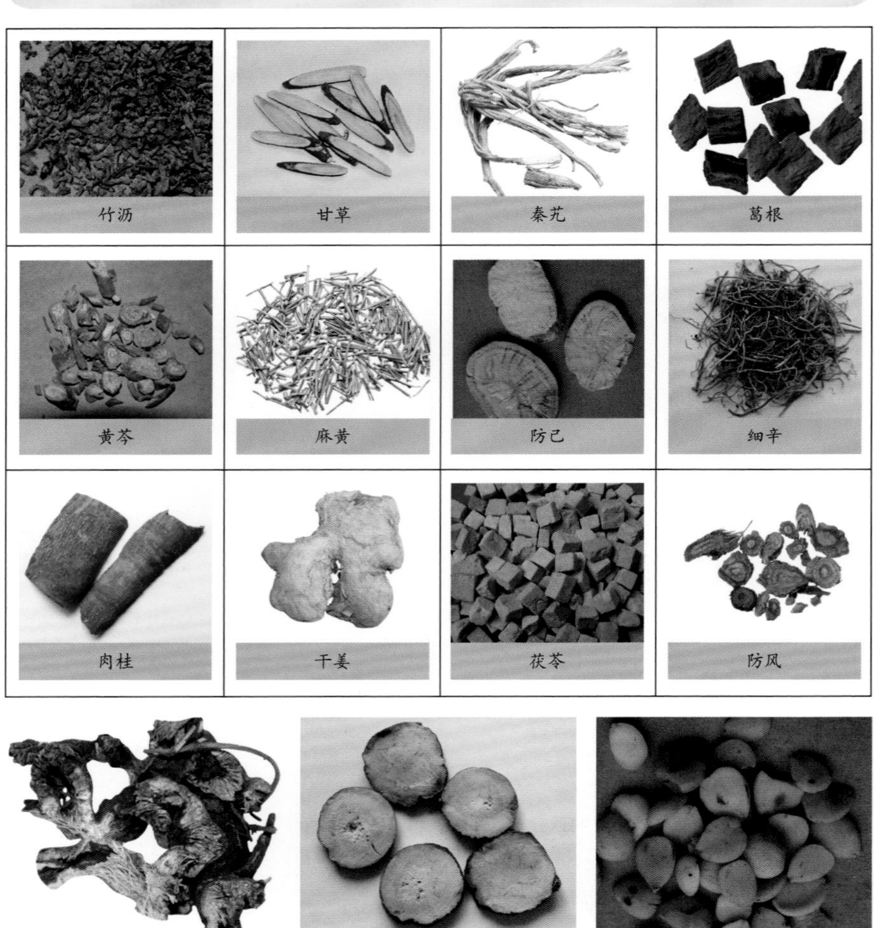

竹沥　甘草　秦艽　葛根

黄芩　麻黄　防己　细辛

肉桂　干姜　茯苓　防风

升麻　附子　杏仁

第二大竹沥汤

治猝中风，口噤不能言，四肢缓纵，偏痹挛急，风经五脏，恍惚恚怒无常[②]，手足不随方。

竹沥（一斗四升）、独活、芍药、防风、茵芋、甘草、白术、葛根、细辛、黄芩、川芎（各二两）、桂心、防己、人参、石膏、麻黄（各一两）、生姜、茯苓（各三两）、乌头（一枚）。

上十九味㕮咀，以竹沥煮取四升，分六服，先未汗者取汗，一状相当即服。

第二大竹沥汤

主治突然外感风邪而导致的口不能言，四肢缓纵，麻木挛急，也可用于治疗风邪侵袭五脏而导致的神思恍惚、恼怒无常、手足不遂等。

竹沥1斗4升，独活、芍药、防风、茵芋、甘草、白术、葛根、细辛、黄芩、川芎各2两，桂心、防己、人参、石膏、麻黄各1两，生姜、茯苓各3两，乌头1枚。

将以上19味药分别研碎，用竹沥煎煮，取汁4升，分6次服用。

【注释】

①两脚痹弱：两脚麻木软弱。

②恍惚恚怒无常：神思恍惚、恼怒无常。

【养生大攻略】

生姜盐水泡脚可治脚气

原料：生姜100克，盐50克，陈醋100毫升。

方法：将盐和生姜一同放入锅内，倒入二碗左右的清水，待煮沸后，继续加热10分钟，然后将火熄灭。

将生姜盐水倒入洗脚盆上，待水温略有下降时，调入陈醋。

说明：每次使用生姜盐水泡脚，要泡半小时左右。每周要泡1～2次，通常情况下，泡脚3～7次，就能消除脚气问题。但为了彻底根治脚气，最好能持续泡脚4周。

诸散第三

【原文】→【译文】

八风散

治风虚面青黑土色不见日月光，宜补肾治肝方。

菊花（三两）、石斛、天雄（各一两半）、人参、附子、甘草（各一两六铢）、钟乳、山药、川断、黄芪、泽泻、麦冬、远志、细辛、龙胆、秦艽、石苇、菟丝子、牛膝、菖蒲、杜仲、茯苓、干地黄、柏子仁、蛇床子、防风、白术、干姜、萆薢、山茱萸（各一两）、五味子、乌头（各半两）、肉苁蓉（二两）。

上三十三味治下筛，酒服方寸匕，日三，不效[①]加至二匕。

八风散

主治风虚，症状为面色青黑或黄，晦暗而无光泽，宜使用补肾治肝病的验方。

菊花3两，石斛、天雄各1.5两，人参、附子、甘草各1两6铢，石钟乳、山药、川断、黄芪、泽泻、麦冬、远志、细辛、龙胆、秦艽、石韦、菟丝子、牛膝、菖蒲、杜仲、茯苓、干地黄、柏子仁、蛇床子、防风、白术、干姜、萆薢、山茱萸各1两，五味子、乌头各0.5两，肉苁蓉2两。

将以上33味药切、捣并过筛，制成散药，每次用酒送服方寸匕，每日3次，若服后效果不明显，可逐渐加至二匕。

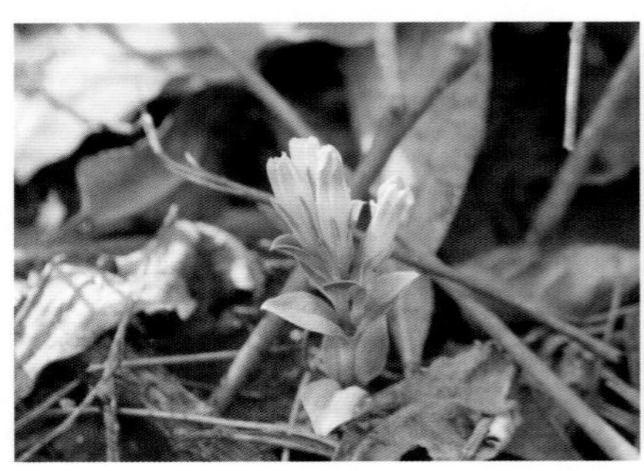

龙胆

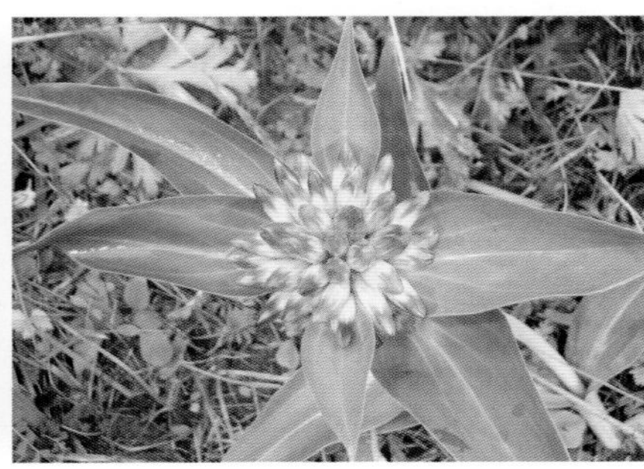

秦艽

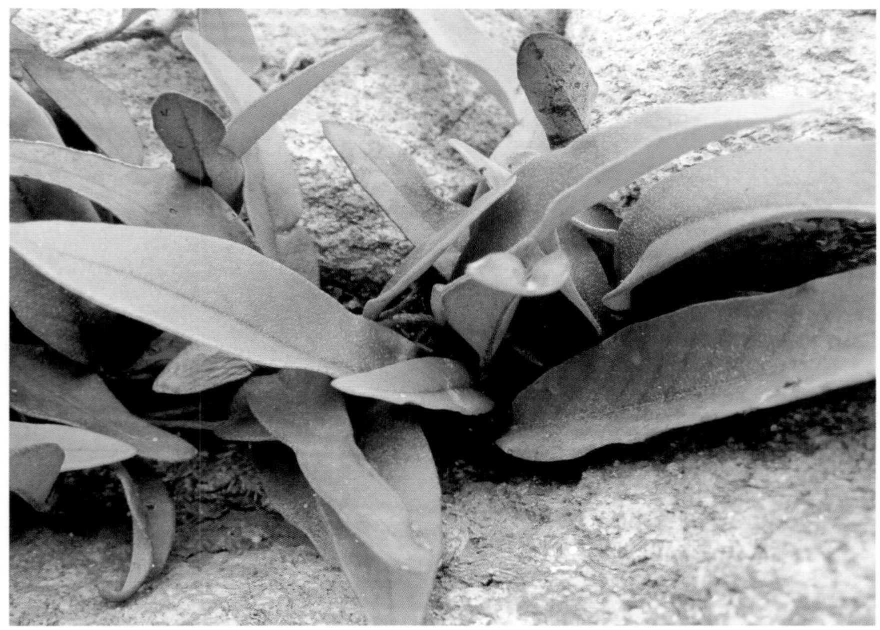

石韦

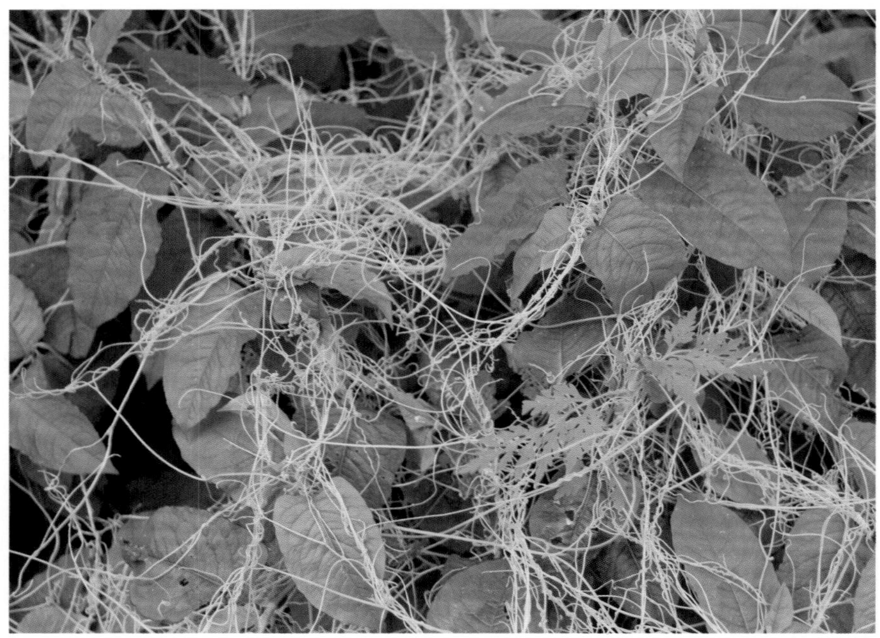

菟丝子

茱萸散

治冷风脚跛偏枯，半身不遂，昼夜呻吟，医所不治方。

吴茱萸、干姜、白蔹、牡荆、附子、天雄、狗脊、干漆、薯蓣、秦艽、防风（各半两）。

上十一味治下筛，先食服方寸匕，日三。药入肌肤中淫淫然，三日知，一月瘥。

茱萸散

主治因感受冷风而脚跛瘫痪，半身不遂，整夜呻吟。

吴茱萸、干姜、白蔹、牡荆、附子、天雄、狗脊、干漆、薯蓣、秦艽、防风各0.5两。

将以上11味药研后过筛，饭前服方寸匕，每日3次。药进入肌肤中游动，3日后就会有感觉，1个月后就能痊愈。

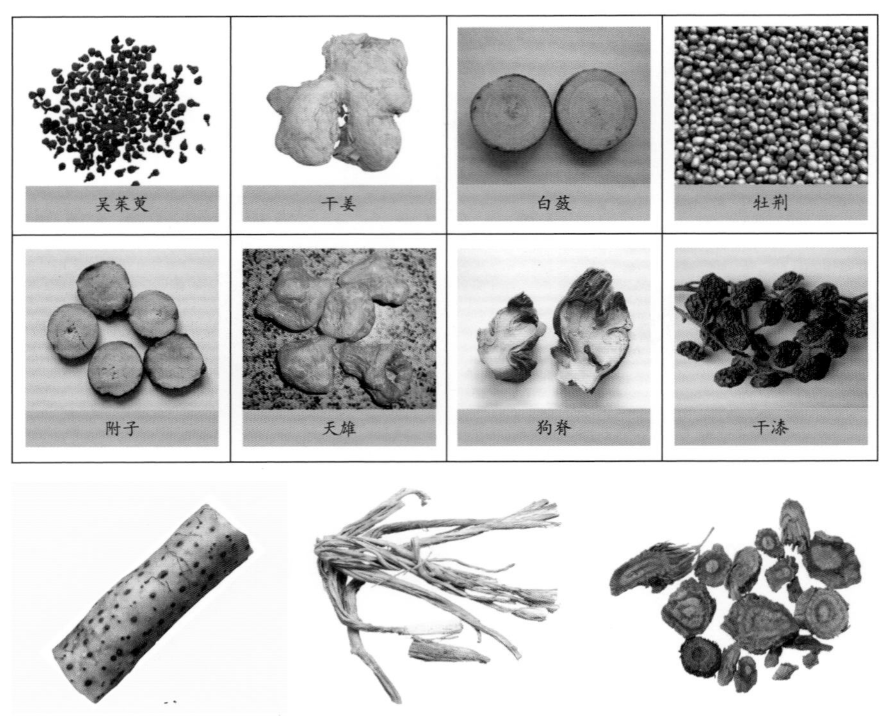

吴茱萸　干姜　白蔹　牡荆

附子　天雄　狗脊　干漆

薯蓣　秦艽　防风

【注释】

①不效：没有效果。

酒醴第四

【原文】→【译文】

例曰：凡合酒皆薄切药，以绢袋盛药纳酒中，密封头①，春夏四五日，秋冬七八日，皆以味足为度。去滓服酒，尽后其滓捣，酒服方寸匕，日三。大法冬宜服酒，至立春宜停。

按照惯例，凡是制作药酒，都要将药材切薄，用绢袋装好，放入酒中浸泡，密封瓶口，春夏季放置四五日，秋冬季放置七八日，皆以药味充足为标准。去渣服酒，喝完后将药渣捣碎，用酒送服方寸匕，每日3次。服用的基本原则是：冬季宜服药酒，到立春时应停服。

石斛酒

治风虚气满，脚痛痹挛，弱不能行方。

石斛、丹参、五加皮（各五两）、侧子、秦艽、杜仲、山茱萸、牛膝（各四两）、桂心、干姜、羌活、川椒、橘皮、黄芪、白前、川芎、茵芋、当归（各三两）、薏苡仁（一升）、防风（二两）、钟乳（八两，捣碎别绢袋盛，系大药袋内）。

上二十一味㕮咀，以酒四斗渍三日，初服三合，日再，稍稍加，以知为度。

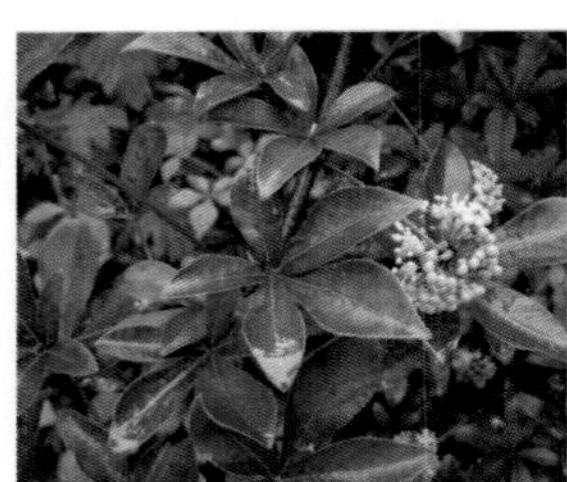
五加皮

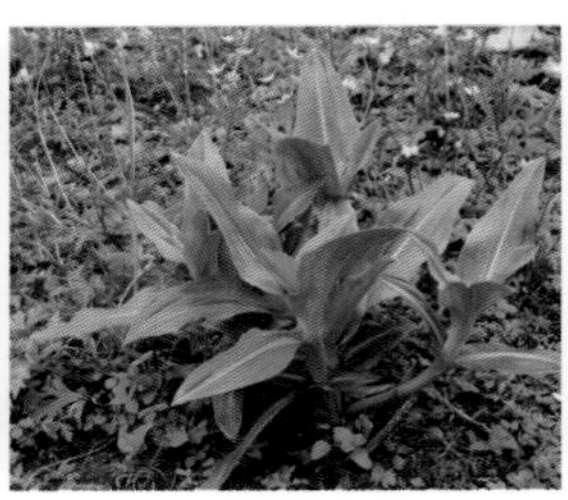
秦艽

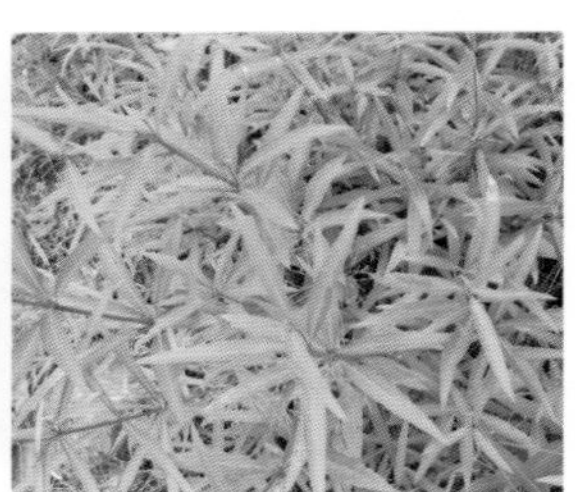
白前

石斛酒

主治风虚气满而致的两脚疼痹拘挛，或缓弱不能行走。

石斛、丹参、五加皮各5两，侧子、秦艽、杜仲、山茱萸、牛膝各4两，桂心、干姜、羌活、川椒、橘皮、黄芪、白前、川芎、茵芋、当归各3两，薏苡仁1升，防风2两，石钟乳（捣碎，用绢袋另盛，系于大药袋内）8两。

将以上21味药研碎，用4斗清酒浸泡3日，最初服3合，可逐渐加量。每日2次。

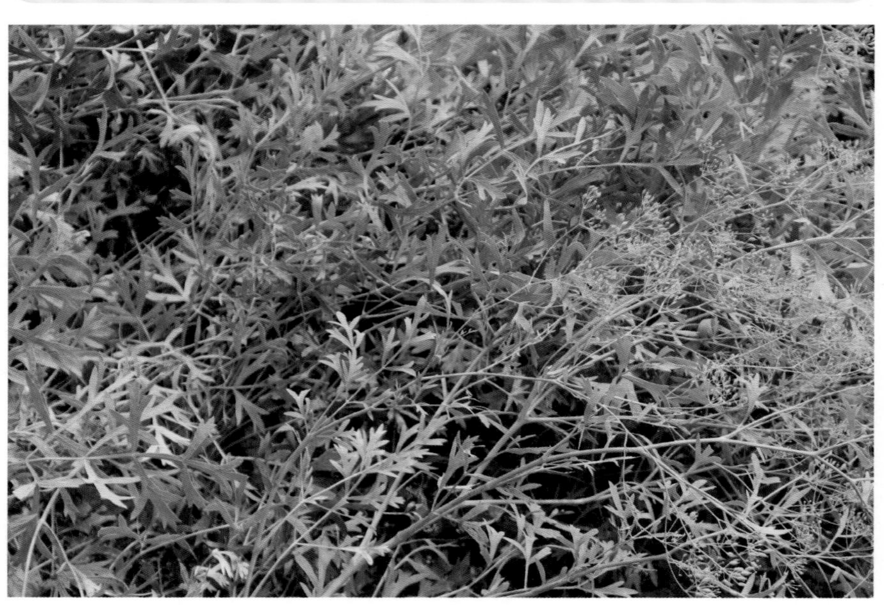

防风

【注释】

①密封头：密封瓶口。

【养生大攻略】

治疗脚气的小偏方

啤酒泡脚可治脚气：将啤酒倒入盆中，不加水，双脚浸入啤酒中泡20分钟，用清水冲净。每周泡1～2次。

高锰酸钾水泡脚治脚气：用半盆温水放入两粒小米粒般大小的高锰酸钾，等水呈粉红色时，将双脚浸入其中泡三五分钟即可。

韭菜能治脚气：取鲜韭菜250克，洗净，切成碎末放入盆内，冲入开水。等水温稍有下降时，泡脚半小时。

诸膏第五

【原文】→【译文】

野葛膏

治恶风毒肿，疼痹不仁，瘰疬恶疮，痈疽肿胫，脚弱偏枯百病方。

野葛、犀角、蛇衔、莽草、乌头、桔梗、升麻、防风、川椒、干姜、鳖甲、雄黄、巴豆（各一两）、丹参（三两）、踯躅花（一升）。

上十五味㕮咀，以苦酒四升渍之一宿以成，煎猪膏五斤，微火煎三上三下，药色小黄去滓，以摩病上。

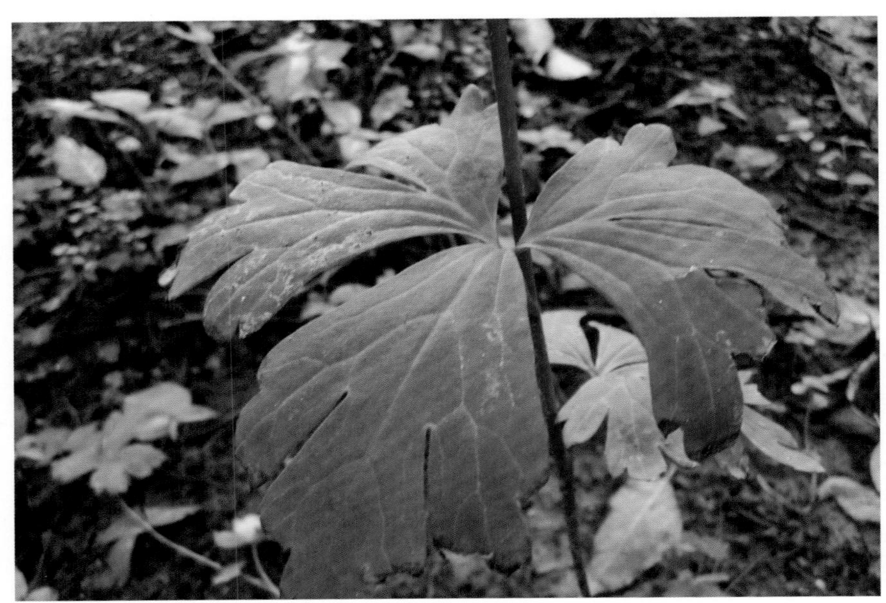

乌头

野葛膏

主治恶风毒肿、疼痹麻木、瘰疬恶疮、痈疽肿胫、脚弱偏枯等。

野葛、犀角、蛇衔、莽草、乌头、桔梗、升麻、防风、川椒、干姜、鳖甲、雄黄、巴豆各1两，丹参3两，踯躅花1升。

将以上15味药切碎，用4升苦酒浸泡1夜，次日清晨与炼成的5斤猪膏一起放在微火上煎熬，煎沸后取下，放冷后再煎，反复3次，煎到药色稍稍变黄，去渣取膏，外擦患处。

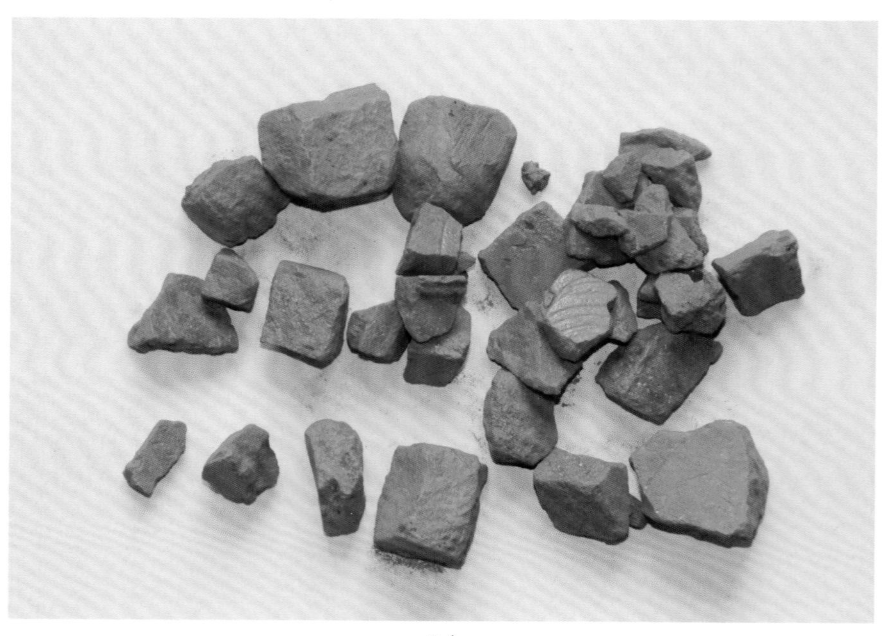

雄黄

卷八

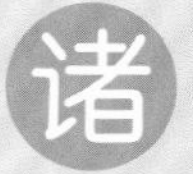

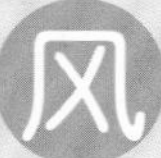

【本篇精华】

1. 论述各种中风情况的症状。
2. 介绍各种中风病症的处方。

论杂风状第一

【原文】→【译文】

岐伯曰：中风大法有四，一曰偏枯①，二曰风痱，三曰风懿，四曰风痹。夫诸急猝病多是风，初得轻微，人所不悟，宜速与续命汤，根据穴灸之。夫风者百病之长，岐伯所言四者说，其最重也。

岐伯说：中风的情况大致分为4种：一是偏枯，即半身不遂；二是风痱，即四肢瘫软不能活动，神志不清或稍有些乱，病情轻的能够说话，病情重的无法说话；三是风懿，即突然昏迷，不认识人，伴有舌头僵直不能言语，喉中有窒塞感，严重的噫噫有声等；四是风痹。大多急促的病和突然发生的病都是由于中了风邪，刚患病时的症状还比较轻微，未能引起人们的重视，其实此时适宜迅速服用续命汤，再按照俞穴依次灸治。风邪是百病中最为厉害的，岐伯所说的这4种情况，又是其中最为重要的。

【注释】

①偏枯：半身不遂。

【养生大攻略】

脑血管意外饮食宜忌

脑血管意外包括高血压和脑动脉硬化引起的脑出血、脑血栓、脑血管痉挛等。本病中医学称为“中风”，认为是由于心、肝、肾三脏之间阴阳平衡失调，阴虚阳亢、肝风内动、逼血上冲而致。

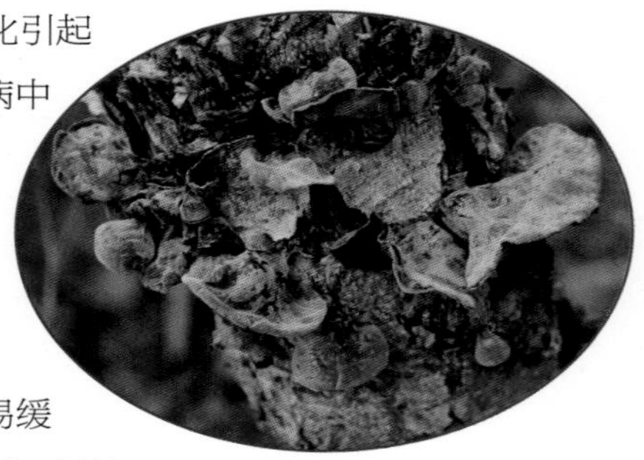
黑木耳

【宜食】脑血管意外，重在平时预防，一旦发病，则需特殊护理，宜给予易缓解动脉硬化及降压食物，如黑木耳、银耳、果汁、米汤、菜汁等易消化食物，必要时进行鼻饲，少食多餐。

【忌食】高血压患者预防脑血管意外应有四忌：一忌高钠饮食，少吃盐，日摄量应低于5克，因钠多能使血压升高；二忌高脂肪饮食，因高脂肪食物能增加血液黏度；三忌高糖，少吃甜食，因糖在体内仍转变成脂肪，也增加血液黏度；四忌烟酒，因尼古丁会使血液黏度增高，乙醇能诱发脂质代谢紊乱。

诸风第二

【原文】→【译文】

大续命汤

治肝疠风猝然喑哑[①]。

麻黄（八两）、石膏（四两）、桂心、干姜、川芎（各二两）、当归、黄芩（各一两）、杏仁（七十枚）、荆沥（一升）。

上九味㕮咀，以水一斗，先煮麻黄两沸，掠去沫，下诸药煮取四升，去滓。又下荆沥煮数沸，分四服，能言。未瘥后服小续命汤。旧无荆沥，今增之，效如神。

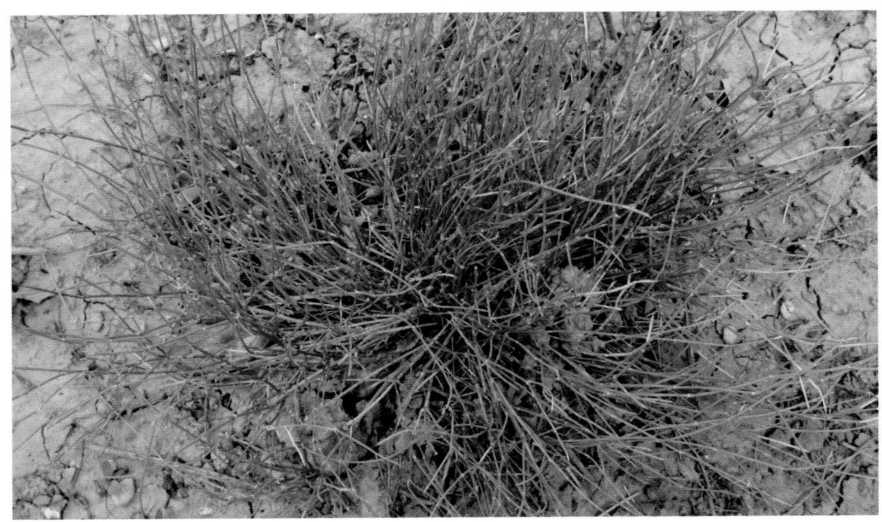

麻黄

大续命汤

主治肝疠风及中风，症状为突然失音，不能说话等。

麻黄8两，石膏4两，桂心（肉桂）、干姜、川芎各2两，当归、黄芩各1两，杏仁70枚，荆沥1升。

将以上9味药分别研碎，先用1斗水将麻黄煎煮两沸，去掉上面的浮沫，放入其他的药煮取4升，去渣。再放入荆沥煎煮数沸，分4次服用，即能言语。如未好可服用小续命汤。旧方中没有荆沥，如今补上后，效果很神奇。

【注释】

①喑哑：失音，不能说话。

【养生大攻略】

中风后遗症饮食宜忌

【宜食】苹果、山楂、柿子、梨、香蕉、西瓜、莲子、荸荠、花生、大蒜、番茄、芹菜、茄子、萝卜、茭白、洋葱、菊花脑、茼蒿、菠菜、青芦笋、黄瓜、海带、紫菜、海蜇、海藻、香菇、金针菇、草菇、米醋、蜂蜜、豆浆、玉米须、豌豆、绿豆、海参、淡菜、白菊花、枸杞子、木耳、芝麻、马肉、兔肉、蛙肉、甲鱼、蚌肉、橘子、马齿苋、黄精、胡萝卜等食物。

【忌食】牛髓、狗肉、肥猪肉、羊髓、猪肝、猪肾、鸡肉、鸭蛋、醍醐、胡椒、白酒、盐、人参等食物。

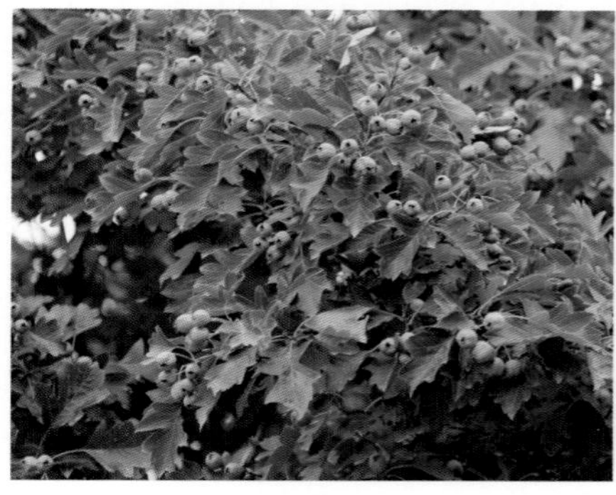
山楂

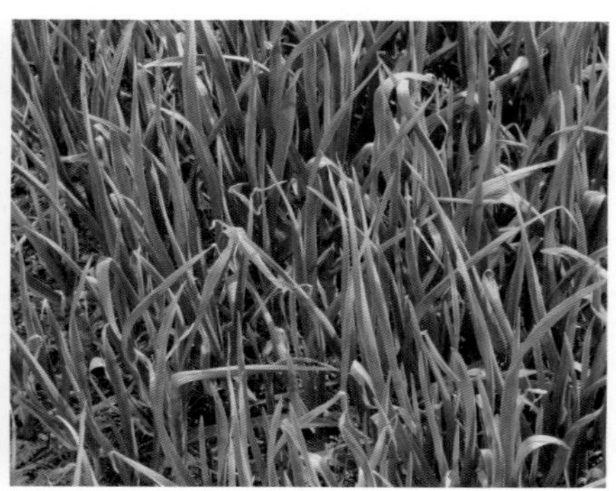
大蒜

贼风第三

【原文】→【译文】

桂枝酒

治肝虚寒，猝然喑哑不声、踞坐不得、面目青黑、四肢缓弱、遗失便利。

桂枝、川芎、独活、牛膝、薯蓣、甘草（各三两）、附子（二两）、防风、茯苓、天雄、茵芋、杜仲、蒴藋根、白术（各四两）、干姜（五两）、踯躅（一升）、猪椒叶、根皮（各一升）、大枣（四十枚）。

上十九味㕮咀，以酒四斗渍七日，每服四合，日二，加至五六合。

桂枝酒

主治肝脏虚寒导致的突然失音沙哑，不能盘踞坐卧，面目呈青黑色，四肢缓弱，大便失禁小便淋漓等。

桂枝、川芎、独活、牛膝、薯蓣、甘草各3两，附子2两，防风、茯苓、天雄、茵芋、杜仲、蒴藋根、白术各4两，干姜5两，踯躅1升，猪椒叶、根皮各1升，大枣40枚。

将以上19味药分别切碎，用4斗酒浸泡7日，浸成后去渣取汁，每次服用4合，每日2次，可逐渐加量至5～6合。

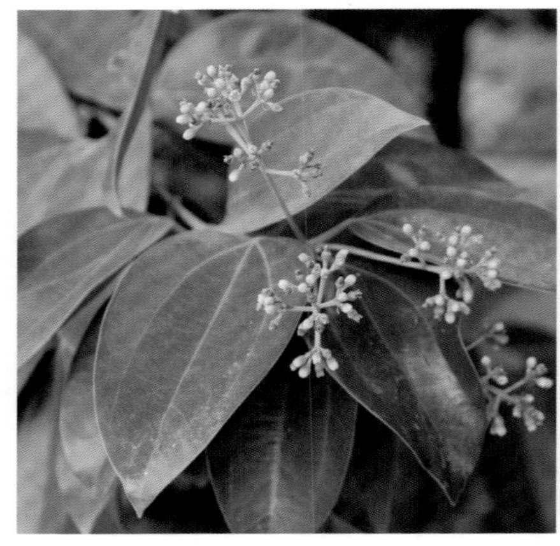

肉桂

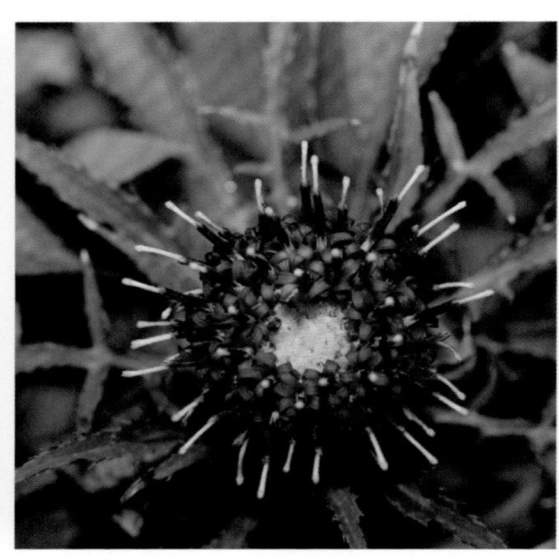

白术

偏风第四

【原文】→【译文】

防风汤

治偏风。

防风、川芎、白芷、牛膝、狗脊、萆薢、白术（各一两）、羌活、葛根、附子、杏仁（各二两）、薏苡仁、石膏、桂心（各三两）、麻黄（四两）、生姜（五两）。

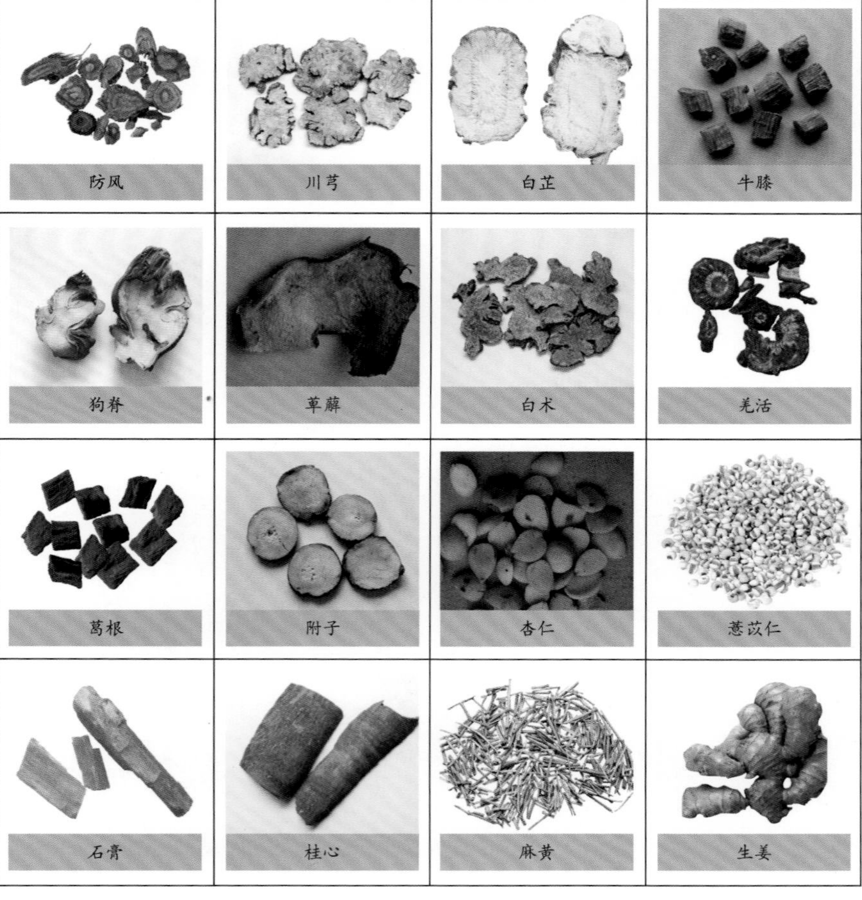

上十六味㕮咀，以水一斗二升，煮取三升，分三服。一剂觉好，更进一剂，即一度针，九剂九针即瘥。灸亦得。针风池一穴、肩髃一穴、曲池一穴、支沟一穴、五枢一穴、阳陵泉一穴、巨虚下廉一穴。凡针七穴即瘥。

防风汤

主治偏风。

防风、川芎、白芷、牛膝、狗脊、萆薢、白术各1两，羌活、葛根、附子、杏仁各2两， 薏苡仁、石膏、桂心（肉桂）各3两，麻黄4两，生姜5两。

将以上16味分别切碎，用1斗2升水煎煮，取汁3升，分3次服用。如果服用1剂后感觉有所好转，就再服用1剂，并立即针灸，即可痊愈。针灸的穴位有风池穴、肩髃穴、曲池穴、支沟穴、五枢穴、阳陵泉穴、巨虚下廉穴，共针灸7穴即可痊愈。

杜仲酒

治腰脚疼痛不遂风虚方。

杜仲（八两）、石楠（二两）、羌活（四两）、大附子（五枚）。

上四味㕮咀，以酒一斗渍三宿，每服二合，日再。偏宜冷病妇人服之。

杜仲酒

主治风虚而导致的腰脚疼痛不遂。

杜仲8两，石楠2两，羌活4两，大附子5枚。

将以上4味药分别研碎，用1斗酒浸泡3日，每次服用2合，每日2次。适用于冷病、妇女服。

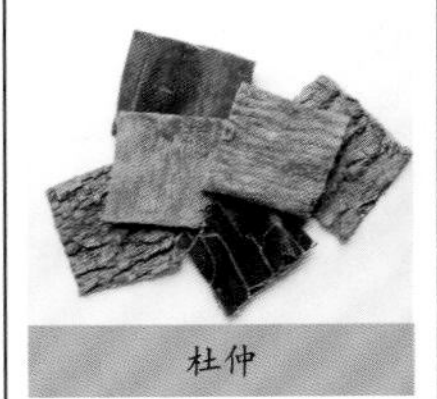
杜仲

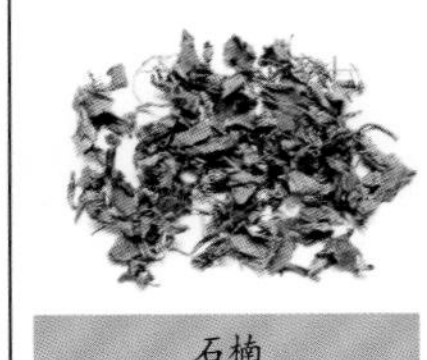
石楠

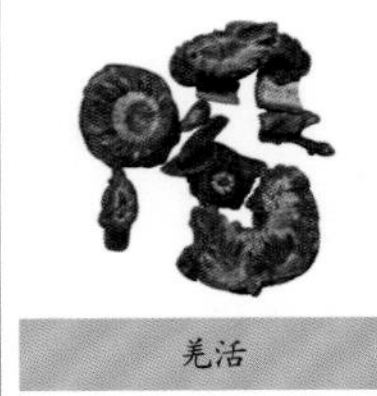
羌活

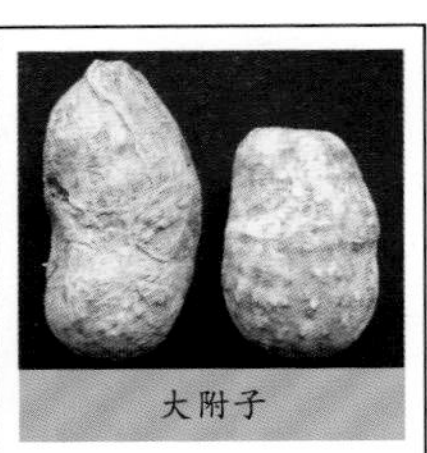
大附子

风懿第五

【原文】→【译文】

独活汤

治风懿不能言，四肢不收①、手足亸曳方。

独活（四两）、桂心、芍药、栝蒌根、生葛（各二两）、生姜（六两）、甘草（三两）。

上七味㕮咀，以水五升，煮取三升，分三服，日三。

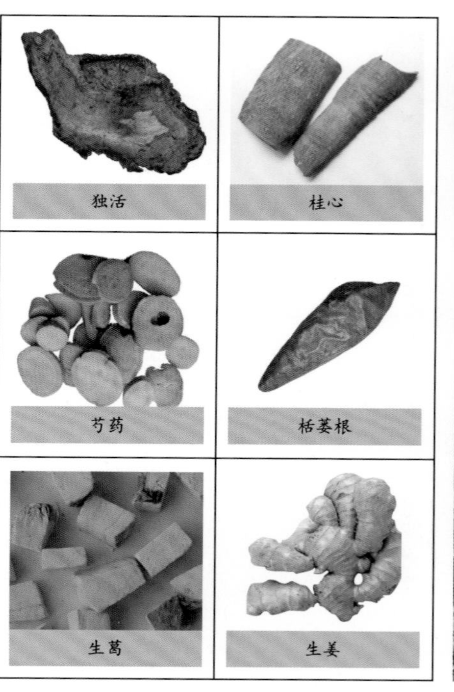

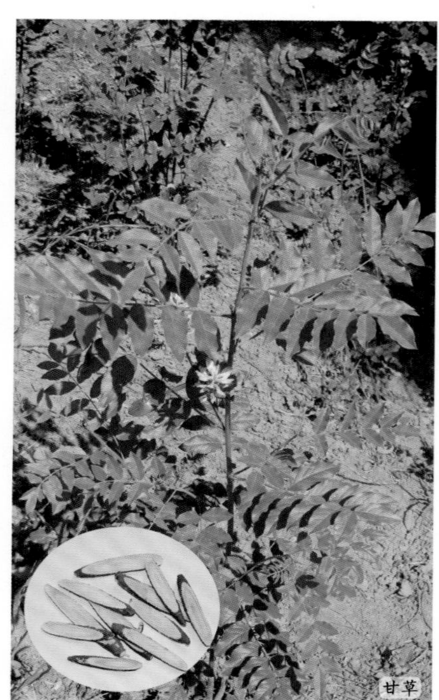

治中风口噤不能言方：

防己、桂心、麻黄（各二两）、葛根（三两）、甘草、防风、芍药（各一两）、生姜（四两）。

上八味㕮咀，以水六升，煮取二升半，分三服，喑哑不语皆治之。

独活汤

主治风懿，症状为不能言语，四肢不能收缩，手足软弱拖曳等。

独活4两，桂心（肉桂）、芍药、栝蒌根、生葛（葛根）各2两，生姜6两，甘草3两。

将以上7味药分别研碎，用5升水煎煮，取汁3升，分3次服用，每日3次。

治中风，口噤不能言语的处方：

防己、桂心、麻黄各2两，葛根3两，甘草、防风、芍药各1两，生姜4两。

将以上8味药分别研碎，用6升水煎煮，取汁2.5升，分3次服用，失音不能言语也可以治疗。

【注释】

①四肢不收：四肢不能收缩。

角弓反张第六

【原文】→【译文】

治卒半身不遂，手足拘急不得屈伸，身体冷，或智或痴[①]，或身强直不语，或生或死，狂言不可名状，角弓反张，或欲得食，或不用食，或大小便不利皆疗之方：

人参、桂心、当归、独活、黄芩、干姜、甘草（各十八铢）、石膏（一两半）、杏仁（四十枚）。

上九味㕮咀，以井华水九升煮取三升，分三服，日三，覆取汗，不汗更合加麻黄五两合服。

患者如果突然半身不遂，手足痉挛不能屈伸，身体发冷，或神志有时清醒有时不清，或身体僵直不能言语，或胡言乱语、角弓反张，或有时想吃东西，有时不想吃，或大小便不畅，这些病症皆可用下面的处方：

人参、桂心（肉桂）、当归、独活、黄芩、干姜、甘草各18铢，石膏1.5两，杏仁40枚。

将以上9味药分别研碎，用9升井华水煮取3升，分3次服用，每日3次，服后盖上被子取汗，不出汗的话再加入麻黄5两一起服下。

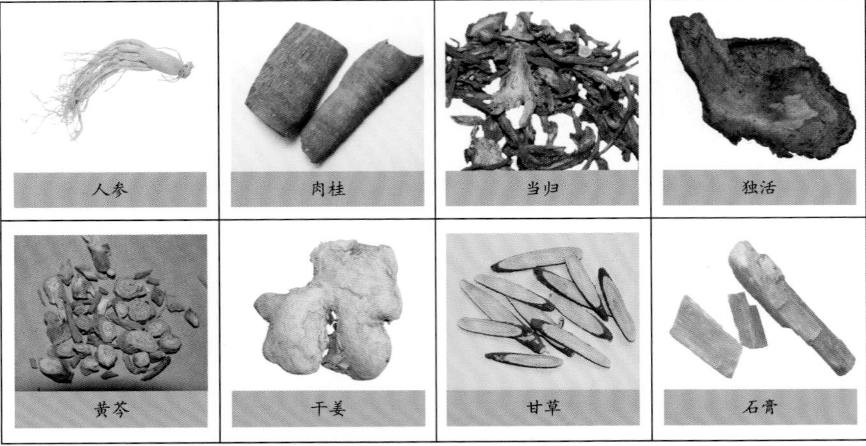

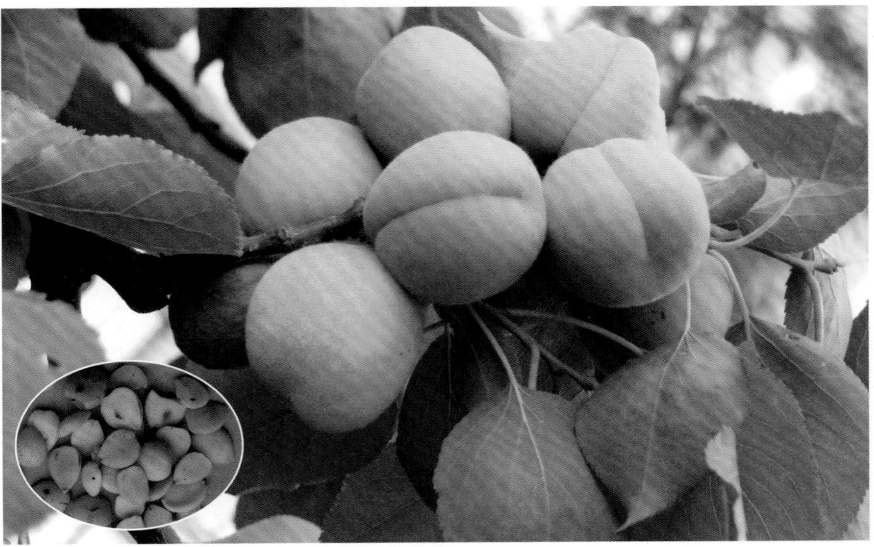

杏

【注释】

①或智或痴：神志有时清醒有时不清醒。

【养生大攻略】

治疗中风导致的半身不遂食谱

（1）黄芪桃仁粥

【原料】黄芪50克，桃仁10克，地龙2克，大米100克，白糖适量。

【制法】地龙焙干研末，煎煮黄芪、桃仁去渣取汁，以汁煮粥，粥成入地龙末、白糖，调匀即可。

【用法】每日1次食用，常服。

【功效】活血通络，益气化瘀。

【适用】中风恢复期。

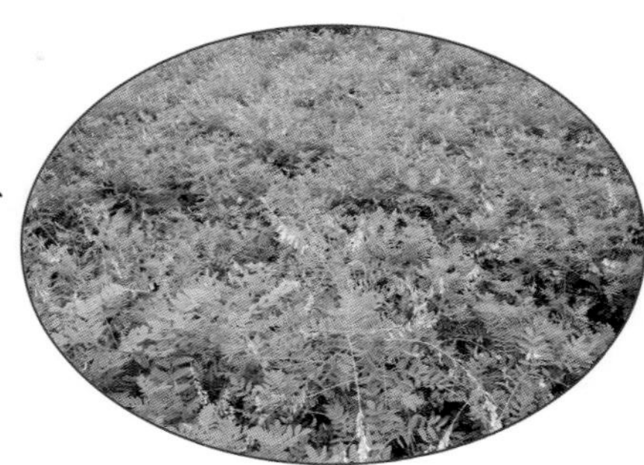

黄芪

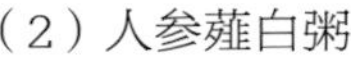

（2）人参薤白粥

【原料】人参10克，薤白12克，鸡蛋（去黄）1个，小米50克。

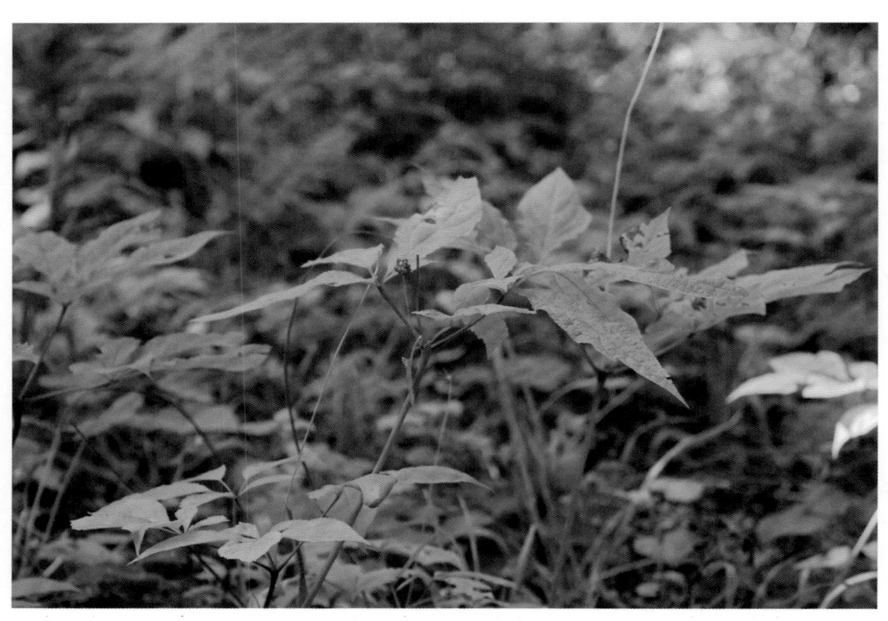

人参

【制法】先将人参打碎，加水用文火煎汤，然后入小米煮粥，将熟，下鸡蛋清及薤白，煮熟。

【用法】早、晚分2次服食。

【功效】益气通阳，豁痰祛风。

【适用】中风后遗症。

（3）黑豆酒

【原料】黑豆250克，丹参150克，黄酒2000毫升。

【制法】将丹参及黑豆捣碎，浸泡于酒中，密封酒瓶放灰火中煨，使之发热，至酒减半，去渣取酒备用。

【用法】每日分早、午、晚、临睡4次饮用，每次饮50毫升。

【功效】补气活血通络。

【适用】中风出现半身不遂者。

（4）全蝎酒

【原料】白附子、僵蚕、全蝎各30克，白酒250毫升。

【制法】将3味药捣碎，放入酒内浸泡，3日后去渣取汁。

【用法】每次饮10毫升，不拘时。

【功效】祛风活络。

【适用】中风出现口眼㖞斜、半身不遂者。

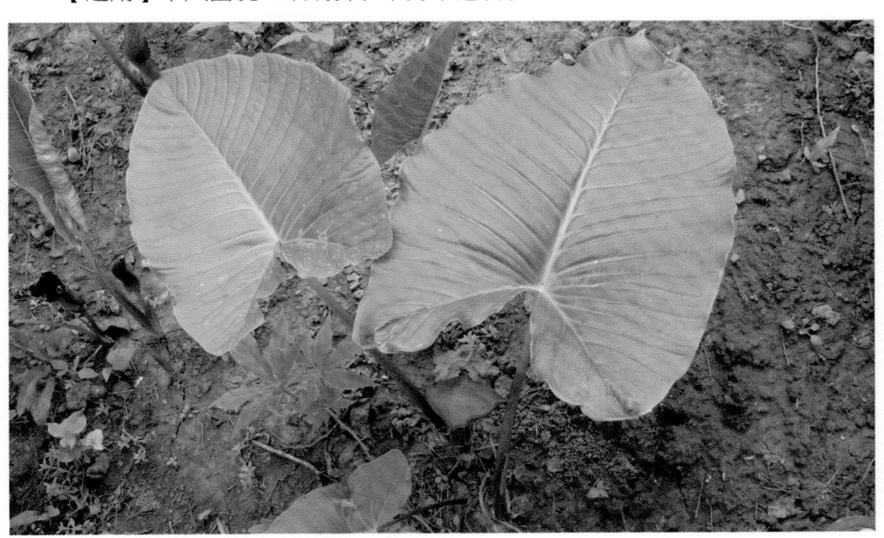

白附子

风痹第七

【原文】→【译文】

血痹病从何而得之？师曰：夫尊荣人①骨弱肌肤盛，因疲劳汗出，卧不时动摇加被微风遂得之，形如风状（巢源云其状如被微风所吹）。但以脉自微涩，涩在寸口，关上紧，宜针引阳气，令脉和紧去则愈。

血痹病是怎么得的？老师回答说：那些富贵的人骨头萎弱肌肤实盛，因疲劳后流出了汗水，睡觉时不断地摇摆，添加被子时感受了微风，所以患上了这种病，症状就如同中了风，《巢源》说：这种情况如同被微风所吹。只要出现脉象微涩，且是寸口部位涩，关上部位紧，就适宜用针引导阳气，使脉和紧，病邪流出就痊愈了。

白蔹散

治风痹肿、筋急展转易常处方。

白蔹（半两）、附子（六铢）。

上二味治下筛，酒服半刀圭，日三。不知增至一刀圭。

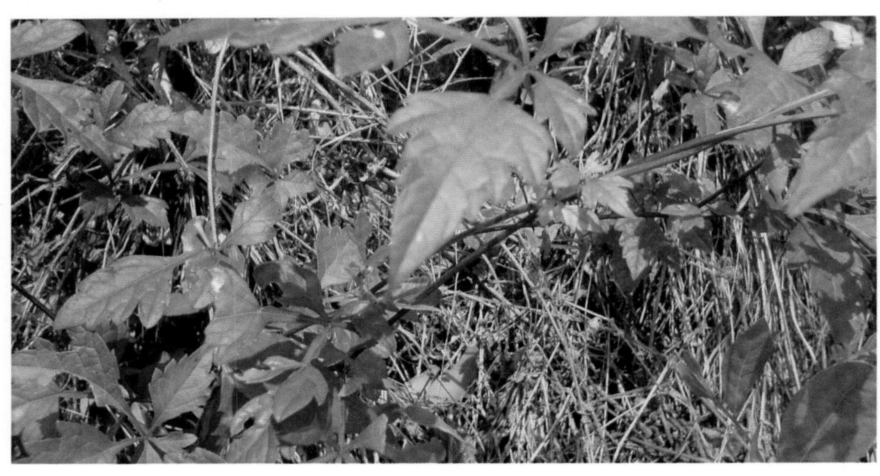

白蔹

白蔹散

主治风痹，症见四肢肿胀、筋脉痉挛等。

白蔹0.5两，附子6铢。

将以上2味药切、捣并过筛，制成散药，每次用酒送服半刀圭，每日3次。如果服后不愈，可加量至1刀圭，

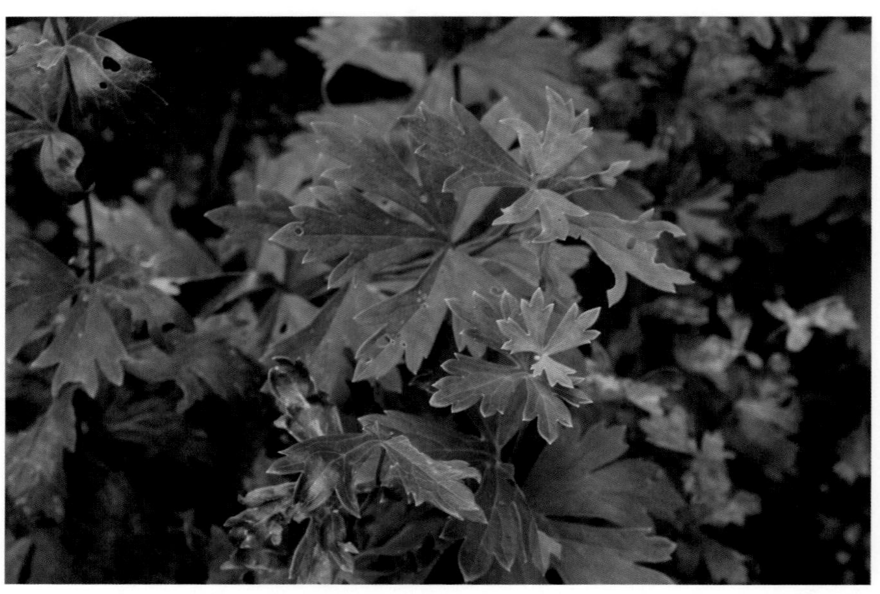

附子

【注释】

①尊荣人：富贵之人。

卷九

伤寒方上

【本篇精华】

1. 论述伤寒病的病因、症状。
2. 介绍防治温病的处方。
3. 介绍各种伤寒膏，发汗散、汤、丸的处方。
4. 介绍涌吐法、泻下法的处方。

伤寒例第一

【原文】→【译文】

夫伤寒病者，起自风寒，入于腠理，与精气分争，营卫痞隔，周行不通[①]，病一日至二日，气在孔窍皮肤之间，故病者头痛恶寒，腰背强重，此邪气在表，发汗则愈。三日以上气浮在上部，填塞胸心，故头痛胸中满，当吐之则愈。五日以上气沉结在脏，故腹胀身重，骨节烦疼，当下之则愈。明当消息病之状候，不可乱投汤药，虚其胃气也。经言脉微不可吐，虚细不可下。又夏月亦不可下也，此医之大禁也。

那些伤寒之病，都是由于风寒侵入腠理而引起的，与精气分争，而荣卫否隔，循环运行不通。初发病的一两日，邪气在孔窍、皮肤之间，所以患者头痛、恶寒、腰背僵直沉重，这是因为邪气在表，发汗就会痊愈。得病3日以上，邪气浮在上部，堵塞心胸，所以头痛，胸中胀满烦闷，应当用涌吐的治法，就会痊愈。得病5日以上，邪气沉积在五脏，所以腹胀身重，骨节烦疼，应当用泻下的方法治疗，就会痊愈。一定要斟酌病的表现证候，不能乱投汤药，使患者胃气亏虚。经书上说：对脉象微的不可以用涌吐的治法，对脉象虚弱者也不可用泻下的治法。另外，在夏天也不能用泻下的治法，这是医家的大忌。

【注释】

①周行不通：循环运行不通。

【养生大攻略】

1. 患流行性感冒适宜食用的食物

患流行性感冒，适合食用清淡、易消化、水分多的食物，如绿豆汤、米汤、水果汁等。退热后若无呕吐、腹泻等症状的患者，宜食猪肝或猪瘦肉汤，食欲欠佳的患者宜食素面条、粥等；软食或普通饮食，适合已退热、食欲恢复的患者。经常感冒的患者，宜常食含锌丰富的食物，如牛奶、大豆、鱼类等。

柿子营养丰富，含有大量的胡萝卜素，其被摄入人体后能转化为维生素A，具有强化黏膜的功效。因此，易感冒患者应常食用柿子。

2. 感冒时忌强抑喷嚏

如果强行压抑喷嚏，会对身体造成损害。喷嚏是人体天然防卫的功能动作之一。当一个人患上伤风感冒时，喷嚏可以把足以延长病患的细菌或病毒排出体外。假如喷嚏的动作出现时，勉强加以抑制，会使鼻窦受感染，甚至可能使听觉器官受到感染或导致失聪。因此，当想打喷嚏时，不管在什么场合，都不要强行抑制。打喷嚏时，要尽量把口张开，因为喷嚏动作所产生的冲力相当大，假如打喷嚏时双唇紧闭，巨大的冲力未能一冲而出，会反震而伤及喉部及耳管，影响听觉器官。

伤寒膏第二

【原文】→【译文】

青膏

治伤寒头痛，项强[①]，四肢烦疼方。

当归、川芎、蜀椒、白芷、吴茱萸、附子、乌头、莽草（各三两）。

上八味㕮咀，以醇苦酒渍之，再宿以猪脂四斤煎令药色黄，绞去滓，以温酒服枣核大三枚，日三服，取汗，不知稍增。可服可摩。如初得伤寒，一日苦头痛背强，宜摩之佳。

青膏

主治伤寒，症状为头痛，颈项僵直、四肢无力酸痛等。

当归、川芎、蜀椒、白芷、吴茱萸、附子、乌头、莽草各3两。

将以上8味药分别切碎，用醇苦酒浸泡2日，再用4斤猪脂煎熬，煎到药的颜色变黄，绞汁去渣，每次用温酒送服枣核般大小的膏3枚，每日3次，服后盖上被子发汗。如果药效不明显，就渐渐增加用量，可以服用也可以用来摩涂。如果是初患伤寒1日，苦于头痛背僵直的患者，宜摩涂为佳。

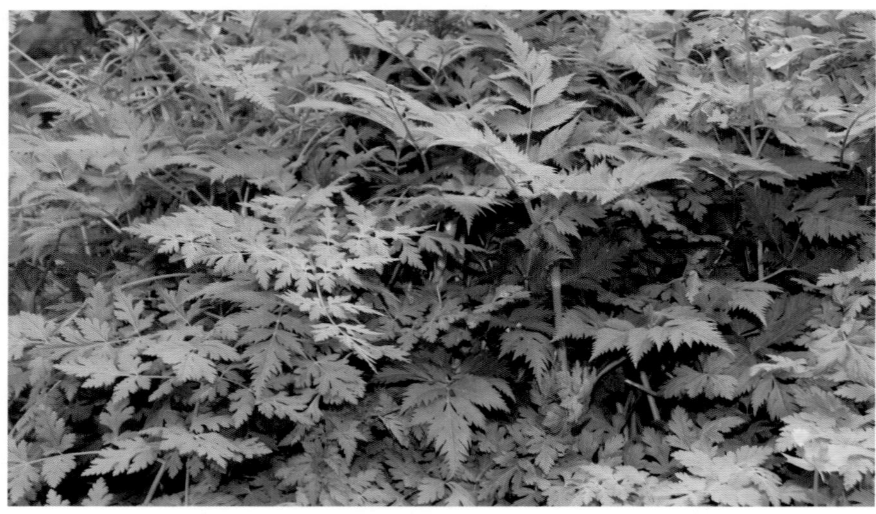

川芎

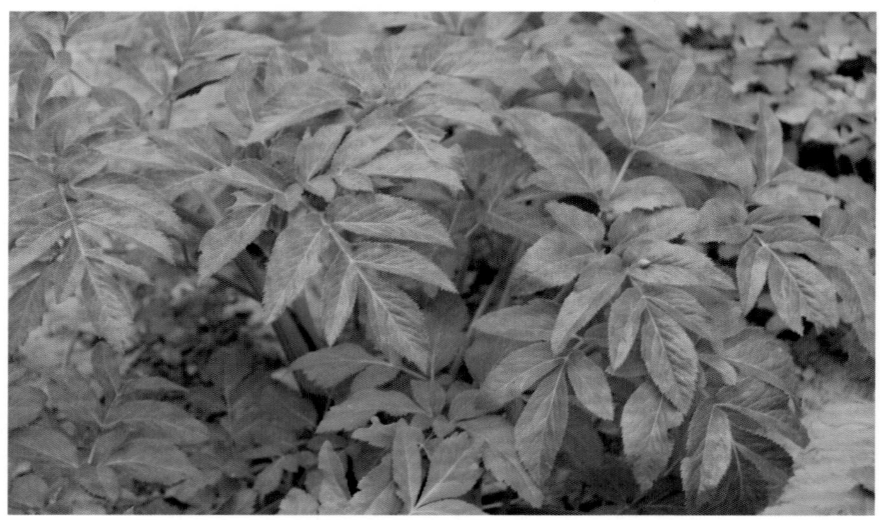

白芷

【注释】

①项强：颈项强直。

发汗散第三

【原文】→【译文】

五苓散

主时行热病但狂言烦躁、不安、精彩言语不与人相当者方。

猪苓、白术、茯苓（各十八铢）、桂心（十二铢）、泽泻（三十铢）。

上五味治下筛，水服方寸匕，日三，多饮水，汗出即愈。

五苓散

主治时行热病而导致的狂言烦躁、不安、语言错乱等。

猪苓、白术、茯苓各18铢，桂心（肉桂）12铢，泽泻30铢。

将以上5味药切捣并过筛后制成散药，每次用水送服方寸匕，每日3次。服用后宜多喝热水，汗出后就能痊愈。

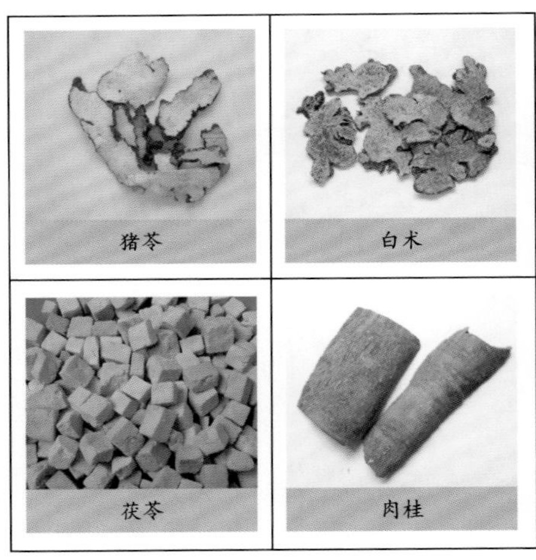

猪苓 白术 茯苓 肉桂

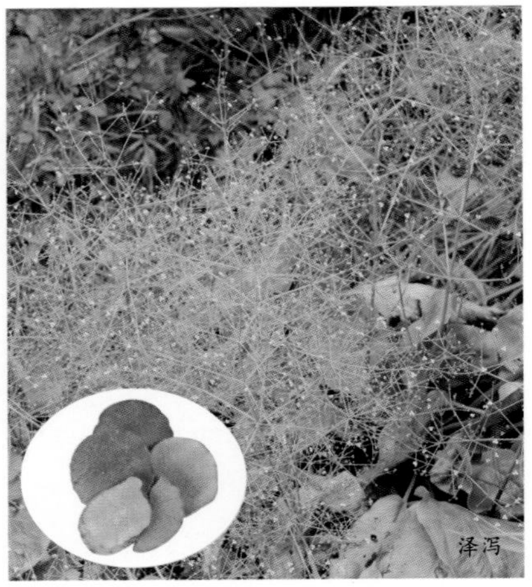

泽泻

【养生大攻略】

防治感冒食谱

（1）姜汁葱花炒鸡蛋

【原料】生姜30克，葱白4条，鸡蛋3个。

【制法】先把生姜刮皮洗净，榨取姜汁备用；葱白洗净，切粒。再把鸡蛋打破去壳，加入姜汁、葱花、盐少许搅匀，起油锅，下姜、葱、鸡蛋，翻炒至刚熟即可。

【用法】随量食用。

【功效】发散风寒，芳香开胃。

（2）香花菜芫荽煎鸡蛋

【原料】香花菜、芫荽各30克，鸡蛋3个。

【制法】先将香花菜、芫荽去根洗净，切碎，鸡蛋打破去壳，加盐少许搅匀。再起油锅，下香花菜、芫荽略炒，随即放入鸡蛋，煎至蛋熟即可。

黄芪

【用法】随量食用。

【功效】发散风寒，宣肺止咳。

（3）豆豉青椒炒鳝片

【原料】青椒120克，黄鳝250克，生姜4片，豆豉少量。

【制法】先将青椒洗净，切开去核，切片；生姜洗净，切片；豆豉洗净，切片，用调味料腌制。再起油锅，下豆豉爆香，下青椒炒至八成熟，取起，再下油爆香生姜，下鳝片炒熟，再放入青椒略炒，调味，打芡即可。

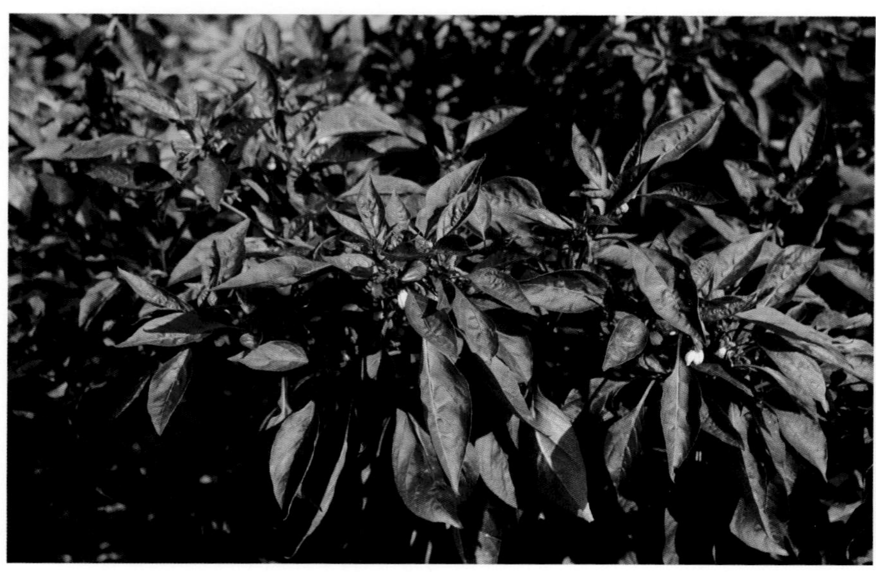

青椒

【用法】随量食用。

【功效】发散风寒，温中和胃。

（4）葱白生姜汤

【原料】葱白连根、淡豆豉各15克，生姜10克，生甘草9克，萝卜100克，盐、大蒜、酱油、胡椒粉、味精各适量。

【制法】将葱白（连根）、生姜、生甘草洗净、切碎，萝卜去皮、切片，放锅中加食油、盐、豆豉煸炒后，加入适量水煮汤，至熟后调味服食。

【用法】食萝卜饮汤。

【功效】辛温解表，发散风寒。

【适用】风寒感冒。

发汗丸第四

【原文】→【译文】

神丹丸

治伤寒敕涩，恶寒发热，体疼者方。

附子、乌头（各四两）、人参、茯苓、半夏（各五两）、朱砂（一两）。

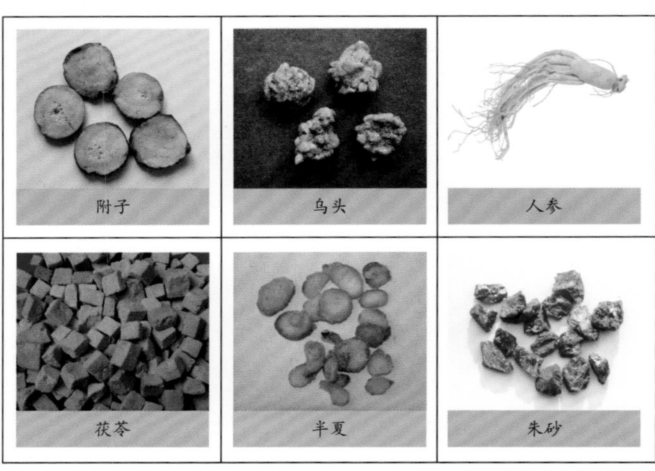

上六味末之，蜜丸，以真丹为色，先食服，如大豆二丸，生姜汤下，日三，须臾进热粥二升许，重覆[①]出汗止。若不得汗，汗少不解复服如前法。若得汗足应解而不解者，当服桂枝汤。此药多毒，热者令饮水，寒者温饮解之。治疟先发服二丸。

神丹丸

主治因患伤寒而呈赤色、恶寒发热、身体疼痛等。

附子、乌头各4两，人参、茯苓、半夏各5两，朱砂1两。

将以上6味药研为细末，用蜜调和，制成如大豆般大小的丸，以朱砂为色，每次饭前用生姜汤服下两丸，服后进食热粥2升，并盖上厚厚的被子发汗，每日3次。如果服后不出汗，或汗出得不多，可继续服用；如果汗出很多但病未消除，可服用桂枝汤。这种药多毒，要让发热的患者多饮水，发寒的患者饮温水来解毒。如果用于治疗疟疾，可在没发病时服下两丸。

【注释】

①重覆：盖上厚厚的被子。

宜吐第五

【原文】→【译文】

例曰：大法春宜吐，凡服吐药，中病便止，不必尽剂[①]也。

例说：用吐的方法原则上适宜在春天。凡是服吐药者，吃完一半药病就停止的，不必服完整剂药。

瓜蒂散

病如桂枝证，头不痛，项不强，寸脉微浮，胸中痞坚，气上冲咽喉不得息者，此为胸有寒也，宜吐之方。

瓜蒂、赤小豆（各一两）。

上二味治下筛，取一钱匕，香豉一合，熟汤七合煮作稀粥，去滓，取汁和散，温顿服之，不吐者少少加，得快吐乃止。

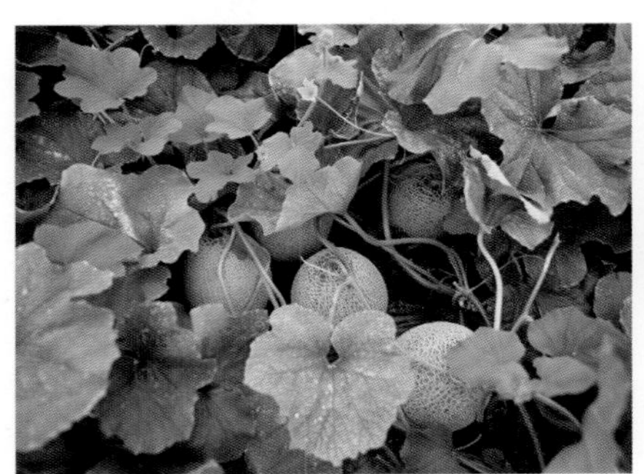

瓜蒂

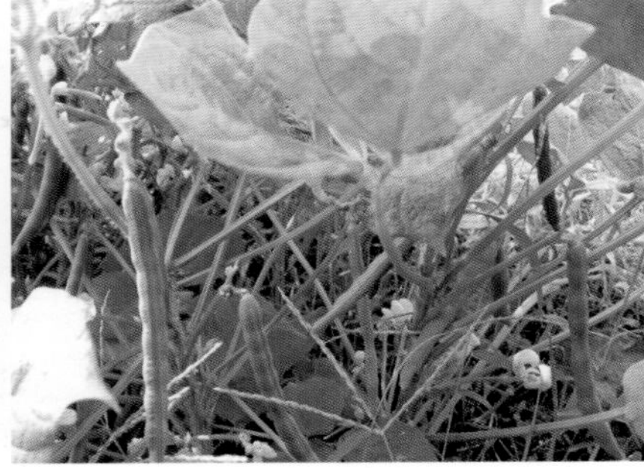

赤小豆

瓜蒂散

患病如桂枝汤主治的证候，头不痛，颈项不强直，寸口脉微浮，胸中痞坚，气上撞咽喉，呼吸困难，这是胸中有寒，适宜使其吐。

瓜蒂、赤小豆各1两。

将以上2味药切、捣并过筛，制成散药，另取香豉1合，熟汤7合煮成稀粥，去渣，与散药调和后一起温服，一次服完。对服后不吐的患者，可一点点地增加用药量，直到快吐时才停止。

【注释】

①尽剂：服完整剂药。

【养生大攻略】

患感冒时的饮食禁忌

患感冒时，需要注意不要食用以下食物：

咸寒食物，如咸菜、咸鱼等，食用后易致病变部位黏膜收缩，加重鼻塞、咽喉不适的症状，使人体抵抗力下降；过咸食物易生痰、刺激局部引起咳嗽加剧。甜腻食物甘味能助湿，油腻食物不容易消化，故流行性感冒患者忌食。风热型流行性感冒患者，尤须忌食辛热食物，如辣椒、辣椒酱、涮羊肉，因味辛、性热的食物使痰变稠，不容易咯出，使头痛、鼻塞加重。烧烤、煎炸的食物，因其气味会刺激呼吸道及消化管，导致黏膜收缩，因此也不宜食用。吸烟产生的烟经过鼻咽部，会刺激呼吸道黏膜，产生大量痰液，应忌烟。有兴奋作用的食物，如酒类、咖啡、浓茶等，流行性感冒患者应忌用。浓烈的调味品，如辣椒粉、芥末，会刺激呼吸道黏膜使之干燥、痉挛，感冒咳嗽的患者不宜食用。糯米也是感冒初期应忌食用的食物。

宜下第六

【原文】→【译文】

例曰：大法秋宜下，凡下以汤胜丸散也，中病便止，不必尽剂也。

例说：用泻下法的原则适宜在秋天。凡是泻下之药，汤药比丸散好，服完一半药病就停止的，不必服完整剂。

大承气汤

治热盛、腹中有燥屎、语者方：

大黄（四两）、厚朴（八两）、枳实（五枚）、芒硝（五合）。

上四味吹咀，以水一斗先煮二物，取五升，去滓，纳大黄煎取二升去滓，纳芒硝更上微火一二沸，分温再服，得下余勿服。

大承气汤

主治热盛而致的腹中燥屎内结、胡言乱语等。

大黄4两，厚朴8两，枳实5枚，芒硝5合。

将以上4味药分别切碎，先用1斗水煎煮厚朴、枳实，取汁5升，去渣，加入大黄再煎，取汁2升，放入芒硝再煎1～2沸，分为2次服用。如果大便快利，就可以停服。

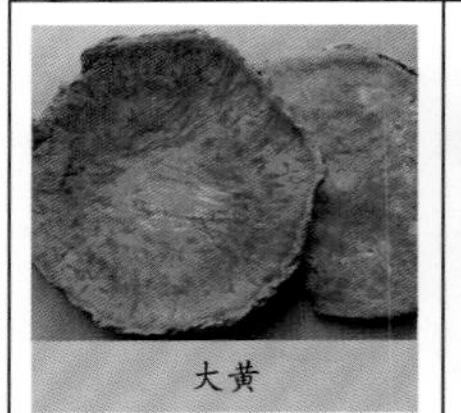
大黄

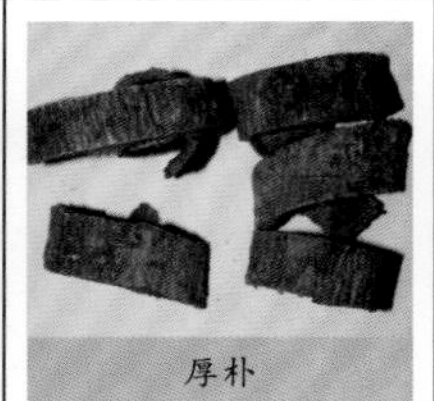
厚朴

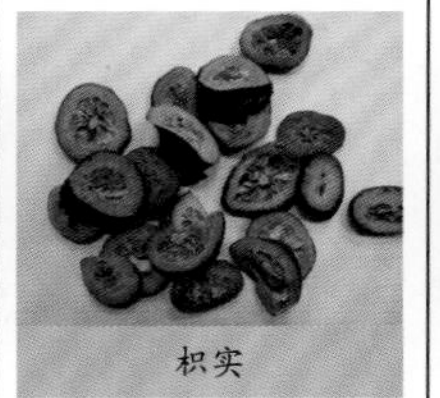
枳实

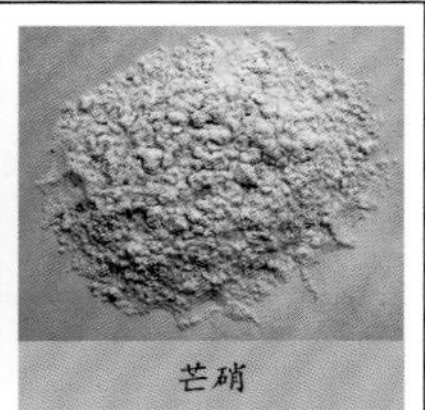
芒硝

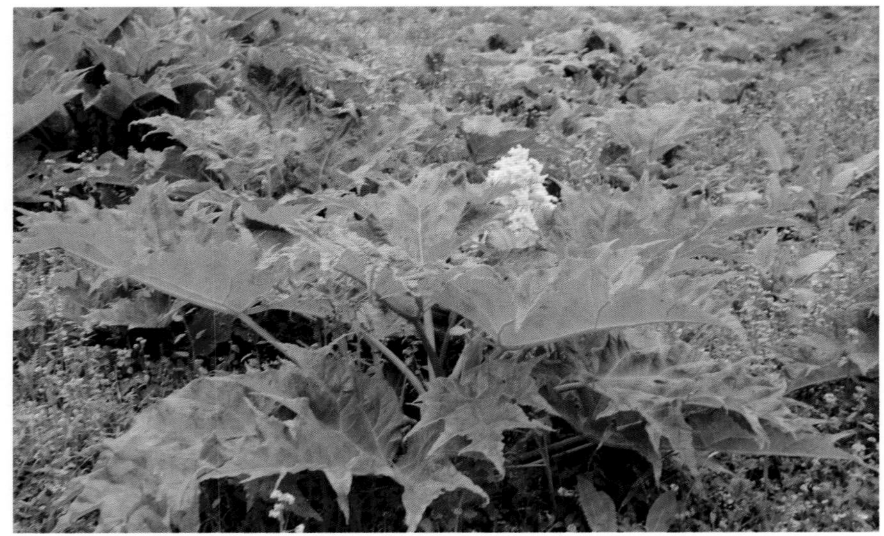
大黄

发汗吐下后第七

【原文】→【译文】

伤寒已解半日许，复心烦热，其脉浮数者，可更发汗，宜桂枝汤。

凡发汗后饮水者，必喘，宜慎也。

伤寒病已解除半日左右，又心中烦热，其脉象浮数的，可再发汗，宜用桂枝汤。

凡是发汗后喝水的，必会气喘，宜慎用。

竹叶汤

治发汗后表里虚烦不可攻者，但当与此方。

竹叶（二把）、半夏（半升）、麦冬（一斤）、人参、甘草（各二两）、生姜（四两）、石膏（一斤）。

上七味㕮咀，以水一斗煮取六升，去滓，纳粳米半升，米熟去之，分服一升，日三。

竹叶汤

治发汗后，表里虚烦不可攻的证候，宜用此方。

淡竹叶2把，半夏0.5升，麦冬1斤，人参、甘草各2两，生姜4两，石膏1斤。

将以上7味药分别切碎，用1斗水煎煮，取汁6升，去渣，加入0.5升粳米再煎，至米熟即成，每次服用1升，每日3次。

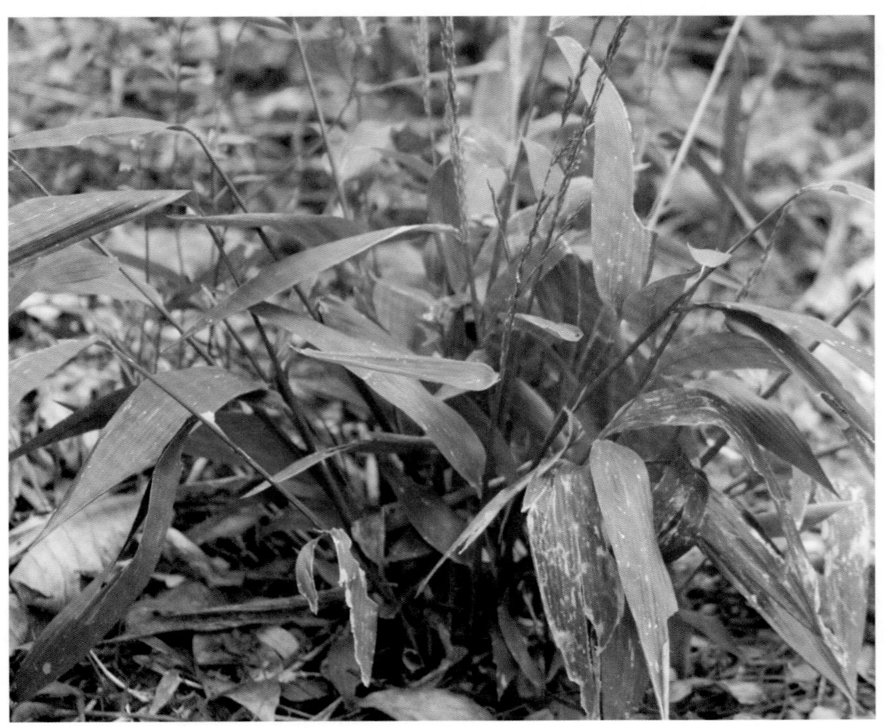

淡竹叶

卷十

伤寒方下

【本篇精华】

1. 介绍伤寒杂症的处方。
2. 介绍伤寒引起的劳复病、百合病、狐惑病、身体发黄、温疟病等各种病症的处方。

伤寒杂治第一

【原文】→【译文】

凡除热解毒无过苦酸之物，故多用苦参、青葙、艾、栀子、葶苈、苦酒、乌梅之属，是其要也，夫热盛非苦酸之物不解也。热在身中[①]，既不时治，治之又不用苦酸之药，此如救火不以水也，必不可得脱免也。

大凡清热解毒，没有比苦、醋味的药物更好的了。所以需用苦参、青葙、艾、栀子、葶苈、苦酒、乌梅之类，这是主要的清热解毒药。凡是热邪壅盛，不用苦、醋的药物就不能解除热邪。身体中了热邪后，既不及时治疗，或治疗时又不用苦、醋味的药物，这就好像救火不用水一样，必定不能痊愈。

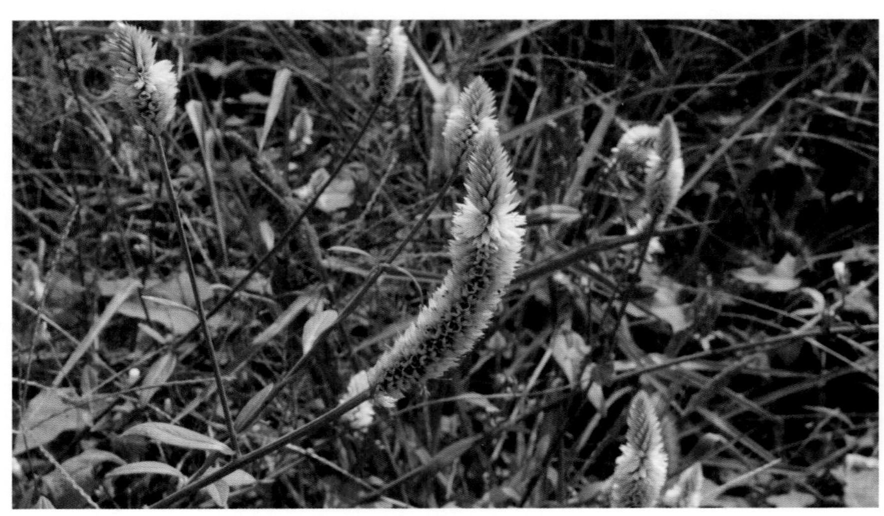

青葙

苦参汤

治热病五六日以上方。

苦参（三两）、黄芩（二两）、生地黄（八两）。

上三味㕮咀，以水八升煎取二升，适寒温服一升，日再。

苦参汤

治患热病五六日不愈。

苦参3两，黄芩2两，生地黄8两。

将以上3味药分别切碎，用8升水煎煮，取汁2升，调适药液至适当温度，每日服用1升，每日2次。

【注释】

①热在身中：身体中了热邪。

【养生大攻略】

速效感冒胶囊不可滥用

速效感冒胶囊是用于治疗感冒的常用药物，但有些人却错误地把它当成预防感冒的药物而经常服用，这实际上是有损健康的。

速效感冒胶囊的主要成分有人工牛黄、咖啡因、马来酸氯苯那敏和对乙酰氨基酚，其中对乙酰氨基酚在体内代谢会使血红蛋白转变为高铁血红蛋白，引起发呆，尤以儿童多见；体质过敏者服用后可造成粒细胞减少及发生过敏性皮炎；肾功能减退者使用不当，可引起间质性肾炎，出现蛋白尿、血尿、少尿，甚至引起急性肾衰竭，过量的对乙酰氨基酚还可以影响肝功能，甚至造成肝坏死。由于马来酸氨苯那敏是一种抗组胺药，服后会产生嗜睡、头昏、乏力、眩晕等不良反应。咖啡因是一种中枢神经兴奋药，高血压及心脏病患者服后可产生心跳过速、血压升高；老年患者服后可能引起意识不清和排尿困难；青光眼患者服药后还会使眼压升高，病情加重。

劳复第二

【原文】→【译文】

新瘥后当静卧，慎勿早起。梳头洗面，非但体劳，亦不可多言语用心使意劳烦，凡此皆令人劳复。

疾病刚刚痊愈后应当静卧休息，不要早起梳头洗脸。不仅不能使身体劳累，也不能多说话而使思想劳烦。凡是这些都会使患者患劳复症。

黄龙汤

治伤寒瘥后更头痛壮热烦闷方。

柴胡（一斤）、半夏（半斤）、黄芩（三两）、人参（二两）、甘草（二两）、生姜（四两）、大枣（十二枚）。

上七味㕮咀，以水一斗煮取五升，去滓，服五合，日三。不呕而渴者去半夏，加栝蒌根四两。

黄龙汤

主治伤寒病痊愈后，又头痛、发热、烦闷。

柴胡1斤，半夏0.5斤，黄芩3两，人参2两，甘草2两，生姜4两，大枣12枚。

将以上7味药分别切碎，用1斗水煎煮，取汁5升，去渣，每次服用5合，每日3次。如果患者不呕吐只是渴，可以除去半夏，加4两栝蒌根。

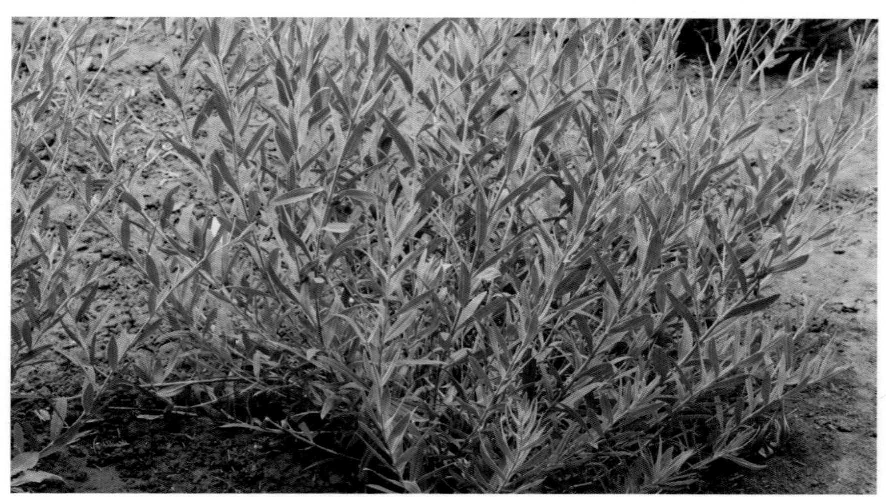

柴胡

百合第三

【原文】→【译文】

百合病者，谓无经络百脉一宗悉致病也。皆因伤寒虚劳，大病已后不平复，变成斯病。

百合病，说的是当经络、百脉合为一宗时则证候百出，无所不病。百合病乃是由于七情郁结或心肺阴虚内热所导致的病。因百合一味药可以治疗这种病，所以说这种病都是由于伤寒虚劳等大病没有完全康复而变成的。

百合知母汤

治百合病已经发汗后更发之方。

百合（七枚），知母（三两）。

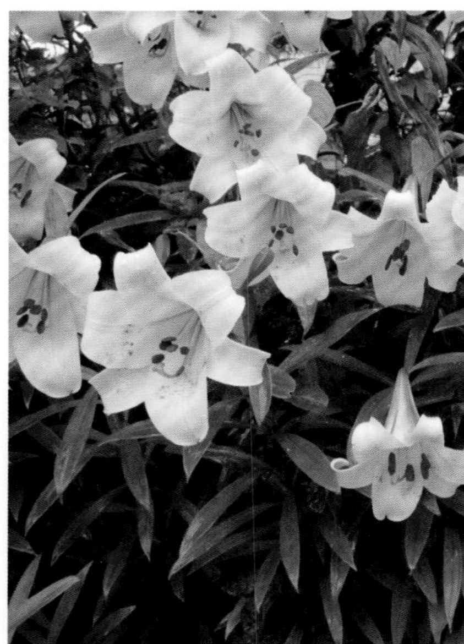

百合

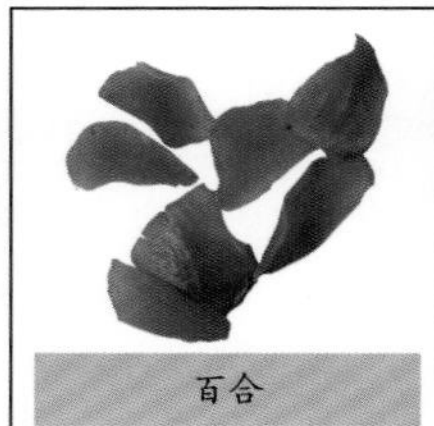

百合

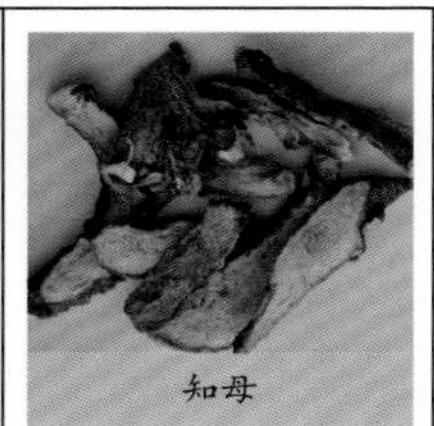

知母

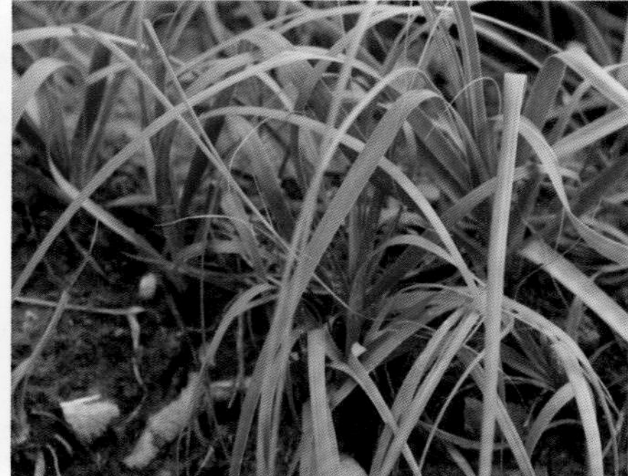

知母

上二味，以泉水先洗渍百合一宿，当沫出水中，明旦去水。取百合更以泉水二升煮取一升置之。复取知母切，以泉水二升煮取一升，汁合和百合汁中，复煮取一升半，分再服。

百合知母汤

主治百合病已经发汗后再复发。

百合7枚，知母3两。

以上2味药，先用泉水将百合洗净并浸渍1夜，次日取出百合，用2升泉水煎煮，取汁1升。再取知母切片，用2升泉水煎煮，取汁1升，两种药汁混在一起再煎，取汁1.5升，分2次服用。

伤寒不发汗变成狐惑第四

【原文】→【译文】

狐惑之病，其气如伤寒默默然欲眠目不得闭，起卧不安。其毒在咽喉为惑病，在阴肛为狐病，狐惑之病并恶饮食闻食臭，其面目翕赤、翕白[①]、翕黑，毒食于上者则声喝也，毒食下部者则干咽也，此由温毒瓦斯所为。

狐惑这种病，其气如同患伤寒，昏昏欲睡，眼睛不能闭合，起卧不安。毒在咽喉中的是惑病；毒在阴部、肛门的为狐病。患上狐惑这种病，患者全都不想饮食，不想闻到食物的气味，面色变化不一，一会儿红、一会儿白、一会儿黑。如果毒气侵蚀到下部，就会咽喉发干，这都是由于温毒气所引起的。

【注释】

①翕赤、翕白：一会儿红，一会儿白。

伤寒发黄第五

【原文】→【译文】

黄有五种，有黄汗、黄疸、谷疸、酒疸、女劳疸。黄汗者，身体四肢微肿、胸满、不渴、汗出如黄柏汁，良由大汗出卒入水中所致。

身体发黄的病有5种，有黄汗、黄疸、谷疸、酒疸、女劳疸。患黄汗的人，四肢微微发肿，胸部胀满，不口渴，汗水流出如黄柏汁，这大概是由于出大汗时，忽然进入水中洗浴所造成的。

黄芪芍药桂苦酒汤

治黄汗方。

黄芪（五两）、芍药（三两）、桂心（三两）。

上三味㕮咀，以苦酒一升、水七升合煎取三升，饮一升，当心烦也，至六七日稍稍自除。心烦者苦酒阻故也。

黄芪芍药桂苦酒汤

主治黄汗。

黄芪5两，芍药3两，桂心（肉桂）3两。

将以上3味药分别切碎，用1升苦酒、7升水煎煮，取汁3升，服用1升。服用后会心烦，六七日后会慢慢地解除。心烦是由于苦酒壅阻造成的。

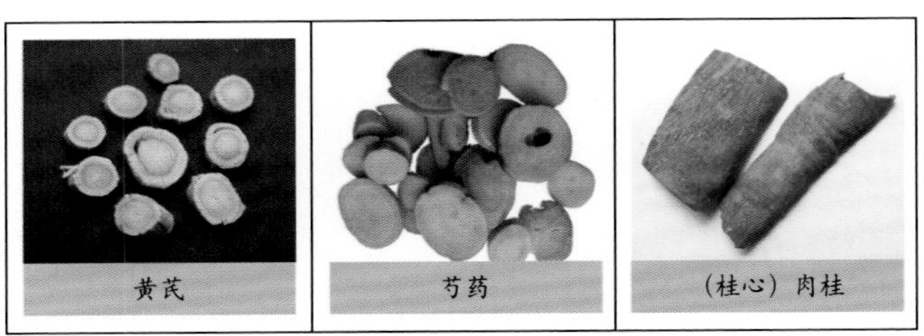

黄芪　芍药　（桂心）肉桂

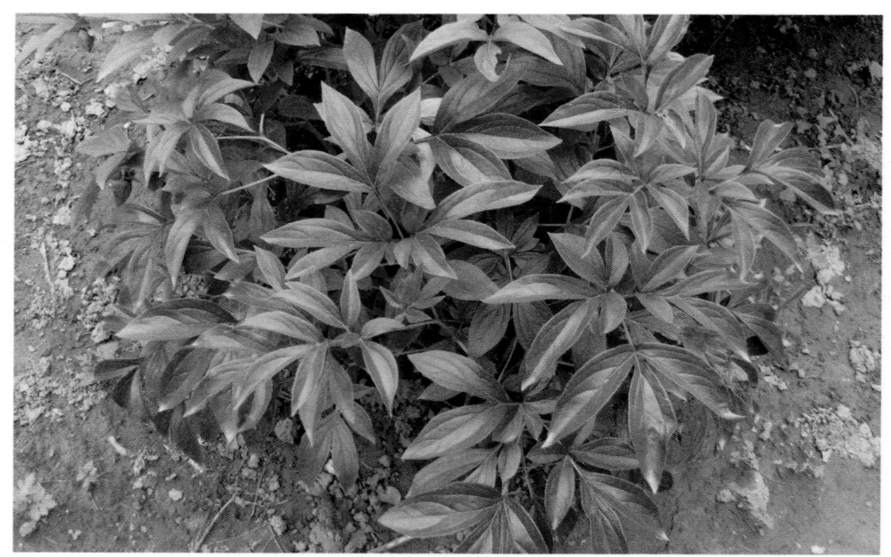

芍药

【养生大攻略】

多晒太阳可消除新生儿黄疸

大部分宝宝在出生之后都会出现轻重不一的黄疸。新生儿黄疸一般在出生3日后就开始出现，7～10日时达到最高峰，2周后可自动消退。

母乳喂养的宝宝，若除黄疸外，其他各方面都正常，孩子的精神状态较佳，则多为母乳性黄疸，不必过于担心。母乳性黄疸通常在1个月左右消退。若黄疸严重，就需要采取人工照射蓝光等方法进行治疗。

黄疸不严重的新生儿，多晒太阳，也能够起到退黄的效果。

温疟第六

【原文】→【译文】

夫疟者皆生于风。夏伤于暑，秋为疟也。问曰：疟先寒而后热者何也？对曰：夫寒者阴气也，风者阳气也。先伤于寒而后伤于风，故先寒而后热也，病以时作，名曰寒疟。问曰：先热而后寒者何也？对曰：先伤于风而后伤于寒，故先热而后寒也，亦以时伤，名曰温疟。

大凡疟疾都是由于风邪引起的。夏日被暑气所伤，秋天就会发作疟疾。有人问：患疟疾的人先发寒而后发热，为什么会出现这种情况呢？回答说：寒为阴气，风是阳气。先被寒气所伤，后被风邪所伤，故先发寒后发热。病在秋季发作的，称为寒疟。问道：先热而后寒的病，是如何形成的呢？回答说：这是先被风邪所伤，后被寒邪所伤，所以先热而后寒，也是特定季节发病，称为温疟。

乌梅丸

治肝邪热为疟，令人颜色苍苍，气息喘闷，战掉状如死者，或久热劳微动如疟，积年不瘥方。

乌梅肉、蜀漆、鳖甲、葳蕤、知母、苦参（各一两）、恒山（一两半）、石膏（二两）、香豉（一合）、甘草、细辛（各十八铢）。

上十一味为末，蜜丸如梧子大，酒服十丸，日再。

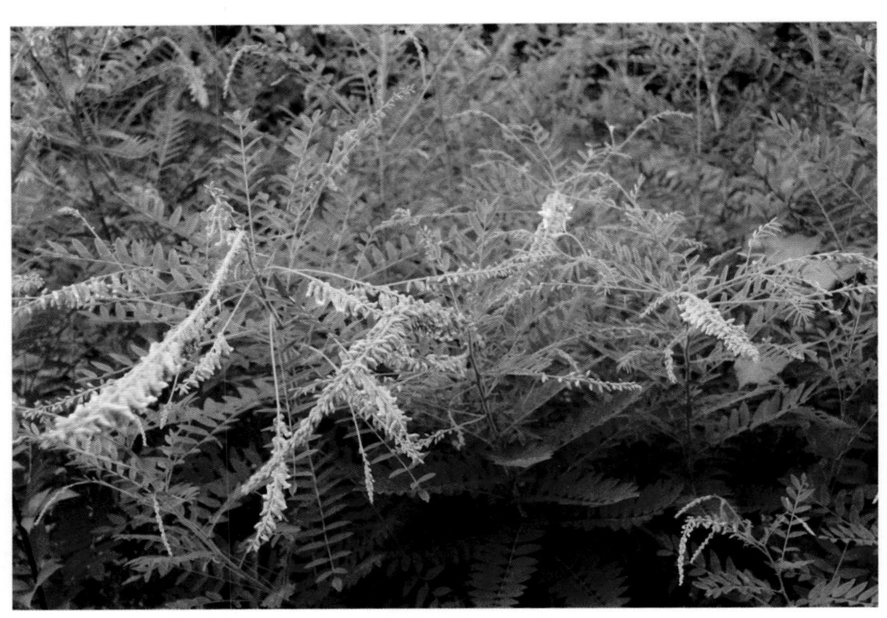

苦参

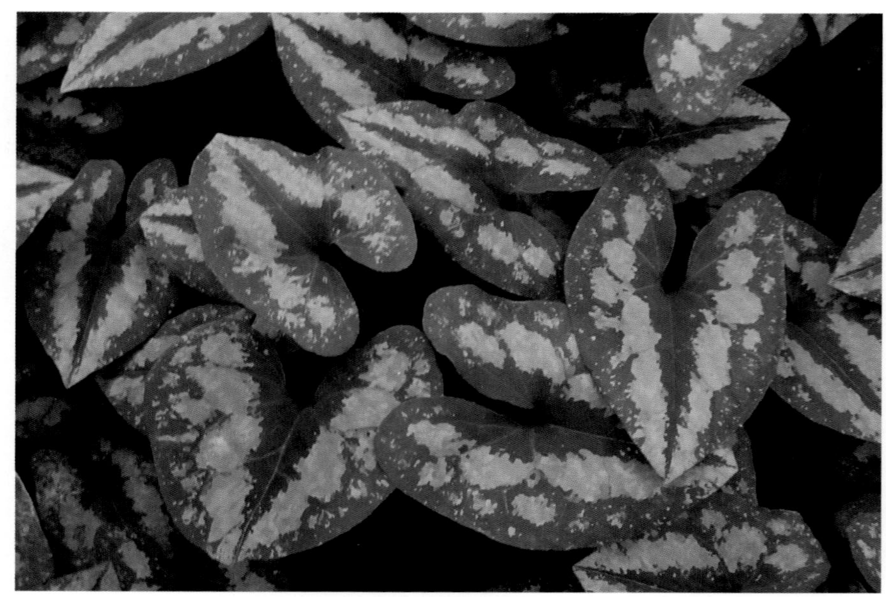

细辛

乌梅丸

主治肝脏邪热所致的疟疾，症状为面色苍白、气息喘闷、颤抖，其形状如死人，或因长期伏热，微微劳作就如同发疟，常年不愈。

乌梅肉、蜀漆、鳖甲、葳蕤、知母、苦参各1两，恒山1.5两，石膏2两，香豉1合，甘草、细辛各18铢。

将以上11味药研为细末，用蜜调和，制成梧桐子大小的丸，每次用酒或汤液送服10丸，每日2次。

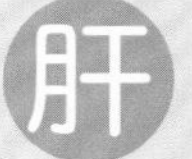
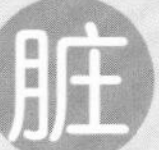

卷十一

肝脏

【本篇精华】

1. 论述肝脉及各种肝病。
2. 介绍治疗肝脏虚实导致的病症的治疗方法。
3. 介绍肝劳病、筋极病等各种病症的处方。

肝脏脉论第一

【原文】→【译文】

凡肝脏象木，与胆合为腑，其经足厥阴，与少阳为表里，其脉弦。相于冬，旺于春。春时万物始生，其气来濡而弱，宽而虚，故脉为弦，濡即不可发汗，弱则不可下，宽者开，开者通，通者利，故名曰宽而虚。

肝脏属木，与胆合成腑。肝脏的经脉是足厥阴经，与足少阳胆经结为表里。肝脉为弦脉，肝气在冬季开始上升，在春季最为旺盛。春天万物开始生长时，肝气来势软而弱，宽而虚，所以肝脉为弦。肝气软就不能发汗，弱就不能泻下。肝气宽则开，开则通，通则畅，所以称肝脉为宽而虚。

【养生大攻略】

脂肪肝防治偏方

（1）降脂益肝汤

【组成】泽泻20～30克，生何首乌、草决明、丹参、黄精各15～20克，生山楂30克，虎杖12～15克，大荷叶15克。

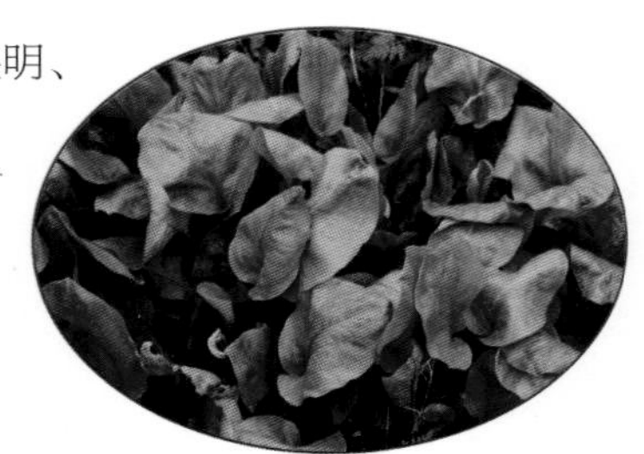
泽泻

【制法】上药水煎取药汁。

【用法】每日1剂，分2次服用。连服4月为1个疗程。

【功效】清热利湿，活血化瘀。

【适用】脂肪肝。

（2）祛湿化痰复肝汤

【组成】茵陈、豆蔻、厚朴花、泽兰叶、郁金、金钱草、草决明、生槐花各15克，土茯苓20克，生薏苡仁、山楂肉、丹参各30克。

【制法】上药水煎30分钟，去渣取药汁。

【用法】每日1剂，分2次服用。

【功效】祛湿化痰，平肝活血。

【适用】脂肪肝。

（3）参芪茵陈汤

【组成】丹参、黄芪、茵陈各30克，柴胡、当归、鸡血藤各15克，白术、牛膝、泽泻、山楂、枸杞子、淫羊藿、枳壳、黄皮各10克，生大黄（后下）9克。

【制法】上药水煎取药汁。

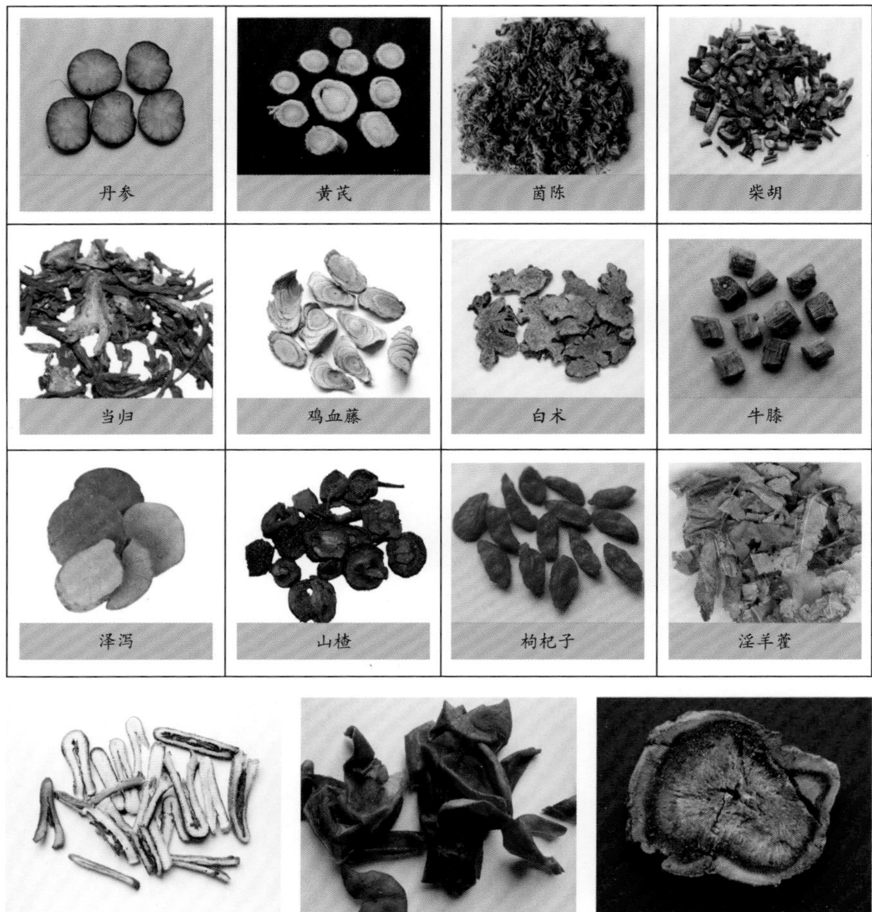

枳壳　　黄皮　　生大黄

【用法】每日1剂，分2次服用。连服2～4个月。

【功效】健脾补肾，活血通络，行气化湿。

【适用】脂肪肝。

（4）人参枸杞子饮

【组成】人参2克，枸杞子30克，粟米100克。

【制法】将人参晒干或烘干，研成极细末，备用。将粟米和枸杞子淘洗干净，放入沙锅，加适量水，先用大火煮沸，再改用小火煨煮40分钟，待粟米粥将熟时调入人参细末，搅匀即成。

【用法】代茶饮，可连续冲泡3～5次，当日饮完。

【功效】降脂降压。

【适用】肝肾阴虚型脂肪肝。

肝虚实第二

【原文】→【译文】

肝实热

左手关上脉阴实者，足厥阴经也，病苦心下坚满，常两胁痛，息忿忿[①]如怒状，名曰肝实热也。

肝实热

左手关上脉象阴实的，即足厥阴经阴实之症。症状表现为心下坚满难以忍受，时常两胁疼痛，呼吸急促像是在发怒，这种病称为肝实热。

竹沥泄热汤

治肝实热，阳气伏邪热，喘逆闷恐，目视物无明，狂悸非意而言。

竹沥（一升）、麻黄（三分）、石膏（八分）、生姜、芍药（各四分）、大青、栀子仁、升麻、茯苓、玄参、知母（各三分）、生葛（八分）。

上十二味㕮咀，以水九升，煮取二升半，去滓，下竹沥，煮两三沸，分三服。

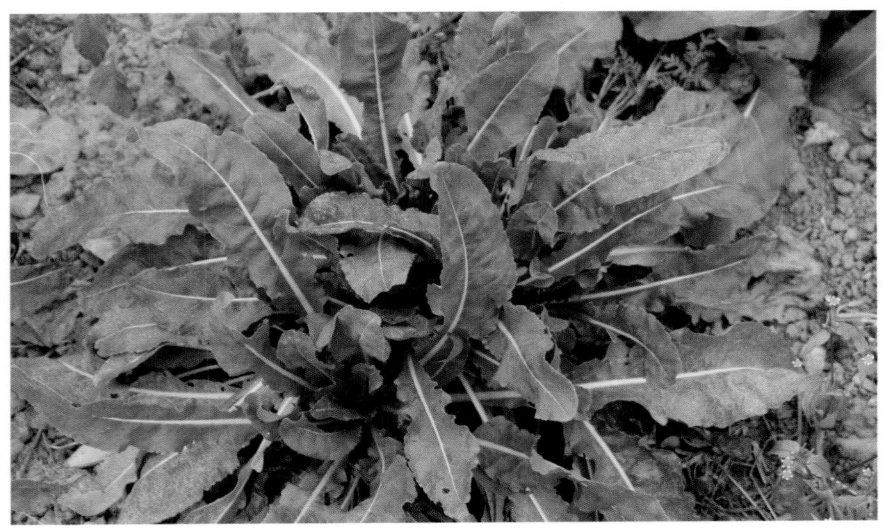

大青

竹沥泄热汤

主治肝脏实热导致的喘逆闷恐、视物不清、狂悸妄言等。

竹沥1升，麻黄3分，石膏8分，生姜、芍药各4分，大青叶、栀子、升麻、茯苓、玄参、知母各3分，生葛8分。

将以上12味药中的后11味分别切碎，以9升水煎煮，取汁2.5升，去渣，加入竹沥再煎两三沸，分3次服用。

肝胆俱实

左手关上脉阴阳俱实者，足厥阴与少阳经俱实也，病苦胃胀呕逆，食不消，名曰肝胆俱实。

肝胆俱实

左手关上脉象阴阳俱实的，是足厥阴与少阳经俱实的征象。病症表现为胃胀呕逆、食物不消化，称为肝胆俱实。

肝虚寒

左手关上脉阴虚者，足厥阴经也，病苦胁下坚、寒热，腹满、不欲饮食、腹胀悒悒不乐、妇人月经不利、腰腹痛，名曰肝虚寒也。

肝虚寒

左手关上脉阴虚的，是足厥阴经阴虚的征象，其病苦表现为胁下坚满、时寒时热、腹满、不想饮食、腹胀、郁郁不乐、妇女月经不畅、腰腹疼痛，称为肝虚寒。

肝胆俱虚

左手关上脉阴阳俱虚者，足厥阴与少阳经俱虚也，病如恍惚，尸厥不知人，妄见，少气不能言，时时自惊，名曰肝胆俱虚也。

肝胆俱虚

左手关上脉象阴阳俱虚的，是足厥阴与少阳经俱虚的征象，其病神情恍惚、昏厥不省人事、妄见、气短、不能说话、时时自惊，称为肝胆俱虚。

【注释】

①息忿忿：形容呼吸急促的样子。

【养生大攻略】

春季预防肝炎的小妙招

春季是肝炎病毒的活跃期，这时要做好肝炎的预防工作。平时应锻炼身体，增强体质，提高身体的免疫力。注意饮食平衡和卫生，不吃不洁的食物，尤其是熟肉制品、海鲜等；吃饭前后要洗手，不喝生水，不吃霉变的食物，防止病从口入；另外，还要忌烟、忌酒。与肝炎患者接触后，应当用肥皂和流动的水洗手，保护好自己。对于家庭成员中有肝炎患者，餐具一定要消毒，消毒可用84消毒液，也可以用煮沸的方法，沸煮时间在5分钟以上才能杀死肝炎病毒；对不能煮沸或不便用84消毒液消毒的物品，需要拿到太阳下暴晒4个小时以上。另外，也不要与肝炎患者共用毛巾、牙刷、剃须刀等生活用品。现在已有甲肝、乙肝疫苗，如果条件允许，应该注射疫苗。

肝劳第三

【原文】→【译文】

肝劳病者，补心气以益之，心旺则感于肝矣。人逆春气则足少阳不生，而肝气纳变，顺之则生，逆之则死，顺之则治，逆之则乱，反顺为逆，是谓关格，病则生矣。

患肝劳病的，应补益心气，心气旺才能感于肝。人违逆春气就会足少阳脉气不生，而肝气在体内发生逆乱。顺应这一规律的就能生，违背这一规律的就会死；顺应的安定，违背的逆乱，反顺为逆，就是所说的关格，就会生病。

猪膏酒

治肝劳虚寒，关格劳涩，闭塞不通，毛悴①色夭。

猪膏、姜汁（各四升）。

上二味，以微火煎取三升，下酒五合和煎，分为三服。

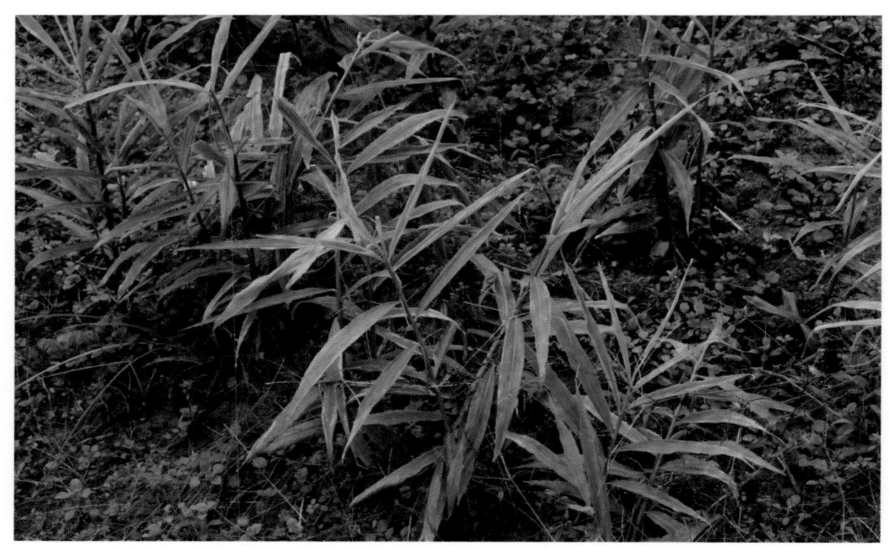

姜

猪膏酒

主治肝劳虚寒、关格劳涩、闭塞不通导致的毛发憔悴、面色无光泽等。

猪膏、姜汁各4升。

将以上2味药放在微火上煎煮，取汁3升，加入5合酒再煎，分3次服用。

【注释】

①毛悴：毛发憔悴。

【养生大攻略】

肝硬化患者的日常禁忌

肝硬化患者在日常生活中，需要多休息，这有利于肝细胞的再生及病情的稳定。但是，下面几点是绝对该禁止的：

滥服药物。

酒烟。乙醇会直接伤害肝细胞。

太多蛋白质。肝硬化患者补充蛋白质，有利于肝组织恢复和再生。但是，补充蛋白质应有度，切忌太多。

大量吃糖。肝硬化患者大量地进食糖，会出现肝性糖尿病和脂肪肝，给肝硬化的治疗带来麻烦。

辛辣和太咸的食物。肝硬化常并发胃黏膜糜烂和溃疡病，辛辣食物会使本已受伤的胃黏膜受到刺激，极易造成上消化道出血。

情绪悲观。悲观的情绪会使人体免疫功能失调，不利于肝硬化的治疗。

筋极第四

【原文】→【译文】

凡筋极者主肝也，肝应筋，筋与肝合，肝有病从筋生。

凡是筋极病，都主肝，肝与筋相应，筋与肝相合，肝有病从筋生。

扁鹊云：筋绝不治九日死，何以知之？手足爪甲青黑，呼骂口不息，筋应足厥阴，足厥阴气绝，则筋缩引卵与舌，筋先死矣。

扁鹊说：患筋脉败绝而唇青、舌卷卵缩等不治之病，9日就会死去，为什么能知道呢？其症状是手足指甲青黑，呼骂声从不停止。筋与足厥阴经相应，足厥阴经脉气绝就会导致筋缩而牵引睾丸与舌，此时筋已经先死了。

橘皮通气汤

治筋实极则咳，咳则两胁下缩痛，痛甚则不可转动。

橘皮（四两）、白术、石膏（各五两）、细辛、当归、桂心、茯苓（各二两）、香豉（一升）。

上八味㕮咀，以水九升，煮取三升，去滓，分三服。

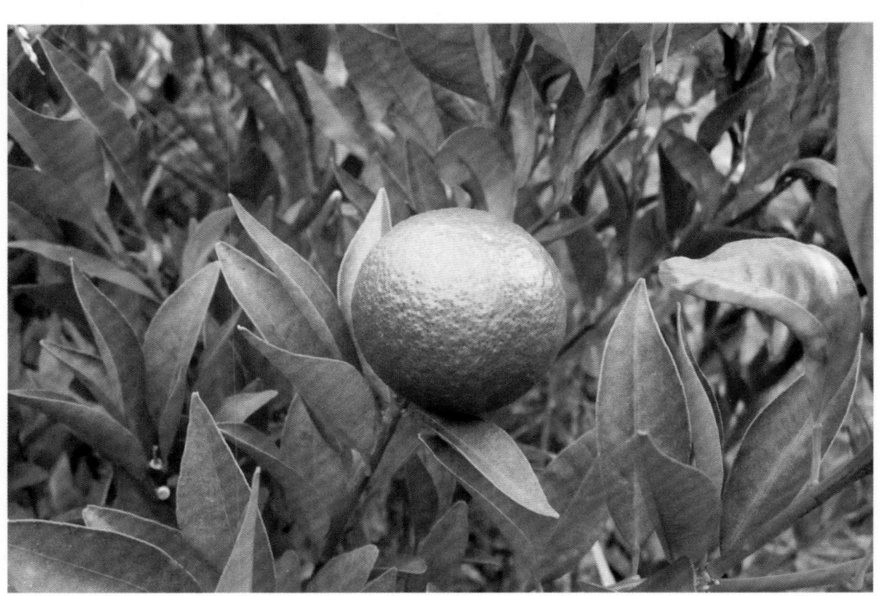

橘

橘皮通气汤

主治筋实极导致的咳嗽，两胁下缩痛，痛得不能转侧。

橘皮4两，白术、石膏各5两，细辛、当归、桂心、茯苓各2两，香豉1升。

将以上8味药切碎，用9升水煎煮，取汁3升，去渣，分3次服用。

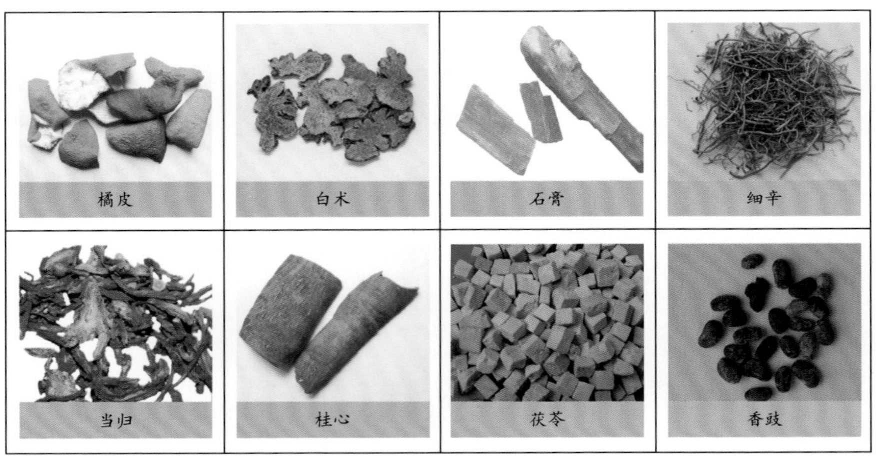

橘皮	白术	石膏	细辛
当归	桂心	茯苓	香豉

坚症积聚第五

【原文】→【译文】

病有积有聚，何以别之？答曰：积者，阴气也；聚者，阳气也。故阴沉而伏，阳浮而动，气之所积，名曰积；气之所聚名曰聚。故积者，五脏之所生；聚者，六腑之所成。故积者阴气也，其始发有常处，其痛（一作病）不离其部，上下有所终始，左右有所穷已。聚者阳气也，其始发无根本，上下无所留止，其痛无常处[①]，谓之聚也。故以是别知积聚也。

病有积有聚，如何来区分它们呢？回答说：积，是阴气积；聚，是阳气聚。所以阴气下沉而隐伏，阳气上浮而发动。阴气所积称为积；阳气所聚称为聚。因此，积是由五脏生成的；聚是由六腑生成的。积的是阴气，它在开始时有固定的地方，作痛从不离开经脉的分属部位，上下有始有终，左右有穷有尽。聚的是阳气，它在开始时就没有根本，上下没有留止，作痛没有固定的地方，因此，就是通过这些来分辨病的积与聚。

三台丸

治五脏寒热积聚，胪胀肠鸣而噫，食不生肌肤，甚者呕逆。

大黄（熬）、前胡（各二两）、硝石、葶苈、杏仁（各一升）、浓朴、附子、细辛、半夏（各一两）、茯苓（半两）。

上十味，末之，蜜和，捣五千杵，服如梧子五丸，稍加至十丸，以知为度。

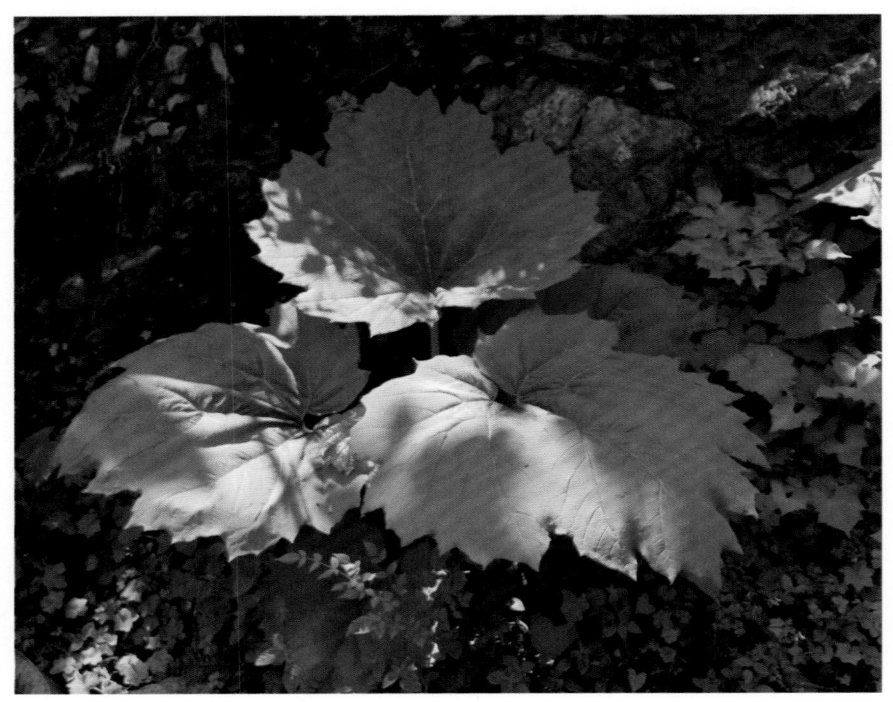

大黄

三台丸

主治五脏寒热积聚所致的腹中胀满、肠鸣而嗳气，饮食无法充养肌肤，严重的呕逆。

大黄（熬）、前胡各2两，硝石、葶苈、杏仁各1升，浓朴、附子、细辛、半夏各1两，茯苓0.5两。

将以上10味药切捣并过筛取末，用蜜调和，反复捣研，制成梧桐子般大小的丸，每次服用5丸，若服后不愈，可逐渐加至10丸，以痊愈为度。

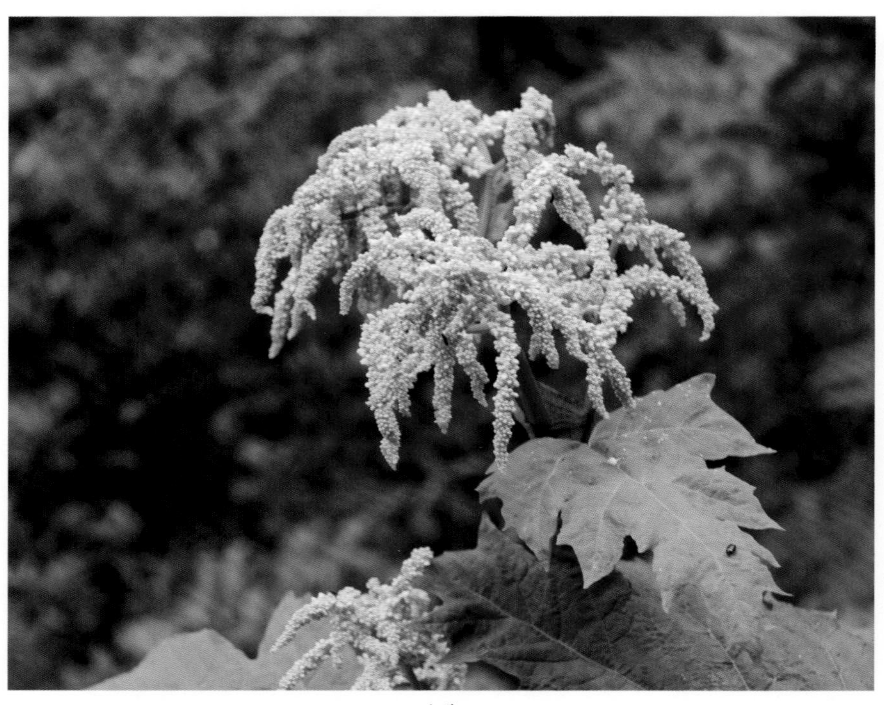

大黄

【注释】

①无常处：没有固定的地方。

【养生大攻略】

（1）五彩野兔丝

【原料】去骨野兔肉250克，冬笋50克，香菇25克，熟火腿、熟鸡蛋皮、葱段各适量，鸡蛋清、豆粉、料酒、猪油、味精、生姜、盐、芝麻油、白胡椒粉各少许。

【制法】将野兔肉去除筋膜，切成火柴杆状的丝，漂尽血水，沥干后放入碗里，下盐、料酒拌匀，再加鸡蛋清、豆粉上浆；冬笋、香菇、熟火腿、熟鸡蛋皮均切成细丝，生姜切末；碗里放入盐，味精、鲜汤、湿豆粉兑成汁待用。炒锅加入猪油，烧成四成热，下入浆好的兔肉丝滑熘后沥油。原锅留油少许，下姜末、葱段及冬笋、香菇、火腿、蛋皮丝炒一下，下入兔肉丝和兑好的汁，颠翻均匀，淋芝麻油，撒胡椒粉，起锅装盘即成。

【适用】冠心病、高血压、肝病患者，也可作为中老年人日常营养食品。

（2）南煎猪肝

【原料】猪肝400克，蛋清2个，香油、料酒、酱油各15毫升，白糖5克，淀粉30克，植物油150毫升（耗油50毫升），葱段25克。

【制法】把猪肝切成长约4.5厘米、宽约2厘米的薄片，放在用酱油、料酒、蛋清调成的卤里拖一拖，再逐片滚上干淀粉。烧热锅放入油，待八成热

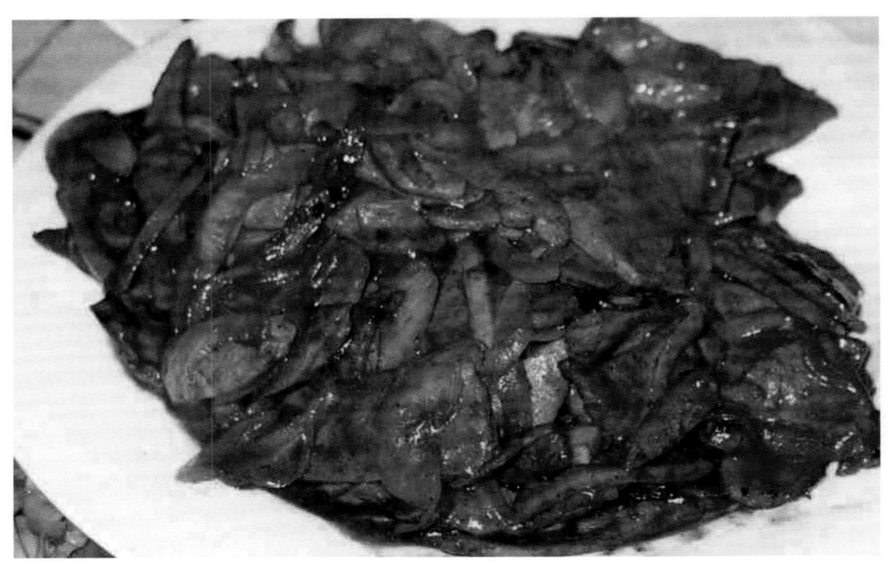

南煎猪肝

时，将猪肝放入锅内滑一下（滑油时，油锅要热，动作要快，以免猪肝出水而发韧）倒出，用原锅放入香油、葱段、糖略煸后，放入猪肝迅速地翻两翻，取出装盘即成。

【功效】补肝明目，补气养血。

【适用】血虚萎黄、眼目昏花、视力减退、浮肿、脚气、贫血等症。

（3）汽锅乌鸡

【原料】乌骨鸡1只，冬虫夏草、党参各10克，黄精、熟地黄各5克，玉兰片、香菇、绍酒、盐各适量。

【制法】乌骨鸡退毛去内脏，洗净切块。将鸡块、冬虫夏草、黄精、熟地黄、党参、玉兰片、香菇放入汽锅里，加绍酒、盐适量，再加少许清汤，置蒸锅内，用布将两锅之间缝隙堵严，蒸2～3小时至鸡熟烂即成。

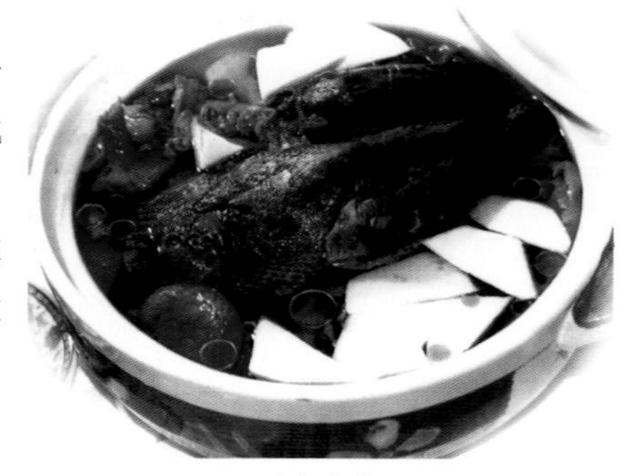

汽锅乌鸡

【功效】补精益气。

【适用】肝肾阴虚的贫血、目眩眼花、咽喉干痛、健忘耳鸣、五心烦热、低热盗汗、男子遗精、女子经量少、脉细而浮等症。

（4）山药枸杞蒸鸡

【原料】净母鸡1只（约重1500克），山药40克，枸杞子30克，水发香菇、火腿片、笋片各25克，料酒50毫升，清汤1000毫升，味精、精盐各适量。

【制法】山药除去粗皮，切成长7～10厘米、厚1厘米的纵片；枸杞子洗净备用。净鸡去爪，剖开背脊，抽去头颈骨留皮，下开水锅内氽一下取出，洗净血秽。将鸡腹向下放在汤碗内，加入料酒、味精、精盐、清汤、山药、枸杞子，将香菇、笋片、火腿片铺在鸡面上，上屉蒸2小时左右，待鸡酥烂时取出即成。

【功效】补肝肾，益精血，健脾胃。

【适用】头晕、眼花、耳鸣、乏力、腰膝酸软的肝肾虚损，以及慢性肝炎、早期肝硬化及贫血。

（5）天麻鲤鱼

【原料】天麻25克，川芎、茯苓各10克，鲜鲤鱼1条（约1500克），酱油、食盐、味精、白糖、胡椒粉、香油、葱、姜、水豆粉、第二遍米泔水各适量。

【制法】鲤鱼去鳞、鳃和内脏，洗净装入盆内；将川芎、茯苓切成大片，用第二遍米泔水泡上；再将天麻放入泡过川芎、茯苓的米泔水中浸泡4~6小时，捞出天麻，置米饭上蒸透，切成片待用。将天麻片放入鱼头和鱼腹内，置于盆内，放入葱、姜，加入适量清水，上屉蒸约30分钟，蒸好后拣去葱、姜。另用水豆粉清汤、白糖、食盐、味精、胡椒粉、香油烧开勾芡，浇在天麻鱼上即成。

【功效】平肝息风，定惊止痛，行气活血。

【适用】虚火头痛、眼黑肢麻、神经衰弱、高血压头昏等症。

（6）珍珠明骨

【原料】水发明骨600克，火腿2克，黑木耳5克，鱼茸、番茄、小菜心各50克，鸡汤300毫升，植物油3毫升，精盐、绍酒、味精、湿淀粉各适量。

【制法】将鱼茸做成珠粒，明骨出水，小菜心修成5厘米长，其他配料均切小片。将锅烧热，滑锅后放入植物油、菜心及其他配料，略煸，再放入鸡汤烧沸，调好口味，将明骨、鱼茸珠下锅，再烧沸勾薄芡，装盆即成。

（7）山药桂圆炖甲鱼

【原料】甲鱼1只，山药片30克，龙眼肉20克。

【制法】将甲鱼宰杀，洗净去肠杂，连甲带肉加适量水，与山药、龙眼肉清炖，至烂熟即成。

【功效】补肝。

【适用】肝硬化、慢性肝炎、病后阴虚患者。

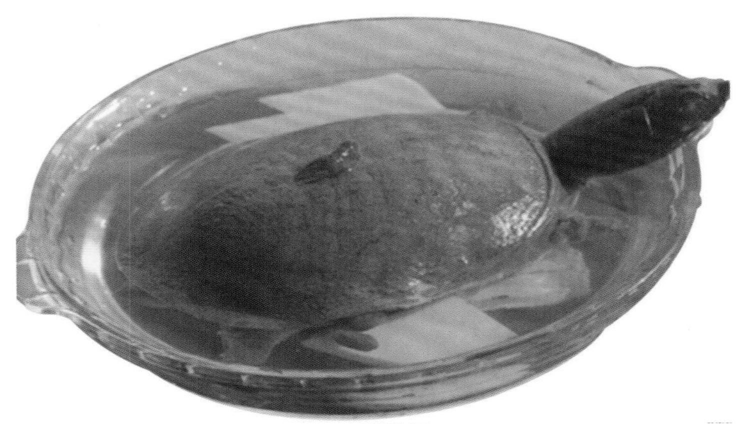

山药桂圆炖甲鱼

（8）鸡茸哈士蟆

【原料】哈士蟆油75克，鸡脯肉100克，鸡汤400毫升，鸡蛋清125克，熟火腿末15克，料酒45毫升，精盐2克，水淀粉40克，葱段20克，姜片10克，猪油60克，味精适量。

【制法】将哈士蟆油盛入陶瓷容器内，加清水500毫升、料酒15毫升、葱段10克、姜片5克，上屉蒸2小时，取出换水，撕去其中黑膜，再加清水500毫升、料酒15毫升、葱段10克、姜片5克，上屉蒸2小时（此时油粒已涨开），取出用清水漂洗几次，除去腥味及酒气味，浮浸数小时后，粒粒涨开如花朵，捞出控干水分待用。将鸡脯肉洗净，切成细茸，放入碗中，分两次加入清水约75毫升，用竹筷搅匀，再加入料酒5毫升、精盐1克、味精少许和水淀粉，继续搅匀。另用一个碗，加入鸡蛋清，打散，然后将鸡蛋清徐徐倒入鸡茸内，边倒边搅，前后分两次加清水75毫升，搅匀待用。炒锅上火，加入鸡汤、哈士蟆油和料酒10毫升、精盐1克、味精少许，烧透后将鸡茸倒入，边倒边用手勺推匀，出锅装盘，撒上火腿末即成。

【适用】肝肾不足、五心烦热、四肢软弱、消瘦乏力的患者，也可作为产后体虚及年老体弱者的滋补食品。

（9）香菇蒸带鱼

【原料】干香菇20克，带鱼100克，调料适量。

【制法】带鱼洗净，切块装盆，香菇泡发洗净，切成条，放入带鱼盆中，加姜片及葱等调料后上屉蒸透即成。

【功效】益肝，和胃，健脾，降血脂。

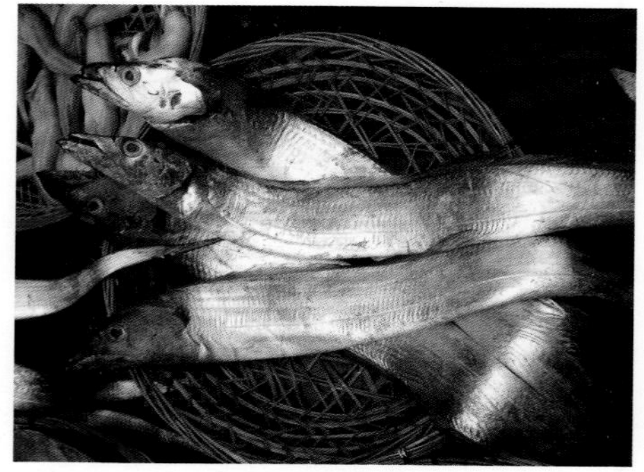

带鱼

（10）银杞明目汤

【原料】水发银耳15克，枸杞子5克，鸡肝100克，茉莉花24朵，料酒、姜汁、食盐、味精、淀粉、清汤各适量。

【制法】鸡肝洗净，切成薄片，放入碗内，加淀粉、料酒、姜汁、食盐拌匀；银耳泡发，去蒂洗净，撕成小块；茉莉花去蒂洗净，放入盘内；枸杞子烧沸洗净待用。将汤勺置于火上，放入清汤，加入料酒、姜汁、食盐、味精，随即下入银耳、鸡肝、枸杞子烧沸，撇去浮沫，待鸡肝刚熟装入碗内，将茉莉花撒入碗内即成。

【功效】补肝益肾，明目美颜。

【适用】肝肾阴虚的视物模糊、两眼昏花、面色憔悴等症。

（11）枸杞子炖银耳

【原料】银耳20克，枸杞子25克，冰糖（或白糖）约150克，鸡蛋2个。

【制法】银耳泡发，除去杂质，洗净；枸杞子洗净沥干；打蛋取蛋清。沙锅加开水烧沸后加入蛋清、糖搅匀，再烧沸，再放入枸杞子和银耳，炖片刻即成。

【功效】肝脏解毒，滋补强身。具有增进消化液分泌之功效。

（12）枸杞牛肝汤

【原料】牛肝100克，枸杞子30克，盐3克，味精2克，花生油25毫升，牛肉汤适量。

【制法】将牛肝洗净切块，枸杞子洗净。锅置火上，放入花生油烧八成热，放牛肝煸炒一下。锅洗净置火上，注入适量牛肉汤，然后放入牛肝、枸杞子、盐，共煮炖至牛肝熟透，再以味精调味即成。

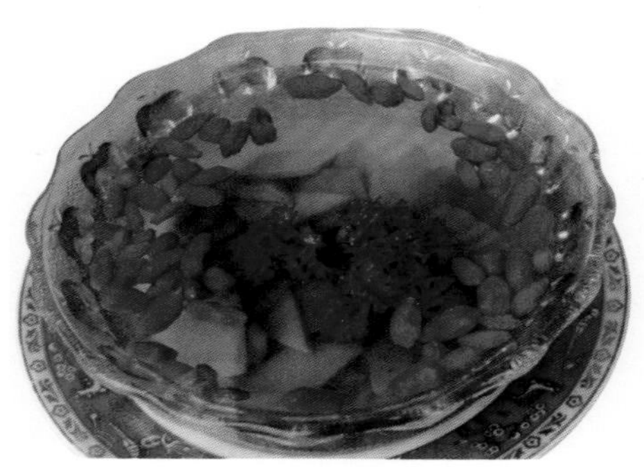

枸杞牛肝汤

【功效】滋补肝肾，明目益精。对贫血等症有辅助治疗作用。

（13）桑仁粥

【原料】桑椹30克，鲜青果60克，糯米100克，冰糖少许。

【制法】先将桑椹浸泡片刻，洗净后与糯米同入沙锅煮粥，粥熟后再加冰糖稍煮即成。鲜青果或用新鲜紫黑色熟果实，与米同煮成粥。

【功效】补肝，滋味，养血，明目。

【适用】肝肾血虚引起的头晕目眩、视力减退、耳鸣、腰膝酸软、须发早白以及肠燥便秘等症。

（14）当归羊肝粥

【原料】当归10克，羊肝（或猪肝）60克。

【制法】当归与肝同煮，肝熟后切片。

【功效】养血，益肝，明目。凡因肝血不足而引起的头目昏眩、两眼视物模糊、夜盲、不能久视、两目经常疼痛，但不红赤者，可常食用。

（15）大米榛仁粥

【原料】榛子仁50克，枸杞子35克，粳米50～100克。

【制法】将榛子仁捣碎，与枸杞子同煎取汁，然后放入米煮为粥。

【功效】养肝益肾，明目。

【适用】肝肾不足引起的视昏。需要注意的是，服食此膳忌食萝卜。

（16）黄芩百合粥

【原料】黄芩15克，百合30克，粳米60克，白糖20克。

【制法】将黄芩洗净入锅，加水900毫升，大火煮沸，小火煎煮20分钟，取汁去渣，约剩药汁800毫升。将药汁加入淘洗干净的粳米、百合，大火烧开，小火熬至粥成，加入白糖，搅匀即可。

【功效】滋阴清热，祛湿止痛。

【适用】慢性胆囊炎。

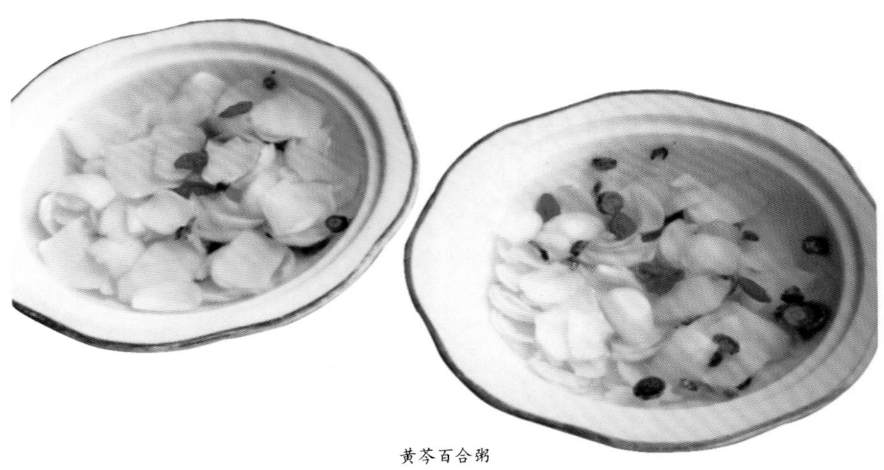

黄芩百合粥

（17）茅根猪肉羹

【原料】鲜白茅根150克（干品100克），瘦猪肉丝250克，食盐、调料各适量。

【制法】将鲜白茅根截2厘米长，与瘦猪肉丝加水适量煮熟，加入食盐、调料即成。

【适用】体弱黄疸患者作菜肴食用。

（18）柴胡疏肝糖浆

【原料】柴胡、白芍、香附子、枳壳、生麦芽各30克，甘草、川芎各10克，白糖250克。

【制法】将柴胡、白芍、香附子、枳壳、生麦芽、甘草、川芎加水2000克，煮汁去渣，取汁1500毫升，加白糖制成糖浆。

【适用】慢性肝炎、肝郁气滞出现的胁痛低热等症。

（19）黑豆小麦煎

【原料】黑豆、浮小麦各30克。

【制法】将两物同煮煎，去渣即成。

【功效】祛风清目，益肝养气。

【适用】凡因风热上扰而心肝血虚，以致引起头目眩晕、多汗心悸、烦燥不宁者。

（20）天麻猪脑羹

【原料】猪脑1个，天麻10克。

【制法】猪脑、天麻入锅加水适量，以文火煮炖1小时，成稠厚羹汤，捞去药渣即成。

【功效】平肝息风，定惊止痛。经常喝汤吃猪脑，可治神经性偏头痛。

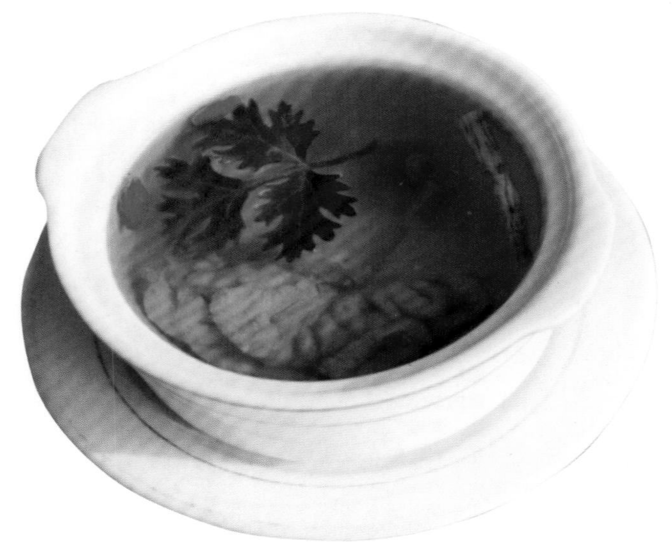

天麻猪脑羹

（21）杞子南枣煲鸡蛋

【原料】枸杞子30克，南枣10个，鸡蛋2个。

【制法】枸杞、南枣加适量水文火炖1小时后，将鸡蛋敲开放入，再煮片刻成荷包蛋。

【功效】对慢性肝炎、肝硬化患者的肝肾亏损、脾胃虚弱，有滋补强壮作用。

（22）茵陈公英汤

【原料】茵陈100克，蒲公英50克，白糖30克。

【制法】茵陈、蒲公英加水500毫升，煎取400毫升，加白糖，分2次服用。

【适用】急性黄疸型肝火发热患者。

（23）决明子粥

【原料】炒决明子15克，粳米100克，冰糖少许，或加白菊花10克。

【制法】先将决明子放入锅内炒至微有香气，取出，待冷后煎汁，或与白菊花同煎取汁，去渣，放入粳米煮粥，粥将熟时，加入冰糖，再煮稍沸即成。

【功效】清肝，明目，通便。

【适用】目赤肿痛、怕光多泪、头痛头晕、原发性高血压、高脂血症、肝炎、习惯性便秘等症。

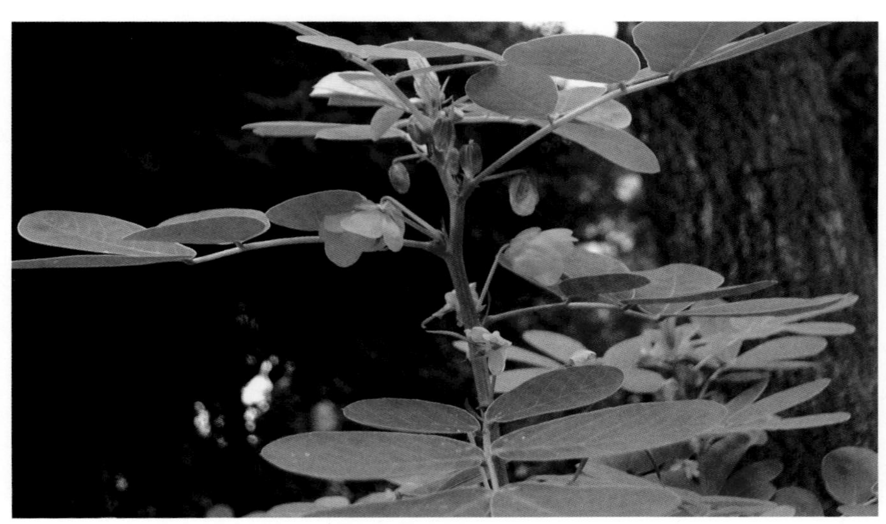

决明子

卷十二

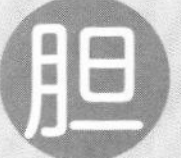
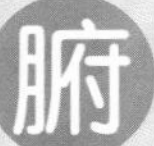

胆腑

【本篇精华】

1. 论述胆腑脉及各种胆腑病。
2. 介绍治疗胆虚实导致的病症的治疗方法。
3. 介绍咽喉病、吐血等各种病症的处方。

胆腑脉论第一

【原文】→【译文】

胆病者，善太息[①]，口苦呕宿汁，心澹澹恐如人将捕之，咽仲介介然，数唾候。在足少阳之本末，亦见其脉之陷下者灸之。其寒热刺阳陵泉。若善呕有苦长太息。心中澹澹善悲恐如人将捕之。邪在胆，逆在胃，胆液则口苦，胃气逆则呕苦汁，故曰呕胆，刺三里以下，胃气逆，刺足少阳血络以闭胆却调其虚实，以去其邪也。

胆腑发生病变的，时常叹息，口中苦涩，呕吐宿汁，心中不安定，多恐惧，像是害怕有人来逮捕他一样。咽喉中像是有梗阻，常吐唾液，这种证候的治疗方法，可诊察足少阳的起止端，看其脉的陷下处并灸，患者患寒热症时应刺阳陵泉。若患者常呕，有苦汁，长长地叹息，心中不安，多悲伤，多恐惧，像唯恐别人要抓捕他一样，这是邪气在胆，而上逆于胃。由于胆液泄出而口苦，因为胃气上逆而呕苦汁，故称为呕胆。其治疗方法是刺足三里以下穴位。对胃气上逆的病人，可刺足少阳血络，以使其胆闭藏，再调节其虚实邪正之气，以消除其邪气。

【注释】

①善太息：时常叹息。

【养生大攻略】

胆囊炎须忌食的食物

肥猪肉性味甘平，含油脂特别多，是胆囊炎患者忌口的关键。吃肥猪肉太多，会引起胆囊收缩而产生疼痛。

胡椒性味辛热，而胆囊炎多属中医的实证热证，食之会助火性，不利于胆囊炎的治疗。另外，胡椒刺激性强，易引起胆囊强烈收缩而诱发胆绞痛。

羊肉为温补性食物，而胆囊炎患者多为胆经湿热偏盛，再吃羊肉温补的话，极可能让病情恶化。

鸡肉性味甘温，为肥腻壅滞之物，患有胆囊炎的人应忌食，以免刺激胆囊，引发胆绞痛发作。

鸡蛋性味甘平，含胆固醇非常高，特别是蛋黄。胆囊炎多与胆结石有关，而胆固醇是构成胆结石的重要成分，所以胆囊炎患者吃鸡蛋是大忌。除鸡蛋外，鸭蛋、鹅蛋、鹌鹑蛋等蛋类也不宜多食。

胆虚实第二

【原文】→【译文】

胆实热

左手关上脉阳实者，足少阳经也。病苦腹中气满，饮食不下[①]，咽干头痛，洒洒恶寒，胁痛，名曰胆实热也。

胆实热

左手关部脉象阳实的，是足少阳胆经阳实的征象。其病症状为腹中气满、吃不下饭、咽喉干、头痛、恶寒、胁痛，称为胆实热。

半夏汤

治胆腑实热精神不守泻热方。

半夏、宿姜（各三两）、黄芩（一两）、生地黄（五两）、远志、茯苓（各二两）、秫米（一升）、酸枣仁（五合）。

上八味㕮咀，以千里长流水五斗煮秫米，令蟹目沸扬之千余遍，澄清，取九升煮药，取三升半分三服。

半夏汤

主治胆腑实热所致的精神不宁。

半夏、宿姜各3两，黄芩1两，生地黄5两，远志、茯苓各2两，秫米1升，酸枣仁5合。

将以上8味药分别切碎，先用5斗千里长流水煎煮秫米，煎至沸腾如蟹目状，反复搅和并扬汤，澄清，取9升煎煮上药，取药汁3升，分3次服用。

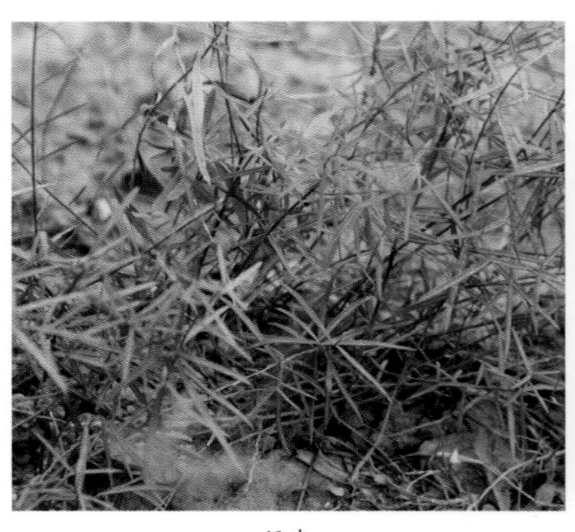
远志

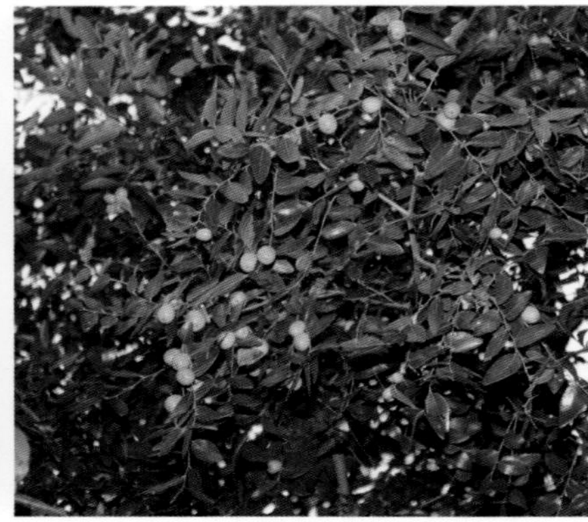
酸枣

胆虚寒

左手关上脉阳虚者，足少阳经也。病苦眩厥痿，足趾不能摇，躄不能起，僵仆目黄，失精，名曰胆虚寒也。

胆虚寒

左手关部脉象阳虚的，是足少阳胆经阳虚的征象。其病的症状是晕眩痿厥、足趾不能摇动、足病不能行走，动则跌倒、眼睛发黄、失精、看不清事物，称为胆虚寒。

温胆汤

治大病后虚烦不得眠，此胆寒故也，宜服此方。

半夏、竹茹、枳实（各二两）、橘皮（三两）、甘草（一两）、生姜（四两）。

上六味㕮咀，以水八升煮取二升，分三服。

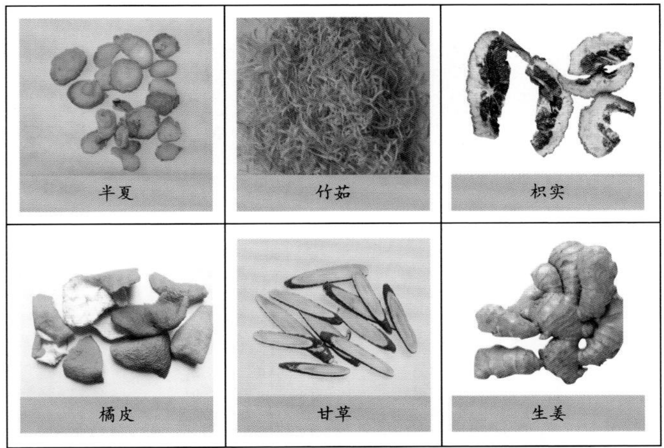

温胆汤

主治大病后胆寒而致的虚烦不得入眠等。

半夏、竹茹、枳实各2两，橘皮3两，甘草1两，生姜4两。

将以上6味药分别切碎，用8升水煎煮，取汁2升，分3次服用。

【注释】

①饮食不下：吃不下饭。

②躄：跛脚。

【养生大攻略】

胆囊炎防治食谱

（1）鳜鱼粥

【原料】大鳜鱼250克，粳米100克，火腿末15克，葱姜末、料酒、盐、味精、胡椒粉各适量。

【制法】鳜鱼开水烫死，去内脏，加葱姜、料酒、盐、火腿末，同蒸至熟烂，拣去鱼骨、鱼刺、鱼头。粳米煮粥，粥熟加鱼肉、味精、胡椒粉，调匀即可。

【用法】空腹，每日分次食用。

【功效】清热利尿。

【适用】湿热型胆囊炎。

（2）金钱银花煲瘦肉

【原料】金钱草30克，金银花15克，猪瘦肉60克。

【制法】原料全部放入沙锅内，加清水适量，用文火熬汤。

【用法】饮汤食肉，每日2次。

【功效】清热利湿。

【适用】胆囊炎肝胆湿热者。

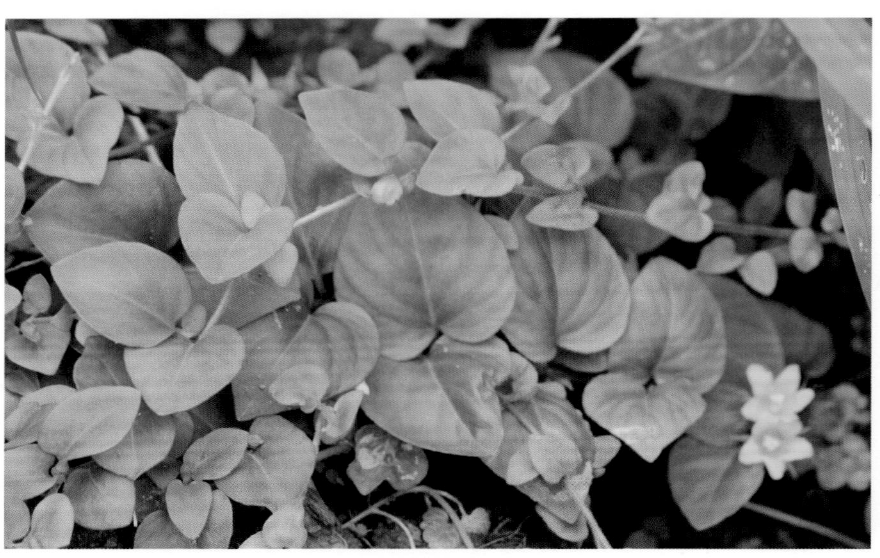

金钱草

咽门论第三

【原文】→【译文】

夫咽门者，应五脏六腑往来神气阴阳通塞之道也。喉咙包囊舌者，并津液调五味之气本也，不可不研乎。咽门者，肝胆之候也，主通五脏六腑津液神气应十二时。若脏热则咽门闭而气塞，若腑寒则咽门破而声嘶。

咽门，与五脏六腑相应，是神和气的往与来及阴和阳的通与塞的道路。喉咙、包囊、舌头、津液是调五味的气本，不能不细加研究。咽门是肝胆的外候，主要功能是疏通五脏六腑的津液与神气，与十二时辰相应。如果五脏热，咽门就会关闭，气也就堵塞了；如果六腑寒，那么咽门就会裂开，导致声音嘶哑。

【养生大攻略】

预防喉癌的小贴士

近些年来，喉癌患者增多，在东北等地区，其发病率占全身恶性肿瘤的6%左右。生活中如何预防喉癌?

少吸烟。烟草燃烧时可产生许多致癌物，而且烟雾会引起喉部黏膜水肿和出血，使上皮增生，诱发细胞癌变。

饮酒要适量。大量饮酒会刺激黏膜，使之变性而致癌。

及时治疗喉炎和呼吸道感染。

尽量避免空气污染。

养成良好的卫生环境，防止病毒感染。

髓虚实第四

【原文】→【译文】

髓虚者，脑痛不安，实者勇悍[①]。凡髓虚实之应主于肝胆。若其腑脏有病，病从髓生，热则应脏，寒则应腑。

髓虚的人脑痛不安，髓实的人勇敢强悍。髓的虚与实，都受肝胆掌管。如果腑脏有病从髓发生，热则表现于五脏，寒则表现于六腑。

柴胡发泄汤

治体实勇悍惊热主肝热方。

柴胡、升麻、黄芩、细辛、枳实、栀子仁、芒硝（各三两）、淡竹叶、生地黄（各一升）、泽泻（四两）。

上十味㕮咀，以水九升煮取三升，去滓，分三服。

柴胡发泄汤

主治髓实肝热而致的勇悍惊悸、发热等。

柴胡、升麻、黄芩、细辛、枳实、栀子、芒硝各3两，淡竹叶、生地黄各1升，泽泻4两。

将以上10味药，用9升水煎煮，取汁3升，去渣，分3次服用。

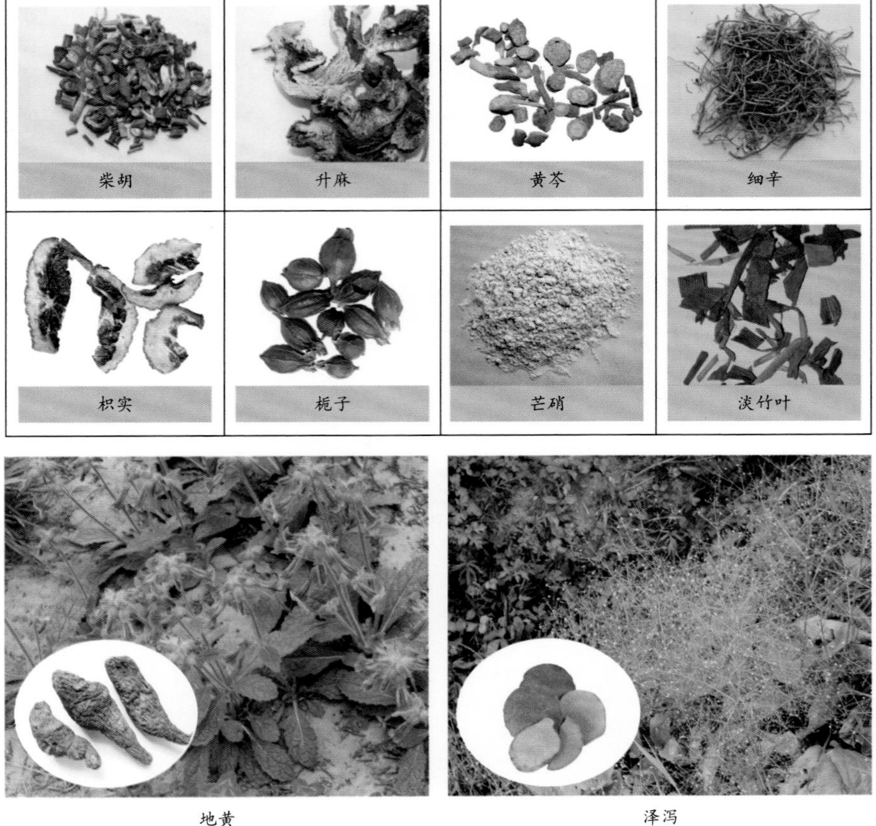

地黄　泽泻

【注释】

①勇悍：勇敢强悍。

风虚杂补酒煎第五

【原文】→【译文】

五加酒

治虚劳不足方。

五加皮、枸杞根白皮（各一斗）。

上二味㕮咀，以水一石五斗煮取汁七斗，分取四斗浸曲一斗，余三斗用拌饭下米，多少如常酿法，熟压取服之，多少任性，禁如药法，倍日将息。

五加酒

主治虚劳不足。

五加皮、枸杞根白皮各1斗。

将以上2味药分别切碎，用1石5斗水煎煮，取汁7斗，先取4斗浸1斗曲药，其余3斗用来拌饭，按照常法酿酒，酒成后随意饮服，其禁忌与药物禁忌相同，并应注意休息调养。

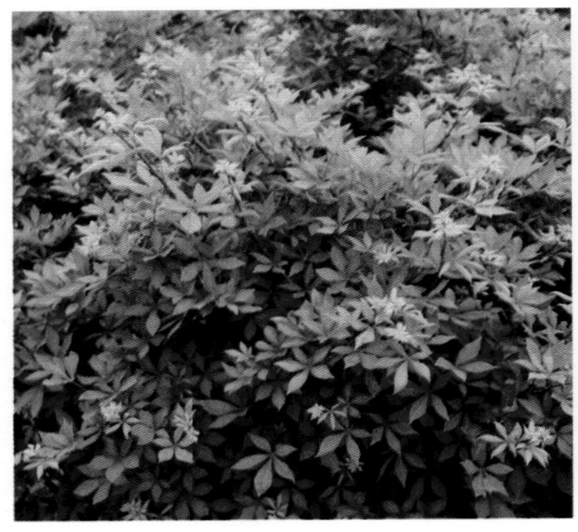
五加皮

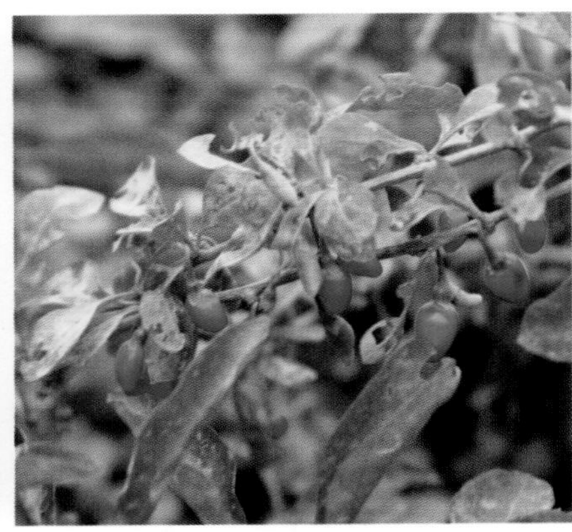
宁夏枸杞

小鹿骨煎

治一切虚羸皆服之方。

鹿骨（一具，碎），枸杞根（切，二升）。

上二味各以水一斗，别器各煎汁五升，去滓澄清，乃合一器同煎，取五升，日二服尽。

小鹿骨煎

主治体虚瘦弱。

鹿骨（碎）1具，枸杞根（切）2升。

将以上2味药分别用1斗水煎煮，各取汁5升，去渣澄清，然后混合到1个容器内再煎，取汁5升，每日2次。

吐血第六

【原文】→【译文】

禀丘云：吐血有三种，有内衄，有肺疽，有伤胃。

禀丘说：吐血有3种情况，有的是因为内出血，有的是因为肺痈（肺脓肿），有的是因为伤胃。

生地黄汤

治忧恚[①]呕血烦满少气胸中痛方。

生地黄（一斤）、大枣（五十枚）、阿胶、甘草（各三两）。

上四味㕮咀，以水一斗煮取四升，分四服，日三夜一。

生地黄汤

主治忧虑易怒、烦闷、呕血、少气、胸中疼痛等。

生地黄1斤，大枣50枚，阿胶、甘草各3两。

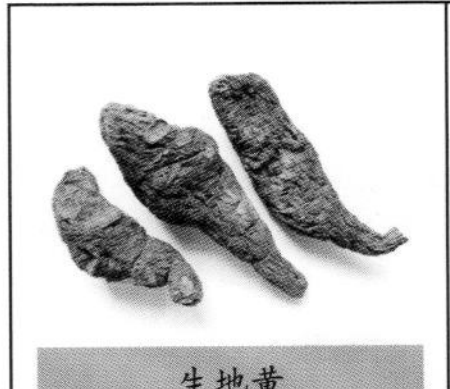	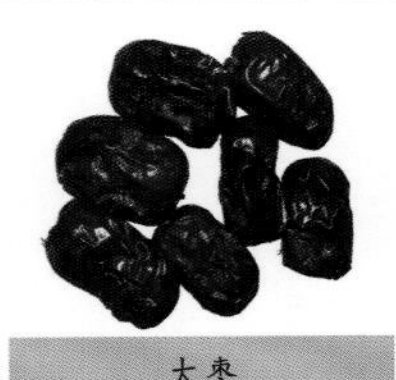	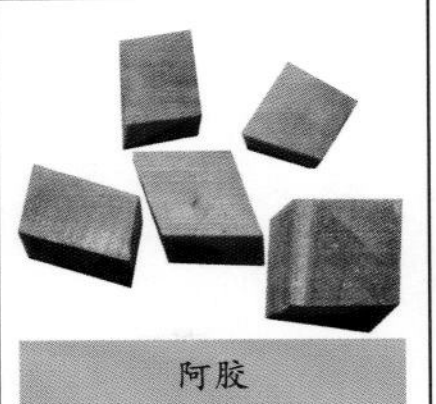	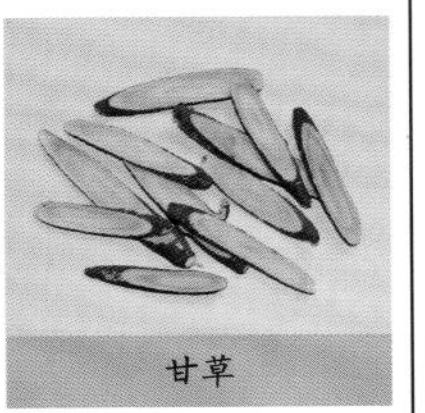
生地黄	大枣	阿胶	甘草

将以上4味药切碎，用1斗水煎煮，取汁4升，分4次服用，白天3次，夜间1次。

【注释】

①忧恚：忧虑易怒。

万病丸散第七

【原文】→【译文】

三物备急丸

用疗心腹诸疾，卒暴百病。

大黄、干姜、巴豆（各等份）。

上皆须精新。多少随意。先捣大黄、干姜下筛为散，别研巴豆如脂，纳散中合捣千杵，即尔用之为散，亦好用蜜为丸。以暖水若酒服大豆许三枚，老小量与。须臾未醒，更与三枚，腹中鸣转得吐利便愈，若口已噤，可先和成汁，倾口中令从齿间得入至良。

三物备急丸

主治中恶客忤、暴病胀满而致的心腹胀满刺痛、口噤不开、气息迫急，或突然休克、不省人事等。

大黄、干姜、巴豆各等份。

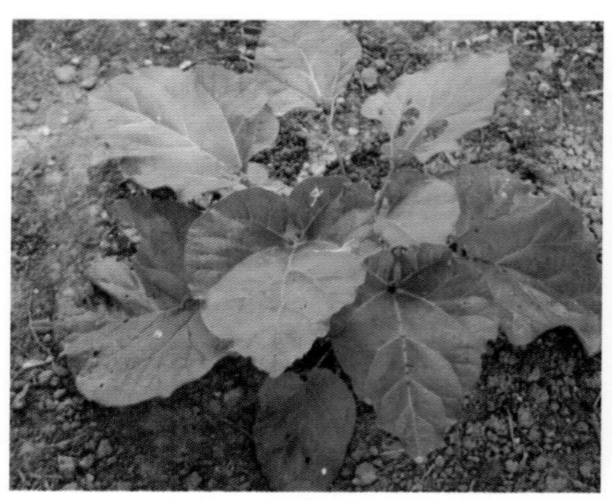

大黄

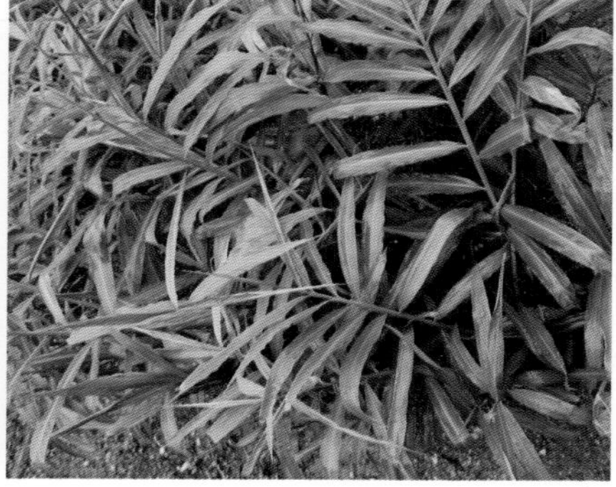

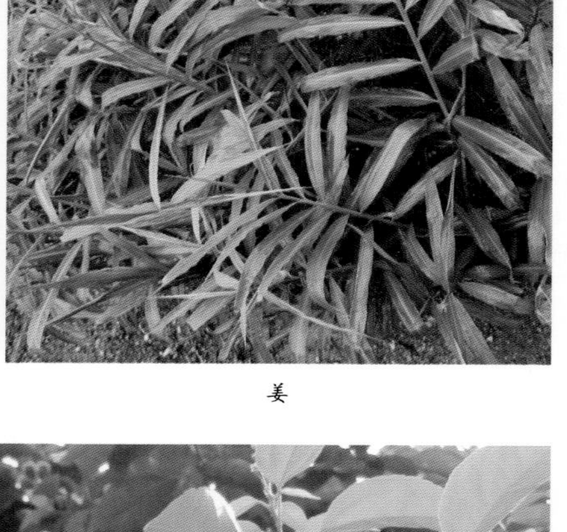

姜

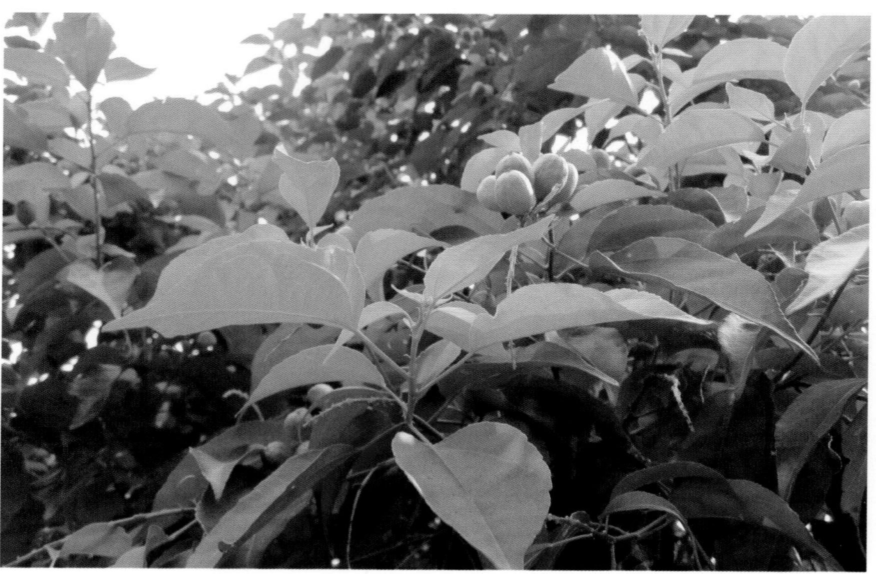

巴豆

以上3味药都须取新品，不限量。先将大黄、干姜切捣并过筛制成散药，另将巴豆研成脂状，放入散药中反复捣研，用蜜调和，制成大豆般大小的丸，每次用温水或酒送服3枚，老人小儿酌减。若服后一会儿患者还没有苏醒，可再服用3丸，服后以肠鸣吐利为度，如果患者口噤不能下咽，可将丸化汁灌服。

卷十三

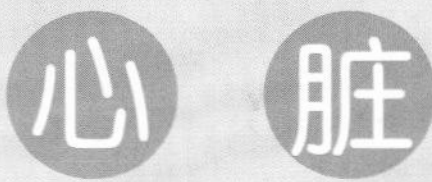

【本篇精华】

1. 论述心脉及各种心病。
2. 介绍治疗心脏虚实导致的病症的治疗方法。
3. 介绍心劳病、脉极病、心腹痛、胸痹等各种病症的处方。

心脏脉论第一

【原文】→【译文】

凡心脏象火，与小肠合为腑，其经手少阴，与太阳为表里。其脉洪，相于春，旺于夏，夏时万物洪盛，垂枝布叶皆下垂如曲，故名曰钩。心脉洪大而长，洪则卫气实，实则气无从出，大则营气萌，萌洪相薄可以发汗，故名曰长。长洪相得，即引水浆灌溉经络，津液皮肤。太阳洪大皆是母躯，幸得戊己，用牢根株。

心脏在五行上属火，和小肠合为腑，心的经脉是手少阴经，与手太阳经结为表里。心脉是洪脉，在春天开始上升，在夏天达到最旺。夏季万物昌盛，枝繁叶茂，都下垂弯曲，故夏天称心脉为钩脉。心脉洪大且长，洪就会卫气充实，心气则无处泄出，心脉大就会容气萌动，萌动的容气与洪大的卫气相迫，可以使汗发出，故称心脉为长。长与洪相得益彰，即引导体液灌溉经络，用津液滋润皮肤。手太阳经脉象洪大，都是因为母体有幸获得戊己土，使得根基牢固的缘故。

【养生大攻略】

风湿性心脏病的饮食禁忌

防治风湿性心脏病应做到忌食或少食各种面包、饼干、油条、油饼以及发酵做的各种点心、豆腐干、霉豆腐；忌食含钠高的海鱼、咸蛋、皮蛋、乳酪、咸菜、酱菜、榨菜、菠菜、卷心菜；忌食温燥伤阴、辛辣刺激性食物，如姜、葱、椒、蒜等；忌浓茶。宜食山楂、覆盆子、金樱子、悬钩子、鲜草莓等能增强心肌功能的食物；宜食大米、面粉、小米、玉米、高粱及豆类；宜食猪瘦肉、牛肉、鸡肉、淡水鱼及新鲜蔬菜、水果。

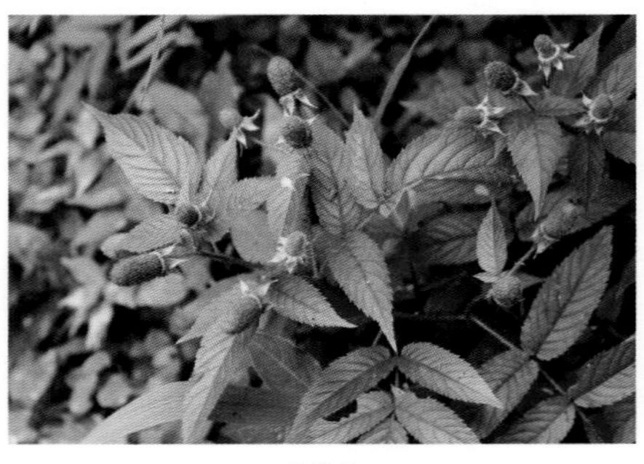

覆盆子

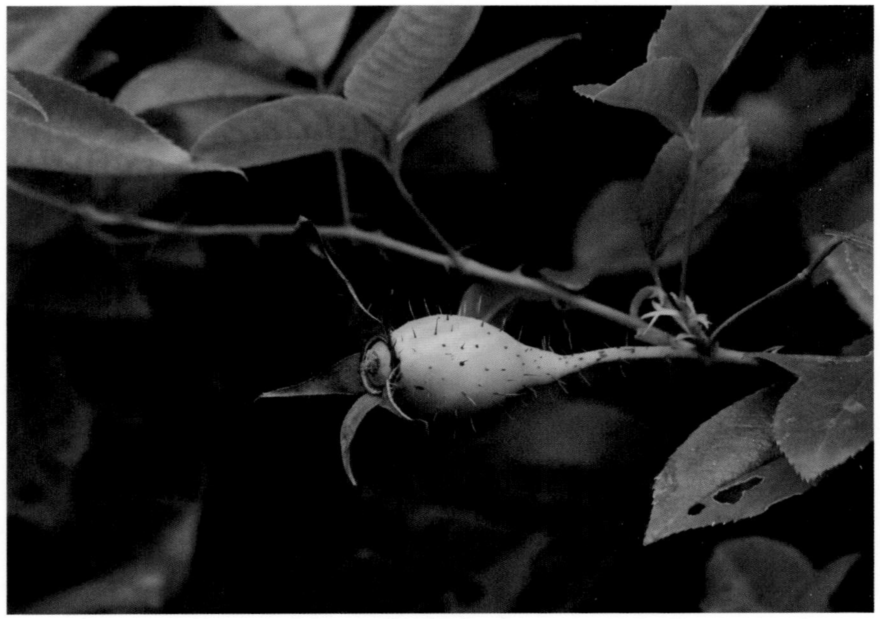

金樱子

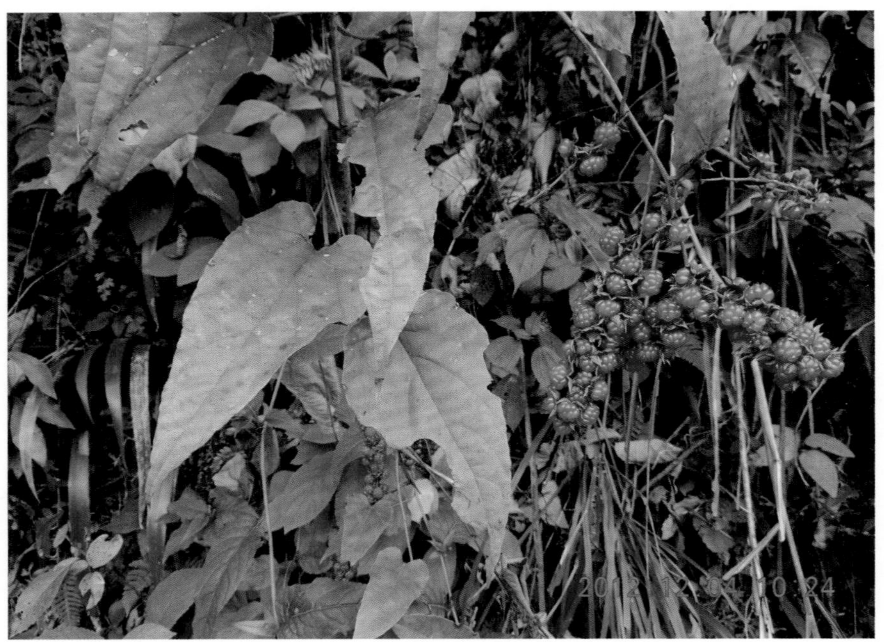

悬钩子

心虚实第二

【原文】→【译文】

心实热

左手寸口人迎以前脉阴实者，手少阴经也，病苦闭大便不利，腹满，四肢重，身热，名曰心实热也。

心实热

左手寸口、人迎以前部位脉象阴实的，即手少阴经阴实的症象。其病苦于闭塞、大便不利、腹满、四肢沉重、身体发热，称为心实热。

心虚寒

左手寸口人迎以前脉阴虚者，手少阴经也。病苦悸恐不乐，心腹痛难以言，心如寒恍惚，名曰心虚寒也。

心虚寒

左手寸口、人迎以前部位脉象阴虚的，即手少阴经阴虚。其病苦于惊恐不乐、心腹疼痛、说话困难、心神恍惚，称为心虚寒。

心小肠俱虚

左手寸口人迎以前脉阴阳俱虚者，手少阴与巨阳经俱虚也。病苦洞泄，若寒少气，四肢厥[①]，肠澼，名曰心小肠俱虚。

心小肠俱虚

左手寸口、人迎以前部位脉象阴阳俱虚的，是手少阴与手太阳经俱虚之象。其病苦于洞泄，如中寒少气、四肢厥冷、下痢，称为心小肠俱虚。

【注释】

①四肢厥：四肢厥冷。

【养生大攻略】

防治心悸的偏方

（1）渗湿逐饮汤

【组成】半夏、风化硝（冲）、花槟榔各10克，猪苓、茯苓各31克，郁李仁16克。

【制法】上药加水煎2次，混合两煎所得药汁，备用。

【用法】分次服用，每日1剂。

【功效】渗湿逐饮。

半夏

【适用】痰饮心悸，症见心悸心慌，伴有失眠、头痛等。

（2）风心方

【组成】橘络、丝瓜络、当归尾、青葱根、旋覆花、红花、赤芍、桃仁、青蒿、茜草根各6克，鳖甲25克，大黄䗪虫（分吞）1丸。

【制法】上药水煎取药汁。

【用法】每日1剂。

【功效】补气养阴，疏通经络，活血化瘀。

【适用】风湿性心脏病晚期导致的上气喘满、心悸怔忡、腹胀、下肢水肿等。

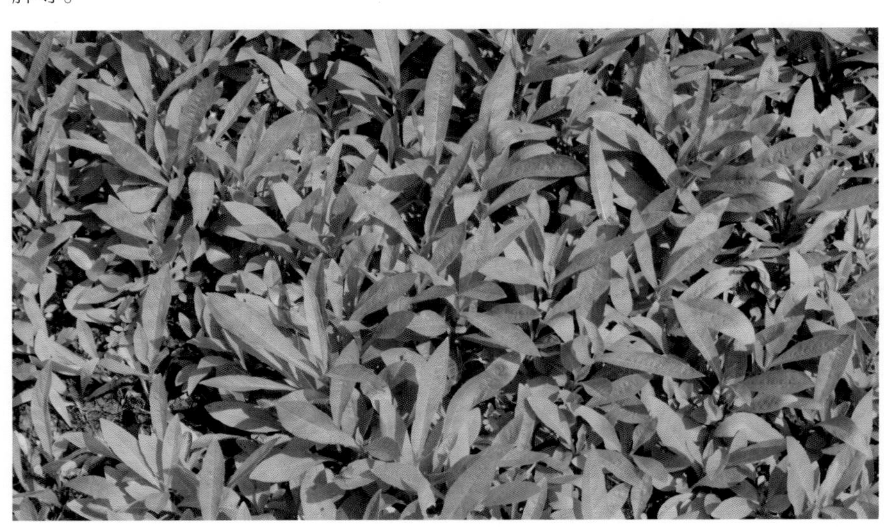

旋覆花

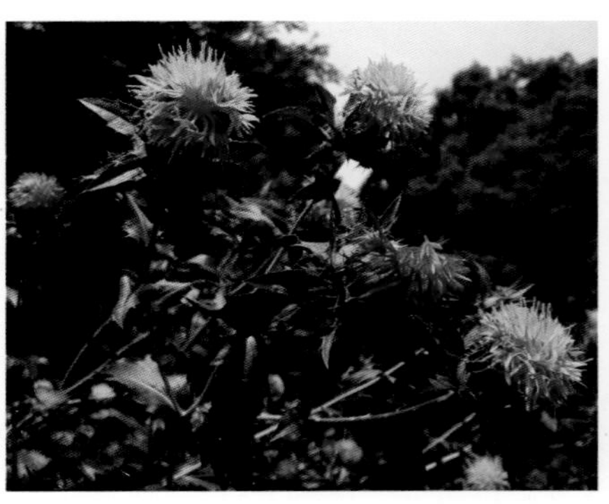

红花

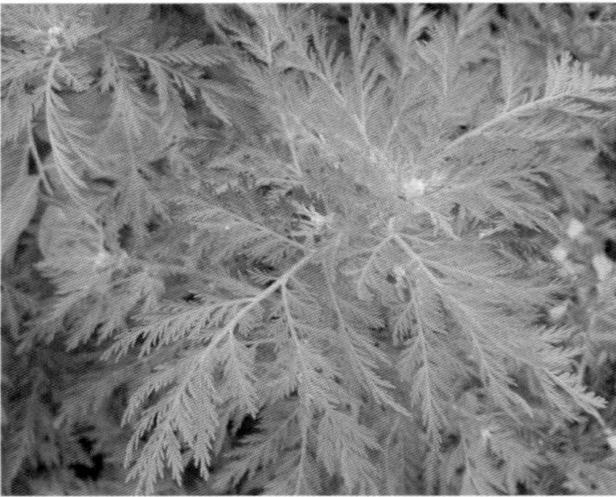

青蒿

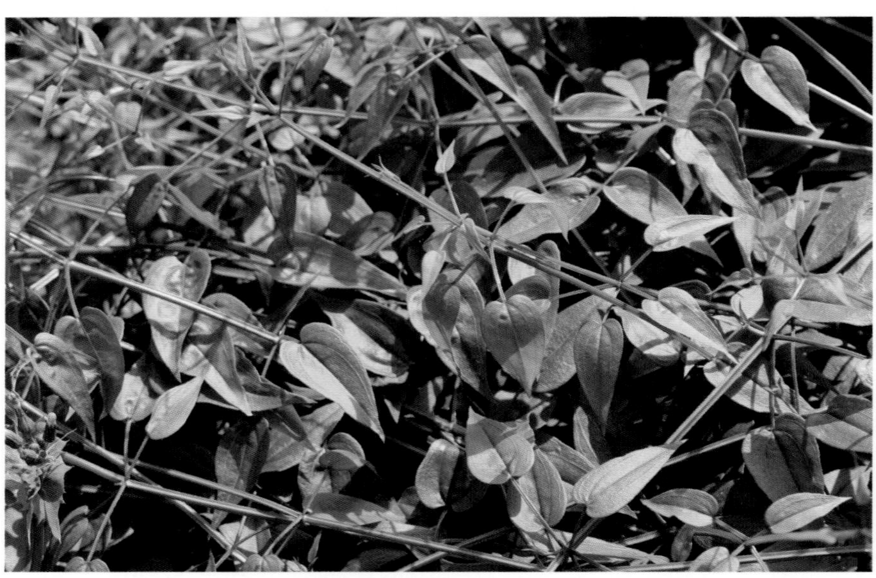

茜草

（3）惊恐不寐方

【组成】炒枣仁、陈皮、生甘草、麦冬、郁李仁、法半夏、远志、枳实各10克，龙牡粉、茯苓、丹参、猪胆皮（酒炒）各15克。

【制法】上药水煎取药汁。

【用法】分3次服药，5剂为1个疗程。

【功效】镇静安神，祛痰涤饮。

【适用】受惊导致的夜不能寐、惊悸、头晕、目眩等症。

（4）九味煎

【组成】茯苓、白术、当归、党参、赤芍各10克，远志、桂枝各6克，川芎5克，甘草3克。

【制法】上药水煎取药汁。

【用法】分次服用，每日1剂。

【功效】调气养血，逐瘀祛痰。

【适用】阴阳亏虚所致的心悸。

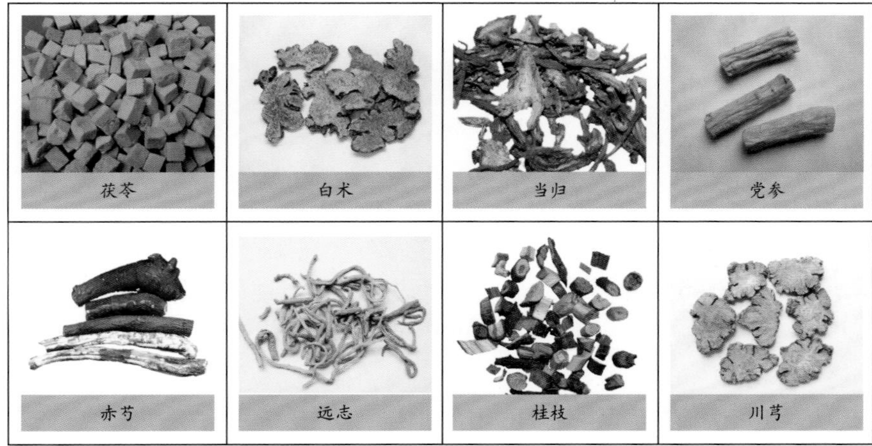

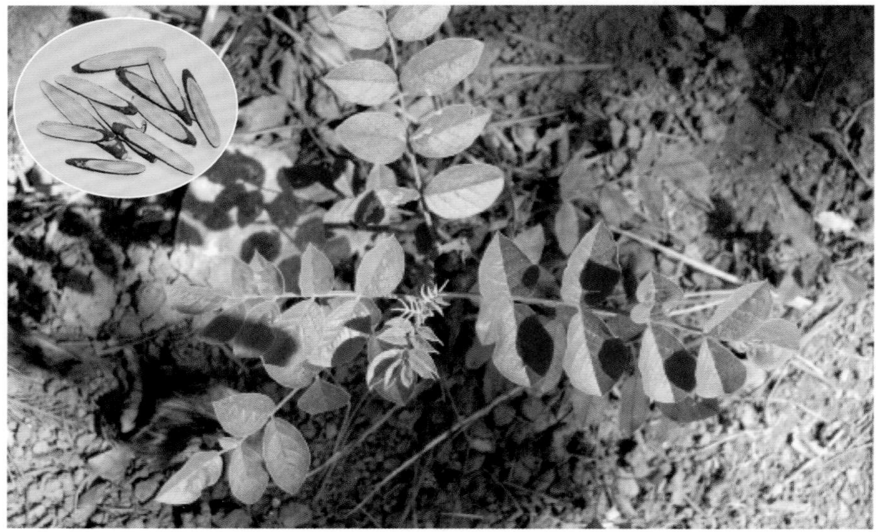

甘草

（5）温阳补气活血汤

【组成】黄芩、丹参各30克，枳壳、制附子、瓜蒌、薤白、红花、桂枝各12克，炙甘草10克。

【制法】上药水煎取药汁。

【用法】分次服用，每日1剂。

【功效】温阳益气，活血通脉。

【适用】病态窦房结综合征导致的心悸、胸闷、乏力等症。

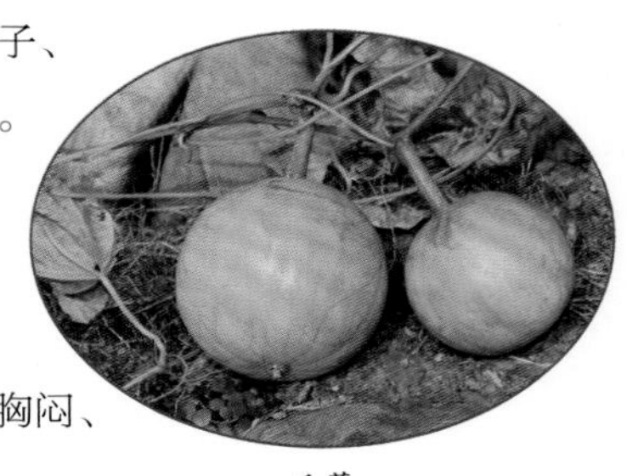

瓜蒌

脉虚实第三

【原文】→【译文】

凡脉虚者好惊跳不定，脉实者洪满。凡脉虚实之应主于心小肠。若其腑脏有病，从热生则应脏，寒则应腑也。

脉虚的脉象易惊跳不定，脉实的脉象洪满。大凡与脉虚实相应的，主要在于小肠和心脏，若脏腑有病，因热而生的病就显现在心脏上，因寒而生的病就显现在小肠腑上。

防风丸

补虚调中，治脉虚惊跳不定，乍来乍去，主小肠腑寒方。

防风、桂心、通草、茯神、远志、麦冬、甘草、人参、白石英（各三两）。

上九味为末，白蜜和丸，如梧子大，酒服三十丸，日再，加至四十丸。

防风丸

主治小肠腑寒而导致的脉虚惊跳不定、忽来忽去。

防风、桂心、通草、茯神、远志、麦冬、甘草、人参、白石英各3两。

防风

桂心

通草

茯神

远志

麦冬

甘草

人参

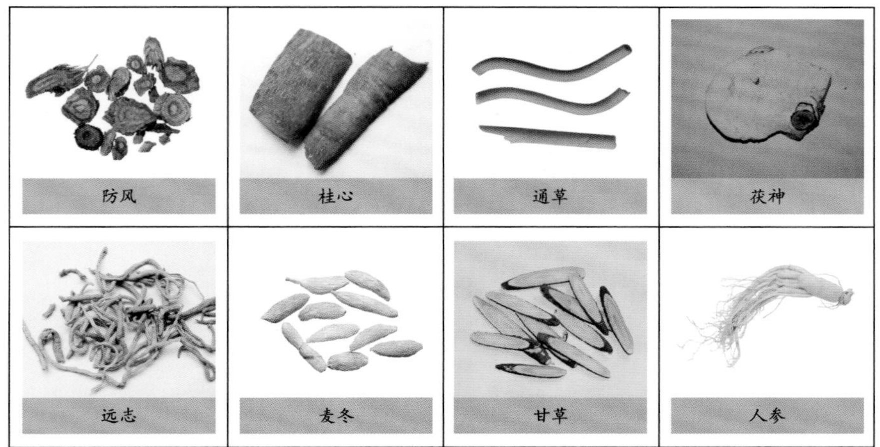

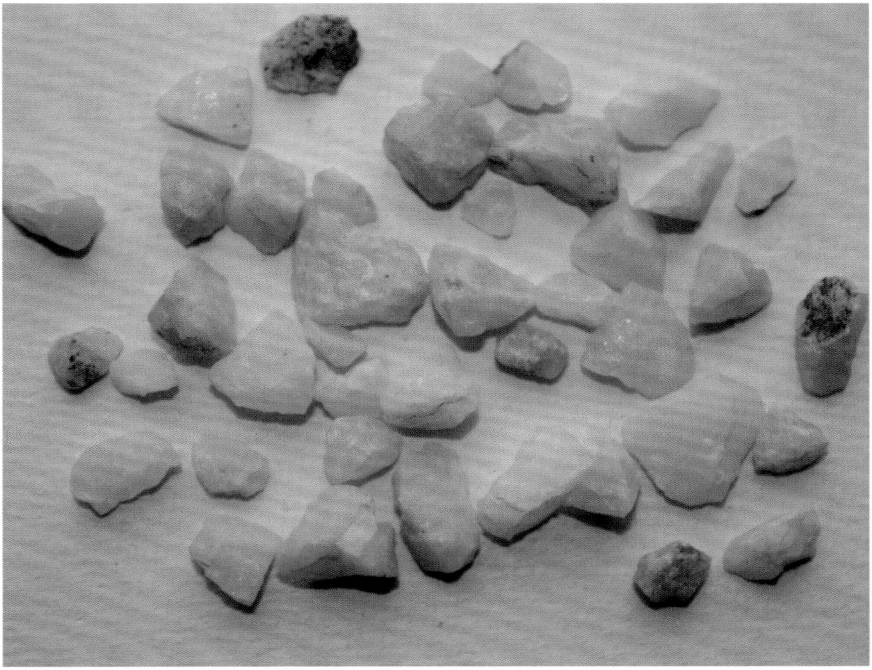

白石英

将以上9味研为细末，用白蜜调和成梧桐子大的丸，每次用酒送服30丸，每日2次，可逐渐加至40丸。

心腹痛第四

【原文】→【译文】

寒气卒客于五脏六腑，则发卒心痛胸痹。感于寒，微者为咳，甚者为痛为泄，厥心痛与背相引，善瘈如物从后触其心。身伛偻者肾心痛也。厥心痛腹胀满。心痛甚者，胃心痛也。厥心痛如以针锥刺其心，心痛甚者脾心痛也。厥心痛，色苍苍[①]如死灰状，终日不得太息者，肝心痛也。厥心痛，卧若从心间痛，动作痛益甚，色不变者，肺心痛也。

寒气突然侵袭五脏六腑，就会突然发作心痛胸痹。如果感受了寒邪，轻微的会咳嗽，严重的则发痛为泄。厥心痛（五脏气机逆乱搅心而导致的心痛）牵引后背，易发狂，好像有东西从后面刺激心脏。身体伛偻的，是肾心痛、厥心痛、腹胀满；心痛得厉害的，是胃心痛；好像用针锥刺心脏，心痛得更厉害的是脾心痛、厥心痛；脸色苍白如死灰，终日不能叹息一声的，是肝心痛；如果睡卧时从心间发痛，且有所动作就痛得更厉害，而且脸色不变的，是肺心痛。

桂心三物汤

治心中痞诸逆悬痛方。

桂心、生姜（各二两）、胶饴（半斤）。

上三味，取二味㕮咀，以水六升煮取三升，去滓，纳饴，分三服。

桂心三物汤

主治心中痞色以及诸气上逆而致的心下悬痛。

桂心、生姜各2两，胶饴0.5斤。

以上3味药，取桂心和生姜分别切碎，用6升水煎煮，取汁3升，去渣，放入胶饴烊化，分3次服用。

【注释】

①色苍苍：形容脸色苍白的样子。

【养生大攻略】

冠心病患者不能饱餐

冠心病患者一定不能一次吃太多东西。这是因为人在饱餐后，血液中的儿茶酚胺含量就会增加，它极易诱发冠状动脉发生痉挛，使冠状血流急剧减少，从而引起心绞痛、心肌梗死。有半数猝死的人已被查明，与饱餐有直接关系。所以，冠心病患者为了自己的健康，应避免暴饮暴食。

胸痹第五

【原文】→【译文】

胸痹之病，令人心中坚满痞急痛，肌中苦痹绞急如刺，不得俯仰，其胸前皮皆痛，手不得犯，胸中愊满，短气咳唾引痛，咽塞不利[①]，习习如痒，喉中干燥，时欲呕吐，烦闷，自汗出，或彻引背痛，不治之，数日杀人。

患上胸痹病的人，会心中坚满、痞急、疼痛，肌肉疼痛不堪，绞急如有针刺，不得俯仰，胸前皮肉都痛，手不得触摸，胸中满，气短，咳嗽，吐口水都会牵引生痛，咽喉阻塞不通，发痒，喉中干燥，时时想呕吐，烦闷，自汗，或者彻引背痛，不治的话几日就会丧失性命。

栝蒌汤

治胸痹病喘息咳唾，胸背痛短气，寸脉沉而迟关上小紧数方。

栝蒌实（一枚）、半夏（半斤）、薤白（半斤）、枳实（二两）、生姜（四两）。

上五味㕮咀，以白截浆一斗煮取四升，服一升，日三。

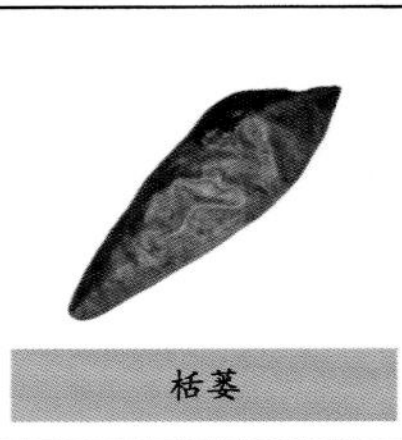
栝蒌

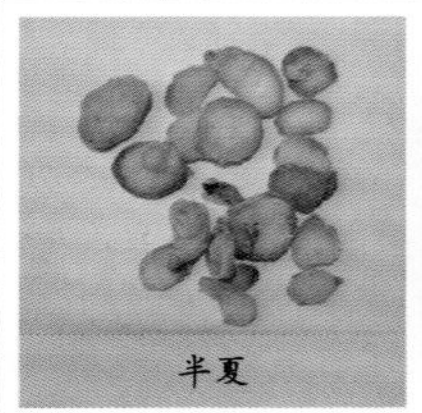
半夏

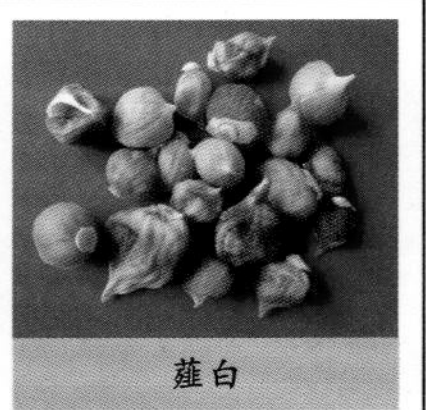
薤白

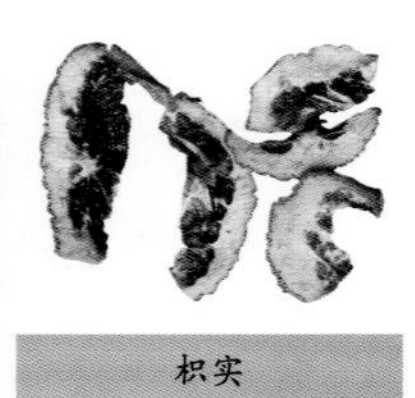
枳实

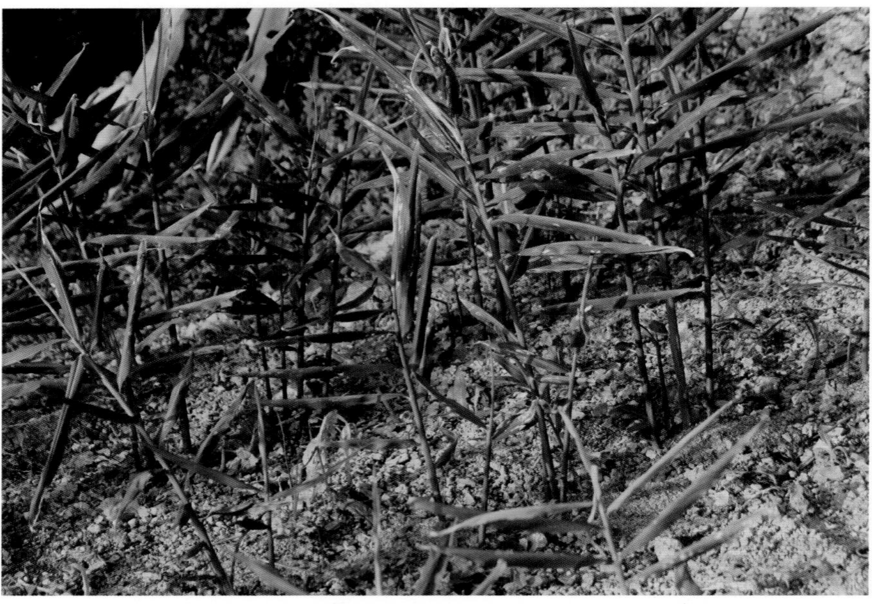
生姜

栝蒌汤

主治胸痹，症状为喘息、咳嗽、唾痰、胸背疼痛、短气、寸脉沉迟、关脉稍紧而数等。

栝蒌1枚，半夏0.5斤，薤白0.5斤，枳实2两，生姜4两。

将以上5味药分别切碎，用1斗白截浆煎煮，取汁4升，每次服用1升，每日3次。

【注释】

①咽喉不利：咽喉阻塞不通。

头面风第六

【原文】→【译文】

松脂膏

治白秃及痈疽百疮方。

松脂（六两）、矾石、杜蘅、雄黄、珍珠、水银、苦参、大黄、木兰、石楠、秦艽、附子（各一两）。

上十二味㕮咀，以醋渍一宿，猪膏一斤半煎之，以附子色黄去滓，矾石、雄黄、水银，更着火三沸，安湿地待凝敷上，日三。

松脂膏

主治白秃及痈疽百疮。

松脂6两，矾石、杜蘅、雄黄、珍珠、水银、苦参、大黄、木兰、石楠、秦艽、附子各1两。

将以上12味分别切碎，用醋浸泡一宿，次日清晨用1.5斤猪膏煎熬，煎至附子呈现黄色，去渣，加入矾石、雄黄、水银，再生火煎三沸，取下放在湿地上让其凝固成膏，外敷患处，每日3次。

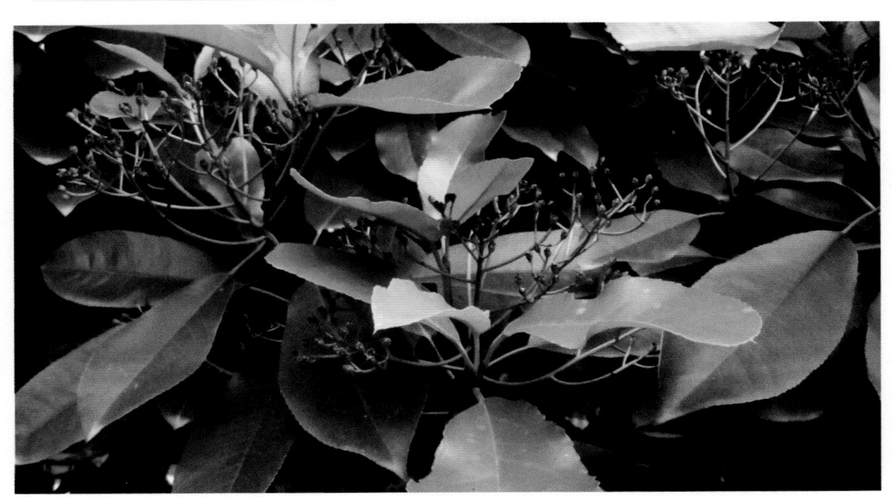

石楠

【养生大攻略】

预防斑秃症的要诀

预防斑秃症，从3点做起：一是保持头发卫生，不用碱性太强的肥皂洗头发，不滥用护发用品。二是饮食要多样化，克服和改正偏食的不良习惯。精血不足的人宜补充一些补精益血的食品，如海参、核桃仁等。三是保持良好心情。心神不宁时，可适当服些具有镇静安神作用的食品，如百合莲子粥、酸枣仁汤等。

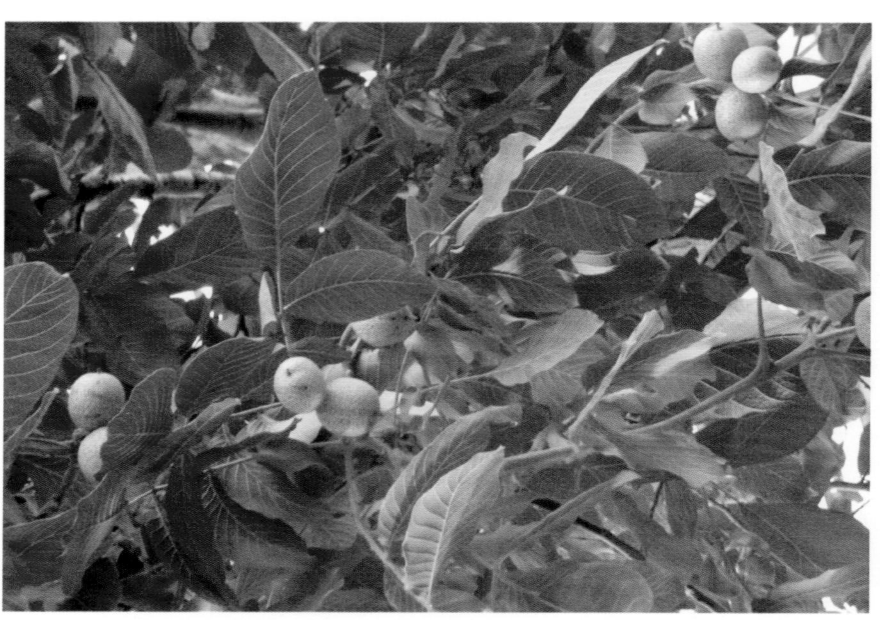

核桃

卷十四

小肠腑

【本篇精华】

1. 论述小肠脉腑及各种小肠病。
2. 介绍治疗小肠虚实导致的病症的治疗方法。
3. 介绍治疗风眩、风癫、健忘等各种病症的处方。

小肠腑脉论第一

【原文】→【译文】

小肠病者小腹痛，腰脊控睾而痛时窘之，复耳前热。若寒甚独肩上热及手小指，次指之间热。若脉滑者，此其候也。

如果小肠发生病变，就会小腹疼痛、腰脊疼痛而牵引睾丸，严重时往后动，且耳前发热，或非常寒冷，只有肩上部热，以及小拇指和环指之间热，或脉滑，这是小肠病变的临床表现。

【养生大攻略】

小肠肿瘤患者的饮食宜忌

【宜食】宜多食用具有抗小肠肿瘤作用的食物，如油菜、赤小豆、黑木耳、乌梅、萝卜、菱、薏苡仁、向日葵杆、金银花、石花菜、老虎鱼、羊奶、鸽肉、鲫鱼、蛤、甲鱼；腹痛宜食用柚子、橘子、橙子、萝卜、豆豉、杨梅、韭菜、虾类、猪胰、鲤鱼、鲨鱼、鳓鱼、海参；便血宜食用赤小豆、黄瓜、丝

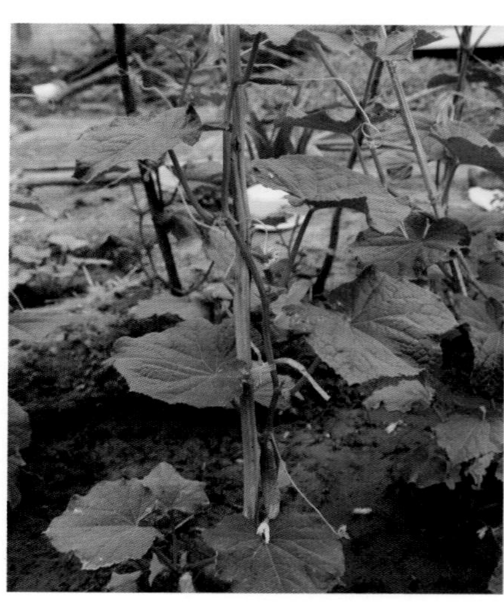

黄瓜

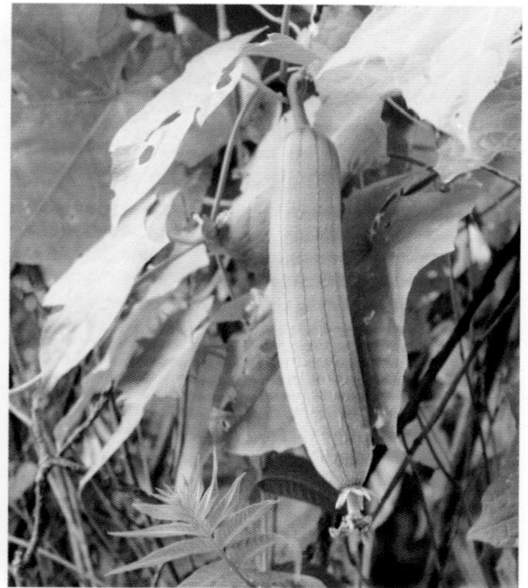

丝瓜

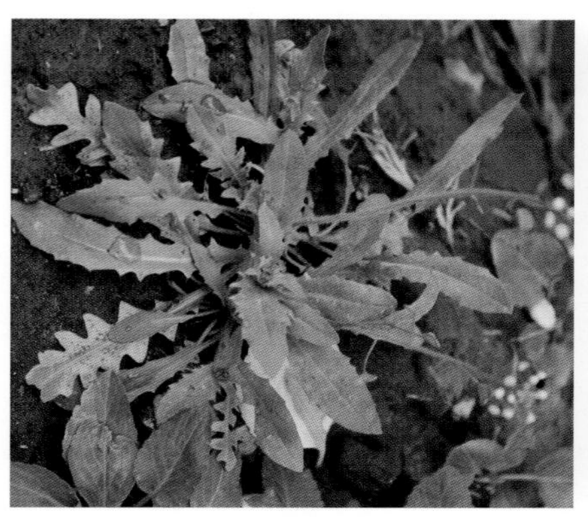
荠菜

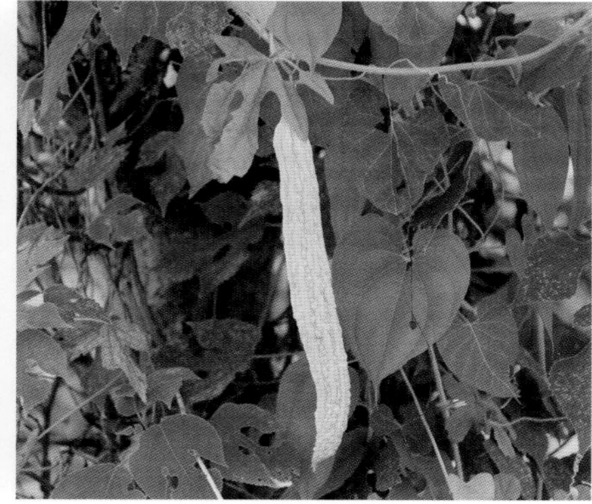
苦瓜

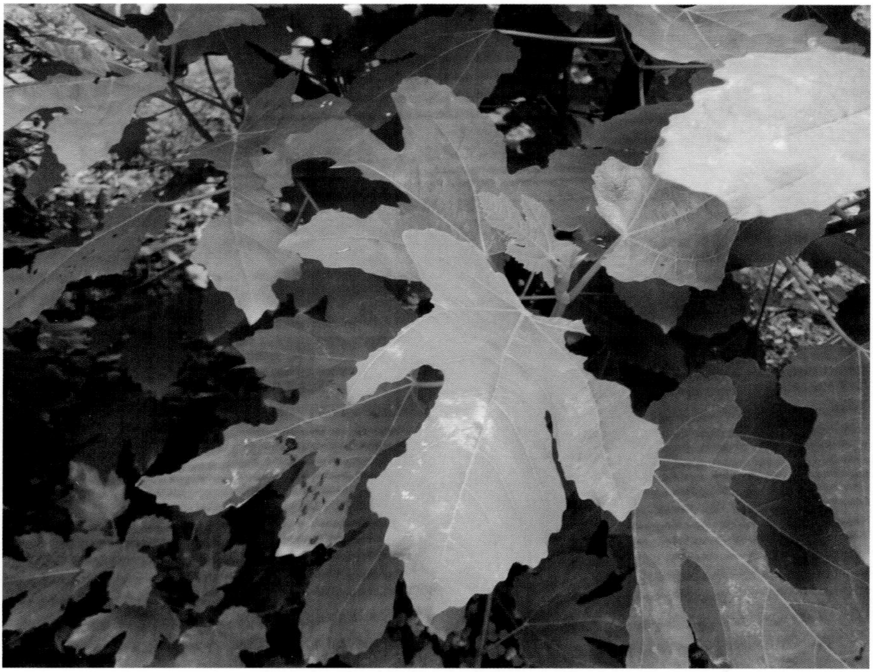

无花果

瓜、黑豆、山楂、栗子、菠菜、荸荠、银杏、橄榄、蕨菜、蓟菜、荠菜、蚕豆、莲子、苦瓜、无花果、乌贼、柑、柿、羊血、龟肉、猪大肠。

【忌食】烟酒；咖啡、可可等兴奋食物；辛辣刺激性食物；霉变、腌制食物；油煎、肥腻、烟熏、烧烤食物；坚硬、黏滞不容易消化食物。

小肠虚实第二

【原文】→【译文】

小肠实热

左手寸口人迎以前脉阳实者，手太阳经也，病苦身热，来去汗不出。心中烦满，身重，口中生疮，名曰小肠实热也。

小肠实热

左手寸口人迎以前部位的脉象为阳实的，这是手太阳经的病变，会有身体阵阵发热的病苦，汗不出，心中烦满，身重，口中生疮，称为小肠实热。

柴胡泽泻汤

治小肠热胀口疮方。

柴胡、泽泻、橘皮、黄芩、枳实、旋覆花、升麻、芒硝（各二两）、生地黄（切，一升）。

上九味㕮咀，以水一斗煮取三升，去滓，纳硝，分二服。

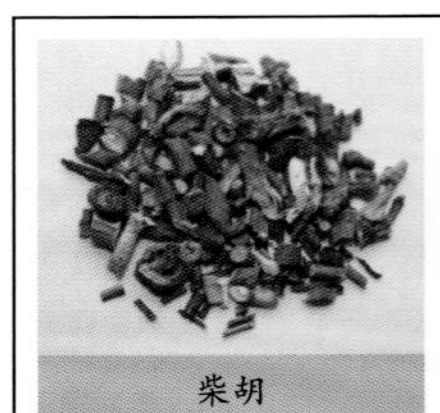
柴胡

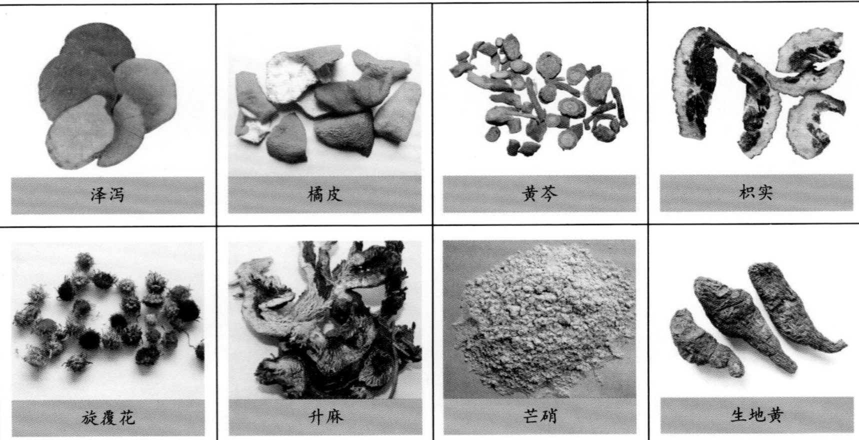
泽泻　橘皮　黄芩　枳实　旋覆花　升麻　芒硝　生地黄

柴胡泽泻汤

主治小肠实热胀满导致的口中生疮。

柴胡、泽泻、橘皮、黄芩、枳实、旋覆花、升麻、芒硝各2两，生地黄（切）1升。

将以上9味药分别切碎，用1斗水煎煮，取汁3升，去渣，再加入芒硝，分2次服用。

小肠虚寒

左手寸口人迎以前脉阳虚者，手太阳经也，病苦颅际偏头痛，耳颊痛，名曰小肠虚寒也。

小肠虚寒

左手寸口人迎以前部位的脉象为阳虚的，是手太阳经发生病变，会患偏头痛、耳颊痛，称为小肠虚寒。

舌论第三

【原文】→【译文】

舌者心主，小肠之候也。善用机衡[①]能调五味也。凡有所啖，若多咸则舌脉凝而变色，多食苦则舌皮槁而外毛焦枯，多食辛则舌筋急而爪枯干，多食酸则舌肉肥而唇揭，多食甘则舌根痛而外发落。

舌，是心和小肠的外在证候。舌在人身上犹如政权的枢纽机关那么重要，能调五味。若多吃咸味，就会使舌脉凝而变色；多吃苦味，就会使舌皮枯槁而体毛焦枯；多食辛味，就会使舌筋急而指甲枯干；多食酸味，就会使舌肉肥而唇之皮膜开裂且外翻；多食甜味，就会使舌根痛而头发脱落。

【注释】

①机衡：政权的枢纽机关。

风眩第四

【原文】→【译文】

徐嗣伯曰：夫风眩之病起于心气不定，胸上蓄实，故有高风面热之所为也。痰热相感而动风，风火相乱则闷瞀，故谓之风眩。大人曰癫，小儿则为痫，其实则一。

徐嗣伯说：风眩病起于心气不定、胸上蓄实，所以有高风面热的症状。痰与热相感而引动风，风与心相惑乱就会烦闷目眩，所以称为风眩。其在人成年时发病称为癫，在小孩时发病称为痫，其实都是一种病。

奔豚汤

治气奔急欲绝方。

吴茱萸（一升）、石膏、人参、半夏、川芎（各三分）、桂心、芍药、生姜（各四分）、生葛根、茯苓（各六分）、当归（四两）、李根皮（一斤）

上十二味㕮咀，以水七升，清酒八升，煮取三升，分三服。

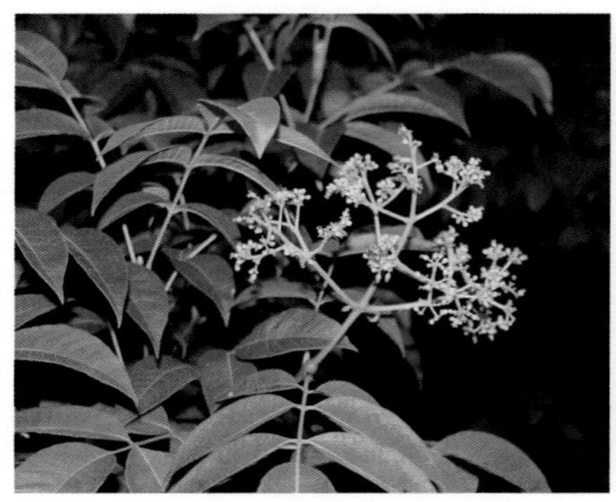
吴茱萸

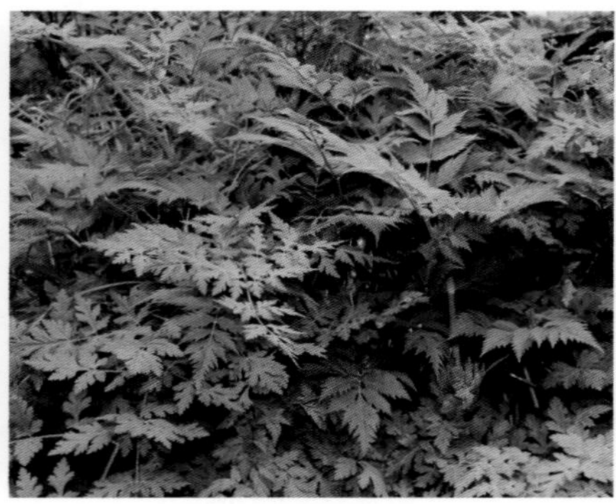
川芎

奔豚汤

主治奔豚气，症状为气急奔出、马上就要断气等。

吴茱萸1升、石膏、人参、半夏、川芎各3分，桂心、芍药、生姜各4分，生葛根、茯苓各6分，当归4两，李根皮1斤。

将以上12味分别切碎，用7升水、8升清酒煎煮，取汁3升，分3次服用。

风癫第五

【原文】→【译文】

黄帝问曰：人生而病癫疾者安所得之？岐伯对曰：此得之在腹中时，其母数有所大惊[①]也，气上而不下，精气并居，故令子发为癫疾。病在诸阳脉，且寒且热，名曰狂，刺之虚脉，视分尽热病已而止。病癫初发，岁一发不治，月一发不治，四五日一发，名曰癫疾，刺诸分。其脉尤寒者以针补之，病已止。

黄帝问道：人有生下来就患有癫疾的，疾病是从哪里得来的呢？岐伯回答说：这是因为孩子在母腹中时，母亲屡次受到过度惊吓、刺激，使气只上而不下，精与气共居一处，所以使孩子发生癫疾。病在诸阳脉的，时寒时热，称为狂，应该刺其虚脉，察看其分属部位全部发热且病痊愈后才停止。刚开始发癫痫的，1年发作1次；如果不治疗，就会1月发作1次；仍然不治疗的，就会四五日发作1次，这就是癫疾，治疗时应当刺其诸分肉，其脉尤其寒的，要以针补其气，直到病愈才停止。

【注释】

①大惊：受到过度惊吓。

癫痫的防治偏方

（1）解醒汤

【原料】半夏、石菖蒲各15克，柴胡、香附、郁金、龙骨、青皮、合欢皮各20克，桃仁、炒酸枣仁各30克，甘草10克。

【制法】水煎取药汁。

【用法】口服，每日1次。

【功效】疏肝化瘀，开窍安神。

【适用】癫痫。

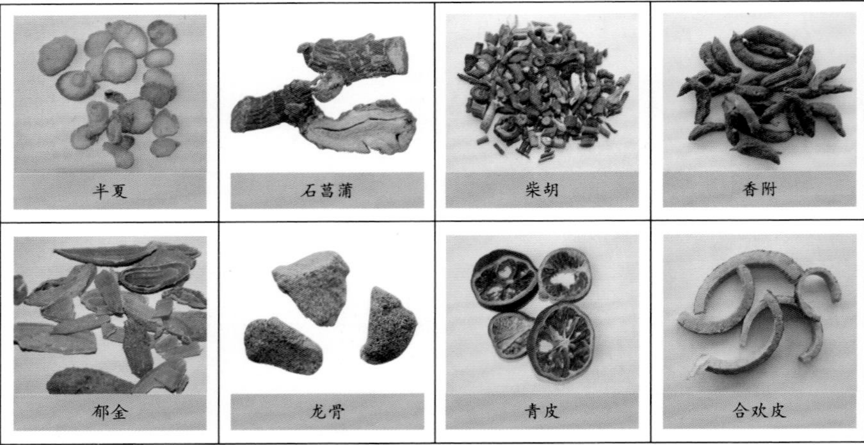

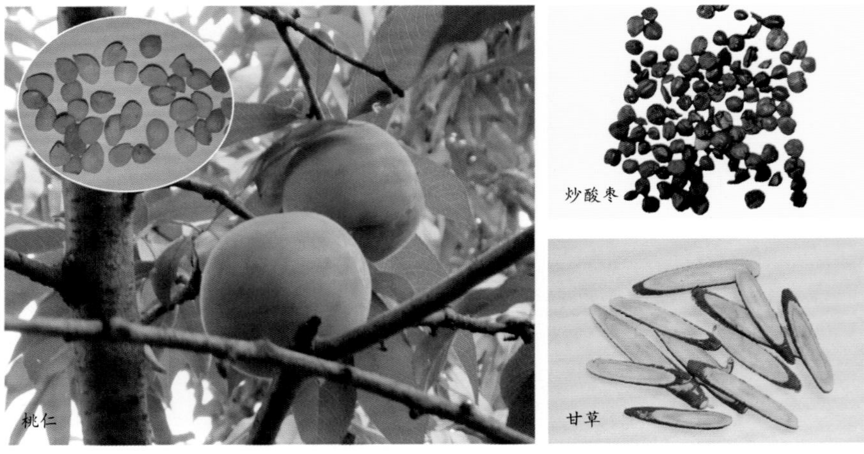

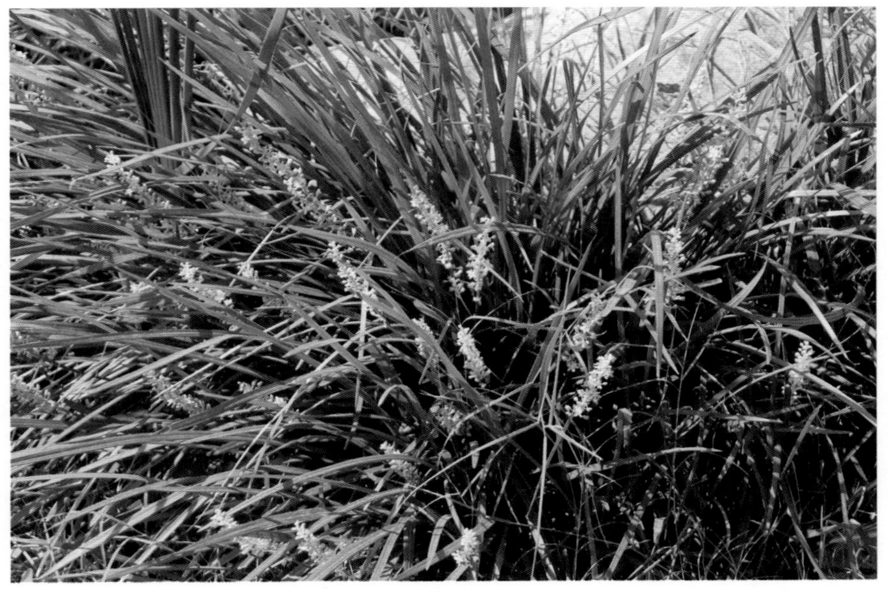

麦冬

（2）癫狂清脑汤

【原料】石决明（先煎）、紫贝齿（先煎）各30克，天竺黄、生地黄、七叶一枝花（重楼）各12克，麦冬、天麻、川芎、灵芝草、郁金各9克，脐带1条，玳瑁6克（先煎）。

【制法】上药水煎取药汁。

【用法】每日1剂，分次服用，相隔6小时服。10日为1个疗程。

【功效】平肝息风，清脑止痫。

【适用】癫痫。

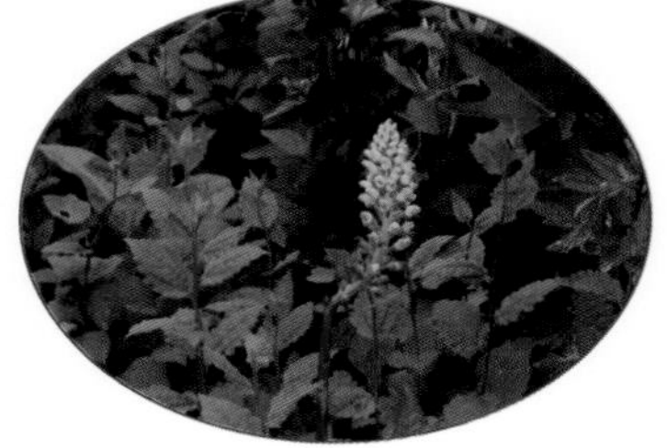

天麻

（3）化痫汤

【原料】云茯苓20克，姜半夏、焦远志、焦白术、胆南星、粉甘草各6克，天竺黄4克，白僵蚕10克，广陈皮、炒枳壳、姜竹茹、石菖蒲各8克。

【制法】上药水煎取药汁。

【用法】每日1剂，分2次温服。

【功效】宁心安神，镇静化痰。

【适用】小儿癫痫病情较轻者。

（4）加减涤痰汤

【原料】石莲子、橘红、茯苓、连翘各9克，竹茹、甘草各3克，枳实、姜半夏、胆南星、钩藤、天麻、石菖蒲各6克。

【制法】上药水煎取药汁。

【用法】口服。

【功效】清心涤痰，理气和中。

【适用】癫痫发作较频繁者。

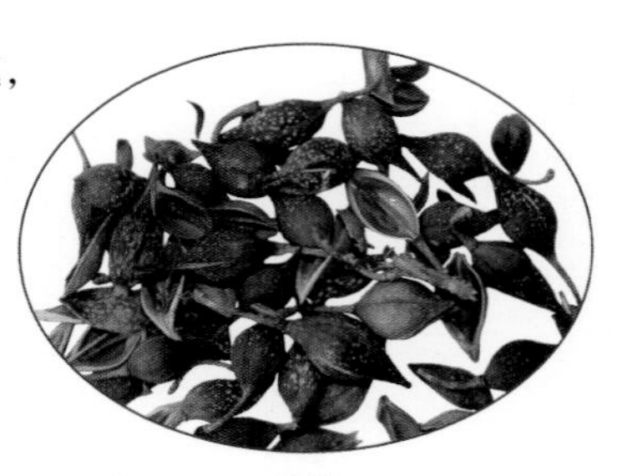

连翘

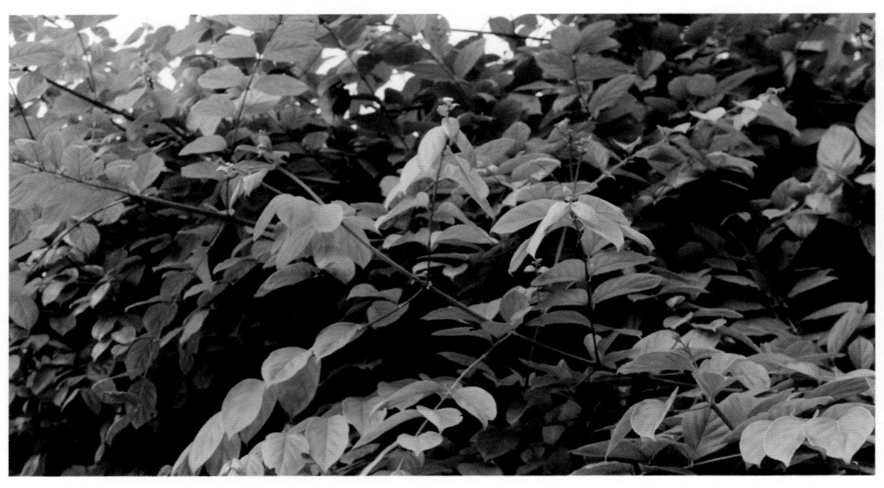

钩藤

风虚惊悸第六

【原文】→【译文】

茯神汤

治风经五脏大虚惊悸安神定志方。

茯神、防风（各三两）、人参、远志、甘草、龙骨、桂心、独活（各二两）、白术（一两）、酸枣（一升）、细辛、干姜（各六两）。

上十二味㕮咀，以水九升煮取三升，分三服。

茯神汤

主治风邪入侵五脏，脏气大虚导致的惊悸不宁等。

茯神、防风各3两，人参、远志、甘草、龙骨、桂心、独活各2两，白术1两，酸枣1升，细辛、干姜各6两。

将以上12味分别切碎，用9升水煎煮，取汁3升，分3次服用。

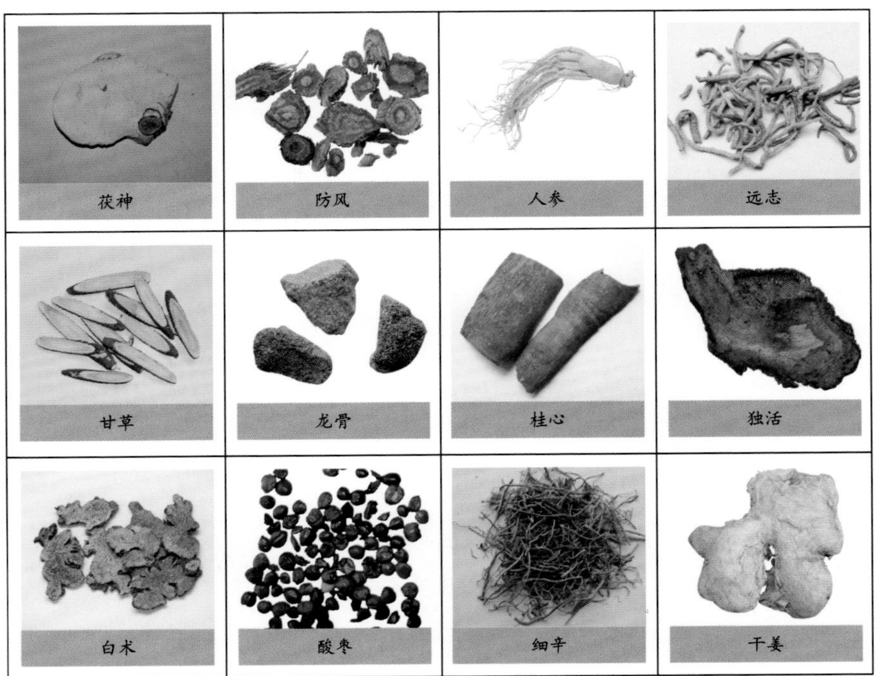

茯神	防风	人参	远志
甘草	龙骨	桂心	独活
白术	酸枣	细辛	干姜

好忘第七

【原文】→【译文】

孔子大圣智枕中方

常服令人大聪①。

龟甲、龙骨、菖蒲、远志。

上四味等分治，下筛，酒服方寸匕，日三。

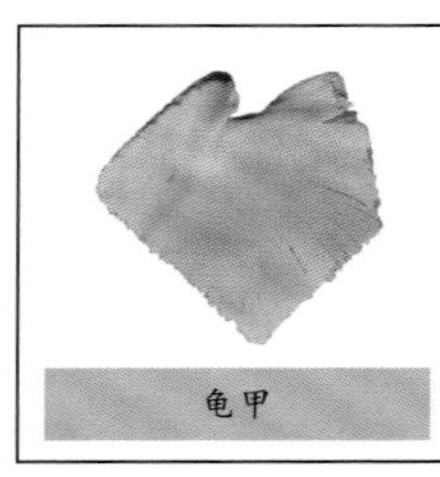
龟甲

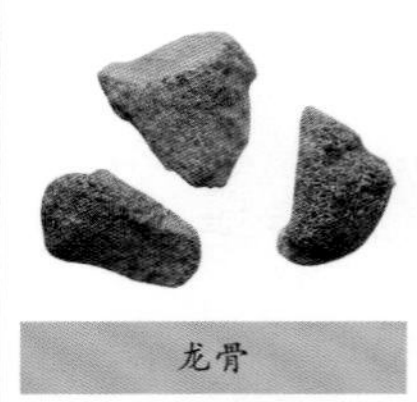
龙骨

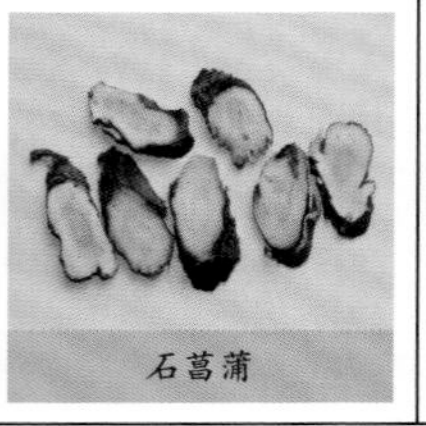
石菖蒲

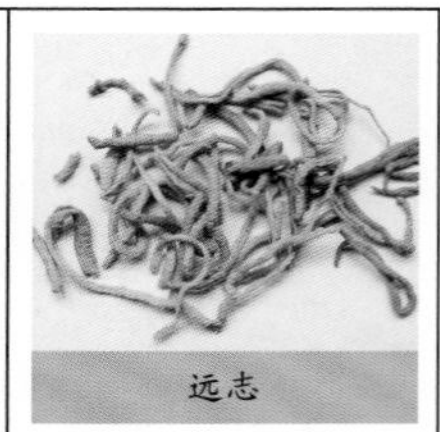
远志

孔子大圣智枕中方

常常服用使人听力特别好。

龟甲、龙骨、石菖蒲、远志各等份。

以上4味药，捣研过筛后调制成散药，每次用酒送服方寸匕，每日3次。

【注释】

①大聪：听力特别好。

【养生大攻略】

健忘防治食谱

（1）山药杞子炖猪脑

【原料】猪脑1只，山药30克，枸杞子10克。

【制法】将猪脑去血筋，洗净，加山药、枸杞子以及水，炖熟服食。

【用法】食肉喝汤。

【功效】补脾益肾，健脑益智。

【适用】脾肾两虚之健忘。

（2）天麻枸杞炖猪脑

【原料】猪脑1只，天麻10克，枸杞子15克，盐、胡椒粉、肉汤各少许。

【制法】将猪脑洗净，天麻润透洗净切片，枸杞子洗净，与盐共入锅内，加肉汤适量共煮炖至熟，胡椒粉调味即成。

【用法】食肉喝汤。

【功效】补益肝肾，健脑益智。

【适用】肝肾不足之体弱头晕、健忘、失眠等症。

卷十五

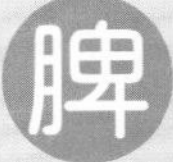
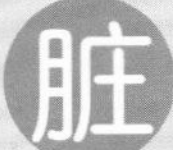

【本篇精华】

1. 论述脾脉及各种脾病。
2. 介绍治疗脾脏虚实导致的病症的治疗方法。
3. 介绍脾劳病、肉极病、便秘、下痢等各种病症的处方。

脾脏脉论第一

【原文】→【译文】

（脾）荣华于舌，外主肉，内主味，脾重二斤三两，扁广三寸，长五寸，有散膏半斤，主裹血，温五脏。主藏营，秩禄号为意脏，随节应会，故曰脾藏营，营舍意，在气为噫，在液为涎。脾气虚则四肢不用，五脏不安，实则腹胀泾溲不利①。

舌是脾色诊的器官，脾外主肌肉的营养，内主滋味的运化，脾重2斤3两，宽3寸，长5寸，有散膏0.5斤，主管血液，温暖五脏，主藏营气，称为意脏，与时节相应会，所以说脾藏营气，营藏意。脾在气表现为噫，在液表现为涎。脾气虚就会四肢不能随意举动，五脏不安稳；脾气实就会腹胀，大小便不畅。

【注释】

①泾溲不利：大小便不畅。

脾虚实第二

【原文】→【译文】

脾实热

右手关上脉阴实者，足太阴经者，病苦足寒胫热，腹胀满，烦扰不得卧，名曰脾实热也。

脾实热

右手关上脉象阴实的，即足太阴经阴实，生病若于足寒胫热、腹胀满、烦扰不得安眠，称为脾实热。

脾虚冷

右手关上脉阴虚者，足太阴经也。病苦泄注，腹满气逆，霍乱、呕吐、黄疸、心烦不得卧、肠鸣，名曰脾虚冷也。

脾虚冷

右手关上脉象阴虚的，即足太阴经阴虚。其病有泄注之苦，腹满气逆、霍乱、呕吐、黄疸、心烦不得安眠、肠中鸣叫，称为脾虚冷。

【养生大攻略】

脾虚的防治偏方

（1）白术地榆煲塘虱鱼

【原料】炒白术15克，地榆炭12克，塘虱鱼1条，调料适量。

【制法】白术、地榆炭加水煎汁，去渣取汁，加入塘虱鱼（洗净去内脏）煮熟，调味。

【用法】吃鱼饮汤，隔日1次。

【功效】健脾止血。

【适用】上消化道出血属脾不统血者。

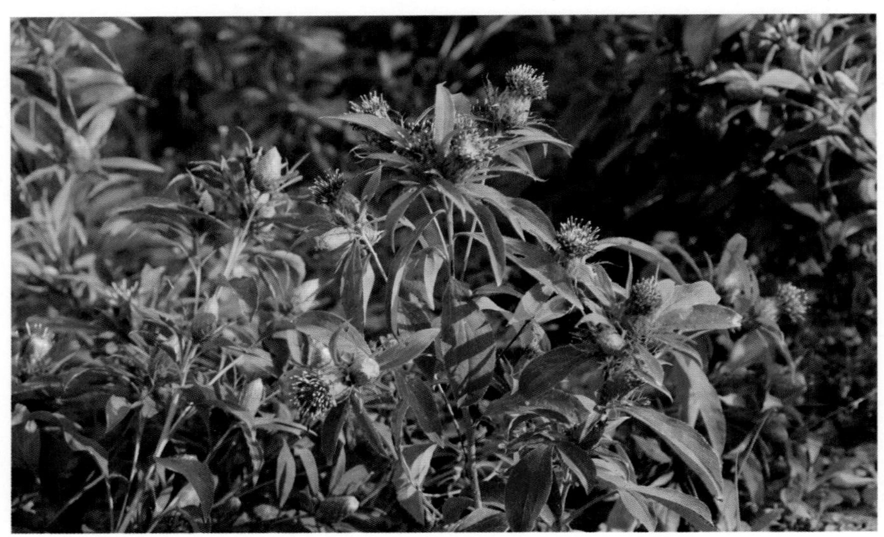

白术

（2）参芪三七炖母鸡

【原料】嫩母鸡1只，黄芪、党参各15克，白术9克，三七、陈皮各6克，葱、姜、盐各适量。

【制法】将鸡宰后去毛及内脏，洗净，将嫩母鸡、黄芪、党参、白术、三七、陈皮用纱布袋包好腹腔内，然后将鸡放入沙锅内，加水适量，再加入适量葱、姜、盐，用文火炖至鸡烂熟，取出药袋。

黄芪

【用法】食肉饮汤，每日1～2次。

【功效】健脾益气，摄血。

【适用】脾虚血溢型上消化道出血。

（3）山药莲粥调白及

【原料】莲子（去皮、心）、山药各30克，粳米100克，白及粉3克。

【制法】将莲子、山药、白及粉、粳米同入沙锅中，加水适量，共煮成粥。

【用法】1日内分2次服，食时每次调服白及粉3克。

【功效】健脾益气，摄血。

【适用】脾虚血溢型上消化道出血。

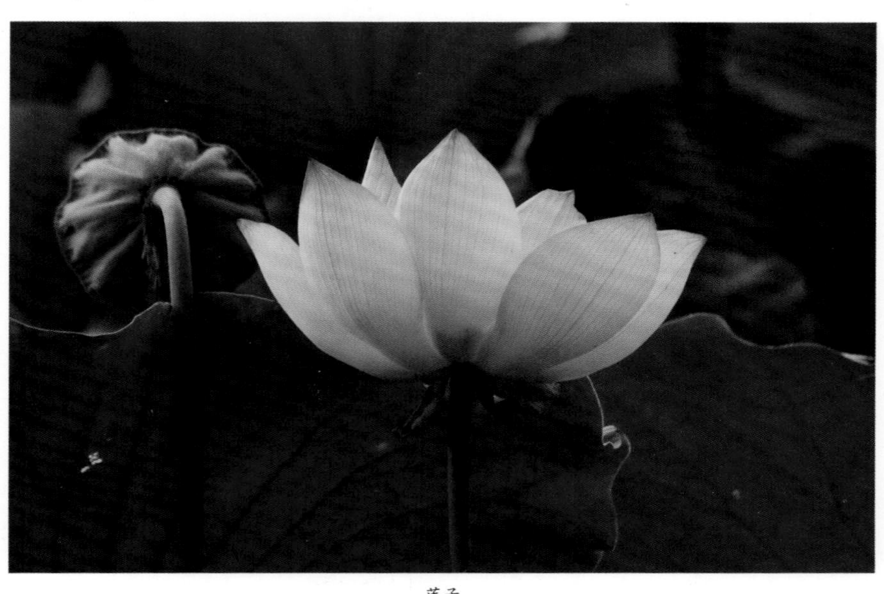

莲子

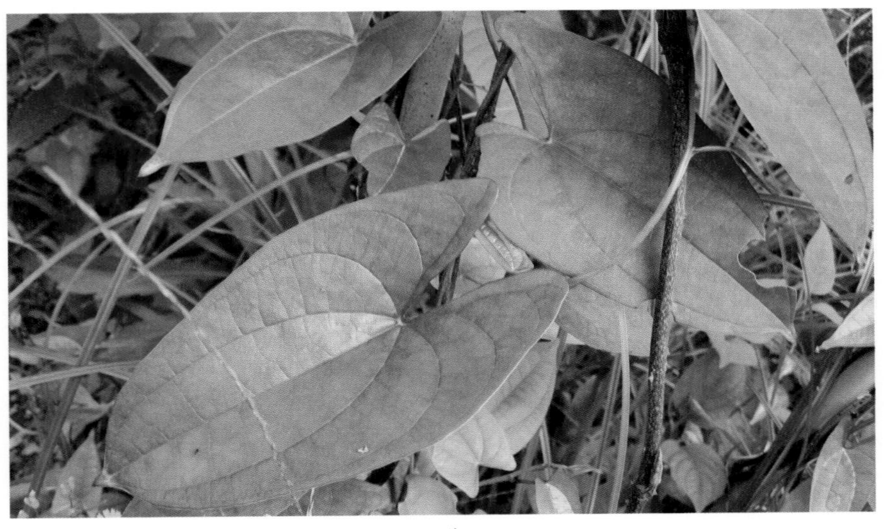

山药

脾劳第三

【原文】→【译文】

凡脾劳病者，补肺气以益之，肺旺则感于脾。是以圣人春夏养阳气，秋冬养阴气，以顺其根本矣。

凡是患脾劳病的人，都应当补益肺气，让旺盛的肺气感动脾。所以圣人在春夏季养阳气，在秋冬季养阴气，用以顺应根本。

肉极第四

【原文】→【译文】

凡肉极者，主脾也。脾应肉，肉与脾合，若脾病则肉变色。又曰：至阴遇病为肌痹，肌痹不已，复感于邪，内舍于脾，体痒淫淫如鼠走，其人身上津液脱，腠理开，汗大泄，鼻端色黄是其相也。

患上肉极病，主脾生病。脾与肉相应，肉与脾相合，如果脾生病，那么肉就会变色。阴经遇病就生为肌痹肌肉麻木，而疼痛肌痹还没有痊愈，再次感受到病邪，病邪在体内侵入脾脏之中，于是身体发痒，就好像有老鼠在爬行一样，津液脱，皮肤腠理开张，汗大泄，鼻端颜色泛黄，这些都是肉极病的症状。

肉虚实第五

【原文】→【译文】

夫肉虚者，坐不安席，身危变动。肉实者，坐安不动，喘气。肉虚实之应主于脾。若其脏腑有病从肉生，热则应脏，寒则应腑。

肉虚的人，坐不安席，好动；肉实的人，坐得安静，不爱动，气喘不定。肉虚实会反映在脾上。如果脏腑因肉生病，是热病就会反映在脾脏上，寒病就会反映在胃腑上。

秘涩第六

【原文】→【译文】

凡大便不通，皆用滑腻之物及冷水以通之也。凡候面黄者，即知大便难。

凡是大便不通，都可以用滑腻的东西及冷水来疏通。人只要出现面黄的症状，便知道是大便困难。

三黄汤

治下焦热结不得大便方。

大黄（三两）、黄芩（三两）、甘草（一两）、栀子（二十枚）。

上四味㕮咀，以水五升煮取一升八合，分三服。若大闭[①]，加芒硝二两。

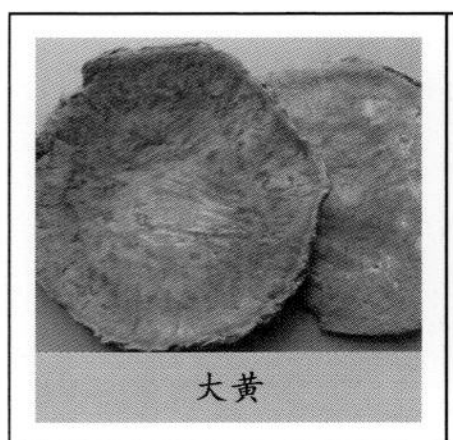
大黄

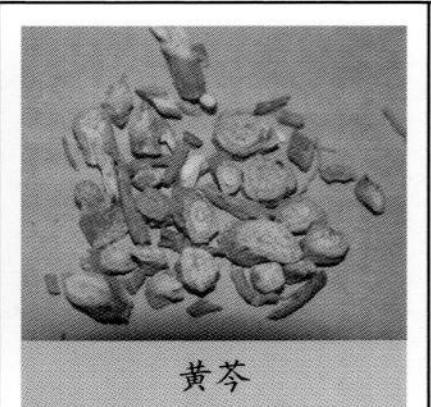
黄芩

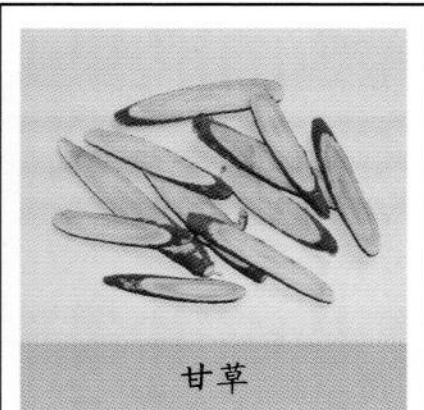
甘草

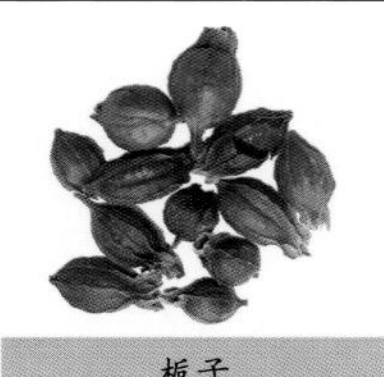
栀子

三黄汤

主治下焦热结，不能大便。

大黄3两，黄芩3两，甘草1两，栀子20枚。

将以上4味药分别研细，用5升水煎煮，取汁1升8合，分3次服用。若大便非常秘结，可加2两芒硝。

【注释】

①大闭：大便非常秘结。

【养生大攻略】

便秘者的饮食宜忌

【宜食】慢性习惯性便秘者宜食番薯、芝麻、阿胶、香蕉、桑椹、松子仁、胡椒、韭菜、萝卜、苋菜、菠菜、土豆、芋头、山慈菇、海蜇、蜂蜜、猪油、当归、肉苁蓉、决明子、南瓜、猪肉、牛奶、海参、苹果、甜杏仁、盐、梨、无花果、落葵、何首乌、锁阳等。

【忌食】莲子、栗子、芡实、高粱、豇豆等食物。

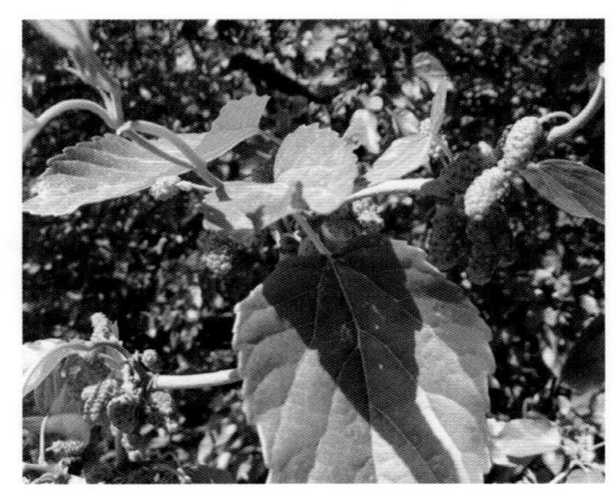
桑椹

热痢第七

【原文】→【译文】

凡痢病通忌生冷醋滑，猪鸡鱼油，乳酪酥干，脯酱粉咸。所食诸食，皆须大熟烂为佳，亦不得伤饱①，此将息之大经也。若将息失所，圣医不能救。

凡是痢病，一律要忌生、冷、醋、滑食，猪肉、鸡肉、鱼肉，乳、酪、酥、干肉，酱、粉、咸食。所吃的各种食物，都必须煮得十分熟烂才好。患痢的人，也不能饮食过饱，这些都是休息调养的基本原则。若休息不恰当，就算是圣医也毫无办法。

乌梅丸

下痢热诸治不瘥方。

乌梅（一升）、黄连（一斤，金色者）。

上二味蜜丸如梧子，服二十丸，日三夜二。

乌梅丸

治疗下痢而热，试了很多方法都不能治愈，可用此方。

乌梅1升，黄连（金色的）1斤。

将以上2味药研成粉末，用蜜调和，每次服用如梧桐子般大小的丸20丸，白天服用3次，夜间服用2次。

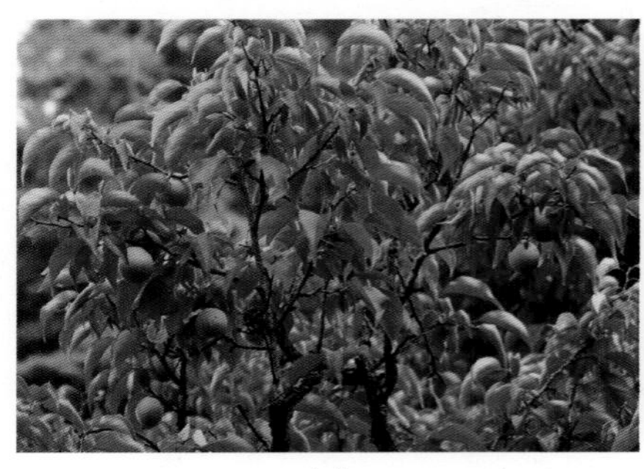
乌梅

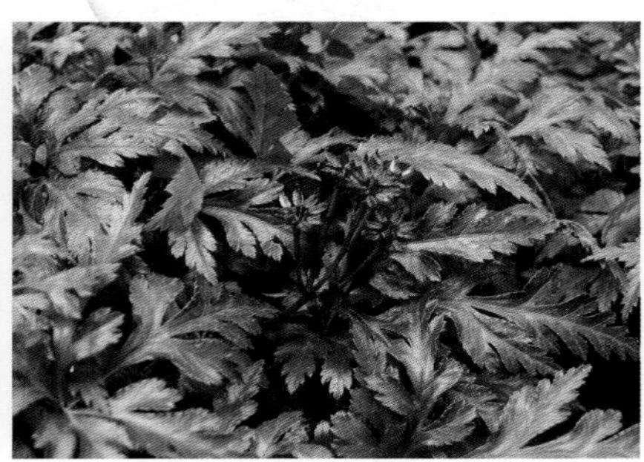
黄连

【注释】

①伤饱：饮食过饱。

【养生大攻略】

防治痢疾食谱

（1）桂圆橘饼糖

【原料】白砂糖500克，橘饼、龙眼肉各100克。

【制法】白砂糖加清水少许，入锅熬成膏状，加入橘饼、龙眼肉调匀，再继续熬至用铲挑起呈丝状，停止，制成糖块。

【用法】频频含服。

【功效】健脾和胃，止泻止痢。

【适用】久泻久痢。

龙眼肉

（2）蒜醋止泻方

【原料】大蒜6个，醋50毫升。

【制法】大蒜去外皮，浸入醋中，3～5日后即成。

【用法】每餐食蒜瓣6枚，每日3次。

【功效】解毒止泻。

【适用】慢性结肠炎、细菌性痢疾。

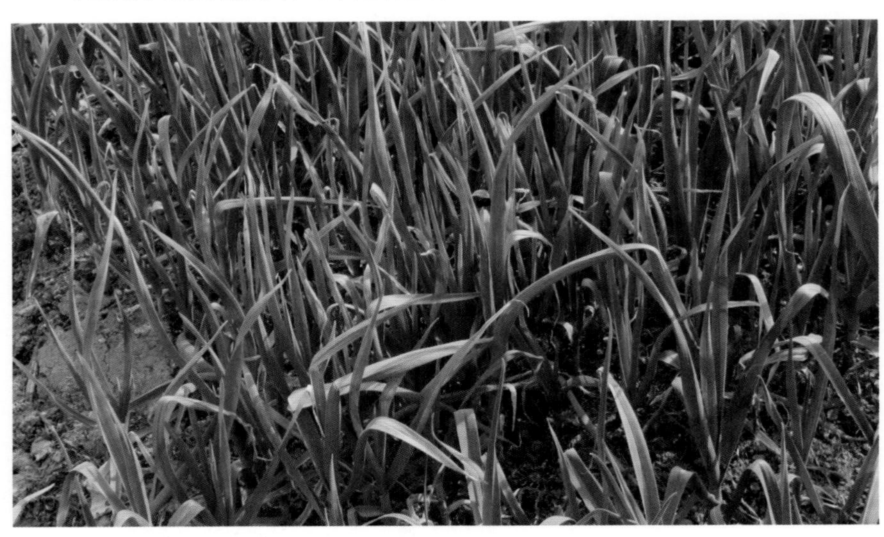

大蒜

（3）姜醋蛋饼

【原料】生姜15克，醋30毫升，鸡蛋3个，葱20克，盐适量。

【制法】将鸡蛋去外壳，放入碗中捣散，加入切碎的生姜、葱、盐、醋，锅置火上烧热，将蛋倒入锅内用油煎即成。

【用法】趁热1次食完。

【功效】健脾，涩肠，止泻。

【适用】虚寒引起的腹泻、痢疾。

（4）山药干姜散

【原料】干姜30克，山药50克。

【制法】干姜、山药研细末备用。

【用法】每次服2～3克，每日3次。

【功效】健脾温中止泻。

【适用】虚寒性泄泻、痢疾。

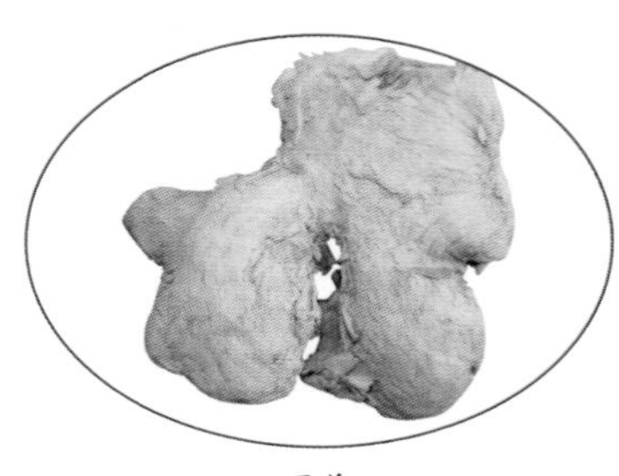

干姜

冷痢第八

【原文】→【译文】

旧治痢于贵胜用建脾丸，多效，今治积久冷痢，先以温脾汤下讫，后以建脾丸补之，未有不效者。贫家难以克办，亦无可将息也。

旧时那些地位尊贵、家境富裕的人家，在治下痢时，用健脾丸非常有效。今治积久冷痢，先以温脾汤下，然后补服建脾丸，没有无效的。贫穷的人难以做到，也没有办法治愈。

健脾丸

治虚劳羸瘦身体重，脾胃冷，饮食不消，雷鸣腹胀，泄痢不止方。

钟乳粉（三两）、赤石脂、好曲、大麦、当归、黄连、人参、细辛、龙骨、干姜、茯苓、石斛、桂心（各二两）、附子（一两）、蜀椒（六两）。

上十五味为末，白蜜丸如梧子大，酒服十丸，日三，加至三十丸。

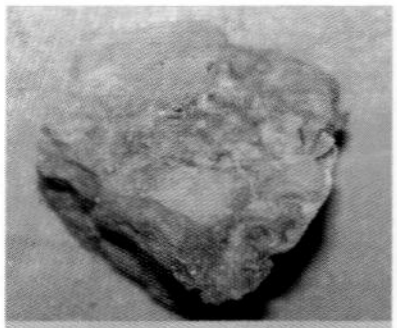

石钟乳	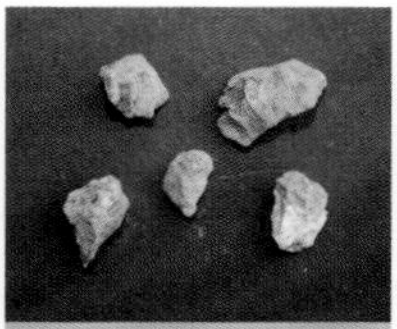 赤石脂	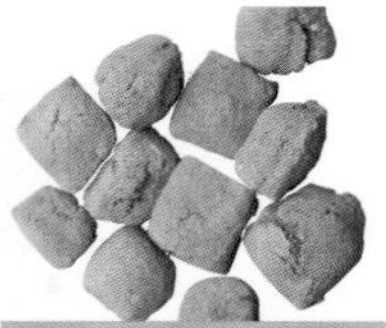 神曲	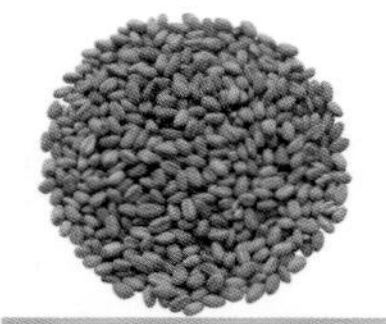 大麦
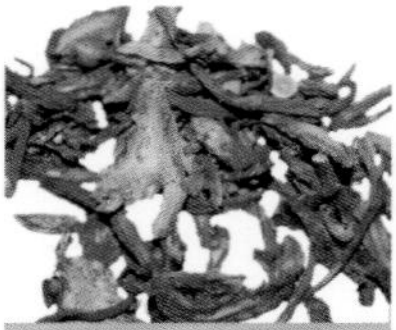 当归	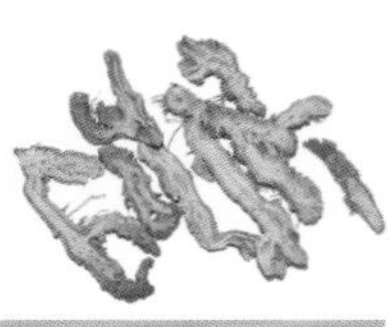 黄连	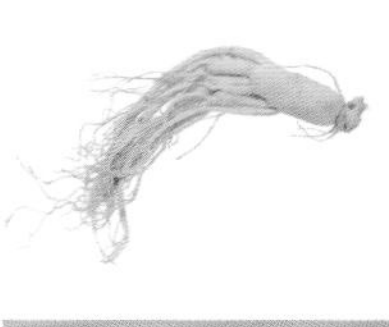 人参	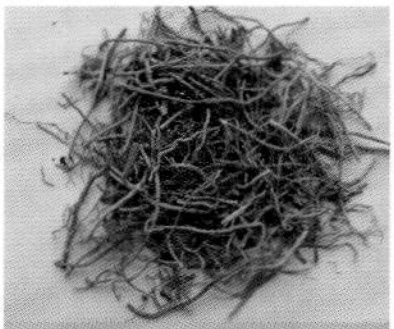 细辛
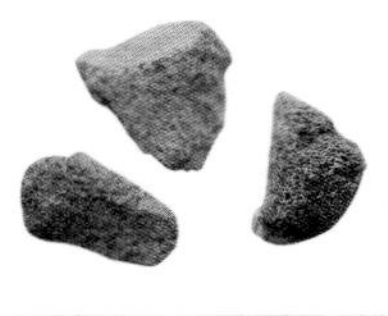 龙骨	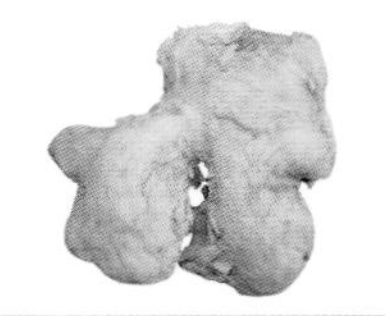 干姜	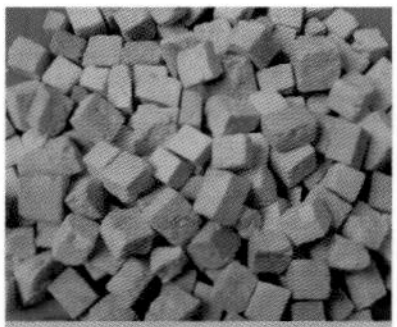 茯苓	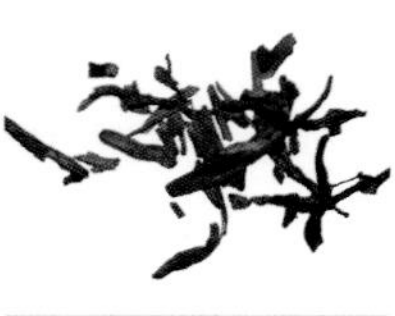 石斛

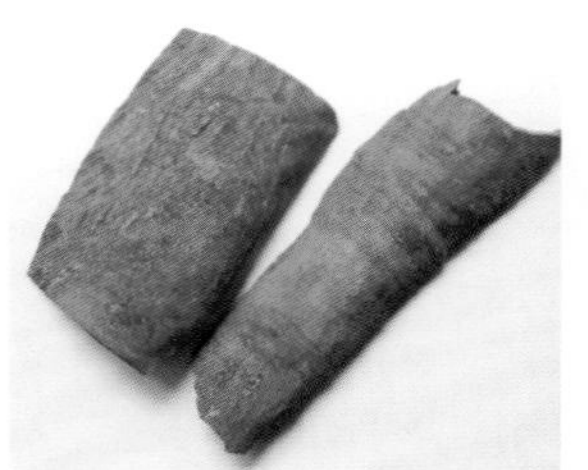
桂心

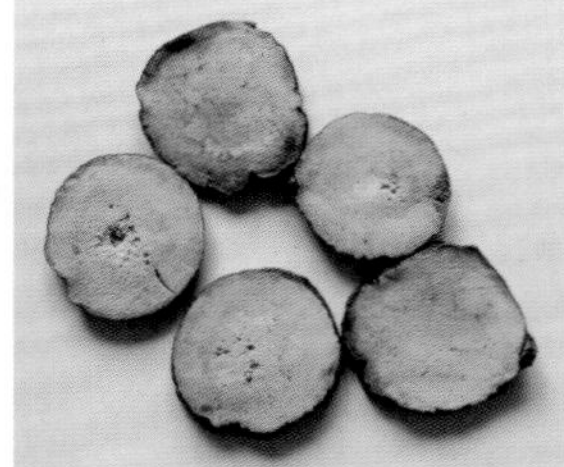
附子

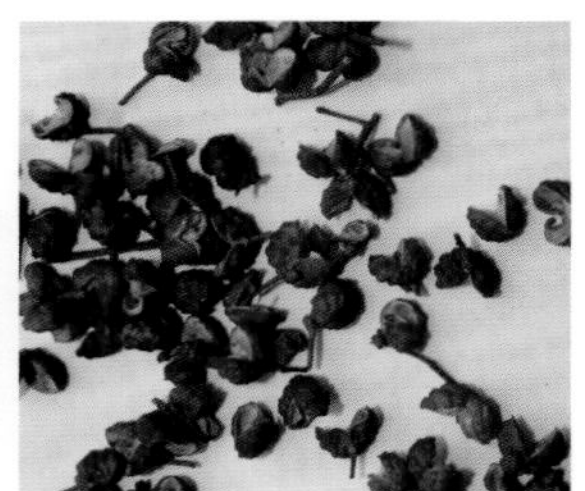
蜀椒

健脾丸

主治虚劳羸瘦、身体沉重、脾胃虚冷导致的饮食不消化、腹中雷鸣腹胀、泄痢不止等。

石钟乳粉3两，赤石脂、神曲、大麦、当归、黄连、人参、细辛、龙骨、干姜、茯苓、石斛、桂心各2两，附子1两，蜀椒6两。

将以上15味研为末，用白蜜调和，制成梧桐子大的丸，每次用酒送服10丸，每日3次，可逐渐加至30丸。

疳湿痢第九

【原文】→【译文】

凡疳湿之病，皆由暑月多食肥浓油腻，取冷眠睡之所得也。

疳湿痢这种病，大多是由于在炎热的时节多食用肥、浓、油腻的食物，又在冷处睡眠导致的。

治月蚀恶疮息肉方：

硫黄、茼茹、斑蝥（各等份）。

上三味治，下筛，敷疮上，干者以猪脂和敷之，日三夜一。

治疗患月蚀恶疮息肉的处方：

硫黄、茼茹、斑蝥各等份。

以上3味药拣择捣筛制成散药，用来敷疮。由于药末是干的，应当用猪脂来调和湿润，白天2次，夜间1次。

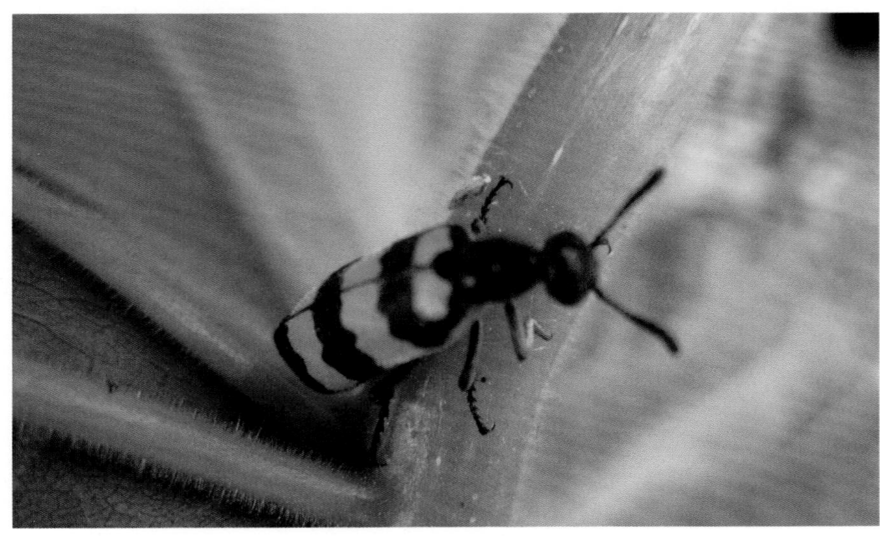

斑蝥

小儿痢第十

【原文】→【译文】

温中汤

治小儿夏月积冷，洗浴过度，及乳母亦将冷洗浴，以冷乳饮，儿壮热忽值豪雨凉加之儿，下如水，胃虚弱，则面青肉冷、目陷①、干呕，宜先与此调其胃气下即止方。

干姜、厚朴（各一分）、当归、桂心、甘草（各三分）、人参、白术、茯苓、桔梗（各二分）。

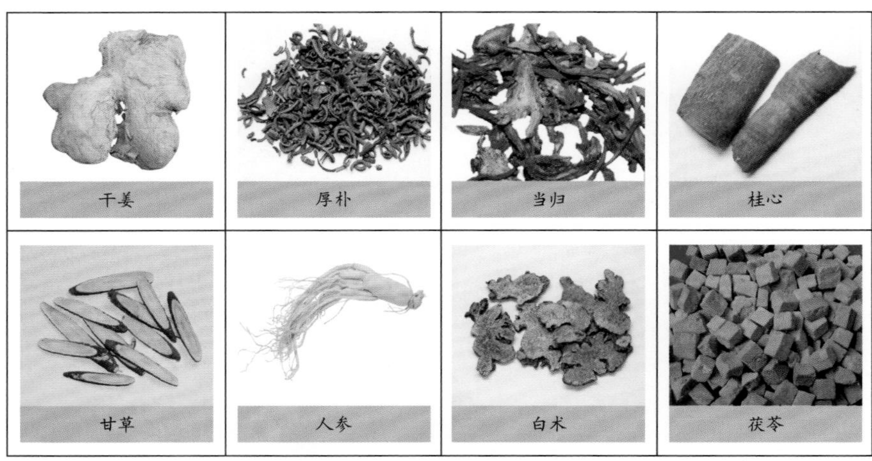

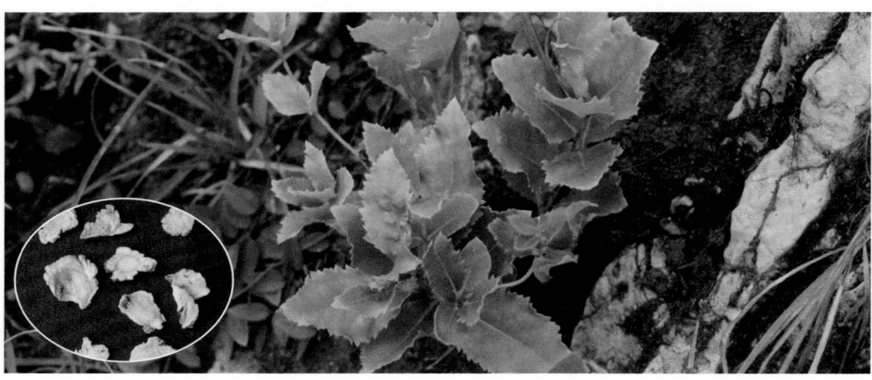

桔梗

上九味㕮咀，以水二升煮取九合，六十日至百日儿一服二合半，余皆随儿大小。

温中汤

主治小儿在夏季受冷次数过多而积冷，或洗浴过度，或乳母冷浴后哺乳，或小儿正热，忽遇暴雨，风寒外袭，以致脾胃虚弱，症状为下痢如水、面青肉冷、眼窝深陷、干呕，宜先用此方调和胃气。

干姜、浓朴各1分，当归、桂心、甘草各3分，人参、白术、茯苓、桔梗各2分。

将以上9味药分别切碎，用2升水煎煮，取汁9合，60～100日的小儿每次服2.5合，依患儿年龄大小酌情增减。

【注释】

①目陷：眼窝深陷。

卷十六

 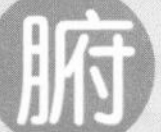

【本篇精华】

1. 论述胃脉及各种胃病。
2. 介绍治疗胃腑虚实导致的病症的治疗方法。
3. 介绍喉咙痛、反胃、呕吐、噎塞、胀满等各种病症的处方。

胃腑脉论第一

【原文】→【译文】

胃腑者，主脾也。口唇者，是其候也。脾合气于胃，胃者水谷之腑也。号仓库守内啬吏，重二斤十四两。迂曲屈伸长二尺六寸，大一尺五寸，径五寸。受水谷三斗五升。

胃腑，是受脾主管的，口唇是其外候。脾合气于胃，胃受纳水与谷，号称仓库守内啬吏。胃重2斤14两，迂回盘屈，长2尺6寸，宽约1尺5寸，直径约5寸，可以容纳水谷3斗5升。

【养生大攻略】

胃炎患者饮食宜忌

对于胃炎患者来说，七分在养，三分在治，养主要指饮食。日常饮食要规律，定时定量，避免暴饮暴食，减轻胃肠负担。平时注重营养的补充，如热量摄入不足，可用干稀搭配的加餐办法补充。宜多吃一些高蛋白、高维生素食物，如鱼、瘦肉、绿叶蔬菜、番茄、大枣等，保证机体营养摄入充分，防止贫

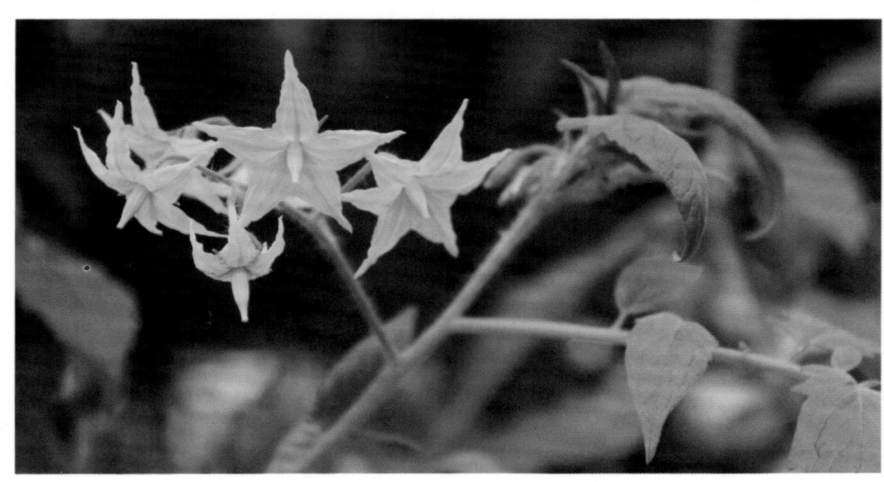

番茄

血和营养不良。

注意食物酸碱平衡。当胃酸分泌过多时，可食牛奶、豆浆、馒头或面包来中和胃酸；当胃酸分泌减少时，可食浓缩的肉汤、带酸味的水果或果汁等来刺激胃液的分泌，帮助消化。

胃虚实第二

【原文】→【译文】

胃实热

右手关上脉阳实者，足阳明经也。病苦头痛，汗不出如温疟，唇口干，善哕[①]，乳痈，缺盆腋下肿痛，名曰胃实热也。

胃实热

右手关上脉象阳实，是足阳明胃经的征象。患者出现头痛，但不出汗，如同温疟的证候，嘴唇发干、经常呕吐、患乳痈、缺盆腋下肿痛，称为胃实热。

胃虚冷

右手关上脉阳虚者，足阳明经也。病苦胫寒不得卧，恶风寒洒洒，目急，腹痛虚鸣，时寒时热，唇口干，面目浮肿，名曰胃虚冷也。

胃虚冷

右手关上脉象阳虚，是足阳明胃经的征象。患者出现足胫发寒、不能睡卧、恶风寒、目急、腹中疼痛、虚鸣、时寒时热、唇口发干、面目浮肿的症状，称为胃虚冷。

【注释】

①哕：呕吐。

（1）黄焖狗肉

【原料】狗肉（最好是后腿肉）1000克，酱油10毫升，料酒20毫升，红辣椒5个，葱段15克，姜丝10克，清汤1500毫升，植物油750毫升（耗油75毫升），白糖、精盐、胡椒面各少许。

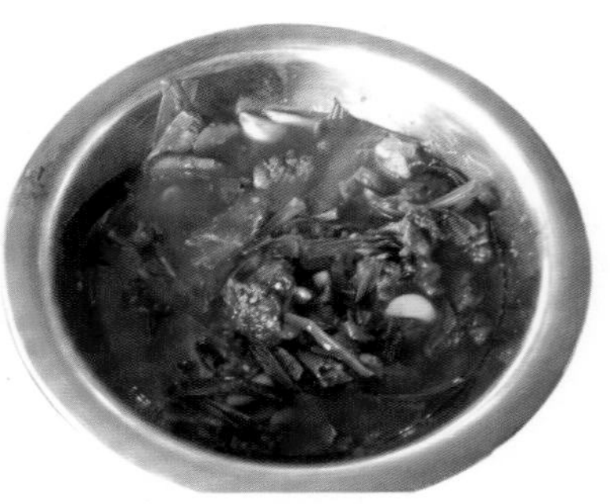

黄焖狗肉

【制法】将狗肉洗净，用开水烫一下，切成大块，在植物油中炸至金黄色。另取沙锅一口，先把葱、姜、红辣椒放入锅底，再放入狗肉，加酱油、精盐、料酒、清汤，用旺火烧沸，小火炖约30分钟，如汤汁少可加少许清汤，再慢炖1小时，用筷子轻轻移动一下，加入白糖焖炖5分钟，最后加胡椒面少许，原锅上桌。

【适用】久病气虚、脾胃虚寒、气怯食少、胸腹胀满、疮溃不收口等症，也可作为肾虚下寒、腰膝酸软、阳痿滑精者的保健膳食。宜冬季服用，不宜多食，有内热者慎用。

（2）黄精煨肘

【原料】猪肘750克，黄精、党参各9克，冰糖120克，大枣20枚，精盐、料酒、葱、姜各适量。

【制法】黄精、党参切片，装入纱布袋，扎口；大枣洗净；猪肘子刮洗干净，入沸水锅内氽去血水，捞出洗净；葱切段，姜切片，冰糖50克在炒锅内炒成深黄色糖汁。将上述各物同放入沙锅中，加适量的清水及调料，置于旺火上烧沸，撇去浮沫，将冰糖汁、冰糖及大枣加入锅内，小火慢煨2小时，待肘子熟烂时，取出纱布袋，将肘、汤、大枣同时装入碗内即成。

【适用】脾胃虚弱、食欲不振、肺虚咳嗽、体虚乏力、心悸气短、自汗盗汗等症。

（3）山楂肉片

【原料】猪后腿肉200克，山楂片100克，荸荠30克，鸡蛋清2个，淀粉、面粉、猪油各15克，白糖120克，植物油500毫升，精盐、味精各少许，清汤适量。

【制法】将山楂片水煮，提取山楂浓缩汁100毫升；肉片切成3厘米长、1厘米宽的薄片；将蛋清、淀粉放入碗内，用筷子调成白糊，再加入面粉和匀待用；荸荠切厚片。锅中加入植物油，烧至五成热，将肉片逐片蘸糊下锅炸制，见肉片胀起呈黄白色时，起锅滤油。再将锅放在火上，添水拌匀，加入白糖，用勺炒搅，见糖汁浓时再加入山楂浓缩汁，和猪油少许，用勺搅匀，随后将荸荠片和肉片下锅，多翻几次，见红汁包住肉片时即成。

【功效】滋阴健脾，开胃消食。

【适用】食肉积滞而致胃脘饱满胀痛者食用，也可作为高血压、高脂血症、冠心病、消化不良等患者保健膳食。

（4）参芪清蒸羊肉

【原料】熟羊肋条肉500克，党参、黄芪各15克，水发香菇1个，玉兰片3片，葱段、姜片各10克，鸡油20克，清汤200毫升，花椒10粒（布包），精盐、味精、料酒、胡椒粉各适量。

【制法】党参、黄芪切片，水煮提取浓缩汁30克；羊肉切成6厘米长、3厘米宽的片。将玉兰片尖朝外在碗内摆成三叉形，香菇黑面朝下放在当中，羊肉面朝下整齐地码在碗内，碎肉放在上边，加入盐和以上各种调料，兑入清汤及党参、黄芪浓缩汁。用盘扣住，在旺火上蒸30分钟，揭去盘盖，余汁倒在锅内，将肉合在头号海碗内。锅内添入清汤，撇去浮沫，浇在羊肉上即成。

【功效】温中益气，健脾利水，气血双补。

【适用】脾胃虚弱、气血两亏、体倦无力、食少、口渴、久泻、脱肛、泄泻、遗精、子宫脱垂、胃下垂、贫血、小便频数、乏力等症。

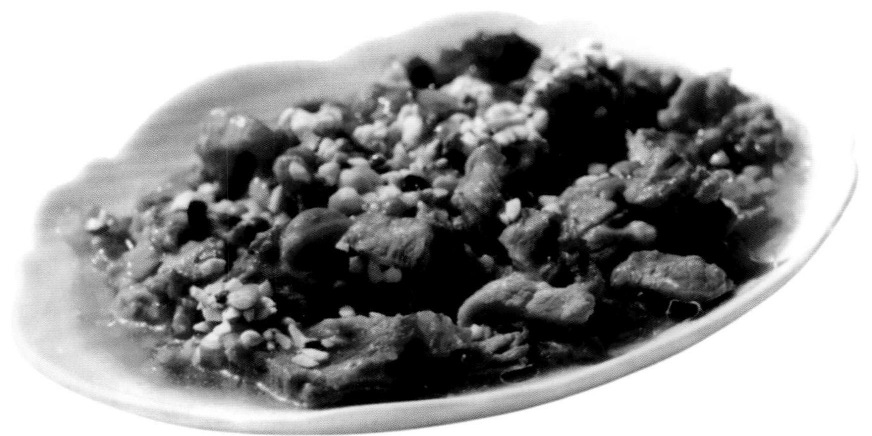

参芪清蒸羊肉

（5）松子仁鸡

【原料】雏母鸡1只（约重1000克），松子仁100克，鸡汤1000毫升，精盐8毫升，酱油20毫升，干粉丝、料酒、葱、姜各25克，水淀粉10克，猪油50克，植物油500克（耗油75毫升），白糖、味精、桂皮各适量。

【制法】将雏母鸡开膛后除去内脏，洗净，用刀剔去鸡骨，鸡肉改刀切成长方块；松子仁用刀拍松后切成段、片；锅置于旺火让烧热，倒入植物油，待油热后下入干粉丝炸透（不宜过火），呈乳黄色为佳，捞出备用。将松子仁放入油锅中略炸一下捞出，再将鸡肉块炸至呈金黄色时捞出控油。锅置于旺火上烧热，倒入猪油，油热后投入葱段、姜片，炸至金黄色时烹入鸡清汤，汤开后撇净浮沫，捞出葱、姜，加入料酒、精盐、味精、白糖、酱油、桂皮并下入鸡肉块，烧开后转微火焖烤，待鸡肉焖烂后放入松子仁，调好口味，用水淀粉勾芡，起锅盛入盘内，再将炸好的粉丝围于盘边即成。

【功效】补虚强身。

【适用】燥咳嗽、便秘、吐血、头眩等症。

（6）生地黄鸡

【原料】乌鸡1只，生地黄250克，饴糖150克。

【制法】将鸡除去内脏，洗净，再将生地黄切成细丝与饴糖和匀，放入鸡腹中缝固，上屉蒸熟，不加五味调料，单食其肉。

【功效】健胃益精髓，止盗汗。

【适用】因肾精亏虚而引起的腰背疼痛、不能久立、乏力少气、身重盗汗、食少等症。

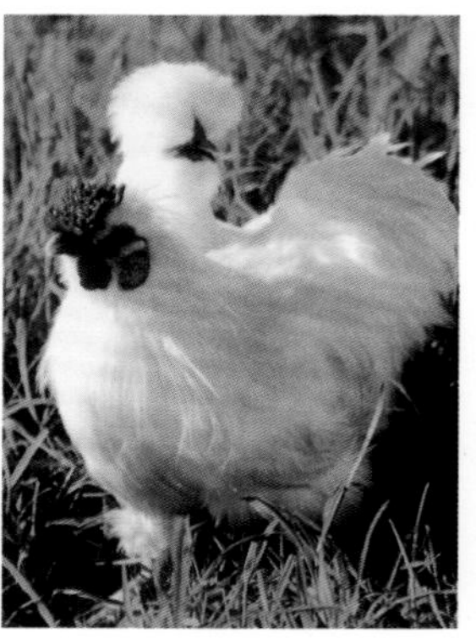

乌鸡

（7）陈皮扒鸭条

【原料】熟白鸭肉（去骨）200克，葱段、陈皮、淀粉各20克，植物油50毫升，酱油25毫升，姜片8克，蒜片、大料各3克；清汤100毫升，味精、白糖各适量。

【制法】陈皮用水洗净，水煮提取陈皮浓缩汁20毫升；熟白鸭肉片成条，淀粉用水泡上。炒勺置于旺火，放入植物油35毫升、葱段、姜片、蒜片、大料，用料酒烹，再放入清汤、酱油、白糖煮沸片刻后捞出调料不要，将鸭条面朝下放入勺内。移至微火上烤透，再移至旺火上，加味精，将水淀粉及陈皮浓缩汁淋入，放植物油15毫升，将勺颠翻过来，装盘即成。

【功效】健脾，开胃，补虚。

【适用】脾胃虚弱、食欲不振、营养不良等症，也可作为手术前后的保健膳食。

（8）蜜枣扒山药

【原料】山药1000克，蜜枣150克，罐头樱桃10粒，猪网油1张（碗口大），猪油15克，白糖200克，桂花卤（桂花酱）、湿淀粉各适量。

【制法】山药洗净煮熟，剥去皮；蜜枣用水洗净泥沙，切成两半，去核；猪网油洗净，晾干水分；樱桃去核备用。扣碗内抹上猪油，将网油平垫碗底，放入樱桃，把蜜枣围在樱桃周围，再将山药切成4厘米的长段，顺长剖为4片，码在蜜枣上，码一层山药，撒一层白糖，依次把山药码完，稍淋些猪油，最上层加入桂花卤，上屉蒸熟。食用时，把扣碗取出，挑净桂花渣和油渣，翻入盘内，同时锅内注入清水，放入白糖烧开溶化，用湿淀粉勾成稀芡，浇上糖汁即成。

【功效】补益脾胃，补肾养心。

【适用】脾胃虚弱、食欲不振、心悸、腰酸膝软等患者食用。

（9）栗子烧白菜

【原料】白菜心150克，栗子肉200克，鸡汤250毫升，葱姜油75毫升，鸡油15克，湿淀粉25克，植物油500毫升（耗油50毫升），精盐、味精、料酒、白糖各适量。

【制法】将栗子肉放入六成热的油锅中炸熟，再放入鸡汤内煨酥，捞出控净汤。白菜心去掉叶，切成6厘米长、1.5厘米宽的条，在开水锅中烫一下，捞入凉水中。锅中放入葱姜油烧热，烹入料酒，加入鸡汤、精盐、味精和白糖，调好口味，把栗子肉和白菜条放入汤内，用小火煨5分钟，淋入调稀的湿淀粉勾成流芡，出锅淋入鸡油即成。

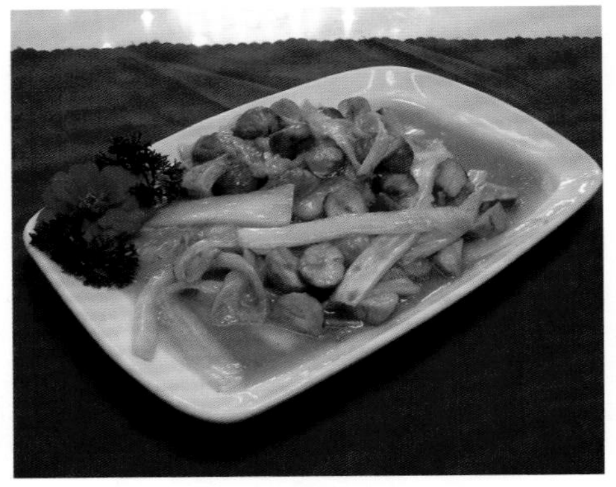

栗子烧白菜

【功效】补脾健胃，补肾强筋。

【适用】脾胃虚弱、气怯食少、泄泻，以及老年体虚、腰酸腿软、气喘咳嗽者的滋补食疗。

（10）鹌鹑肉片

【原料】鹌鹑肉100克，冬笋10克，水发口蘑5克，黄瓜15克，鸡蛋清1个，酱油、料酒、花椒水、精盐、水淀粉、味精、清汤各适量。

【制法】将净鹌鹑肉切成薄片，用鸡蛋清和水淀粉拌匀；将冬笋、口蘑、黄瓜均匀切成片。勺内放入汤，加入精盐、料酒、花椒水、酱油、冬笋、口蘑、黄瓜和炒熟的鹌鹑肉片，烧开后撇去浮沫，放入味精，盛入碗内即成。

【功效】补五脏，益中气。

【适用】身体虚弱、脏腑功能减退等症。

（11）炙黑豆

【原料】黑豆500克，山茱萸10克，茯苓、当归、桑椹、熟地黄、补骨脂、莲丝子、墨旱莲、五味子、枸杞子、地黄皮、黑芝麻各10克，精盐适量。

【制法】黑豆用温水泡30分钟。将上述中药装入纱布袋，扎紧放入铝锅内，加适量水煎煮，每30分钟取煎液1次，共取煎液4次，合并煎液，放入铝锅内，倒入黑豆，加精盐，先以旺火烧沸，再文火煎熬至药液涸干。将黑豆晒干，装瓷罐（或瓶中）贮存，每日随量嚼食。

【功效】补肾益精，强筋壮骨。

【适用】头昏目眩、耳鸣、耳聋、身体消瘦、腰腿酸痛、筋骨无力等属于肾精不足、肾阴亏损等症。对神经衰弱、尿频、遗精也有一定疗效。

（12）十全大补煲羊肉

【原料】羊肉500克，茼蒿200克，当归、白芍、党参各6克，川芎、熟地黄、茯苓、白术、甘草各3克，精盐适量。

【制法】首先把羊肉以热水氽烫后捞起，再以冷水冲洗干净后沥干；茼蒿洗干净备用。把其他药材也洗干净，放入锅内，再放羊肉，加6大杯水，待水煮开后改小火继续煮约50分钟，再加入茼蒿即可。

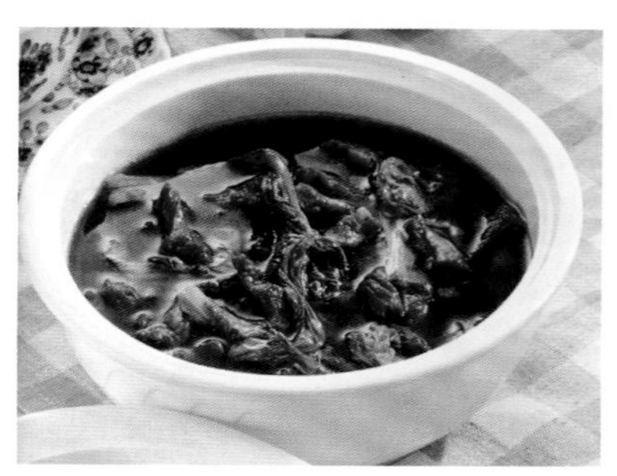

十全大补煲羊肉

【用法】食用时捞除药材，加入适量盐调味即成。

【功效】强化心脏及脾胃功能。

（13）八宝豆腐

【原料】豆腐2块（约100克），桂花、蘑菇、香草、花生仁、瓜子、核桃仁、芝麻油、酱油、葱、盐各适量。

【制法】豆腐油煎，蘑菇洗净，花生仁、瓜子、核桃仁入油炸透。往煎熟的豆腐中加入蘑菇、香草、花生仁、核桃仁、桂花、瓜子，加酱油、盐、葱煮沸，最后浇上芝麻油即成。

【功效】开胃，助消化。

【适用】老年和消化不良者常食。

（14）大麦汤

【原料】羊肉100克，草果5个，大麦仁50克。

【制法】将羊肉、草果熬汤，过滤后用汤煮大麦仁熬熟，加盐少许。亦可在滤汁后与肉同煮。

【功效】温中健脾，下气消胀。

【适用】凡属脾胃虚弱、运化失常，以致血气生化不充而引起的形体瘦弱，或不能多食干硬食品，或食后脘胀、嗳气等症，皆可辅食此汤。

（15）鲫鱼汤

【原料】鲜鲫鱼1条，黄豆芽30克，通草3克。

【制法】将鱼去鳞与内脏，用水炖煮时加入豆芽、通草，鱼熟汤成后捞出豆芽、通草，单食鱼与汤。

【功效】温中下气，利水通乳。

【适用】凡因胃气不足，不能生化乳汁而致妇女产后乳汁不下者，皆可辅食此汤。

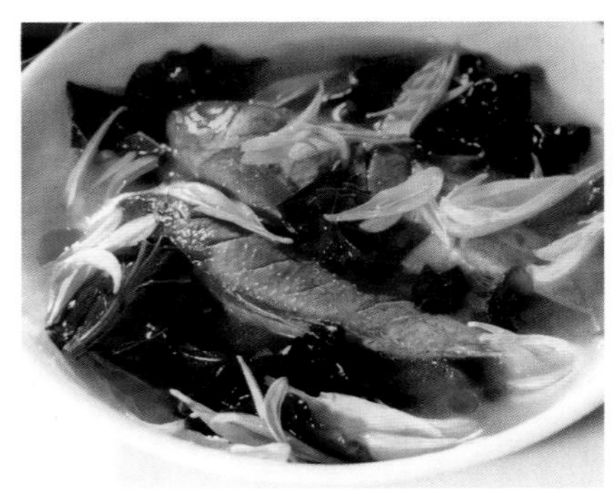

鲫鱼汤

（16）银耳杜仲羹

【原料】银耳、炙杜仲各20克，灵芝10克，冰糖150克。

【制法】用水煎杜仲和灵芝，先后煎3次，将所得药汁混合，熬至约1000毫升。将银耳用冷水泡发，去除杂质，加水置文火上熬至微黄色。再将杜仲、灵芝药汁连同银耳汁倒在一起，以文火熬至银耳酥烂呈胶状，加入冰糖水调匀即成。

【适用】早、晚温服1小汤碗。

【功效】养阴润肺，益胃生津。适宜于中老年脾肾两虚型高血压患者，及临床表现头昏、耳鸣、失眠、腰膝酸痛等症。

（17）开元寿面

【原料】白面条500克，豆芽250克，水发香菇30克，黄花菜15克，嫩姜3克，芹菜6克，菜油75毫升，酱油15毫升，味精5克。

【制法】将香菇、嫩姜切丝；芹菜放入沸水锅中氽一下，切碎；豆芽洗净去根；黄花菜切寸段。面条下到沸水锅内浸透，捞起沥干水分，然后扯开，淋上熟菜油15毫升拌匀拌松。将炒锅放在中火上，倒入菜油60毫升烧至油冒烟，取出一半待用；将生姜丝放入稍煸，加香菇、黄花菜翻炒，再加酱油、味精、水250毫升煮沸后，随即把面条、豆芽倒入锅中翻拌，加盖稍焖至干透，拌入留下的熟油。装盘时，在面条上铺芹菜即成。

【功效】健脾益气，补虚益精。

【适用】脾虚气弱的肿痛、冠心病、高血压等症。

（18）羊肉挂面

【原料】挂面、羊肉（切细丝）各100克，鸡蛋1个（油煎），蘑菇、姜簕、胡椒面、盐、醋适量。

【制法】先用水煮羊肉、挂面、蘑菇及姜簕，将熟时再加入鸡蛋、盐、醋、胡椒调味。

【功效】补中益气。

【适用】凡属大病初愈或手术后可以进食时，皆可辅食。

（19）砂仁粥

【原料】粳米100克，砂仁5克。

【制法】先用粳米煮粥，砂仁研末入粥，再稍煮即成。

【适用】适宜于虚寒胃痛、胀满、呕吐等症。

（20）白术猪肚粥

【原料】猪肚1个，白术30克，槟榔10克，粳米100克，生姜少量。

【制法】洗净猪肚，切成小块，同白术、槟榔、生姜煎煮取汁，去渣，用汁同米煮粥，猪肚可取出蘸麻油、酱油佐餐。

【功效】补中益气，健脾和胃。

【适用】脾胃气弱、消化不良、不思饮食、倦怠少气、腹部虚胀、大便泄泻不爽等症。

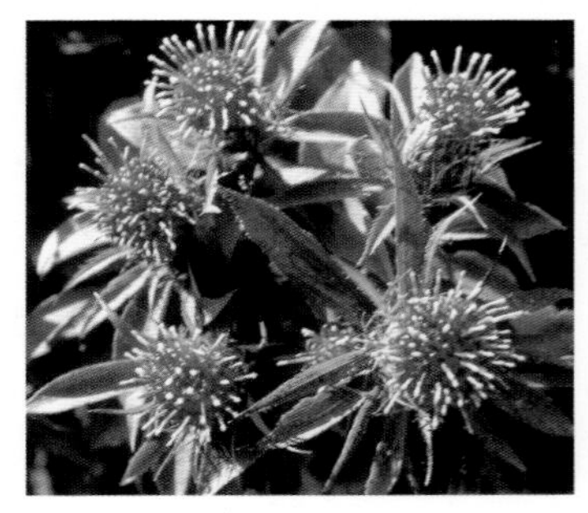

白术

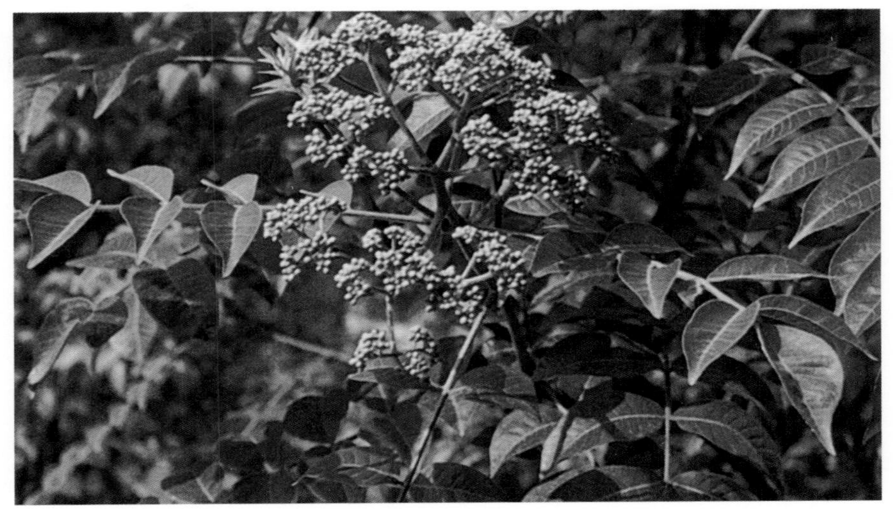

吴茱萸

（21）吴茱萸生姜粥

【原料】吴茱萸10克，糯米100克，生姜3片。

【制法】将吴茱萸用纱布袋装好，与糯米、生姜共煮稀粥，粥成后拣去吴茱萸、生姜即成。

【功效】温中止痛。

【适用】寒性胃痛患者的辅助食疗。

（22）小米粥

【原料】小米50克，红糖适量。

【制法】小米挑净泥沙杂质，清水淘洗干净，置铝锅内加适量水，加入红糖，大火煮沸后改小火慢慢熬煮。

【功效】养胃下乳，补益肾气。

【适用】凡因体虚胃弱或产后虚损而引起的乏力、倦怠、饮食不振、产妇乳少等症，皆可食用。

（23）羊肉粥

【原料】瘦羊肉250克，粳米适量。

【制法】将新鲜精瘦羊肉切小块先煮烂，再与粳米同煮成粥。

【适用】虚寒型胃痛、中老年气虚亏损、阴气不足、恶寒怕冷、胃脘疼痛等症。

（24）小茴香粥

【原料】炒小茴香20克，粳米100克。

【制法】小茴香放入纱布袋内，加水先煮30分钟，再加入洗净的粳米及适量水煮粥至熟。

【功效】行气止痛，健脾开胃。

【适用】阴寒酸痛、大肠疝气、睾丸肿胀偏坠、脘腹冷痛、呕吐食少、慢性胃炎等症。

（25）萵苣子粥

【原料】萵苣子15克，生甘草5克，糯米或粳米100克。

【制法】先将萵苣子捣碎，与甘草同煮取汁，去渣，加入米煮成稀粥。

【功效】补脾胃，通乳汁。

【适用】妇女产后体虚乳少或乳汁不通。

（26）人参茯苓生姜粥

【原料】人参、生姜各5克，白茯苓20克，粳米100克。

【制法】将人参、生姜切为薄片，把茯苓捣碎，浸泡30分钟，煎取药汁，后再煎取汁。将两次煎药汁合并，分早、晚两次同粳米煮粥服食。

【功效】益气补虚，健脾养胃。

【适用】气虚体弱、脾胃不足、倦怠无力、面色苍白、饮食减少、食欲不振、反胃呕吐、大便稀薄等症。

（27）苏子龙肝粥

【原料】紫苏子6克，伏龙肝12克，大米面30克。

【制法】先以水煮紫苏子、伏龙肝，汤成去渣，再以此汤煮米面成稀粥。

【功效】降气、和胃、止呕。

【适用】凡因胃中虚寒而气阻滞不能下行，以致寒气上逆所引起的呕吐涎水、胸脘堵闷、畏食寒凉者，可辅食此粥。

（28）地黄生姜粥

【原料】生地黄汁15毫升，生姜汁20滴，粳米50克，红糖适量。

【制法】如常法煮米做粥，将熟时加入地黄汁、生姜汁，搅匀即成，食时加红糖少许。

【功效】养阴血，温中益冲脉。

【适用】初产后血脉空虚、气弱而腹中恶血不下之腹部作痛等症。

（29）猪蹄粥

【原料】猪蹄1只，粳米50克，五味子、调料各适量。

【制法】先将猪蹄刮去毛及蹄壳，水煮猪蹄入五味调味，至半熟，再入粳米煮熟即成。

【功效】通乳。

【适用】产后血虚、胃纳欠佳以致乳汁不下。

（30）白粳米饭

【原料】白粳米约150克（白籼米亦可）。

【制法】淘米做饭。

【功效】养胃和脾。

【适用】季节、气候偏干湿热时节，人体质无虚寒者。

（31）梅枣杏仁饼

【原料】乌梅（去核）1个，大枣（去核）2枚，杏仁（去皮）7个。

【制法】将3物同捣，做成小圆饼，男子用黄酒，女子用醋送食。

【功效】缓急止痛。

【适用】凡因胃气不足而骤然挛急作痛（俗称“心口痛”）者，可辅食此饼。

（32）益脾饼

【原料】白术120克，干姜、鸡内金各60克，熟枣肉250克。

【制法】白术、鸡内金（洗净）皆用生的，分别轧细后焙熟，再将干姜研细，共合枣肉，同捣如泥做小饼，在炭火上炙干即成。

【功效】温中补脾，助胃消化。

【适用】凡因脾胃湿寒、中阳不振而引起的饮食减少、久泻不止、顽固不化者，皆可食用。

（33）安心绝梦汤

【原料】皮尾参、茯苓、白术、菟丝子、酸枣仁、沙参、丹参各6克，芡实、山药、熟地黄各9克，五味子、莲心、陈皮各3克。

【制法】上述各料全部放入沙锅，加水煮。

【功效】安神健脑。

【适用】梦多、神衰者宜睡前服，年龄过高者半量，生效后停服。

喉咙论第三

【原文】→【译文】

喉咙者，脾胃之候也。（重十二两，长一尺二寸，广二寸。其层围十二重，应十二时）。主通利水谷之道，往来神气。若脏热，喉则肿塞气不通，乌膏主之。

喉咙是脾胃的外候，重12两，长1尺2寸，宽2寸，有12层，与十二时节相对应。其为流通水谷的通道，神和气由此上达头顶，下至全身。若五脏中有热物，喉咙就会发肿，使气堵塞不通，用乌扇膏主治。

反胃第四

【原文】→【译文】

寸紧尺涩，其人胸满不能食而吐。吐止者为下之，故不能食。设言未止者，此为胃反[①]，故尺为之微涩。

寸口部脉象紧、尺部脉象涩，患者就会胸中胸满，不能饮食而呕吐。呕吐停止后又会下泻，故不能饮食。若呕吐不停的，就是反胃，因此尺部脉象微而涩。

治胃虚反食下喉便吐方：

人参（一两）、泽泻、甘草、桂心（各二两）、橘皮、干姜（各三两）、茯苓（四两）、青竹茹（五两）、大黄（六两）。

上九味㕮咀，以水八升，煮取三升，一服七合。日三夜一，已利者去大黄。

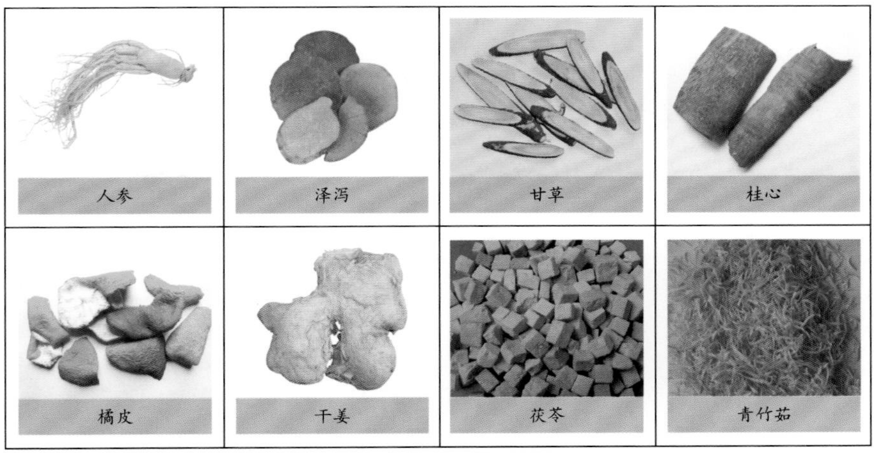

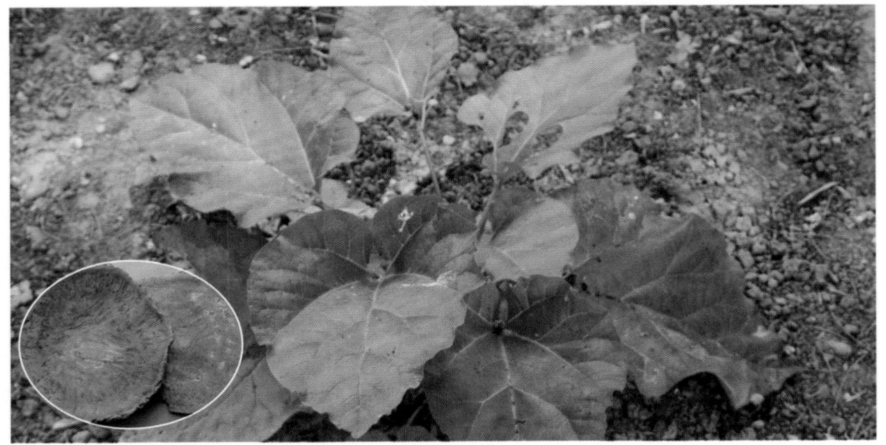

大黄

治疗胃虚而导致的无法饮食、食物刚到喉咙便呕吐的处方：

人参1两，泽泻、甘草、桂心各2两，橘皮、干姜各3两，茯苓4两，青竹茹5两，大黄6两。

以上9味药分别研细，用8升水煎煮，取汁3升，1次服用7合。白天服用3次，夜间服用1次。患者若已通利，可去掉大黄。

【注释】

①胃反：反胃。

呕吐哕逆第五

【原文】→【译文】

凡服汤呕逆不入腹者，先以甘草三两，水三升煮取二升，服之，得吐。但服之不吐，益佳。消息定，然后服余汤，即流利更不吐也。凡呕者多食生姜，此是呕家圣药。

凡是服用汤药而呕吐不能入腹的，先用3两甘草放入3升水中煎煮，取汁2升，服下后就会呕吐，只要服药后不吐就好。等药势安定后，再服用其余汤药，药就会顺利地通流至全身而不再呕吐。凡是呕吐的人可多吃生姜，这是治疗呕吐的圣药。

【养生大攻略】

止呕的食谱

（1）白胡椒姜汤

【原料】白胡椒4克，紫苏5克，生姜15克。

【制法】上药加水适量，煎15～20分钟。

【用法】每日1剂，分2～3次内服。

【功效】温胃散寒，和中止呕。

【适用】胃寒引起的呕吐。

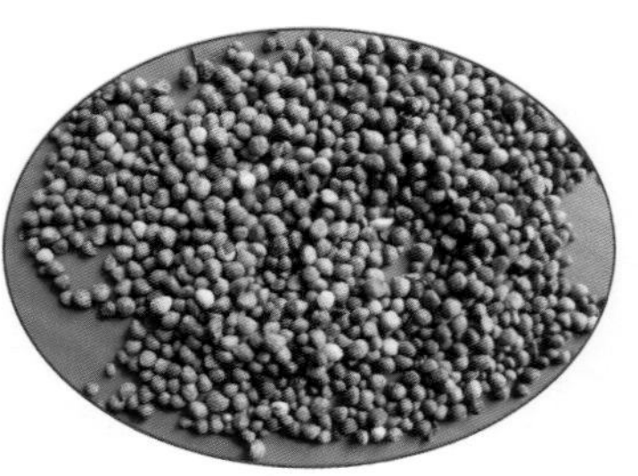

紫苏

（2）蜂蜜姜汤

【原料】蜂蜜10毫升，鲜姜汁5毫升。

【制法】将蜂蜜、姜汁加水20毫升，调匀，置锅内隔水蒸热。

【用法】趁热顿服。

【功效】降逆止呕。

【适用】胃气上逆引起的呕吐。

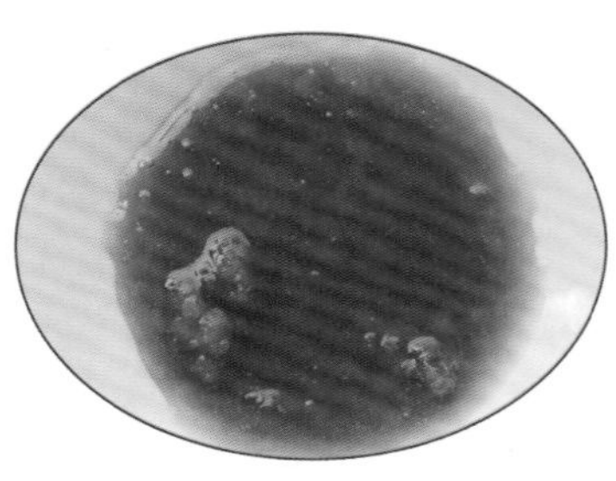

蜂蜜

（3）芦根绿豆汤

【原料】芦根、绿豆各100克。

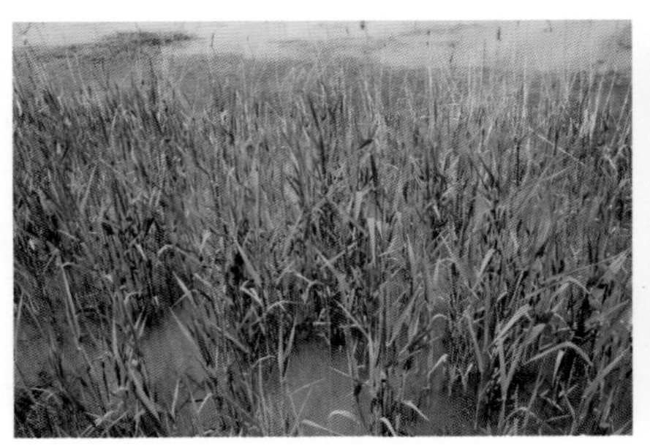
芦苇

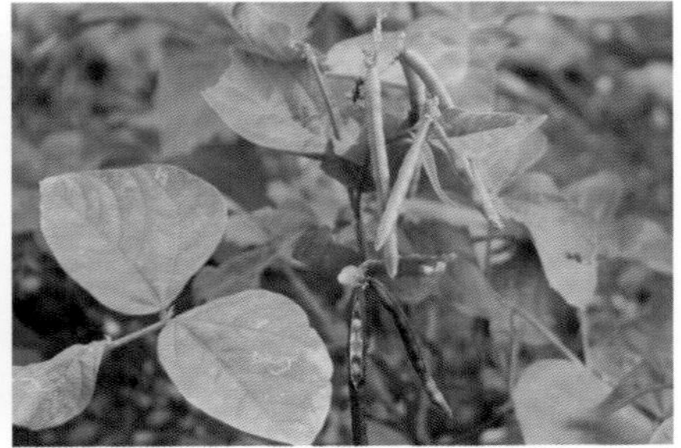
绿豆

【制法】先煎芦根，去渣取汁，入绿豆煮作粥。

【用法】任意食用。

【功效】生津止呕。

【适用】胃阴虚引起的呕吐。

（4）葱姜糯米粥

【原料】生姜3～5克，糯米50～100克，醋10～15毫升，连须葱白5～7根。

【制法】糯米、生姜洗净，放入沙锅内，加水适量煮1～2沸，入葱白继续煮至粥将成，加醋稍煮即成。

【用法】趁热顿服。

【功效】补中，温胃，止呕。

【适用】胃有虚寒引起的呕吐。

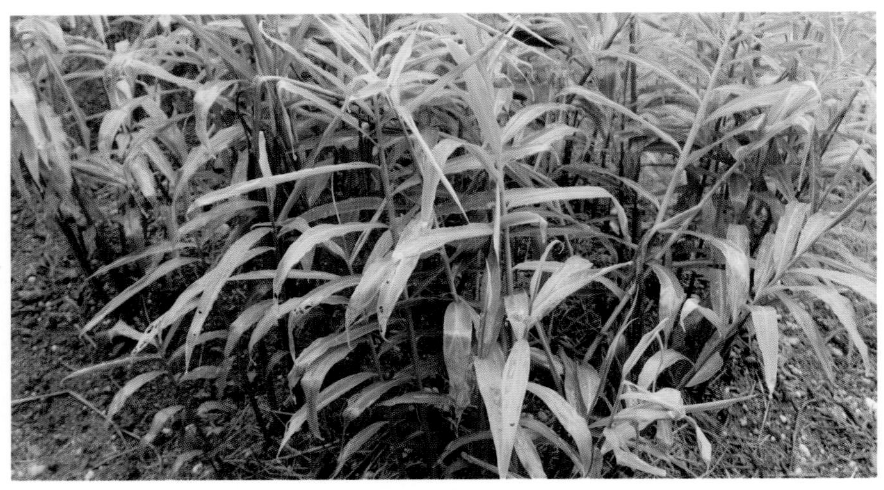
生姜

噎塞第六

【原文】→【译文】

竹皮汤

治噎声不出方。

竹皮、细辛（各二两）、甘草、生姜、通草、人参、茯苓、桂心、麻黄、五味子（各一两）。

上十味㕮咀，以水一斗，煮竹皮减二升，去竹皮下药，煮取三升，分三服。

竹皮汤

主治噎气而不能出声。

竹皮、细辛各2两，甘草、生姜、通草、人参、茯苓、桂心、麻黄、五味子各1两。

将以上10味药分别切碎，先取竹皮放入1斗水中煎煮，煎至药汁减少了2升，将竹皮除去，加入其余药再煎，取汁3升，分3次服用。

胀满第七

【原文】→【译文】

病者腹满，按而不痛者为虚，按之痛者为实也。夫腹中满不减，减不足言，此当下之。舌黄，未下者下之，黄自去。腹满时减复如故，此为寒，当得温药。

患有腹胀的病，按起来不痛的，是虚证，按起来痛的是实证。若腹中胀满不能减轻，或即使减轻了也不舒服，此种情况应用泻下法。

舌头发黄而无下痢的，下痢后黄色会自然消除。腹胀当时减弱后，一会儿又如同原来一样胀的，为寒症，应当用温药。

温胃汤

治胃气不平，时胀咳，不能食方。

附子、当归、厚朴、人参、橘皮、芍药、甘草（各一两）、干姜（五分）、川椒（三合）。

上九味㕮咀，以水九升，煮取三升，分三服。

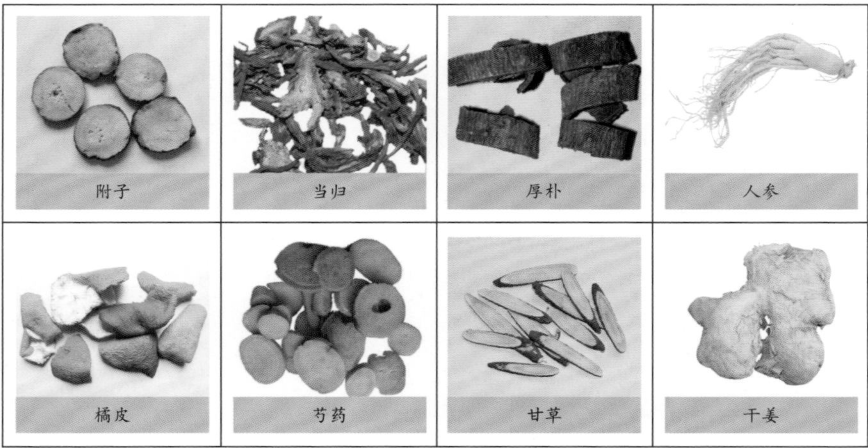
附子 当归 厚朴 人参 橘皮 芍药 甘草 干姜

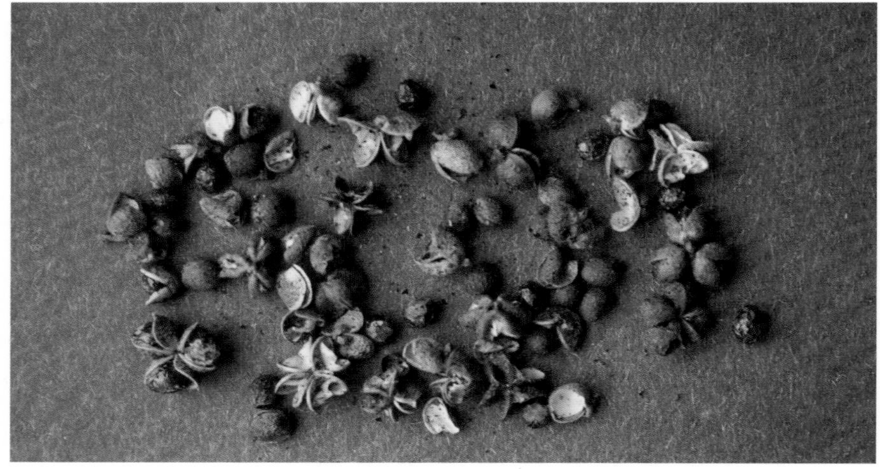
川椒

温胃汤

主治胃气不舒导致的胃脘胀满、咳嗽、不能进食。

附子、当归、厚朴、人参、橘皮、芍药、甘草各1两，干姜5分，川椒3合。

将以上9味药分别切碎，用9升水煎煮，取汁3升，分3次服用。

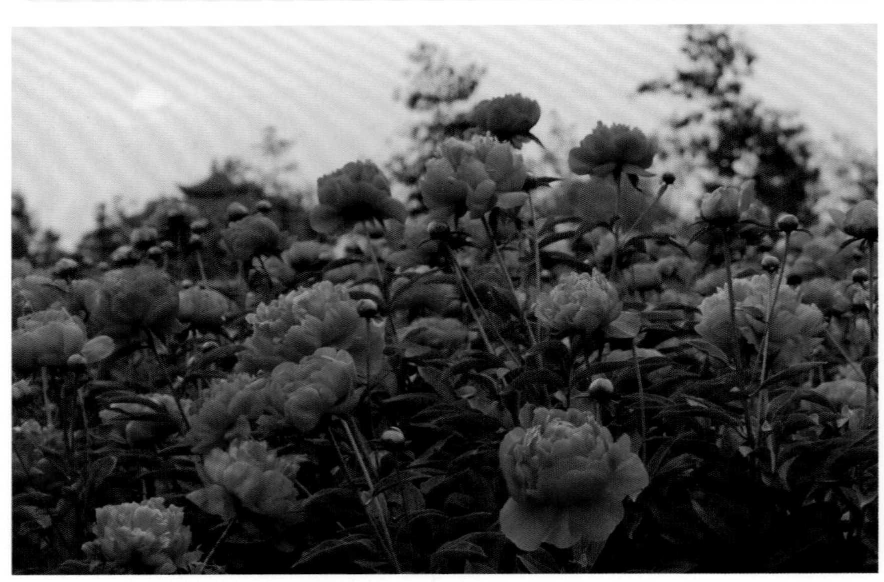

芍药

【养生大攻略】

腹胀患者的饮食宜忌

腹胀分为气滞腹胀和食滞腹胀。前者多因情志不舒，气郁不畅；症状为腹胀作痛，排气后则胀减，腹部胀满，累及胸胁；生气或发怒后腹胀更明显，时而叹息，或以叹息为快。后者往往因暴饮暴食，积食难消，症状为脘腹胀满，嗳腐吐酸，恶心厌食，饱满嗳气。

气滞型腹胀者，宜食具有疏肝理气作用的食物,多食物纤维的蔬菜水果，忌食黏糯滋腻的食物；食滞型腹胀者宜食具有消食导滞的清淡物品，忌食荤腥、油腻、煎炸、熏炒，以及辛辣的食物。

痼冷积热第八

【原文】→【译文】

凡人中寒者喜欠，其人清涕出。发热色和者善嚏，凡瞻病[1]者，未脉望之，口燥清涕出善嚏欠。此人中寒，其人下痢，以里虚故也。欲嚏不能，此人腹中痛。凡寒脉沉弦，脉双弦者寒也。

大凡中寒的人都爱打哈欠、流清涕和发热，面色和缓的爱打喷嚏。医生诊病时，望他的气色，发现患者口干燥、流清涕、爱打喷嚏和呵欠，这个人是中了寒邪，患者还下痢，这是由于里虚的缘故。想打喷嚏而打不出来，这人腹中疼痛。凡是中寒邪的人，脉象都沉而弦。如果脉象双弦的，是寒症。

生姜汤

温中下气方。

生姜（一斤）、甘草（三两）、桂心（四两）。

上三味㕮咀，以水六升，煮取一升半，一服五合，日三服。

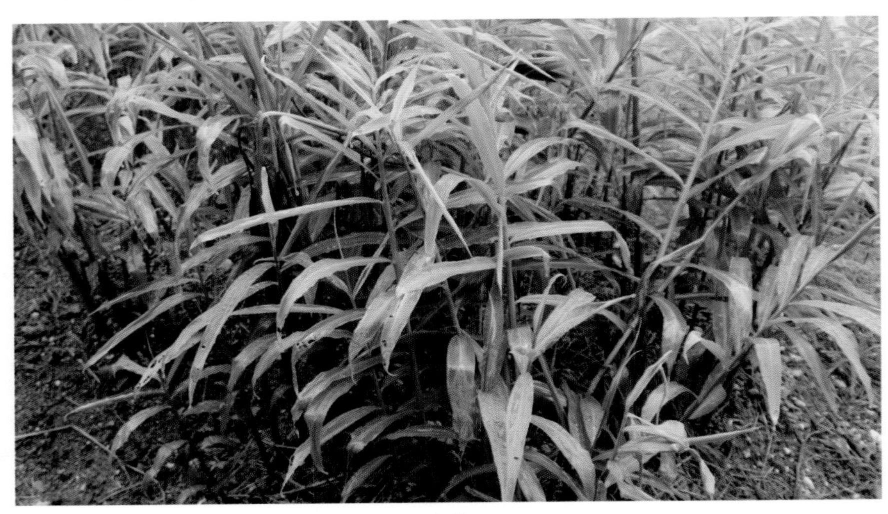

生姜

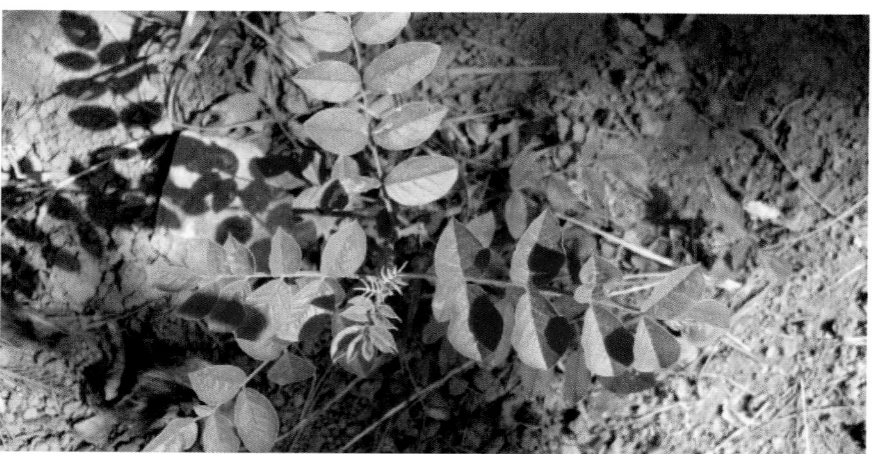

甘草

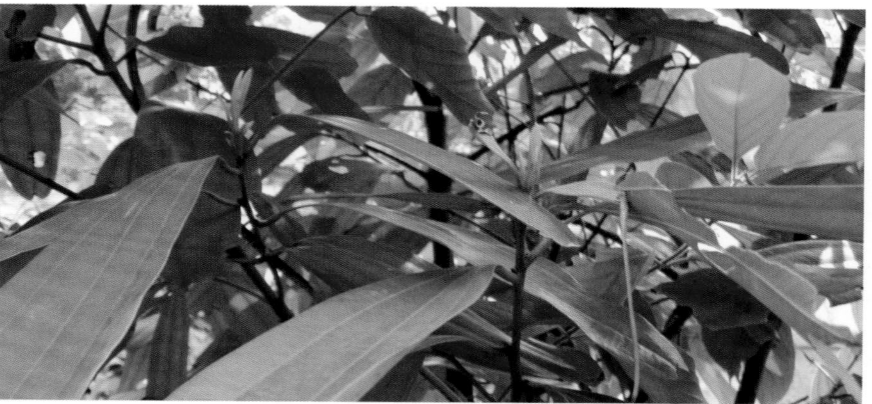

肉桂

生姜汤

能温中下气。

生姜1斤，甘草3两，桂心4两。

将以上3味分别切碎，用6升水煎煮，取汁1.5升，每次服用5合，每日3次。

【注释】

①瞻病：诊病。

卷十七

肺 脏

【本篇精华】

1. 论述肺脉及各种肺病。
2. 介绍治疗肺虚实导致的病症的治疗方法。
3. 介绍肺劳病、气极病、积气、肺痿、肺痈等各种病症的处方。

肺脏脉论第一

【原文】→【译文】

凡肺脏象金，与大肠合为腑，其经手太阴与阳明为表里。其脉浮，相于季夏，旺于秋，秋时万物之所终，宿叶落柯，萋萋枝条。其兀然独在，其脉为微浮，卫气迟，营气数，数则在上，迟则在下，故名曰毛。

肺脏在五行上属金，和大肠合为腑，它的经脉是手太阴经，与手阳明经互为表里。肺脏的脉象为浮脉，肺气在夏季开始健旺上升，在秋季达到最旺。秋季是万物终结的季节，木叶零落，枝茎尤为茂盛繁多，秋气飘荡独存。此时肺脏的脉象是微浮的，因为卫气向下而显迟、营气向上而显数的脉象，所以将其命名为“毛脉”。

肺虚实第二

【原文】→【译文】

肺实热

右手寸口气口以前脉阴实者，手太阴经也，病苦肺胀汗出若露，上气喘逆咽中塞如欲呕状，名曰肺实热也。

肺实热

右手寸口气口以前脉象为阴实的，是手太阴肺经阴实的征象，症状为肺胀、汗出若露、上气喘逆、咽喉中堵塞像要呕吐一样，称为肺实热。

肺虚冷

右手寸口气口以前脉阴虚者，手太阴经也。病苦少气，不足以息，咽干不津液，名曰肺虚冷也。

肺虚冷

右手寸口气口以前脉象为阴虚的，是手太阴肺经阴虚的征象，症状为气少不足供应呼吸、喉咙干燥而无津液，称为肺虚冷。

【养生大攻略】

新生儿肺炎喂养三忌

一忌营养缺乏。当新生儿患肺炎后，多出现拒乳、拒食现象，因此，要注意为患儿补充营养，保证摄入足够的热量及蛋白质等，如果患儿极度虚弱，还要给予增强小儿机体抵抗力的物质，如输些血浆等，以利于机体之所需。

二忌水分摄入不足。病后患儿因发热而容易造成脱水，不能单靠静脉补液，因此，要注意多给患儿喂水，以弥补机体脱失的水分。

三忌喂奶不当。由于患儿容易出现呛奶、溢奶等现象，所以要控制吃奶速度，不要采取平卧位喂奶，防止呛奶或吸入气管；同时，喂奶不要过饱，喂奶后不要过度摇晃患儿，以免发生溢乳。

肺劳第三

【原文】→【译文】

凡肺劳病者，补肾气以益之，肾旺则感于肺矣。人逆秋气，则手太阴不收，肺气焦满，顺之则生，逆之则死。顺之则治，逆之则乱，反顺为逆，是谓关格，病则生矣。

凡是肺劳病，都可以通过补肾气来治疗，若肾旺，旺气就会传到肺。若人违背了秋季时气，肺气就不能收敛，肺上有积热，导致气郁胀满，若人顺应了时气就能生还，违背时气就会丧命。顺应它就有条不紊，违背它就会混乱不堪。若偏要做违背它的事，就称为关格，病也就由此而生了。

气极第四

【原文】→【译文】

凡气极者，主肺也。肺应气，气与肺合。又曰：以秋遇病为皮痹，皮痹不已，复感于邪，内舍于肺，则寒湿之气客于六腑也。若肺有病则先发气，气上冲胸，常欲自恚[①]。

凡是气极的病症，都受肺主管。肺与气相应，气与肺合。肺气在秋天生病的为皮痹，皮痹还未痊愈，又受到病邪，病邪居于肺内，则寒湿之气就侵驻六腑了。若肺有病就会先在气上发作出来，气上冲于胸，故常使人无故发怒。

【注释】

①自恚：无故发怒。

积气第五

【原文】→【译文】

七气汤

治寒气、热气、忧气、劳气、愁气或饮食为膈气，或劳气内伤，五脏不调，气衰少力方。

干姜、黄芩、厚朴、半夏、甘草、地黄、芍药、栝蒌根（各一两）、川椒（三两）、枳实（五枚）、人参（一两）、吴茱萸（五合）。

上十二味㕮咀，以水一斗，煮取三升，分三服，日三。

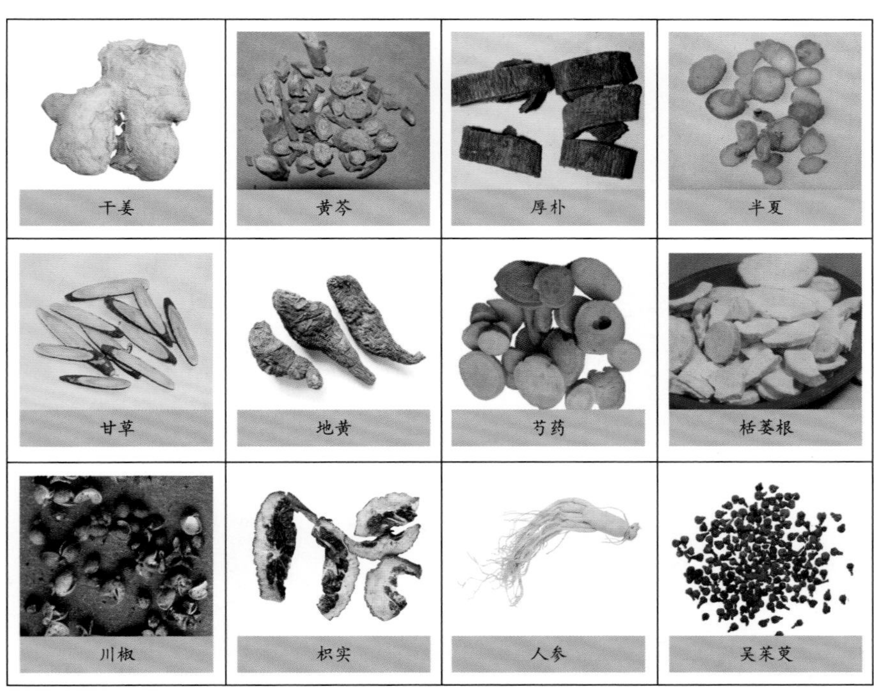

七气汤

主治寒气、热气、忧气、劳气、愁气，或饮食内伤为膈气，劳气内伤，五脏不调，气力衰少等。

干姜、黄芩、厚朴、半夏、甘草、地黄、芍药、栝蒌根各1两，川椒3两，枳实5枚，人参1两，吴茱萸5合。

将以上12味药分别切碎，用1斗水煎煮，取汁3升，分为3服，每日3次。

肺痿第六

【原文】→【译文】

问曰：寸口脉数，其人病咳，口中反有浊唾涎沫出，何也？师曰：此为肺痿之病。

问：寸口脉数，患者患病咳嗽，口中反而有浓唾涎沫流出，这是为什么呢？老师说：这是肺痿病。

生姜甘草汤

治肺痿咳唾涎沫不止，咽燥而渴方。

生姜（五两）、甘草（四两）、人参（三两）、大枣（十二枚）

上四味㕮咀，以水七升，煮取三升，去滓，分三服。

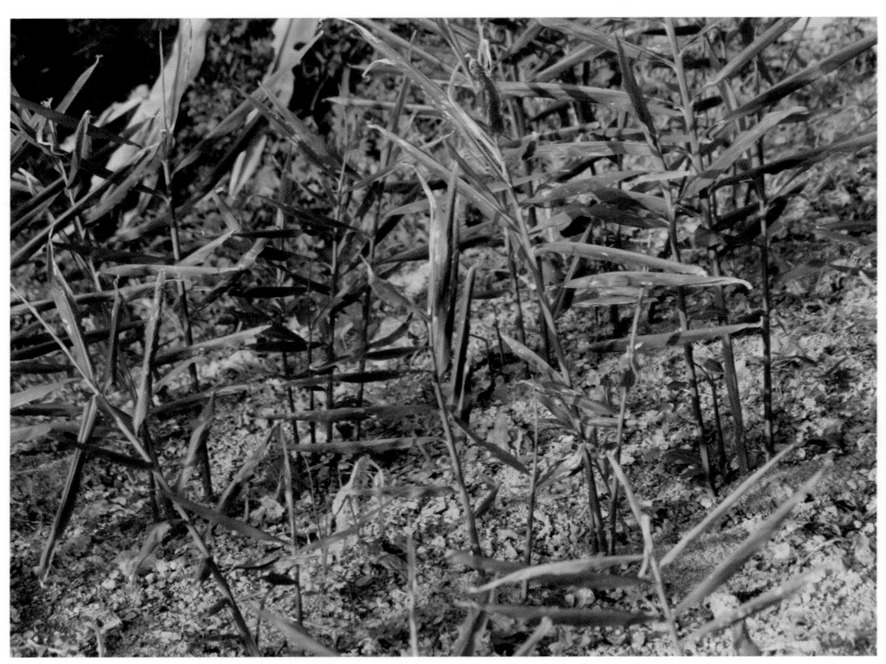

生姜

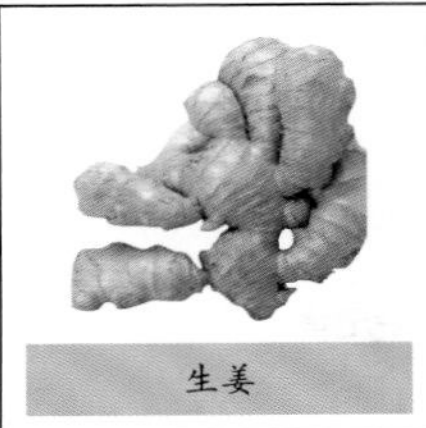	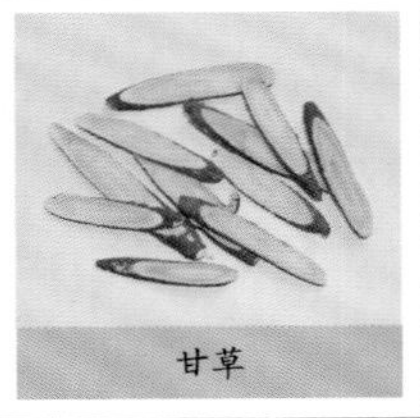	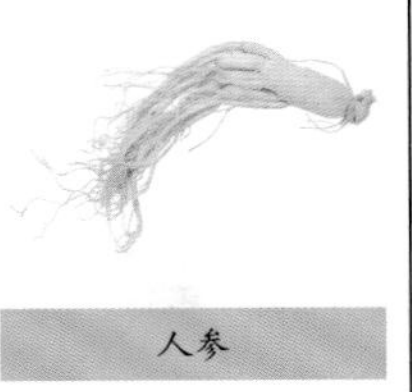	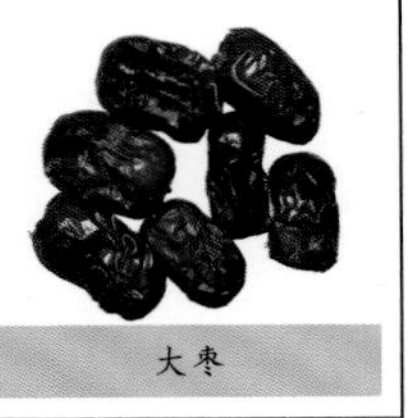
生姜	甘草	人参	大枣

生姜甘草汤

主治肺痿，症状为咳唾涎沫、咽燥口渴等。

生姜5两，甘草4两，人参3两，大枣12枚。

将以上4味药分别切碎，用7升水煎煮，取汁3升，去渣，分为3服。

肺痈第七

【原文】→【译文】

病咳唾脓血，其脉数实者属肺痈，虚者属肺痿。咳而口中自有津液，舌上胎滑，此为浮寒，非肺痿。若口中辟燥，咳即胸中隐隐痛，脉反滑数，此为肺痈也。

患咳唾脓血的病候，其脉数为实的属于肺痈，脉数虚的属于肺痿。咳而口中自有津液，舌上舌胎滑的，这是浮寒，不是肺痿。若口中非常干燥，一咳胸中就隐隐作痛，脉象反滑数的，这是肺痈。

【养生大攻略】

肺结核患者饮食要点

肺结核是一种消耗性疾病，日常饮食应立足于清补。配合药物治疗，宜食高热量、高蛋白和维生素含量丰富的食物：如牛奶、鸡蛋、鱼肝油、鸡鸭鱼肉、海参、淡菜、紫菜、豆制品、花生、芝麻、核桃，各种新鲜水果。咯血患者可饮新鲜藕汁、百合莲子汤、清炖银耳，有降火止血作用；潮热盗汗患者，可常食鸭肉、甲鱼、鸡蛋、丝瓜、百合、藕、甘蔗、梨、荸荠、山药、莲子、苹果、橘子等，因这些食物均有养阴增液作用，并能补充损失的蛋白质和维生素；咳嗽的患者，可常食枇杷、梨、罗汉果、核桃、柿子、百合、白萝卜、豆浆、牛奶等，猪肺亦可配制药膳，取以脏补脏之义。

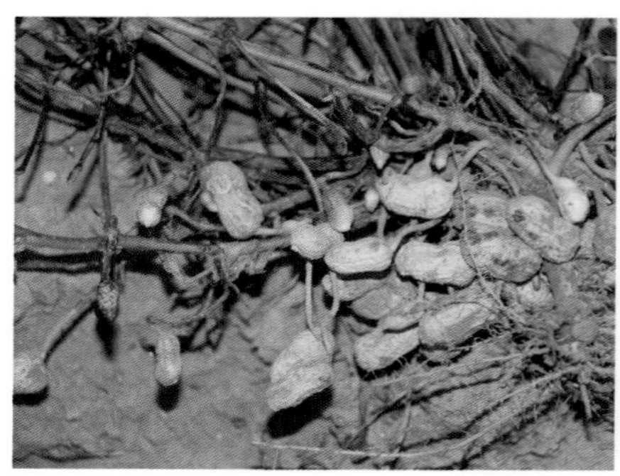
花生

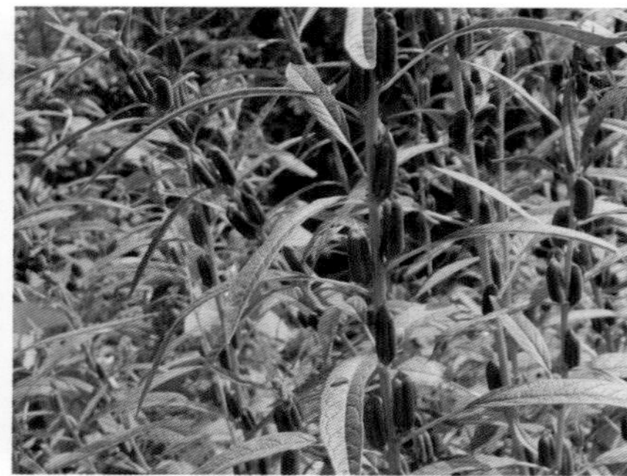
脂麻

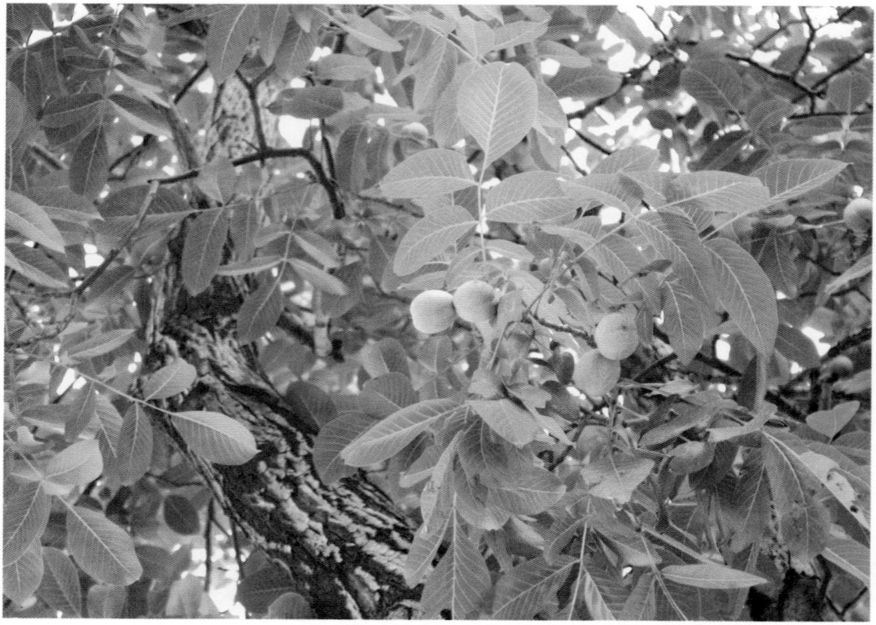

核桃

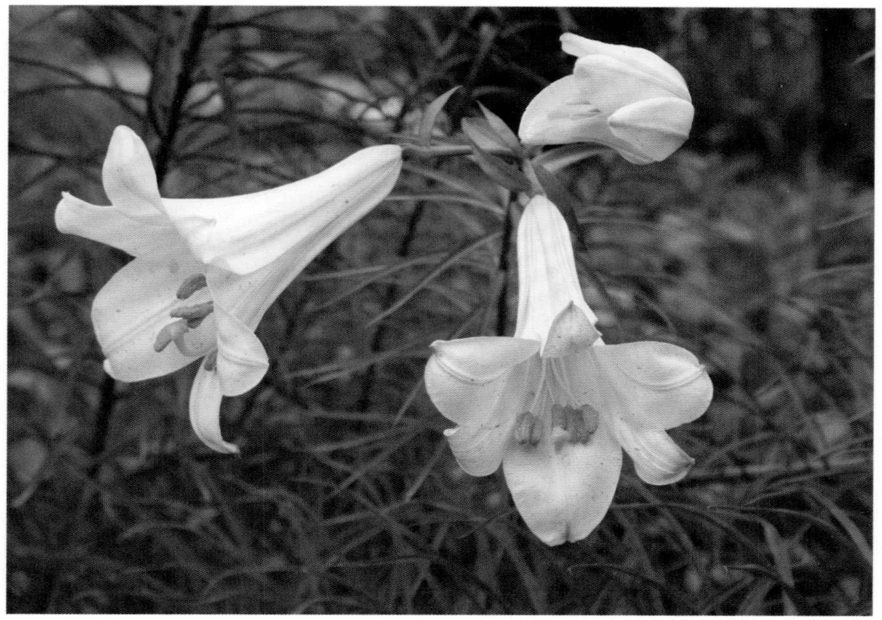
百合

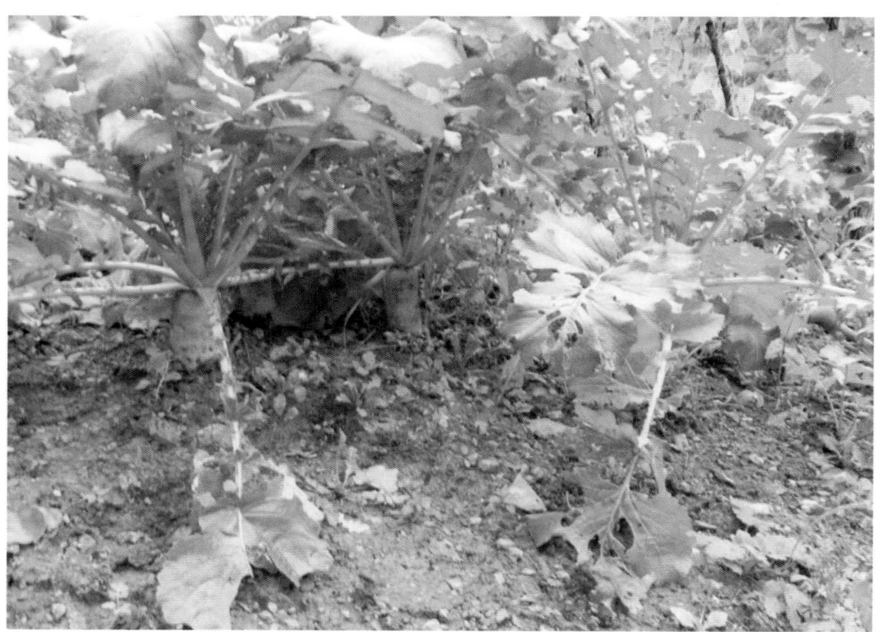
白萝卜

飞尸鬼疰第八

【原文】→【译文】

凡诸心腹痛，服众方热药入腹，寂然不动，但益气息急者，此尸疰病也。宜先服甘草汁一升，消息少时，服瞿麦汤尽一剂，得下便觉稍宽。并暴坚结宿食，及女人血坚痛，发作无定者，神良。

各种心腹痛的病，服用各种药物，热药入腹后全然无效，只更加气息急的，就是尸疰病。应当先服用甘草汁1升，斟酌患者的反映，一会儿后服用一整剂瞿麦汤，泻下后就会觉得清爽多了。对于暴症坚结宿食，女人血坚痛，发病无规律的，都有神奇的疗效。

【养生大攻略】

（1）虫草全鸭

【原料】冬虫夏草、葱白各10克，老雄鸭1只，料酒15毫升，生姜5克，胡椒粉、食盐各3克。

【制法】鸭宰杀后去净毛，剁去脚爪，剖腹去脏，冲洗干净，在开水锅内

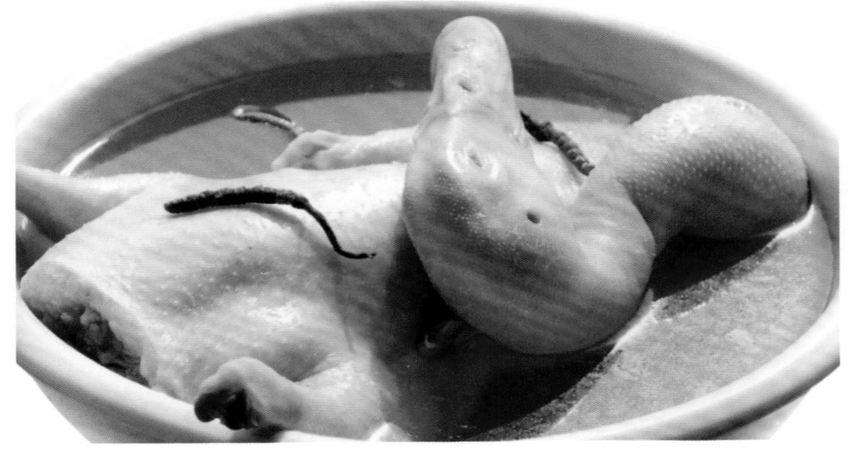

虫草全鸭

略余片刻，捞出用凉水洗净。虫草用温水洗净泥沙，葱、姜洗净切片待用。将鸭头顺颈劈开，取8～10枚虫草纳入鸭头内，再用棉线缠紧，余下的虫草同姜、葱头一起装入鸭腹内，放入小坛中注入清水，加食盐、胡椒粉、料酒调好味，用湿软纸封严坛子口，上笼蒸约1.5小时鸭即熟。出笼后，揭去棉纸，拣去葱、姜，加味精即可。

【功效】补肺痛，益精髓，止喘嗽。

【适用】肺气虚或肺肾两虚出现的喘嗽、自汗、阳痿、遗精以及病后虚弱、神疲食少等症。

（2）川贝酿梨

【原料】雪梨8个，川贝母12克，糯米、蜜饯瓜条各100克，冰糖180克，白矾适量。

【制法】川贝母打碎；白矾溶化成水（约2000毫升）待用；糯米洗净蒸成米饭；冬瓜条切成黄豆大颗粒。将梨皮去后，从蒂把处切下一块为盖，用小刀挖出梨核，浸没在白矾水内，以防变色，然后将梨在沸水中烫一下，捞出放入凉水内冲凉，沥干水分。将糯米饭、冬瓜条与冰糖的一半量（打碎）和匀，装入梨内，塞上梨把，装入盘内，上笼蒸约40分钟至梨熟烂。浇开清水200毫升，将剩下的冰糖溶化成浓汁，待梨出笼后逐个浇在梨上即成。

【功效】润肺消痰，降火除热。

【适用】虚劳咳嗽、干咳、咯血、肺热咳嗽、气喘胸闷、吐痰黄稠等症。

（3）白及冰糖燕窝

【原料】燕窝10克，白及15克。

【制法】燕窝与白及同放瓦锅内，加水适量，隔水蒸炖至极烂，滤去渣，加冰糖适量，再炖片刻即成。

【功效】补肺养阴，止嗽止血。

【适用】肺结核咯血、老年慢性支气管炎、肺气肿、哮喘等症。

（4）川贝雪梨椰子炖瘦肉

【原料】川贝母25克，椰肉半个，雪梨2个，瘦肉90克。

【制法】把以上材料分别洗干净，椰肉切扁条，雪梨去皮、心切块状，瘦肉沥干水分切粒状。将以上材料同放沙锅内，注入适量水，盖上锅盖，大火将水煮开后转中火，煮约1小时转小火，再煮约3小时即成。

【功效】润肺养颜，清热止咳。

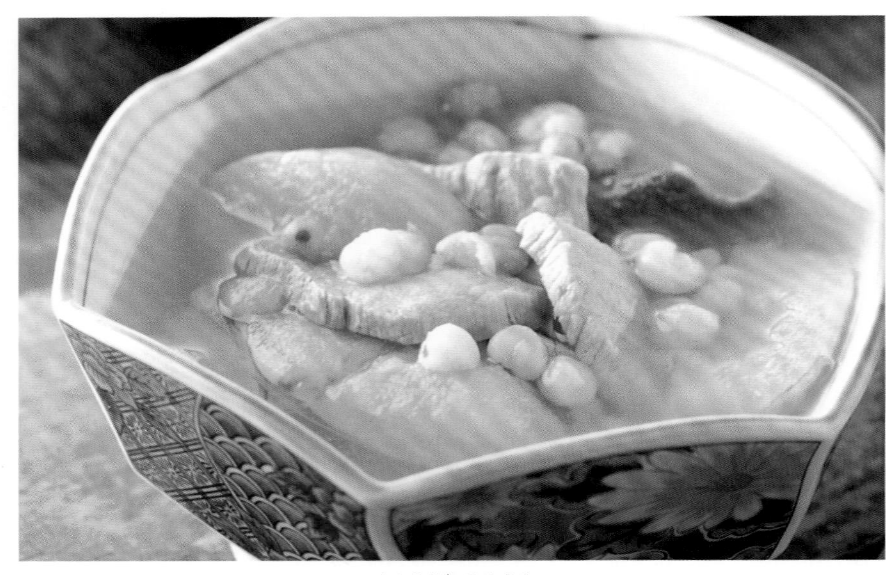

川贝雪梨椰子炖瘦肉

（5）玉参焖鸭

【原料】玉竹、沙参各50克，老鸭1只，葱、生姜、味精、精盐各适量。

【制法】将老鸭宰杀后，除去毛和内脏，洗净放入沙锅（或瓷锅）内，再将沙参、玉竹放入，加适量水，先用武火烧沸，再用文火焖煮1小时以上，使鸭肉焖烂，放入调料。

【功效】补肺，滋阴。

【适用】肺阴虚之咳喘、糖尿病和胃阴虚之慢性胃炎以及津亏肠燥引起的大便秘结等症。

（6）玉竹沙参雪耳煲瘦肉

【原料】北沙参、玉竹、雪耳各25克，瘦肉200克，陈皮少许，精盐适量。

【制法】先将雪耳浸透发开，洗净备用；又将北沙参、玉竹、瘦肉和陈皮分别洗净，备用。在瓦煲内加入适量清水，先用猛火煲至水滚，然后放入以上全部材料，改用

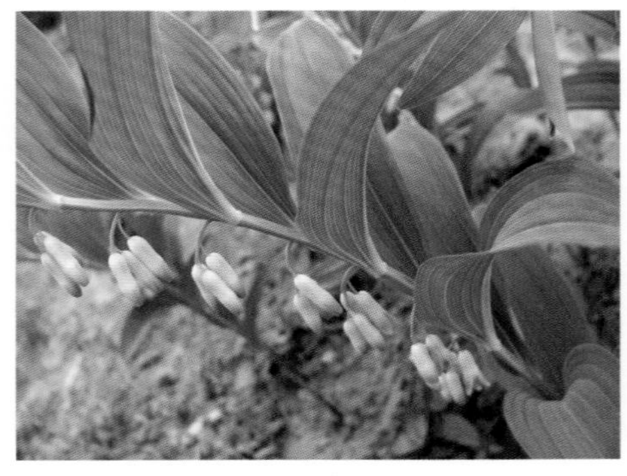

玉竹

中火继续煲3小时，加盐调味即可。

【功效】养阴润燥，滋补生津。

【适用】身体燥热、喉干口渴、心烦气燥、虚劳烦热等症。

（7）龙眼参蜜膏

【原料】党参250克，沙参125克，龙眼肉120克，蜂蜜适量。

【制法】将党参、沙参、龙眼肉先以适量水浸泡透发后，加热煎煮，每20分钟取煎液1次，加水再煮，共取煎液3次，合并煎液，以小火煎熬浓缩，至稠黏如膏时，加蜜1倍，煮沸后停火，待冷却后装瓶备用。

【用法】服食时每次1汤匙，以沸水冲化，分顿饮服，每日3次。

【功效】清肺热，补元气。

【适用】体质虚弱、消瘦、烦渴、干咳少痰、声音嘶哑、无力疲倦等症。

（8）黑芝麻膏

【原料】黑芝麻250克，生姜汁、蜂蜜各100毫升，冰糖100克。

【制法】将黑芝麻研成泥糊状，放姜汁、蜂蜜、冰糖拌匀，隔水炖2小时。

【功效】润肺胃，补肝肾。

（9）鲜莲银耳汤

【原料】干银耳10克，鲜莲子30克，鸡清汤1500毫升，料酒、食盐、白糖、味精各适量。

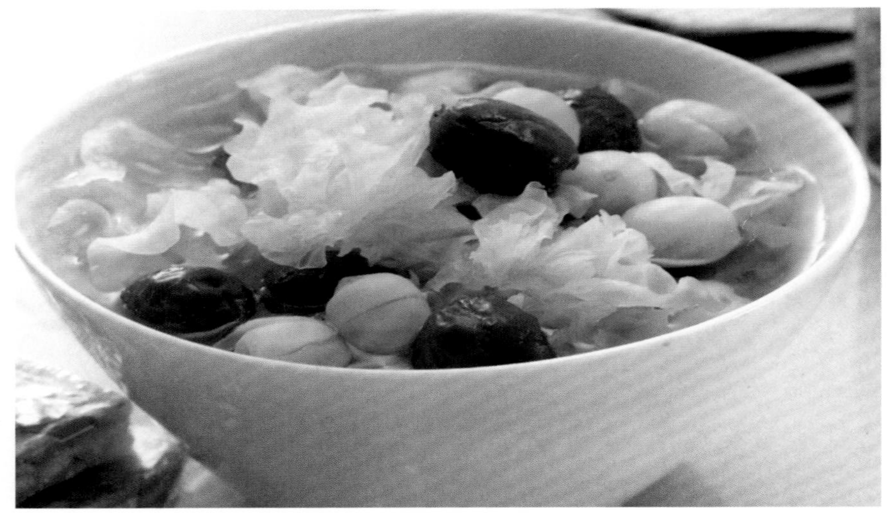

鲜莲银耳汤

【制法】将发好的银耳放一大盆内，加清汤150毫升蒸1小时左右，至银耳完全蒸透后取出，装入碗内。将鲜莲子剥去青皮和一层嫩白皮，切去两头，捅去心，用水氽后，再用开水浸泡使之略带脆性，然后装入银耳碗内。烧开鸡清汤，加入料酒、盐、白糖、味精少许后注入银耳、莲子碗内即可。

【功效】滋阴润肺，健脾，安神。

【适用】心烦失眠、干咳痰少、口干咽干、食少、乏力等症。健康人食用能消除疲劳、增进食欲、增强体质。

（10）玉竹猪瘦肉汤

【原料】玉竹15克，猪瘦肉100克，食盐、味精各适量。

【制法】将玉竹、猪瘦肉加清水4碗，煎至2碗，用食盐、味精调味即成。

【功效】养阴，润肺，止咳。

【适用】热病伤阴出现的咽干咳嗽、心烦口渴、秋冬肺燥干咳、肺结核干咳等症。

（11）羊肺汤

【原料】羊肺1具，杏仁9克，柿霜、绿豆粉、酥油各30克，蜂蜜60毫升。

【制法】先将杏仁去皮后研成细末，同肺霜、绿豆粉、酥油装入碗内，倒入蜂蜜后边调边加清水少许，合匀成浓汁待用。羊肺用清水冲洗干净，挤尽血水，将药汁灌入羊肺内，装入容器，加水约500毫升，隔水炖熟，取出羊肺入碗，注入汤汁即成。

【功效】滋阴清热，益气养血，止咳平喘。

【适用】久病体弱、阴虚内热、虚火灼肺、宣降失常出现的肺痿咳嗽、吐痰黏稠多白沫、精神疲乏、形体消瘦、心悸气喘、口唇干燥等症。

（12）蜜枣甘草汤

【原料】蜜枣8枚，生甘草6克。

【制法】将蜜枣、生甘草加清水2碗煎至1碗，去渣。

【功效】补中益气，解毒润肺，止咳化痰。

【适用】慢性支气管炎咳嗽、咽干喉痛、肺结核、咳嗽等症。

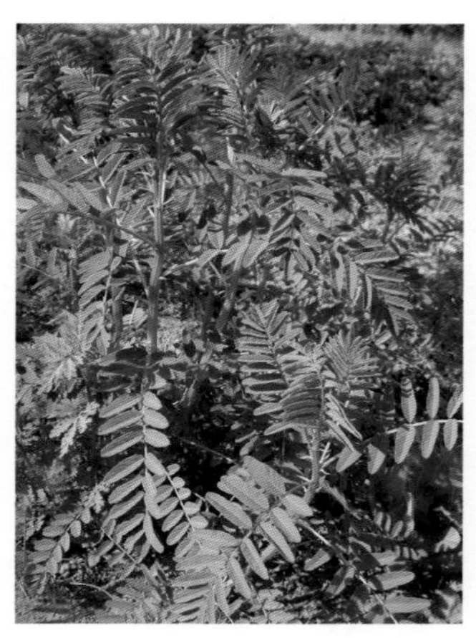

甘草

卷十八

大肠腑

【本篇精华】

1. 论述大肠脉腑及各种大肠病。
2. 介绍治疗大肠虚实导致的病症的治疗方法。
3. 介绍咳嗽、痰饮等各种病症的处方。

大肠腑脉论第一

【原文】→【译文】

大肠腑者，主肺也，鼻柱中央，是其候也，肺合气于大肠。大肠者，为行道传泻之腑也，号监仓掾。

大肠腑，主掌肺，鼻柱中央是其色诊的部位。肺合气在大肠中。大肠是通行疏导传泻的腑脏，称为监仓掾。

大肠虚实第二

【原文】→【译文】

大肠实热

右手寸口气口以前脉阳实者，手阳明经也。病苦肠满善喘咳，面赤身热，喉咽中如核状，名曰大肠实热也。

大肠实热

右手寸口气口以前阳脉实的，即是手阳明经实。患者受肠满之苦，爱咳嗽喘气、面赤身热，咽喉中好像有核状物，称为大肠实热。

大肠虚冷

右手寸口气口以前脉阳虚者，手阳明经也。病苦胸中喘，肠鸣虚渴，唇干目急，善惊泄白，名曰大肠虚冷也。

大肠虚冷

右手寸口气口以前阳脉虚的，即手阳明经虚。症状为胸中气喘不堪、肠中鸣响、虚渴唇干、目急易惊、泻白痢，称为大肠虚冷。

【养生大攻略】

大肠癌防治偏方

白头翁双花汤

【原料】白头翁50克，金银花、木槿、白糖各30克。

【制法】上药加水，煎取浓汁200毫升，调入白糖即成。

【用法】温服，每日1剂，分3次服用。

【功效】散结消瘀，清热解毒。

【适用】大肠癌。

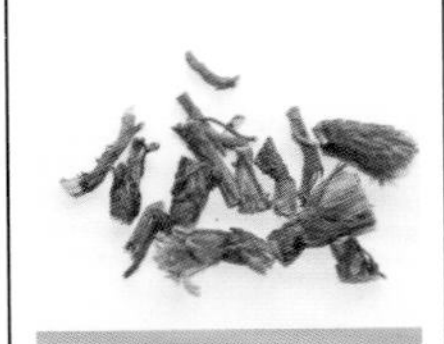
白头翁

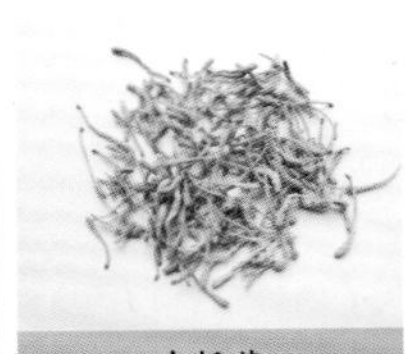
金银花

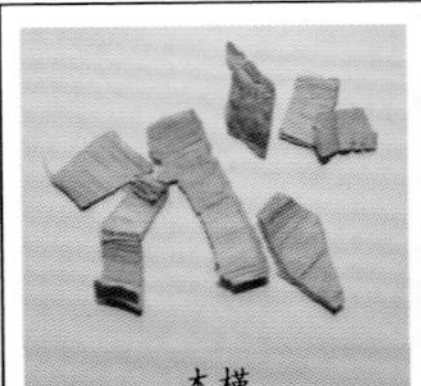
木槿

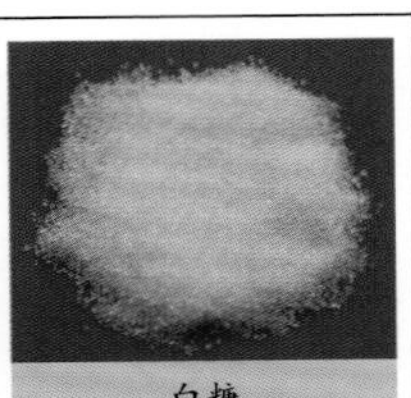
白糖

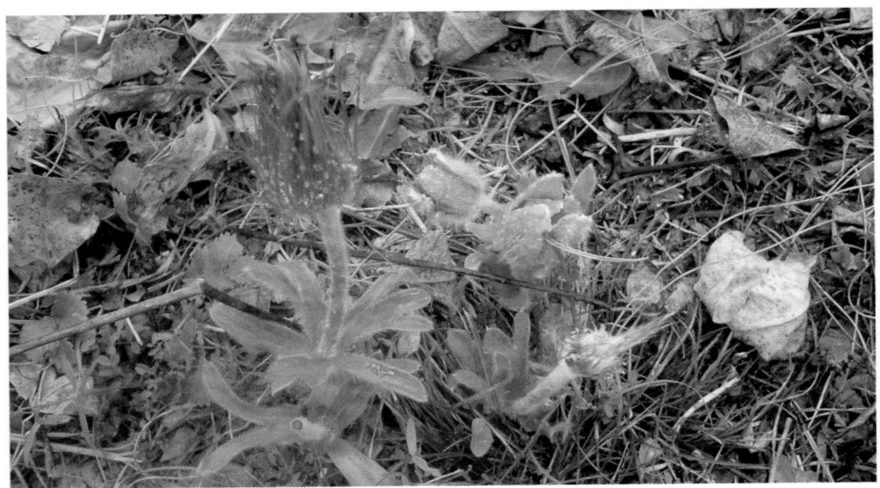
白头翁

肛门论第三

【原文】→【译文】

肛门者，主大行道，肺、大肠候也，号为通事令史。重十二两，长一尺二寸，广二寸二分。应十二时。若脏伤热，则肛门闭塞大行不通，或肿缩入生疮。若腑伤寒，则肛门开大行洞泄[①]，肛门凸出，良久乃入。热则通之，寒则补之，虚实和平，根据经调理。

肛门，主掌通行疏导的通道，是肺、大肠诊疾的部位，称为通事令史。肛门重12两，长1尺2寸，宽2寸2分，与十二时相应。若肺伤热，肛门就会闭塞，大便不通，或肛门发肿，缩入生疮；若大肠伤寒，肛门就会张开，大便通泄，肛门凸出，很久才缩回。伤热就应开通肛门，伤寒就应补益，以使虚实和平，要根据医经进行调理。

【注释】

①洞泄：大便通泄。

皮虚实第四

【原文】→【译文】

夫五脏六腑者，内应骨髓，外合皮毛肤肉。若病从外生，则皮毛肤肉关格强急。若病从内发，则骨髓痛疼。然阴阳表里，内髓外皮，其病源不可不详之也。皮虚者寒，皮实者热。凡皮虚实之，应主于肺大肠。其病发于皮毛，热则应脏，寒则应腑。

五脏六腑，在内与骨髓相应，在外与皮毛肤肉相合。如果病从外部生成，就会皮毛肤肉营卫凝滞不畅，皮肉拘急；如果病从内部生成，骨髓就会疼痛。然而阴阳表里，内髓外皮，各种疾病的病源不能不探究清楚。皮虚是由于有寒，皮实是由于有热。凡是皮虚实应在人体上，是由肺和大肠主掌。病在皮毛上发作，是热就应在肺上，是寒就应在大肠上。

咳嗽第五

【原文】→【译文】

经云：五脏六腑皆令咳，肺居外而近上合于皮毛。皮毛喜受邪，故肺独易为咳也。邪客于肺，则寒热上气喘汗出，咳动肩背喉鸣，甚则唾血。肺咳经久不已，传入大肠，其状咳则遗粪。

医经上说：五脏六腑都可能导致咳嗽，肺的位置靠外并靠上，与皮毛相合。皮毛容易感受病邪，因此独肺容易咳嗽。邪毒侵入肺，就会生寒生热，气上逆喘息，出汗，咳嗽牵动肩背，喉咙鸣响，严重的还会吐血。肺咳长时间不愈的，就会传入大肠，症状是一咳嗽便遗粪。

【养生大攻略】

寒咳忌服川贝末

咳嗽可分为热咳和寒咳。热咳是由肺热造成的反复咳嗽，肺燥引起的喉咙干痒、干咳少痰及黏稠发丝的热痰或黄稠的脓痰。寒咳多由受寒引起，嗓痒咳频，痰液稀薄如泡沫状。

川贝母性微寒，味甘苦，有清热润肺、化痰止咳的功效，适于热咳。寒咳患者若服用这寒性药，咳嗽不但治不好，反而会加重。所以，咳寒痰忌用川贝母。

川贝母包括蛇胆川贝末、陈皮川贝末、复方蛇胆川贝末。

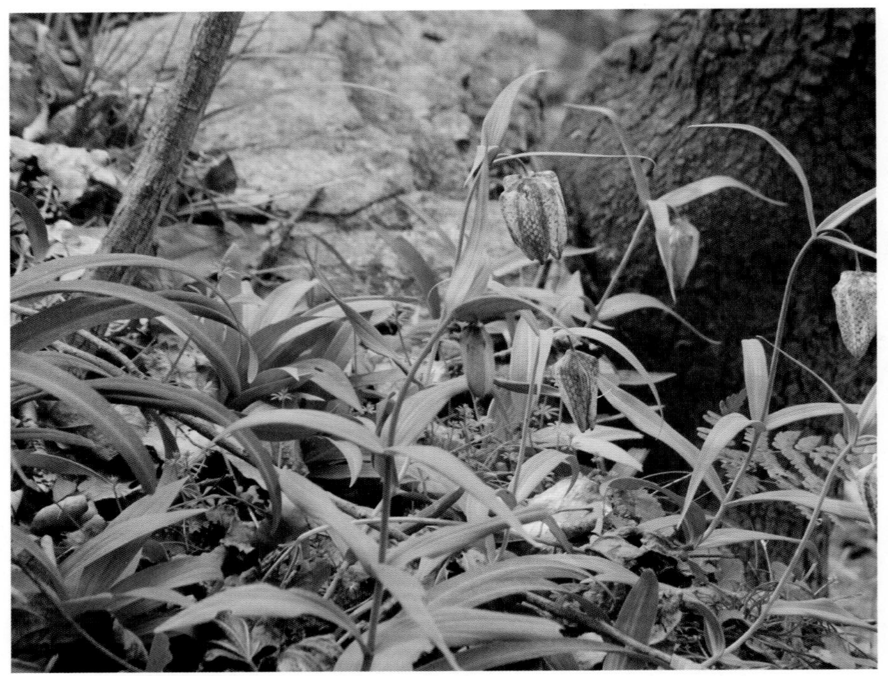

川贝母

痰饮第六

【原文】→【译文】

甘草汤

治心下痰饮，胸胁支满目眩方。

甘草（二两）、桂心、白术（各三两）、茯苓（四两）。

上四味㕮咀，以水六升宿渍，煮取三升，去滓，服一升，日三，小便利。

甘草汤

主治心下痰饮，症状为胸胁支满、头目昏眩等。

甘草2两，桂心、白术各3两，茯苓4两。

将以上4味药分别切碎，用6升水浸泡1宿，次日清晨再煎，取汁3升，去渣，每次服1升，每日3次，服后小便就会通利。

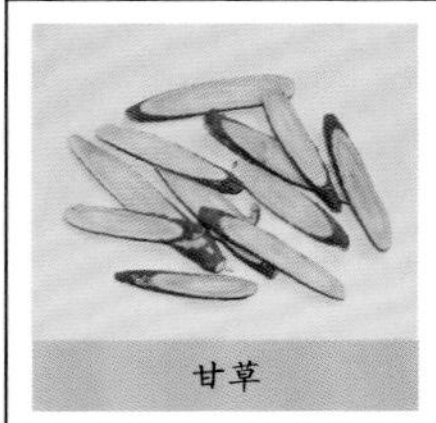
甘草

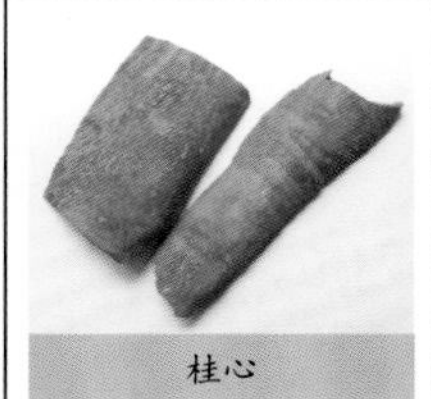
桂心

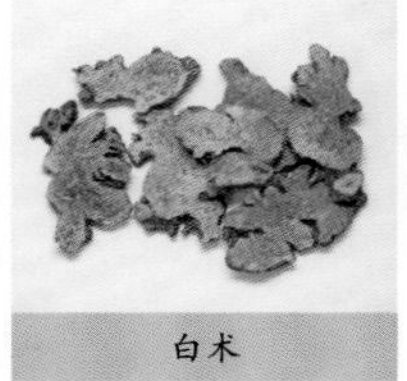
白术

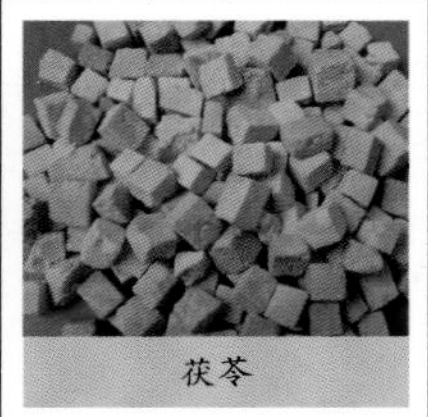
茯苓

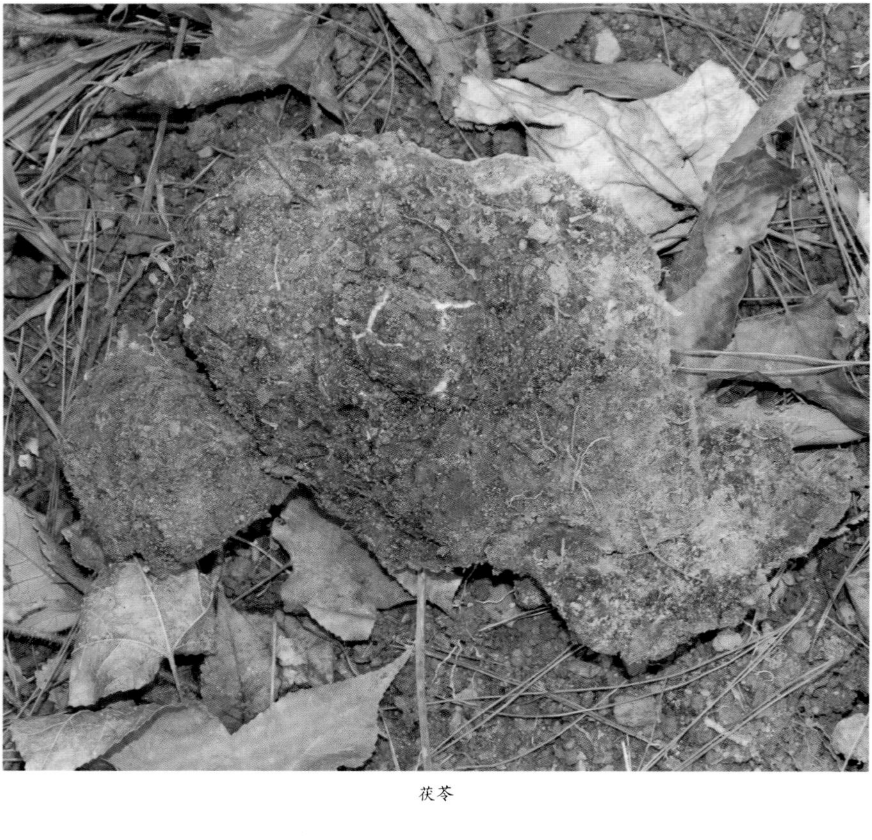

茯苓

九虫第七

【原文】→【译文】

桃皮汤

治蛲虫、蛔虫及痔，虫食下部生疮方。

桃皮、艾叶（各一两）、槐子（三两）、大枣（三十枚）。

上四味㕮咀，以水三升，煮取半升，顿服之。

桃皮汤

主治蛲虫、蛔虫及痔疮，以及虫侵蚀阴部导致的阴部生疮。

桃皮、艾叶各1两，槐子3两，大枣30枚。

以上4味药分别切碎，用3升水煎煮，取汁0.5升，一次服完。

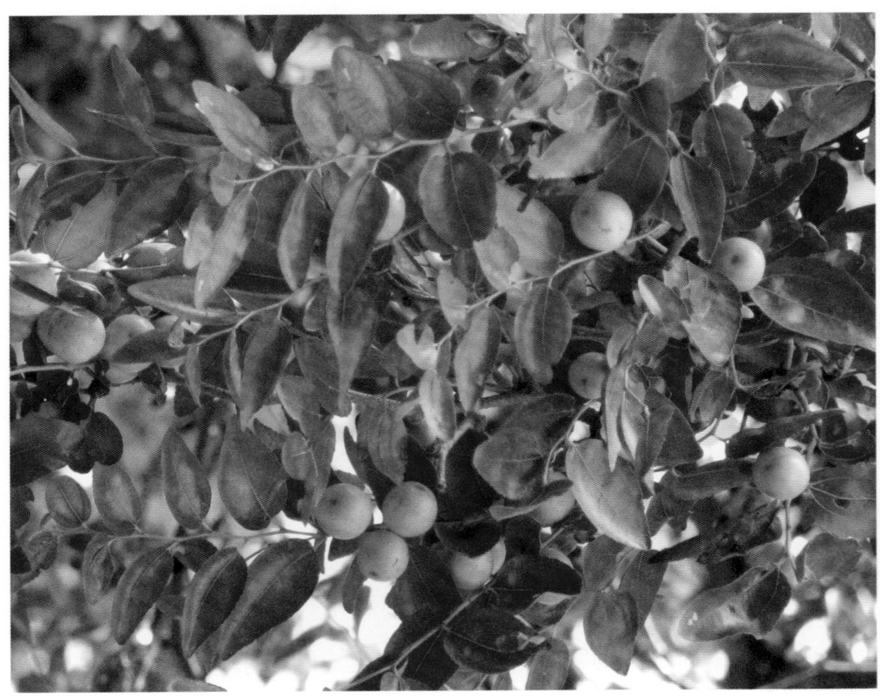

大枣

卷十九

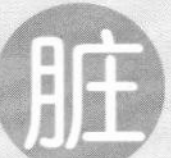

【本篇精华】

1. 论述肾脉及各种肾病。
2. 介绍治疗肾虚实导致的病症的治疗方法。
3. 介绍治疗肾劳病、骨极病、腰痛等各种病症的处方。
4. 介绍补肾的药方。

肾脏脉论第一

【原文】→【译文】

肾主精。肾者，生来向导之本也。为后宫内官则为女主，所以天之在我者德也，地之在我者气也，德流气薄而生者也，故生来谓之精。精者，肾之藏也。耳者肾之官，肾气通于耳，耳和则能闻五音①矣。肾在窍为耳，然则肾气上通于耳，下通于阴也。

肾主管精。肾藏着先天之精，是人生机、灵性的本源。它是阴脏，主藏真精，为封藏之本。所以说，人禀天之德、地之气而生，天德地气上下运动、相融相交而生人。因此，人在刚生成的时候，是先生成精的。精藏于肾脏中，耳朵是肾脏功能的外在表现，肾气与耳朵相通，耳平和就能够听到五音。虽然耳朵是肾脏的外窍，但肾气除上通于耳外，还下通于阴。

【注释】

①五音：指宫、商、角、徵、羽五音。

【养生大攻略】

慢性肾炎患者吃什么

慢性肾炎患者的饮食很重要。适当补充优质蛋白质，每日的摄入量60～70克为宜，糖类每日300～400克。慢性肾功能不全者应控制蛋白质摄入量，太多的话会导致血液中氮质增加，从而加重肾的负担，加速肾衰竭。

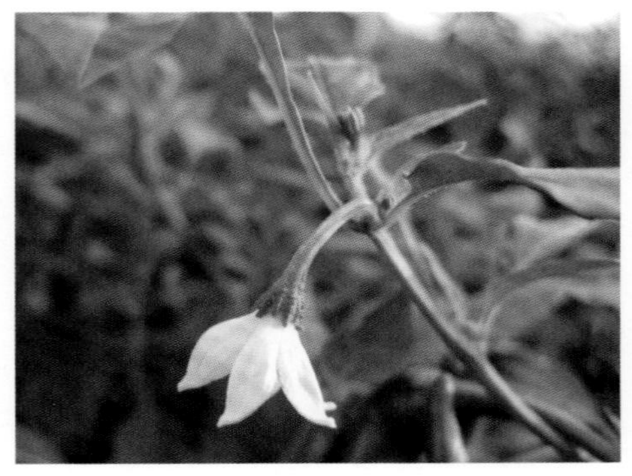
辣椒

多食用含钠低的食物，如薏苡仁、粳米、面粉、丝瓜、黄瓜等。

多食用富含无机盐和维生素的食物，因为含维生素A、维生素B_2、维生素C及铁丰富的食物对维持肾脏的健康均有作用。此外，宜多食钙、磷含量丰富的食物，如绿叶蔬菜、虾皮等。

含钠高的食物，如盐、味精、酱菜、咸菜、咸蛋等应忌食。烈性调味品，如胡椒、芥末、辣椒等，也应忌食。少尿、血钾增高的患者，应忌食榨菜、蘑菇、紫菜、苋菜、荸荠、香椿、鲜橙汁等含钾高的食物。

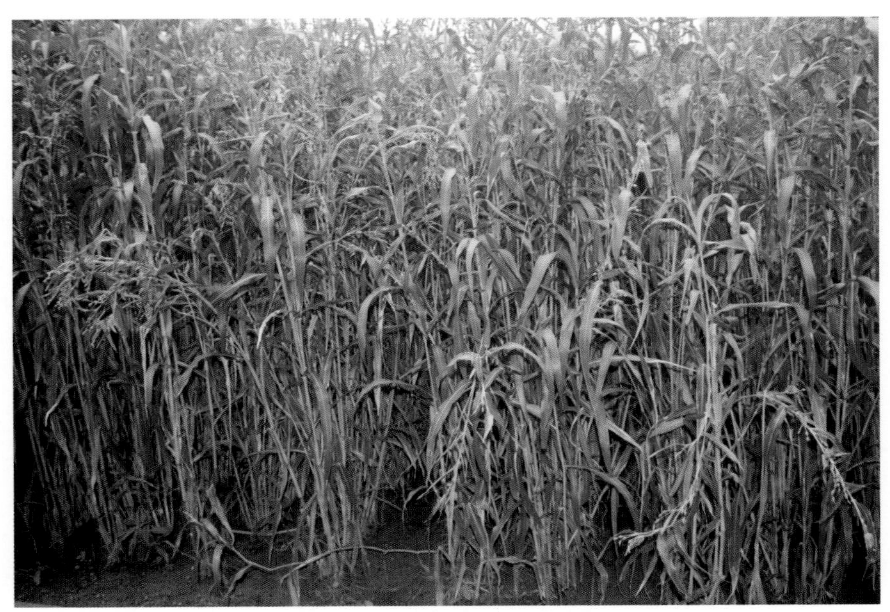

薏苡仁

肾虚实第二

【原文】→【译文】

肾实热

左手尺中神门以后脉阴实者，足少阴经也。病苦舌燥咽肿，心烦咽干，胸胁时痛，喘咳汗出，小腹胀满，腰背强急，体重骨热，小便赤黄，好怒好忘，足下热疼，四肢黑，耳聋，名曰肾实热也。

肾实热

左手尺中神门脉之后的阴脉、脉象阴实的，就是足少阴肾经阴实的症象。这种病表现为舌干燥、咽喉肿痛、心烦、咽喉发干、胸胁时时疼痛、气喘、咳嗽、出汗、小腹胀满、腰背强直挛急、身体沉重、骨发热、小便赤黄、好发怒、健忘、足下热疼、四肢发黑、耳聋，称为肾实热。

肾劳第三

【原文】→【译文】

凡肾劳病者，补肝气以益之，肝旺则感于肾矣。人逆冬气，则足少阴不藏。肾气沉浊，顺之则生，逆之则死；顺之则治，逆之则乱；反顺为逆，是为关格，病则生矣。

凡是肾劳病，用补肝气的方法对肾进行补益，肝旺就会感应到肾。若人违逆了冬季之气，足少阴肾经就不能伏藏，而肾气沉浊；人顺应冬气就能生存，逆反就会死亡；顺应它，人体就会和谐；逆反它，人体生理就会混乱。若人的活动与四时之气相悖而造成生理上的逆阻，这就称为关格，就会生病。

栀子汤

治肾劳实热，小腹胀满，小便黄赤，未有余沥，数而少，茎中痛，阴囊生疮。

栀子仁、芍药、通草、石韦（各三两）、石膏（五两）、滑石（八两）、子芩（黄芩四两）、生地黄、榆白皮、淡竹叶（切各一升）。

上十味㕮咀，以水一斗，煮取三升，去滓，分三服。

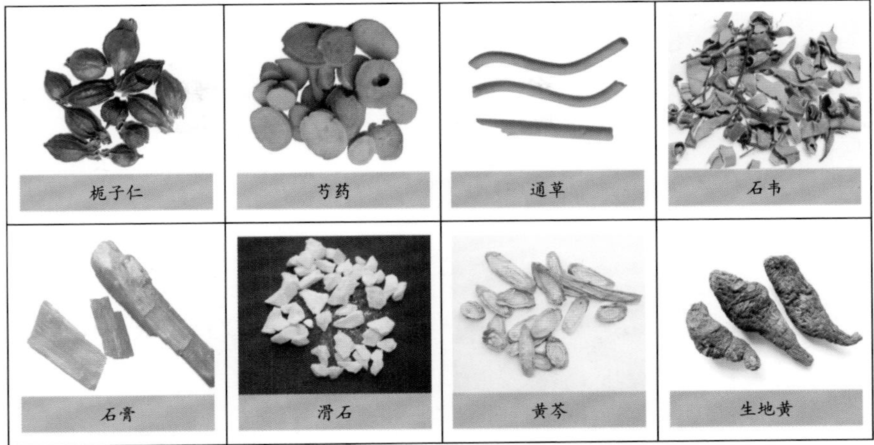

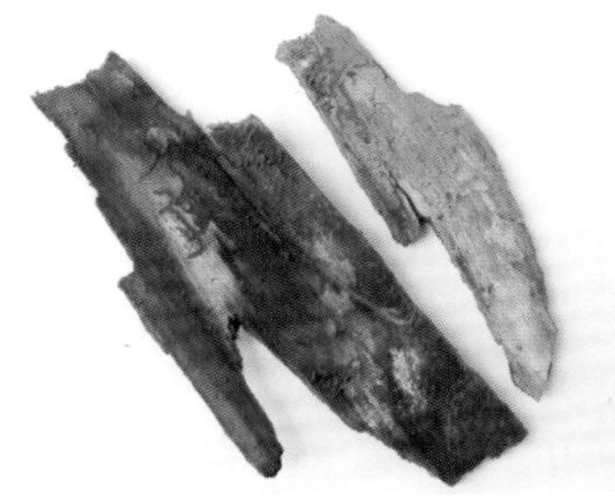

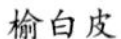
榆白皮

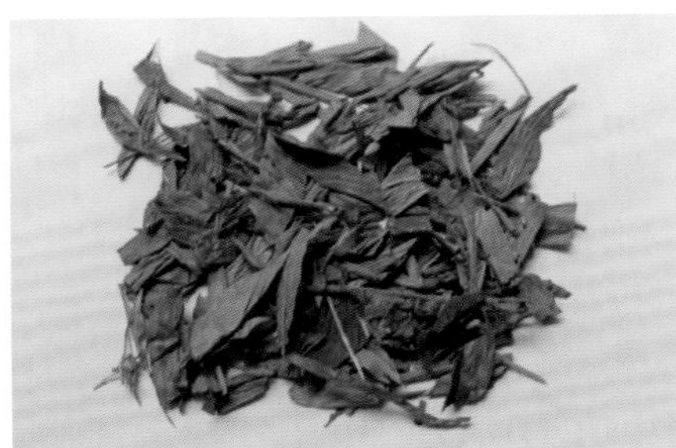
淡竹叶

栀子汤

主治肾劳实热导致的小腹胀满，小便黄赤、尿有余沥，小便数而少，茎中痛，阴囊生疮等。

栀子仁、芍药、通草、石韦各3两，石膏5两，滑石8两，黄芩4两，生地黄、榆白皮、淡竹叶（切）各1升。

将以上10味药分别切碎，用1斗水煎煮，取汁3升，去渣，分3次服用。

【养生大攻略】

肾炎就该这样吃

（1）赤小豆冬瓜烧生鱼

【原料】鲜鱼1条（约150克），冬瓜100克，赤小豆6克，葱头5克。

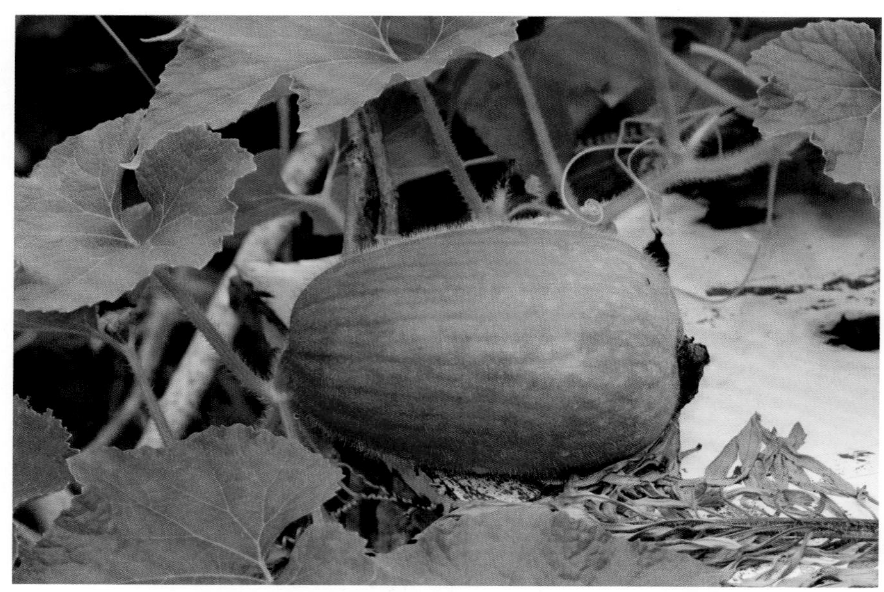

冬瓜

【制法】鲜鱼去鳞、内脏，与冬瓜、赤小豆、葱头同入锅中，加水适量煮汤（不加盐）。

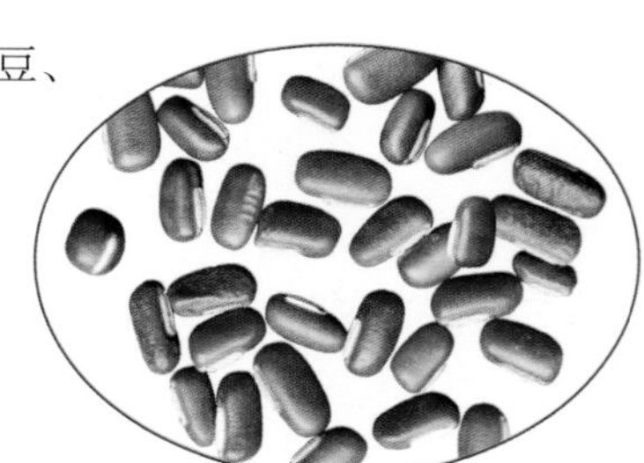

赤小豆

【用法】每日服食1次，常用。

【功效】补脾，利水，消肿。

【适用】急、慢性肾炎。

（2）韭菜煲龟

【原料】韭菜150克，龟1只。

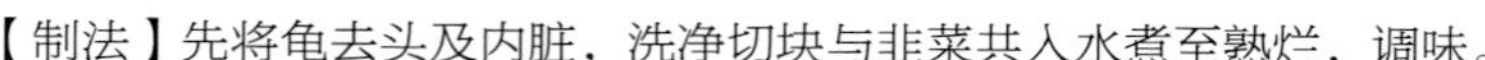

【制法】先将龟去头及内脏，洗净切块与韭菜共入水煮至熟烂，调味。

【用法】饮汤食肉，每日1次。

【功效】双补阴阳。

【适用】阴阳两虚型肾炎。

（3）大蒜蒸鲫鱼

【原料】大鲫鱼1条（400克左右），松萝茶15克，独头蒜10个，胆矾9克。

【制法】将鱼去鳞、内脏，洗净，把松萝茶、蒜、胆矾装进鱼肚内扎紧，放入沙锅内，加水适量煮熟。

【用法】每日2剂，连用3日。

【功效】健脾行气，利水消肿。

【适用】慢性肾炎。

（4）鲤鱼芡实大蒜汤

【原料】鲤鱼1条，芡实100克，大蒜20克。

【制法】先将鲤鱼去鳞及内脏，再和芡实、去皮大蒜煮熟。

【用法】食肉饮汤，2日食1条鱼，连服数次。

【功效】健脾利水。

【适用】脾失健运型肾炎。

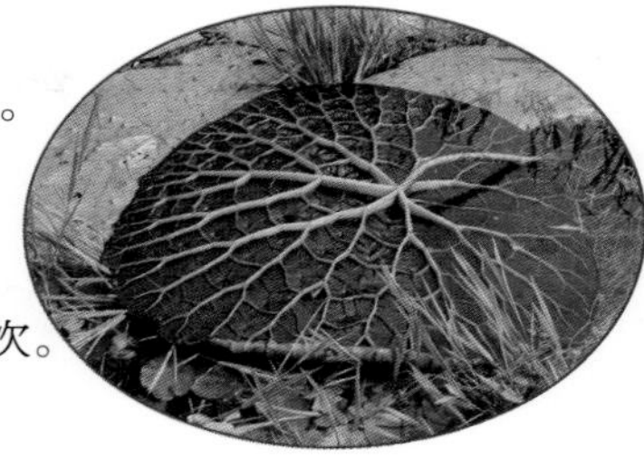

芡实

精极第四

【原文】→【译文】

凡精极者，通主五脏六腑之病候也。若五脏六腑衰，则形体皆极①，眼视而无明，齿焦而发落。身体重则肾水生，耳聋行步不正。凡阳邪害五脏，阴邪损六腑。

精极病，是五脏六腑的病症，如果五脏六腑衰弱，就会使形体的每一处疾病都达到严重的顶点，会出现视物模糊、牙齿焦枯、头发脱落、身体沉重、肾水病、耳聋、走路跌跌撞撞等症状。阳邪会损伤五脏，阴邪则会损伤六腑。

【注释】

①极：达到顶点。

骨极第五

【原文】→【译文】

骨极者，主肾也。肾应骨，骨与肾合。

骨极病，是受肾制约的。肾与骨相应，骨与肾相合。

三黄汤

治骨极，主肾热病，则膀胱不通，大小便闭塞，颜焦枯黑，耳鸣虚热方。

大黄（切，别渍水一升）、黄芩（各三两）、栀子（十四枚）、甘草（一两）、芒硝（二两）。

上五味㕮咀，以水四升，先煮黄芩、栀子、甘草，取一升五合，去滓，下大黄，又煮两沸，下芒硝，分三服。

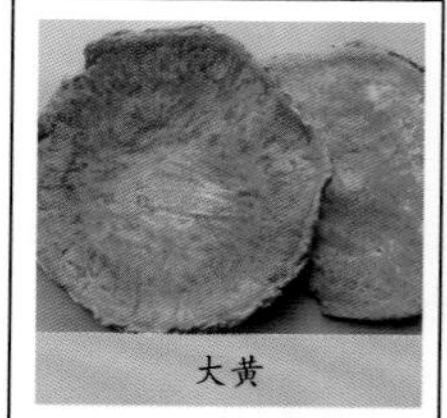
大黄

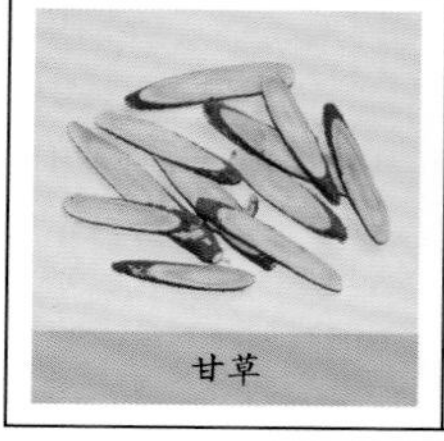
甘草

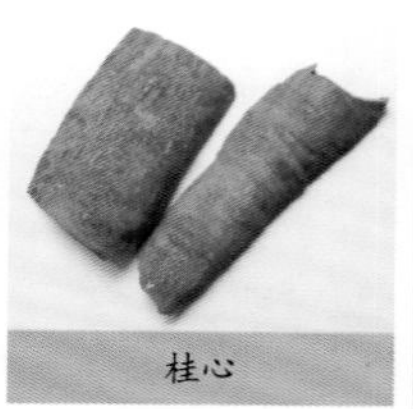
桂心

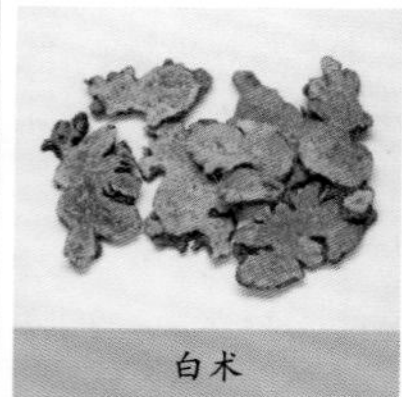
白术

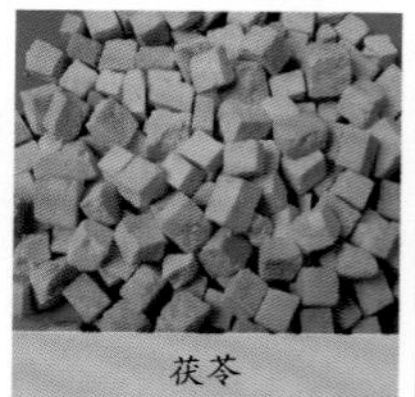
茯苓

三黄汤

主治骨极、肾脏有热，症状为膀胱不通、大小便闭塞、颜面焦黑、耳鸣虚热等。

大黄（切，另渍水1升）、黄芩各3两，栀子14枚，甘草1两，芒硝2两。

将以上5味药分别切碎，先以4升水煎煮黄芩、栀子、甘草，取汁1升5合，去渣，下入大黄再煎两沸，下入芒硝，分3次服用。

骨虚实第六

【原文】→【译文】

骨虚者，酸疼不安好倦[①]。骨实者，苦烦热。凡骨虚实之症，主于肾膀胱。若其腑脏病，从骨生。热则应脏，寒则应腑。

治骨实苦酸痛烦热方：

葛根汁、生地黄汁、赤蜜（各一升）、麦冬汁（五合）。

上四味和搅，微火煎三四沸，分三服。

骨虚的人，全身酸疼不安，容易疲倦。骨实的人，常苦于烦热。凡是骨虚实的病变，都受制于肾与膀胱。如果患者脏腑有病，就会从骨骼中表现出来，与发热相对应的是脏的病变，与发寒相对应的是腑的病变。

治骨实，苦酸痛烦热的处方：

葛根汁、生地黄汁、赤蜜各1升，麦冬汁5合。

将以上4味药混合后搅拌均匀，在微火上熬煎三四沸，分3次服用。

【注释】

①倦：疲倦。

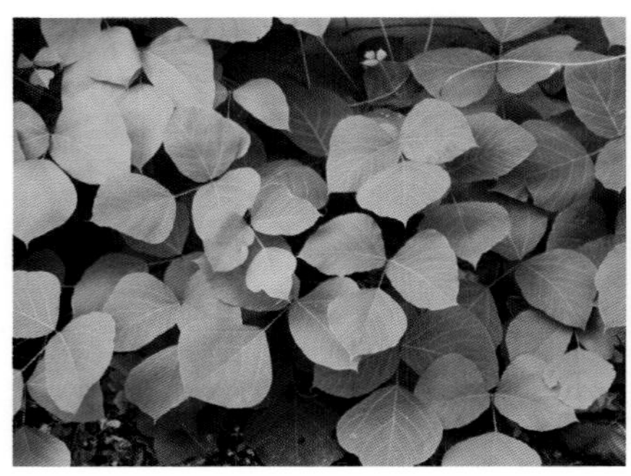

葛

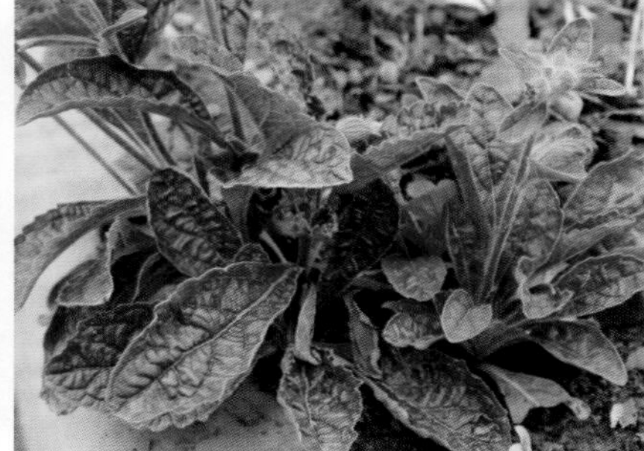

地黄

腰痛第七

【原文】→【译文】

凡腰痛有五：一曰少阴，少阴肾也，十月万物阳气皆衰，是以腰痛。二曰风痹，风寒着腰，是以腰痛。三曰肾虚，役用伤肾，是以腰痛。四曰暨腰，坠堕伤腰，是以腰痛。五曰取寒眠地[①]，为地气所伤，是以腰痛。

腰痛一般有五种原因：一是由于足少阴肾经发生病变，10月份时，万物阳气都衰弱，故引起腰痛；二是由于风痹、风寒邪气伤害腰，故引起腰痛；三是由于肾虚、过度用肾而伤肾，故引起腰痛；四是腰部突然疼痛，是由于从高处坠下而伤腰，导致腰痛；五是由于贪凉而睡在地上，被地气所伤，所以腰痛。若腰痛不止，就会引起腰脊疼痛。

杜仲酒

治肾脉逆小于寸口，膀胱虚寒，腰痛胸中动，四时通用之方。

杜仲、干姜（各四两）、萆薢、羌活、细辛、防风、川芎、秦艽、乌头、天雄、桂心、川椒（各三两）、五加皮、石斛（各五两）、栝蒌根、地骨皮、续断、桔梗、甘草（各一两）

上十九味㕮咀，以酒四斗，渍四宿，初服五合，加至七八合，日再。通治五种腰痛。

杜仲酒

主治肾脉逆，小于寸口，膀胱虚寒，症状为腰痛、胸中动，也可用于治疗少阴腰痛、风痹腰痛、肾虚腰痛、臀腰以及受寒腰痛等。

杜仲、干姜各4两，萆薢、羌活、细辛、防风、川芎、秦艽、乌头、天雄、桂心、川椒各3两，五加皮、石斛各5两，栝蒌根、地骨皮、续断、桔梗、甘草各1两。

将以上19味分别切碎，用4斗酒浸泡4日，初次服用5合，可逐渐加至7～8合，每日2次。能够治疗五种腰痛。

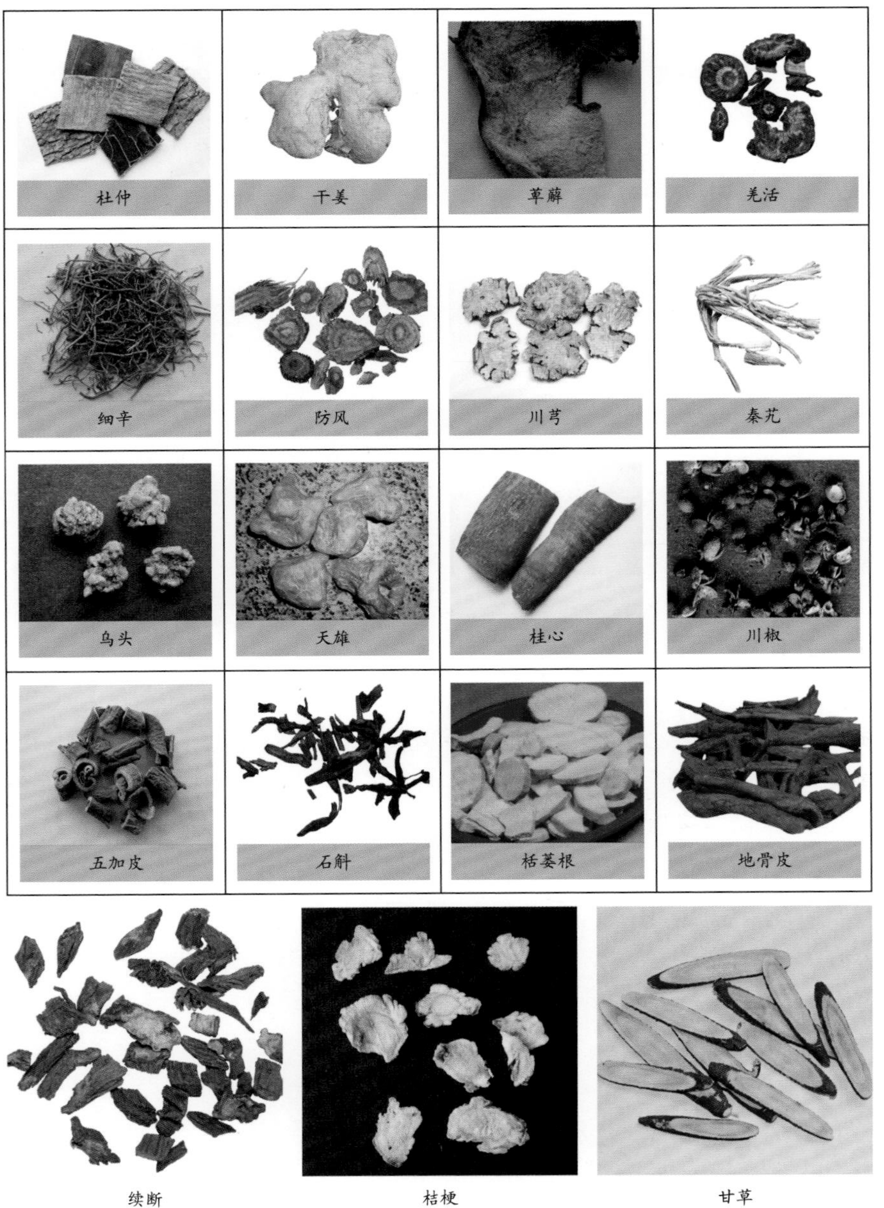

杜仲 干姜 萆薢 羌活

细辛 防风 川芎 秦艽

乌头 天雄 桂心 川椒

五加皮 石斛 栝蒌根 地骨皮

续断 桔梗 甘草

【注释】

①取寒眠地：由于贪凉而睡在地上。

【养生大攻略】

腰椎间盘突出患者的日常保健

腰椎间盘突出患者应该睡较硬的木板床，睡软床会加大腰椎及其肌肉受力，不利于疾病康复。

穿裤子不系腰带看似放松，实则不利于腰椎间盘突出的治疗。系腰带，相对给腰部起了一个固定作用，可起到保护腰椎的作用。

患者仰卧时，宜在腰部另加一薄垫，或令膝、髋保持一定的弯曲度，使肌肉充分放松；俯卧位时，则床垫要平，以免腰部过度后伸。

补肾第八

【原文】→【译文】

补方通治五劳六极，七伤虚损。五劳五脏病，六极六腑病，七伤表里受病。五劳者，一曰志劳，二曰思劳，三曰忧劳，四曰心劳，五曰疲劳。六极者，一曰气极，二曰血极，三曰筋极，四曰骨极，五曰髓极，六曰精极。七伤者，一曰肝伤善梦，二曰心伤善忘，三曰脾伤善饮，四曰肺伤善痿，五曰肾伤善唾，六曰骨伤善饥，七曰脉伤善嗽。凡远思强虑伤人，忧恚悲哀伤人，喜乐过度伤人，忿怒不解伤人，汲汲所愿伤人，戚戚所患伤人，寒暄失节伤人。故曰五劳六极七伤也。

这里的补肾处方可通治五劳六极七伤等虚损证，五劳为五脏病，六级为六腑病，七伤是表里受病。五劳，一为志劳，二是思劳，三是忧劳，四是心劳，五是疲劳。六极，一指气极，二是血极，三为筋极，四为骨极，五为髓极，六为精极。七伤，一为肝伤，多梦；二是心伤，健忘；三是脾伤，好饮水；四是肺伤，容易萎缩；五是肾伤，常吐唾液；六是骨伤，容易饥饿；七是脉伤，经常咳嗽。凡是费力地思虑遥远的未来，都会对自己有所损害；忧愤悲哀，喜乐过度，愤怒而不得缓解，急于实现自己的愿望，时常提心吊胆，无休止地吹牛，对自己也都有损害，所以称为五劳六极七伤。

卷二十

膀胱腑

【本篇精华】

1. 论述膀胱脉及各种膀胱病。
2. 介绍治疗膀胱虚实导致的病症的治疗方法。
3. 论述三焦脉论及三焦虚实导致的疾病的治疗方法。
4. 介绍霍乱等各种病症的处方。

膀胱腑脉论第一

【原文】→【译文】

膀胱者，主肾也，耳中是其候也。肾合气于膀胱。膀胱者，津液之腑也，号水曹掾，名玉海，重九两二铢，左回叠积上下纵广九寸，受津液九升九合，两边等。应二十四气，鼻空在外，膀胱漏泄。

膀胱主肾，耳朵是膀胱色诊的器官，肾气在膀胱中聚合，膀胱是津液之腑，称为水曹掾，名玉海，共重9两2铢，向左回旋上下叠积，纵宽9寸，能贮存9升9合津液，两边相等。与二十四节气相应，鼻空外露，膀胱主管津液漏泄。

【养生大攻略】

前列腺增生患者不宜久坐

人端坐时，重心落于前列腺的位置，坐的时间久了，前列腺必然承受体重压力。普通人这时还可以承受，但是前列腺增生患者就有大碍了，因为增生的前列腺会被迫向尿道管扩张，压迫尿道，造成排尿困难甚至闭尿。所以，前列腺增生患者在久坐时，可有意识地晃动身体，让身体重心移向左臀部或右臀部，左右臀适当轮换。

膀胱虚实第二

【原文】→【译文】

膀胱实热

左手尺中神门以后脉阳实者，足太阳经也。病苦逆满腰中痛，不可俯仰劳也，名曰膀胱实热也。

右手尺中神门以后脉阳实者，足太阳经也。病苦胞转不得小便，头眩痛烦满，脊背强[1]，名曰膀胱实热也。

膀胱实热

左手尺中神门以后脉象阳实的，即是足太阳经实。患者有逆满之苦，腰中疼痛，不能俯仰劳作，称为膀胱实热。

右手尺中神门以后脉象阳实的，即是足太阳经实。患者有转胞、脐下急痛、不能小便、头眩痛、烦满、脊背僵直之苦，称为膀胱实热。

膀胱虚冷

左手尺中神门以后脉阳虚者，足太阳经也。病苦脚中筋急，腹中痛，引腰背不可屈伸， 转筋恶风偏枯，腰痛，外踝后痛，名曰膀胱虚冷也。

右手尺中神门以后脉阳虚者，足太阳经也。病苦肌肉振动，脚中筋急，耳聋，忽忽不闻，恶风飕飕作声，名曰膀胱虚冷也。

膀胱虚冷

左手尺中神门以后脉象阳虚的，即足太阳经虚。患者有受脚肿筋急之苦，腹中疼痛牵引腰背不可屈伸，转筋，怕风，偏枯，腰痛，外踝后部疼痛，称为膀胱虚冷。

右手尺中神门以后脉象阳虚的，即为足太阳经虚。患者有肌肉跳动、脚中筋急、耳聋、听不真切、怕风之苦，称为膀胱虚冷。

【注释】

①脊背强：脊背僵直。

【养生大攻略】

预防前列腺癌的妙招

（1）多吃葱蒜

研究表明，每日吃10克以上大蒜或葱的人，比每只吃少于2克的人患前列腺癌的风险降低50%。

（2）喝适量红酒

每日1杯红酒，可有效抵制前列腺癌细胞的生长。

（3）游泳

每日游泳30分钟，人体免疫力可大大提高，且能够促进前列腺组织的血液循环，有助于前列腺炎的消退，降低前列腺癌的发病概率。

（4）有规律的性生活

性生活有规律的人，患前列腺癌的概率要比无规律者小。另外，精液中含有一些致癌物质，常射精可将致癌物排出。

（5）吃核桃

核桃可抑制前列腺癌细胞的生长和繁殖，常吃核桃对预防前列腺癌有益。另外，吃核桃还可以预防乳腺癌和心脏病。

胞囊论第三

【原文】→【译文】

胞囊者，肾膀胱候也，贮津液并尿[①]。若脏中热病者，胞涩小便不通，尿黄赤。若腑中寒病者，胞滑小便数而多白。若至夜则尿偏甚者，夜则内阴气生，故热则泻之，寒则补之，不寒不热根据经调之，则病不生矣。

胞囊是肾、膀胱生病证候的外现器官，主要贮存津液和尿液。若肾脏中有热邪，胞囊就会发涩，小便不通，尿黄赤。若膀胱腑中有寒邪，就会患胞滑，小便次数多且尿多白。若到了晚上尿偏多，这是由于一到晚上其中就有阴气生成的缘故，故热就用泻法，寒就用补法，不寒不热的，就据经调理，这样就不会生病了。

滑石汤

治膀胱急热，小便黄赤方。

滑石（八两）、子芩（黄芩三两）、车前子、冬葵子（各一升）、榆白皮（四两）。

上五味㕮咀，以水七升，煮取三升，分三服。

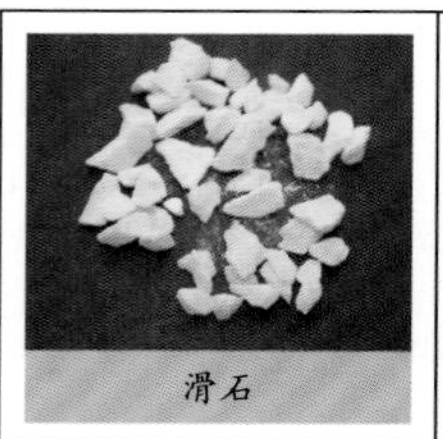
滑石

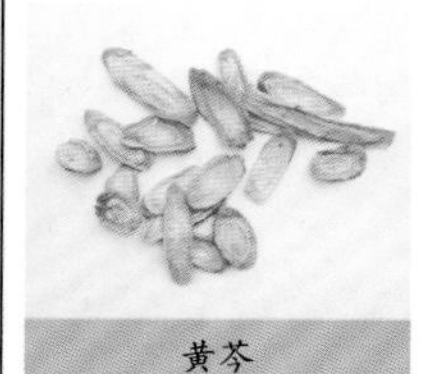
黄芩

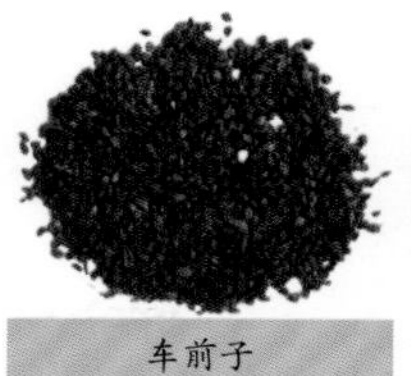
车前子

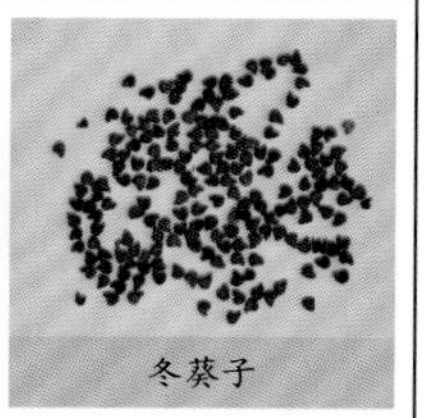
冬葵子

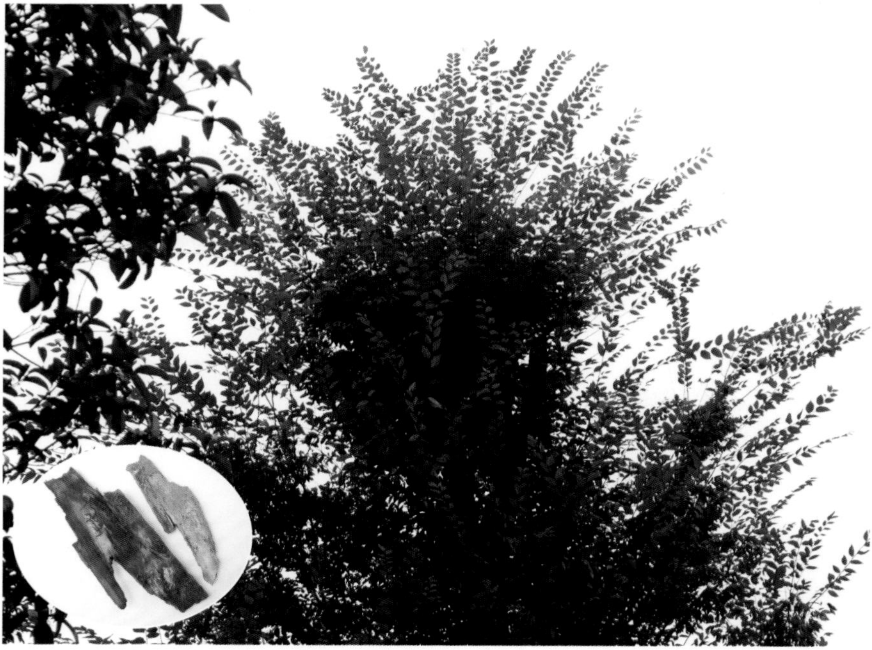

榆

滑石汤

主治膀胱急热、小便黄赤。

滑石8两，黄芩3两，车前子、冬葵子各1升，榆白皮4两。

将以上5味药分别切碎，用7升水煎煮，取汁3升，分3次服用。

【注释】

①尿：尿液。

三焦脉论第四

【原文】→【译文】

夫三焦者，一名三关也。上焦名三管反射，中焦名霍乱，下焦名走哺。合而为一，有名无形，主五脏六腑往还神道，周身贯体，可闻而不可见，和利精气，决通水道，息气肠胃之间，不可不知也。

三焦，又称三关。上焦名为三管反射，中焦名为霍乱，下焦名为走哺。三焦合而为一，有名而无形，主管五脏六腑之往还的通道。它贯通全身，只能听到却看不见。三焦能和畅精气，舒通水道，在肠胃之中调理运行气，不可不知道它。

三焦虚实第五

【原文】→【译文】

泽泻汤

通脉泄热治上焦，饮食下胃，胃气未定汗出，面背身中皆热，名曰漏气方。

泽泻、半夏、柴胡、生姜（各三两）、桂心、甘草（各一两）、人参、茯苓（各二两）、地骨皮（五两）、石膏（八两）、竹叶（五合）、莼心（一升）。

上十二味㕮咀，以水二斗，煮取六升，分五服。

泽泻汤

可通脉泄热。治疗因上焦饮食下胃，胃气未定，导致背上脸上出汗，体内发热，称为漏气的病。

泽泻、半夏、柴胡、生姜各3两，桂心、甘草各1两，人参、茯苓各2两，地骨皮5两，石膏8两，淡竹叶5合，莲子心1升。

将以上12味药分别切碎，用2斗水煎煮，取汁6升，分5次服用。

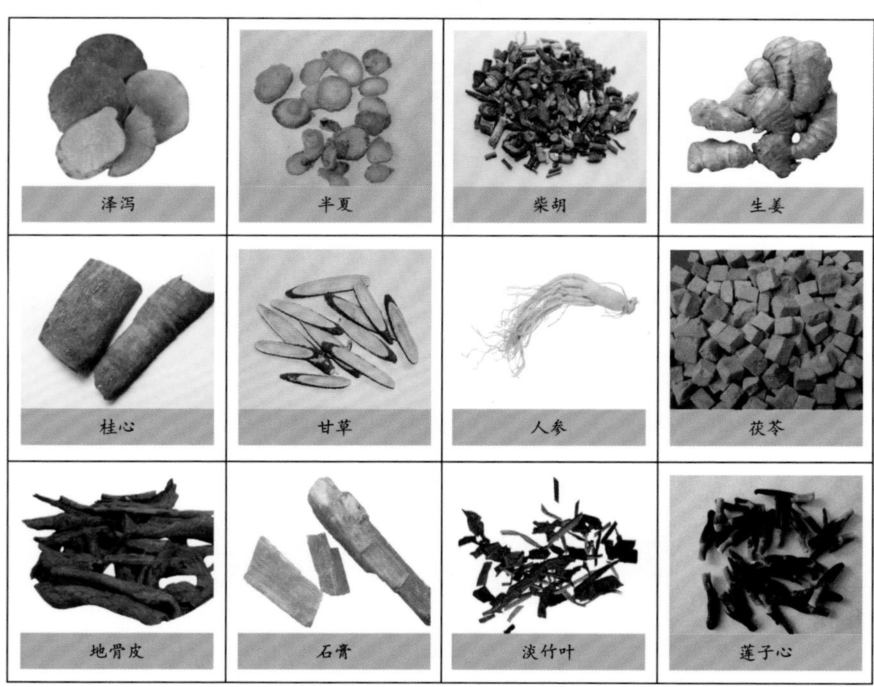

泽泻	半夏	柴胡	生姜
桂心	甘草	人参	茯苓
地骨皮	石膏	淡竹叶	莲子心

霍乱第六

【原文】→【译文】

问曰：病有霍乱者何？师曰：呕吐而利[①]，此谓霍乱。

问曰：病者发热头痛，身体疼，恶寒而复吐利，当属何病？师曰：当为霍乱。霍乱吐利止而复发热也。

有人问：什么是霍乱病？老师回答道：呕吐下痢，就是霍乱病。

又问：患者头痛发热，身体疼痛，怕冷而又上吐下痢，这属于什么病？老师回答道：应当是霍乱病。霍乱上吐下痢，停止后身体又发热。

【注释】

①利：下痢。

杂补第七

【原文】→【译文】

彭祖云：使人力壮①不老，房室不劳损气力，颜色不衰者，莫过麋角。其法刮为末十两，用生附子一枚合之，酒服方寸匕，日三，大良。

彭祖说：能让人强壮不老，行房事又不劳损，且面色不衰老的，莫过于麋角了。制作方法是刮取研为末10两，再用1枚生附子混合，用酒送服方寸匕，每日3次，效果极佳。

【注释】

①力壮：身体强壮。

卷二十一

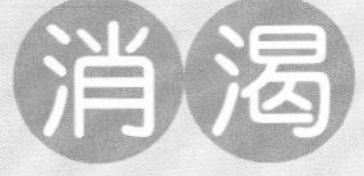

消渴、淋闭、尿血、水肿

【本篇精华】

1. 介绍消渴症的病因及治疗方法。
2. 介绍淋闭、尿血、水肿等各种病的病因及治疗方法。

消渴第一

【原文】→【译文】

枸杞汤

治渴而利者方。

枸杞枝叶（一斤）、黄连、栝蒌根、甘草、石膏（各三两）。

上五味㕮咀，以水一斗，煮取三升，分五服，日三夜二。

枸杞汤

主治消渴，症状为小便次数多、口渴、脉沉细微弱等。

枸杞枝叶1斤，黄连、栝蒌根、甘草、石膏各3两。

以上5味药分别研碎，用1斗水煮取3升，分5次服，白天3次，夜间2次。

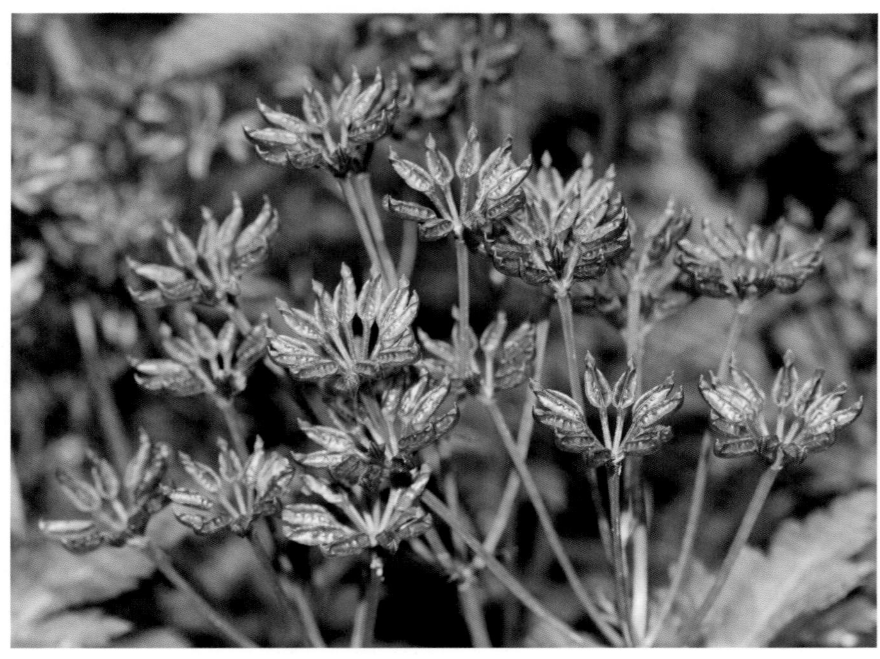

黄连

【养生大攻略】

糖尿病患者食谱

（1）百合煮蛤蜊

【原料】百合20克，蛤蜊肉50克，素油50毫升，玉竹、山药、姜、葱各10克，绍兴酒10毫升，盐适量。

【制法】玉竹、葱切段，蛤蜊肉切片，山药研细末，姜切片。锅内放油烧热，加入蛤蜊肉、百合、玉竹，炒至变色，放葱、姜、盐、绍兴酒和适量水，煮8分钟后入山药粉，烧沸即成。

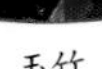
玉竹

【用法】佐餐食用。

【功效】滋阴润肺，生津止渴。

【适用】消渴症。

（2）韭菜炒蛤蜊

【原料】核桃仁20克，韭菜、蛤蜊肉各30克，绍兴酒、酱油各10毫升，葱、姜各10克，素油50毫升，盐适量。

【制法】核桃仁放油内炸香，韭菜、葱切段，蛤蜊肉、姜切丝。锅内放油烧热，加葱、姜、蛤蜊肉、酱油、盐、韭菜、绍兴酒，炒熟即成。

【用法】佐餐食，每日1次。

【功效】补肾壮阳，补虚强身。

【适用】脾肾亏损型糖尿病。

（3）猪胰炒山药

【原料】猪胰1具，山药30克，盐、花生油各适量。

【制法】将山药洗净，切成薄片，猪胰洗净剁碎。将花生油入锅内，放山药及猪胰，炒熟入少许盐调味。

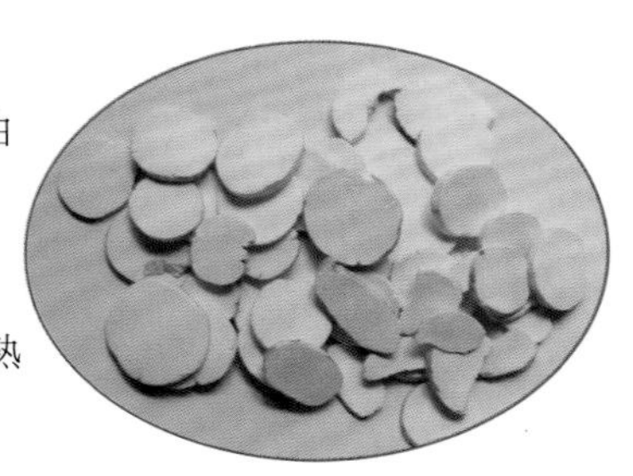
山药

【用法】佐餐食，1日分2次服完。

【功效】降低血糖，降低血脂，益气养阴。

【适用】糖尿病气阴两虚者。

淋闭第二

【原文】→【译文】

热结中焦则为坚，下焦则为溺血[1]，令人淋闭不通，此多是虚损人，服大散，下焦客热所为。亦有自然下焦热者，但自少，可善候之。

热结于中焦就会成为坚症，热结于下焦就会尿血，令人淋闭不通（小便滴沥涩痛为淋，小便急满不通为闭），这大多是虚损之人，由于服用散药过多，热邪侵入下焦所致；也有自然下焦发热的，但这种情况很少，一定要仔细诊断。

【注释】

①溺血：尿血。

尿血第三

【原文】→【译文】

治小便血方：

生地黄（八两）、侧柏叶（一把）、黄芩、阿胶（各二两）。

上四味㕮咀，以水八升，煮取三升，去滓，下胶，分三服。

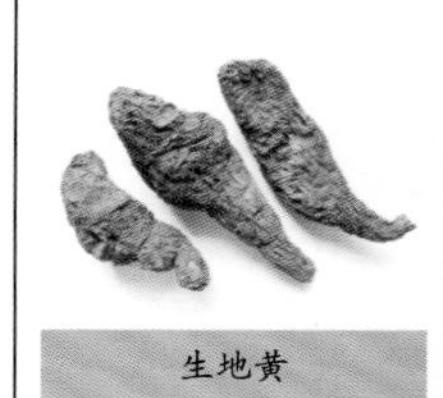
生地黄

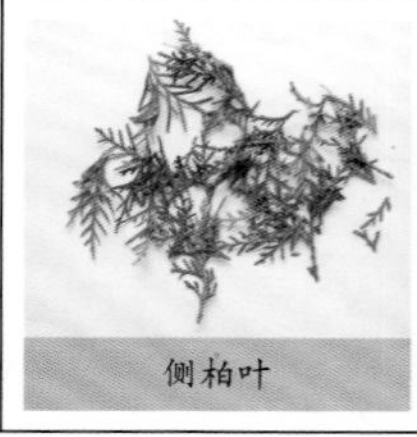
侧柏叶

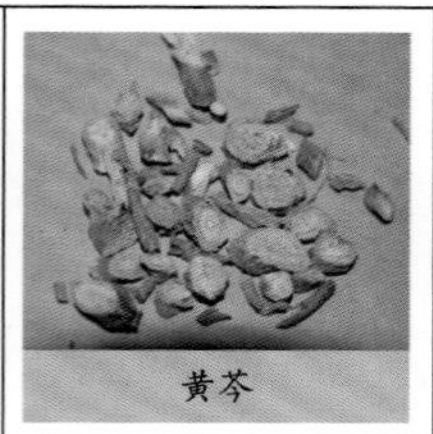
黄芩

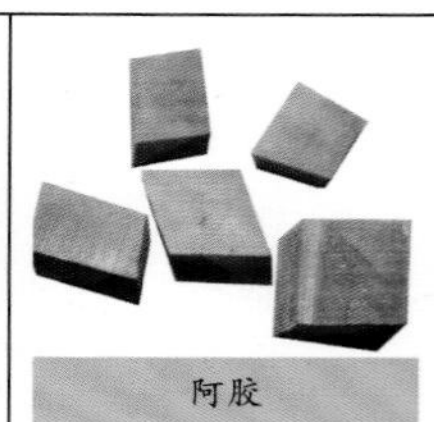
阿胶

治小便下血的处方：

生地黄8两，侧柏叶1把，黄芩、阿胶各2两。

将以上4味药分别切碎，用8升水煎煮，取汁3升，去渣，下入阿胶，分3次服用。

水肿第四

【原文】→【译文】

茯苓丸

治水肿。

茯苓、白术、椒目（各四分）、木防己、葶苈、泽泻（各五分）、甘遂（十二分）、赤小豆、前胡、芫花、桂心（各二分）、芒硝（七分另研）。

上十二味为末，蜜丸如梧子，蜜汤下五丸，日一。稍加，以知为度。

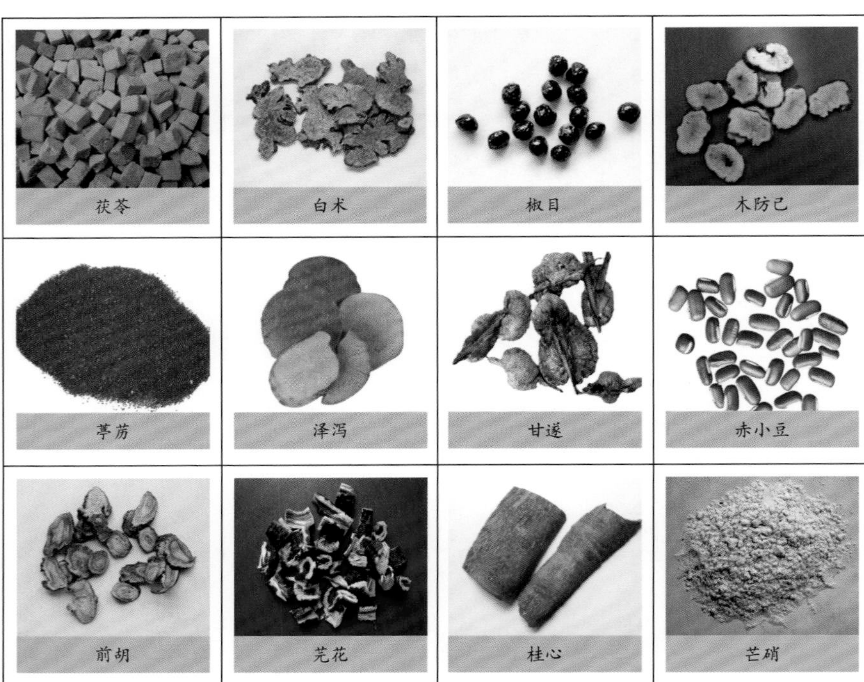

茯苓丸

主治水肿。

茯苓、白术、椒目各4分，木防己、葶苈、泽泻各5分，甘遂12分，赤小豆、前胡、芫花、桂心各2分，芒硝（另研）7分。

将以上12味药研为末，用蜜调和，制成如梧桐子般大小的丸，每次用蜜汤服下5丸，每日1次。若服后不愈，可逐渐加量，以瘥愈为度。

【养生大攻略】

防治气虚水肿食谱

参芪烧活鱼

【原料】黄芪10克，党参6克，活鲤鱼1条（约500克），水发香菇、冬笋片、白糖各15克，绍酒、酱油各15毫升，盐1.2克，葱丝、蒜片各6克，味精2克，水豆粉50克，生姜汁9毫升，花生油1000毫升，清汤500毫升，猪油20克。

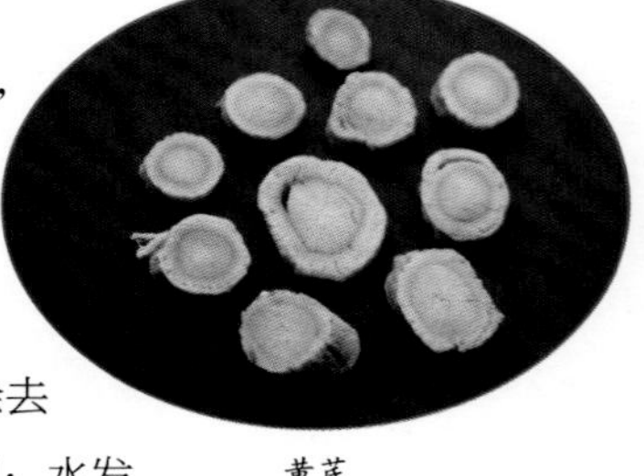
黄芪

【制法】将活鲤鱼去掉鳃、鳞、鳍后剖腹除去内脏，冲洗干净，在鱼身两面斜刀剞成十字花刀；水发香菇一切两开；党参、黄芪洗润后，切成片；葱、蒜按要求洗净。将炒锅置旺火上，放入花生油烧至六成热，下入鲤鱼炸成金黄色，捞出沥去油。将炒锅置火上，放入猪油、白糖，炒成枣红色时，加入清汤，下入炸好的鲤鱼、党参片、黄芪片，置武火上烧沸后移文火上煨，待汤汁已浓，鲤鱼已煨透入味，将鲤鱼捞在鱼盘里，择去党参片、黄芪片；再把笋片、香菇放入汤勺内，调入味精、姜汁、酱油、盐，烧沸后打去浮沫，用水豆粉勾芡，淋上猪油，浇在鲤鱼上即成。

【用法】佐餐食，每日1～2次。

【功效】益气健脾，利水消肿。

【适用】气虚水肿。

卷二十二

疔肿痈疽

【本篇精华】

介绍疔肿痈疽的治疗方法。

疔肿第一

【原文】→【译文】

治疗肿病，忌见麻勃，见之即死者方：

胡麻、烛烬、针砂（等份）。

上三味为末，以醋和敷之。

治疗疔肿病，忌见麻勃，见之就会死，治疗的处方是：

胡麻（黑芝麻）、烛烬、针砂各等份。

将以上3味药研为末，用醋调和来敷疮。

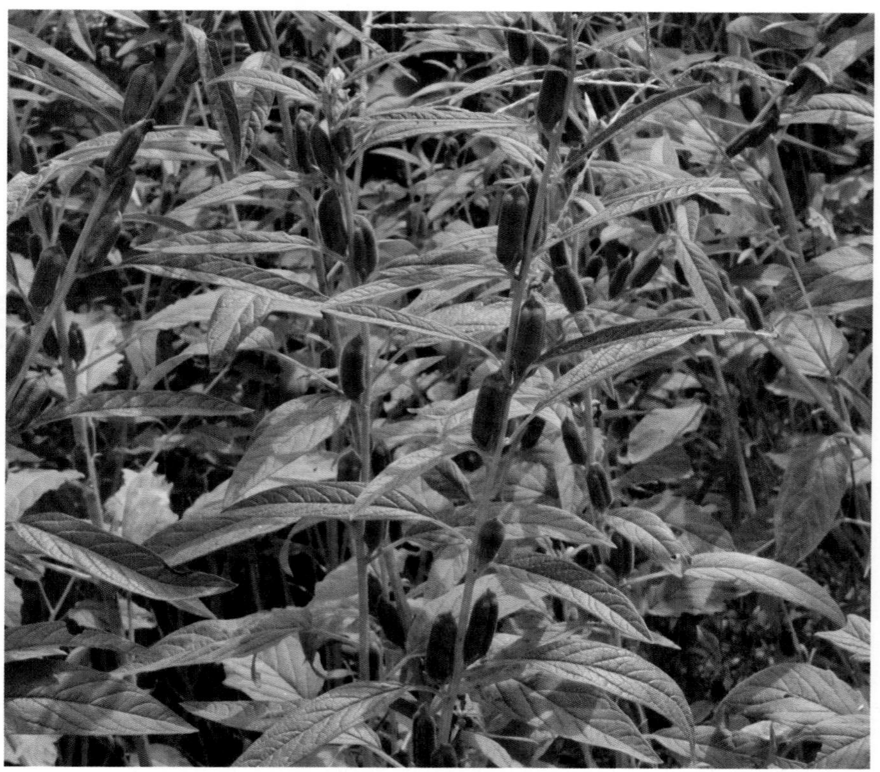

脂麻

痈疽第二

【原文】→【译文】

五香连翘汤

治一切恶核瘰疬、痈疽、恶肿患方。

青木香、沉香、丁香、薰陆香、麝香、连翘、射干、升麻、独活、寄生、通草（各二两）、大黄（三两）。

上十二味㕮咀，以水九升，煮取四升，纳竹沥三升煮，更取三升，分三服，取快利。

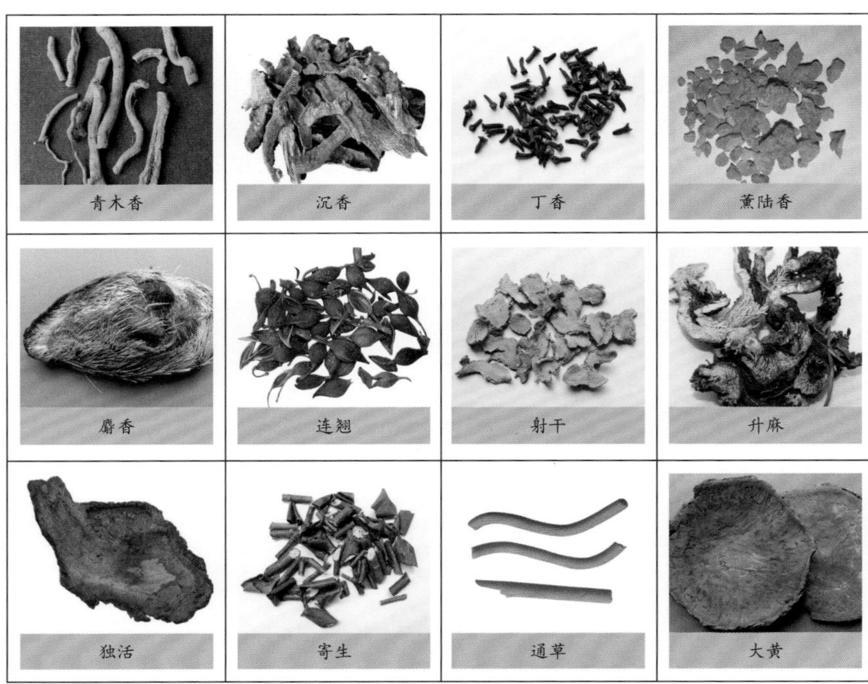

青木香	沉香	丁香	薰陆香
麝香	连翘	射干	升麻
独活	寄生	通草	大黄

五香连翘汤

主治一切恶核瘰疬、痈疽恶肿等。

青木香、沉香、丁香、薰陆香、麝香、连翘、射干、升麻、独活、寄生、通草各2两，大黄3两。

将以12味药分别研碎，用9升水煎煮，取汁4升，再加入竹沥3升煎，取汁3升，分为3服，以大便快利为度。

【养生大攻略】

痤疮患者需忌口

患有痤疮的人，有些食物是不能随便入口的，否则会导致痤疮加重。

第一类不能入口的是辛辣食物，这些食物性热，食后容易升火，致痤疮恶化。

第二类是补品。补品也多为热性，进入人体后使人内热加重，更易诱发痤疮。

第三是高脂类食物。高脂类食物如猪油、奶油、肥肉、鸡蛋等，能产生大量热能，使内热加重，使痤疮皮损症状更加严重。

第四类是腥发。腥发之物包括海产品，如海虾、海蟹、带鱼等，肉类中的羊肉、狗肉，也属于发物，这些东西入口，常可引起过敏而导致痤疮病情加重，越发难以治愈。

第五类是高糖食物。高糖食品被人体吸收后，会加快新陈代谢，促使皮脂腺分泌增多，从而使痤疮连续不断地出现。白糖、红糖、冰糖、葡萄糖、巧克力、冰淇淋等食物，都属于高糖食物，应忌食。

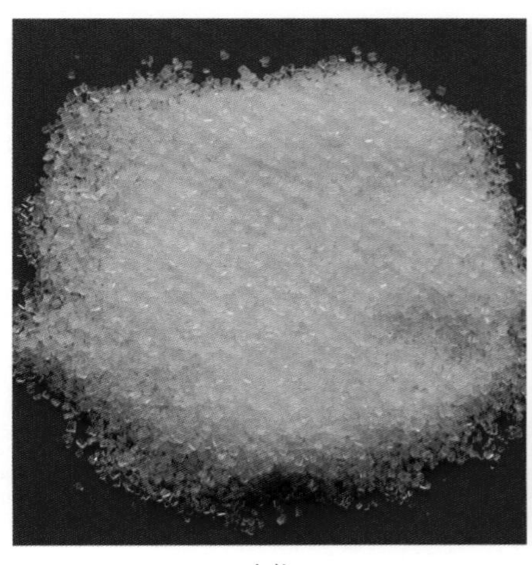
白糖

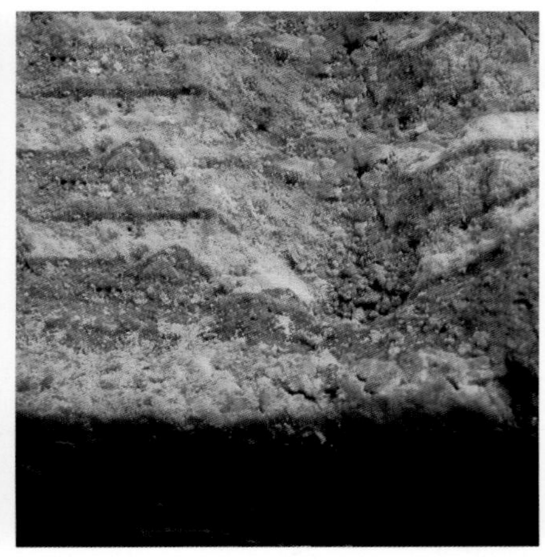
红糖

发背第三

【原文】→【译文】

内补散

治痈疽发背已溃，排脓生肉方。

当归、桂心（各二两）、人参、川芎、浓朴、防风、甘草、白芷、桔梗（各一两）。

上九味治下筛，酒服方寸匕，日三夜二。未瘥更服勿绝。

内补散

可排脓生肌，主治痈疽发背已溃、流脓不止。

当归、桂心各2两，人参、川芎、浓朴、防风、甘草、白芷、桔梗各1两。

将以上9味药过筛后制成散药，每次用酒送服方寸匕，白天3次，夜间2次。若服后未愈，可继续服用。

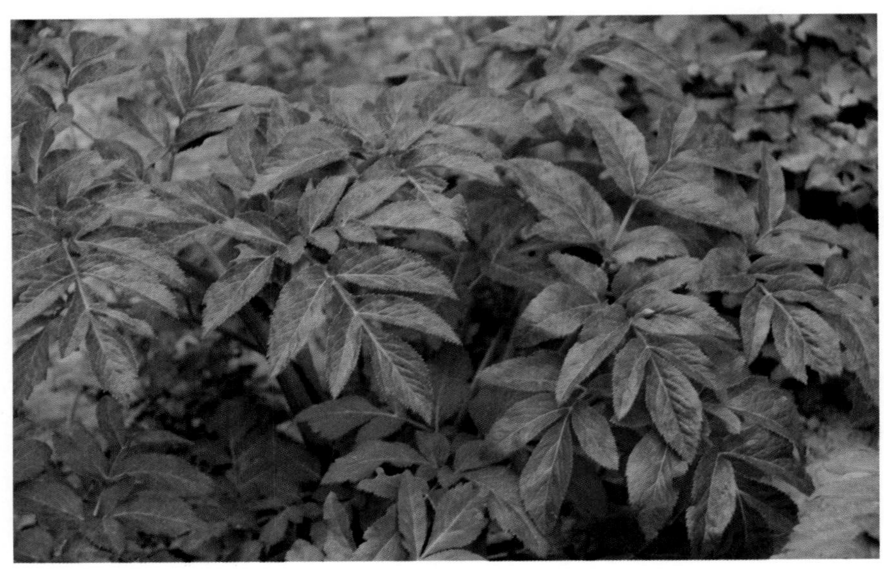

白芷

丹毒第四

【原文】→【译文】

丹毒，一名天火，肉中忽有赤如丹涂之色，大者如手掌，甚者遍身有痒有肿，无定色。有白丹者，肉中肿起，痒而疼痛，微虚，肿如吹状，瘾疹起也。有鸡冠丹者，赤色而起，大者如连钱。小者如麻豆粒状，肉上粟粟如鸡冠肌理也，一名茱萸丹。有水丹者，由遍体热起，遇水湿搏之结丹，晃晃黄赤色，如有水在皮中，喜着股[①]及阴处。此虽小疾，不治令人至死。

丹毒，又称天火，是肌肉中忽然长出色红如丹涂，大的如手掌大，严重的通身发痒并有肿块，没有一定的颜色的病症。有血丹，肉中有肿块突起，痒且疼痛，微微虚肿好像被吹的样子，这就是瘾疹发作了。有鸡冠丹，红色突起，大的如连钱，小的如麻豆粒状，肉上粟粟如鸡冠肌理，这种病又称茱萸丹。还有水丹，患者由于周身发热，遇到水湿相搏而郁结成丹，明晃晃的黄赤色，好像有水在皮肤中，常生长在大腿及阴部。这种病虽然不是大病，但如果不及时治疗的话也会导致人的死亡。

【注释】

①股：大腿。

瘾疹第五

【原文】→【译文】

治瘾疹痒痛方：

大黄、升麻、黄柏、当归、防风、芍药、黄芩、青木香、甘草（各二两）、枫香（五两）、芒硝（一两）、地黄汁（一升）。

上十二味㕮咀，以水一斗，煮取三升半，去滓，下芒硝令消，帛染拓病上，一炊久，日四五度。

治瘾疹痒痛方：

大黄、升麻、黄柏、当归、防风、芍药、黄芩、青木香、甘草各2两，枫香5两，芒硝1两，地黄汁1升。

将以上12味分别切细，用1斗水煎煮，取汁3.5升，去渣，加入芒硝使其溶化，用帛浸染药汁后涂在患处，约一顿饭的工夫，每日4～5次。

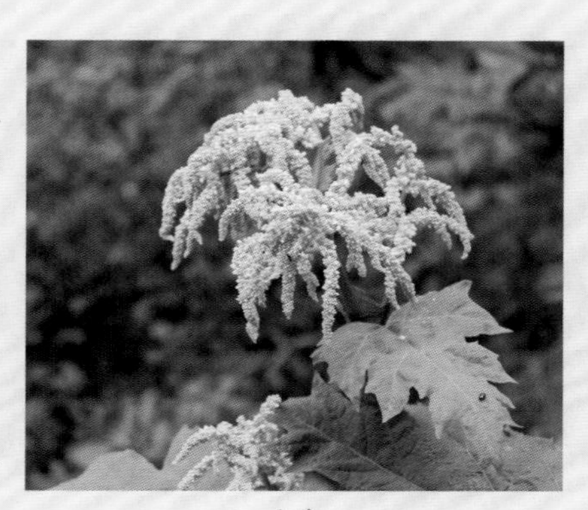

大黄

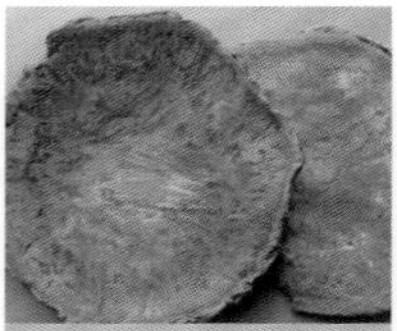

大黄	升麻	黄柏	当归
防风	芍药	黄芩	青木香
甘草	枫香	芒硝	地黄

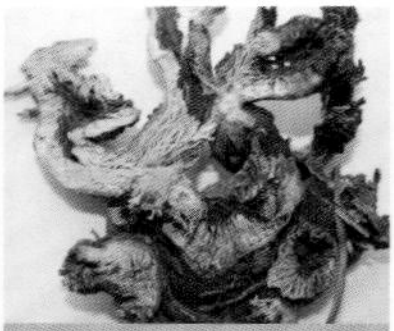

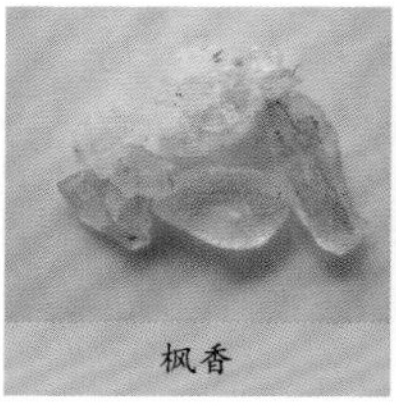

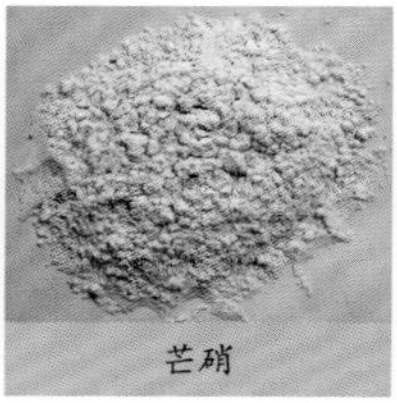

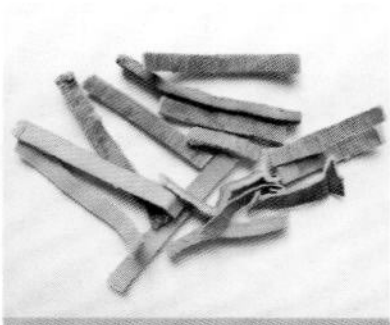

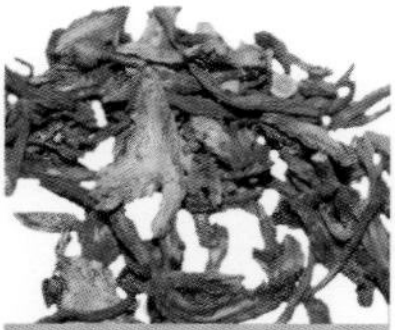

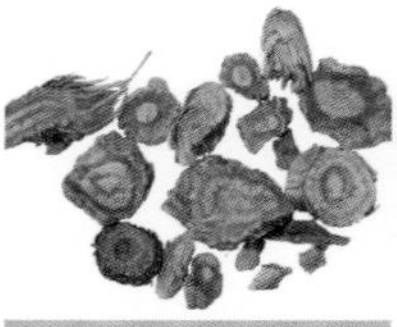

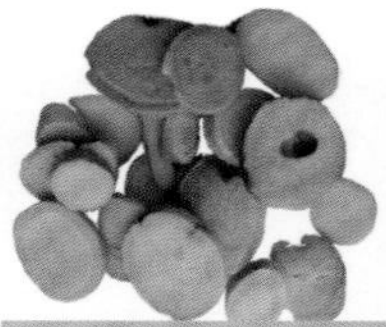

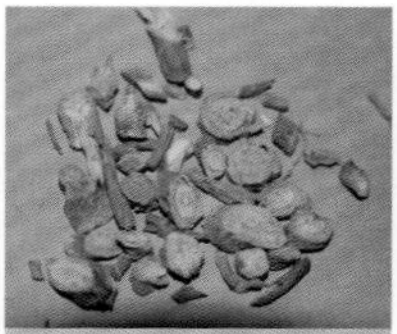

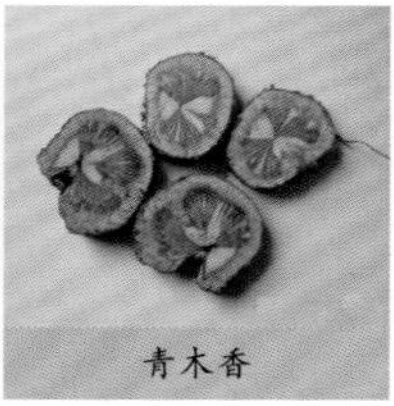

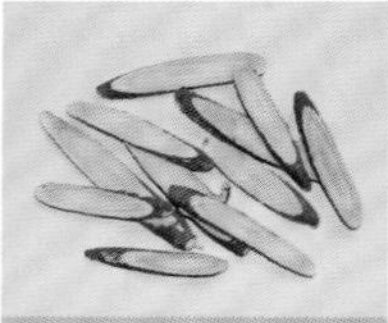

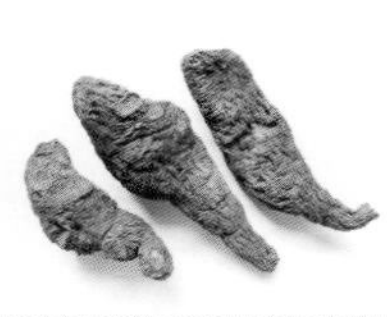

瘭疽第六

【原文】→【译文】

苦瓠散

治浸淫疮方。

苦瓠（一两）、蜂房、蛇蜕（各半两）、大豆（半合）、梁上尘（一合）。

上五味治下筛，以粉为粥和敷纸上，贴之，日三。

苦瓠散

主治浸淫疮。

苦瓠1两，蜂房、蛇蜕各0.5两，大豆0.5合，梁上尘1合。

将以上5味药过筛后制成散药，用米粉粥调和，敷纸上，贴患处，每日3次。

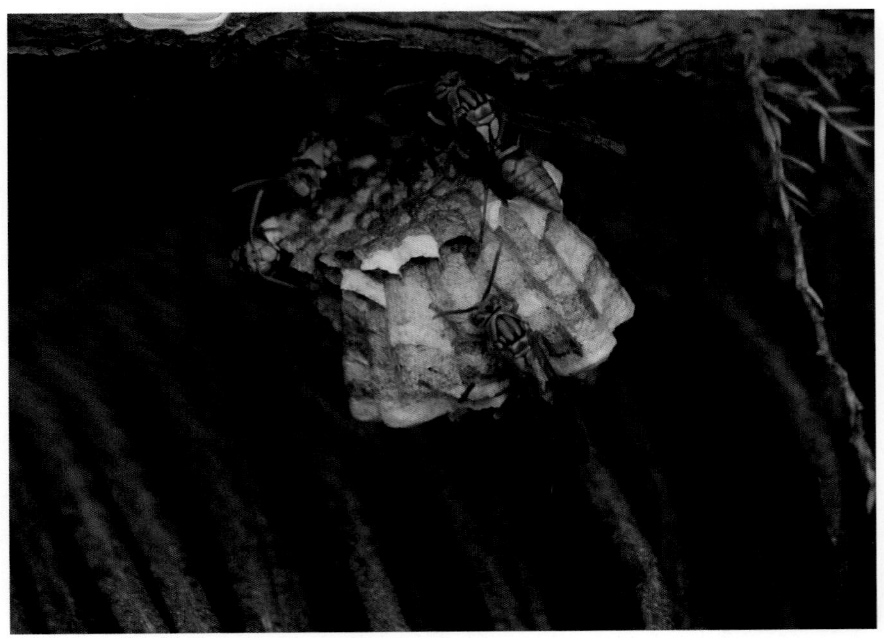

蜂房

卷二十三

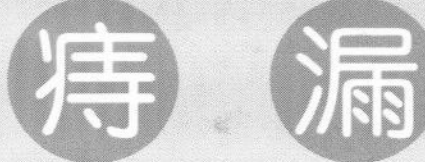

【本篇精华】

介绍痔疮、肠痈、疥癣等病症的治疗方法。

九漏第一

【原文】→【译文】

夫九漏之为病，皆寒热瘰疬在于颈腋者，何气使生？此皆鼠瘘寒热之毒瓦斯，堤留于脉而不去[①]者也。

9种漏病（指狼漏、鼠漏、蝼蛄漏、蜂漏、蚍蜉漏、蛴螬漏、浮疽漏、瘰疬漏、转脉漏）的产生，都是由于寒热，而寒热都是随着四时节气而产生的。瘰疬生长在颈项和腋下的病，是由哪种气造成的呢？都是鼠瘘病的寒热毒邪之气，留滞在血脉中没有消去的结果。

【注释】

①去：消散。

肠痈第二

【原文】→【译文】

赤龙皮汤

槲皮切三升，以水一斗，煮取五升，夏冷用之，冬温用之，分洗乳，亦洗诸败烂久疮，洗竟敷膏散。

赤龙皮汤

取3升槲皮切碎，用1斗水煎煮，取汁5升，夏季冷用，冬天温用，分别用来洗乳，也洗各种长期严重腐烂的疮，洗完，敷上膏和散药。

五痔第三

【原文】→【译文】

夫五痔者，一曰牡痔，二曰牝痔，三曰脉痔，四曰肠痔，五曰血痔。牡痔者，肛边如鼠乳，时时溃脓血出。牝痔者，肛肿痛生疮。脉痔者，肛边有疮痒痛。肠痔者，肛边核痛，发寒热。血痔者，大便清血，随大便污[①]衣。

五痔，一名牡痔，二名牝痔，三名脉痔，四名肠痔，五名血痔。牡痔，指肛门边如鼠乳，时时溃脓出血；牝痔，指的是肛门肿痛生疮；脉痔，指的是肛门边有疮且痒痛；肠痔，指的是肛门边核痛，发寒热；血痔，指的是大便清血，随大便而弄脏衣服。

【注释】

①污：弄脏。

【养生大攻略】

消痔食谱

（1）蕹菜膏

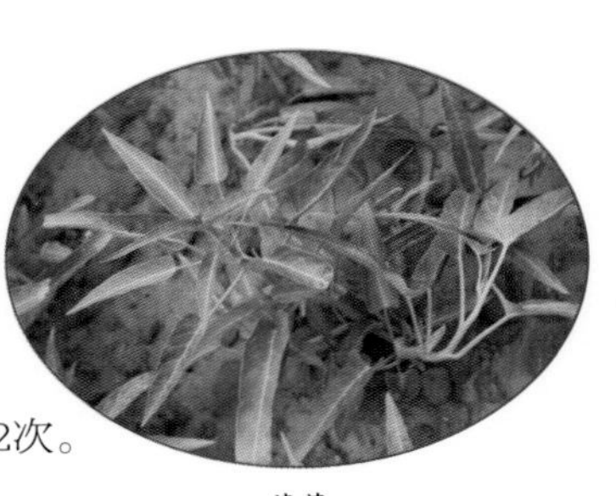

蕹菜

【原料】蕹菜2000克，蜂蜜250毫升。

【制法】蕹菜洗净，切碎、捣汁，去渣取汁浓缩呈稠膏状，入蜂蜜再熬成膏。

【用法】沸水溶化饮用，每次1汤匙，每日2次。

【功效】清热消肿。

【适用】外痔。

（2）姜蚌方

【原料】生姜10克，河蚌肉60克。

【制法】将河蚌肉洗净放入锅内，入生姜，加水适量，煮熟后放调味品少许。

【用法】佐餐食用，每日1次。

【功效】清肠通便。

【适用】痔疮。

（3）木耳芝麻茶

【原料】黑木耳60克，黑芝麻15克，白糖适量。

【制法】黑木耳洗净，将30克黑木耳入锅内，用中火炒，颜色由灰转黑、略有焦味时起锅备用。芝麻略炒出香味，加水1500毫升，同时放入全部黑木耳，用中火煮沸30分钟，去渣取汁，每100毫升加白糖20克。

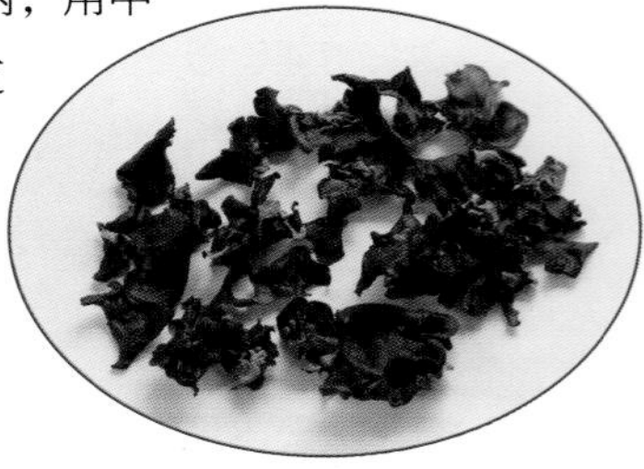

黑木耳

【用法】代茶频服。

【功效】润燥滑肠。

【适用】痔疮。

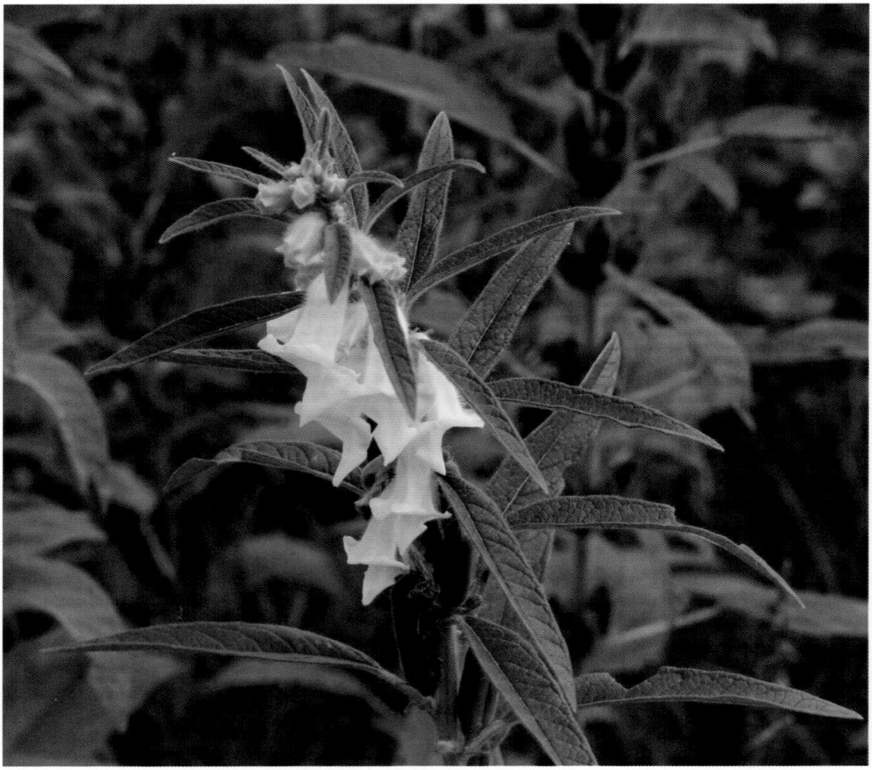

脂麻

疥癣第四

【原文】→【译文】

凡疮疥，小秦艽散中加乌蛇肉二两主之。黄芪酒中加乌蛇脯一尺，亦大效。

患上疮疥，向小秦艽散中加入2两乌蛇肉来治疗。黄芪酒中加入1尺乌蛇脯，也有良好的效果。

凡诸疥瘙[①]，皆用水银、猪脂研，令极细，涂之。

凡是疮癣、皮肤瘙痒之症，都可以用水银加猪油研细调匀，至非常细的程度，涂在伤处就可以了。

治寒热疮及风疥、诸杂疮方：

韭根、矾石、雄黄、藜芦、瓜蒂、胡粉（各一分）、水银（三分）上七味，以柳木研水银使尽，用猪脂一升煮藜芦、韭根、瓜蒂三沸，去滓，纳诸药和调，令相得即成，以敷之神良。《救急方》以此用治癣疮。

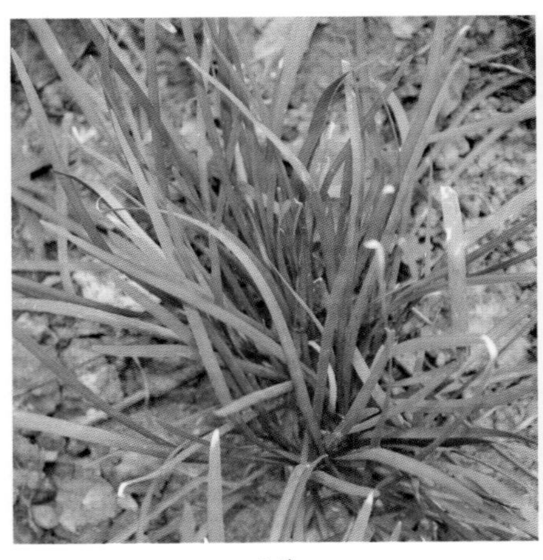

韭菜

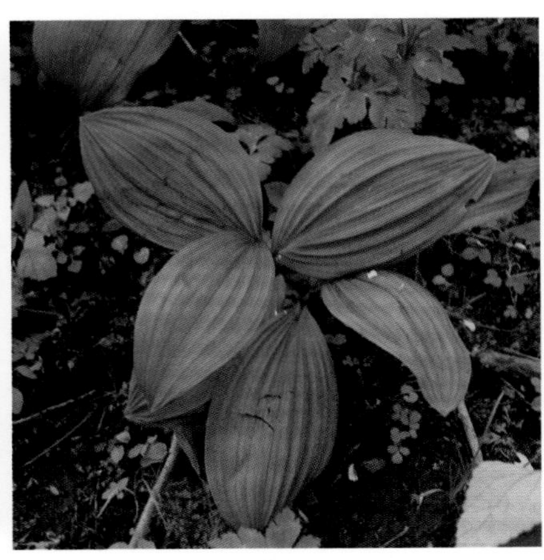

藜芦

治疗寒热症引起的疥疮以及受风引起的疮疥、各种杂症引起的疮疥方：

韭根、矾石、雄黄、藜芦、瓜蒂、胡粉（胡椒粉）各1分，水银3分，以上7种药材，用柳木将水银研开，再用1升猪油与藜芦、韭根、瓜蒂3种药材放在一起煮沸，然后去掉药滓，将其他药加入水中调和，使其均匀就可以了，将其直接敷在疮疥上可有良效。《救急方》专用此方治疗癣疮。

【注释】

①疥瘙：疥，一种传染性皮肤病，有刺痒感；瘙，即病变的部位发痒；意思为非常刺痒又带有传染性质的皮肤病。

【养生大攻略】

1. 老年皮肤瘙痒的自我防治

（1）换季时节要保持心情的愉悦

因为精神因素会加重皮肤干燥、瘙痒等变化；多食用水果及补水类蔬菜，少食辛辣、易过敏等食物。

（2）洗澡不用过热的水

一般保持35℃左右为宜，可用补水的沐浴露，减少肥皂等刺激类清洁品。

（3）内衣要及时更换

粗糙、混纺、化纤等纺织品对皮肤刺激大，宜选用全棉内衣减少皮肤刺激。

（4）不可自己随便用药

如有局部皮肤瘙痒可在医生建议下使用药膏类涂抹剂，如果自己随便用药，可能会引起皮肤不适，从而加重瘙痒症状。

2. 皮肤瘙痒小偏方

（1）防风丝瓜止痒洗液

【原料】防风、丝瓜络、蛇床子、荆芥、苦参、当归各30克。

【制法】将以上几味中药，加适量清水大火煮开，小火煎煮半小时，然后去滓，倒进浴盆中，加适量温水浸泡即可。

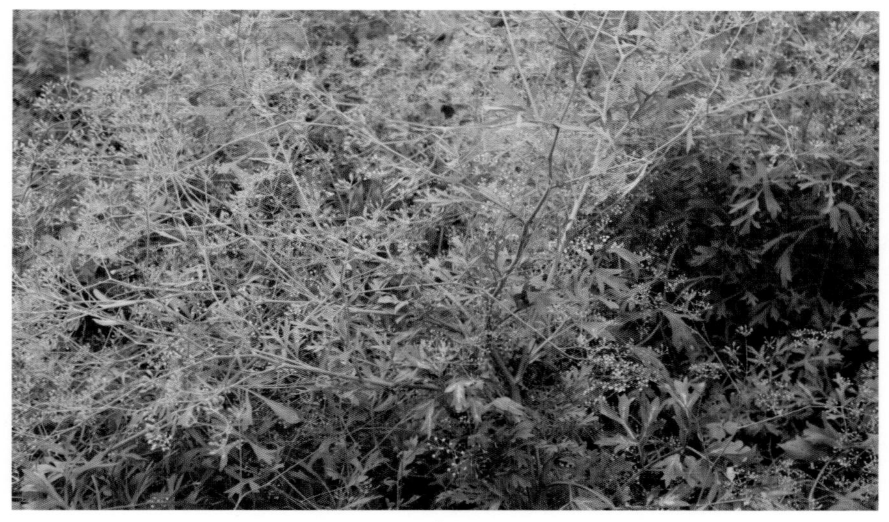

防风

【用法】每日1剂，每日可洗1～2次，每次浸泡10～20分钟，连续1周即可治愈。

注：浸泡之后，可在身体上涂甘油与醋的混合物，醋与甘油的比例以3∶7为宜，涂于皮肤上即可。

3. 肌肤湿润光滑，多用食疗方法

（1）蜜橘茶饮

【原料】蜜橘50克，银耳10克，冰糖少许。

【制法】选取蜜橘时，可直接用罐头食品，也可自己买新鲜的蜜橘，去皮，撕成小瓣备用；然后将银耳泡在清水中，直到泡发，去蒂，撕成小朵；先将银耳放进锅内加清水煮软，再放蜜橘瓣大火煮开，改小火煮15～20分钟，加入冰糖搅化即可连汤食用。

银耳

【用法】每日1次，每次500毫升以上。

【功效】滋阴润肺，补水生津。

【适用】皮肤干燥、燥咳、无食欲者。

（2）玉竹美味粥

【原料】玉竹、百合、核桃、沙参各15克，大米50克。

【制法】大米淘洗干净，核桃去壳，沙参、玉竹、百合洗净，一起放进锅内，加适量清水，大火煮开后改小火慢熬1小时，便可食用；可根据个人口味加糖或者加盐调味。

【用法】每日早、晚各食1次，也可晚间食用，以代主食。

【功效】益胃生津，滋阴润燥。

【适用】皮肤干燥、大便秘结、口干少津者。

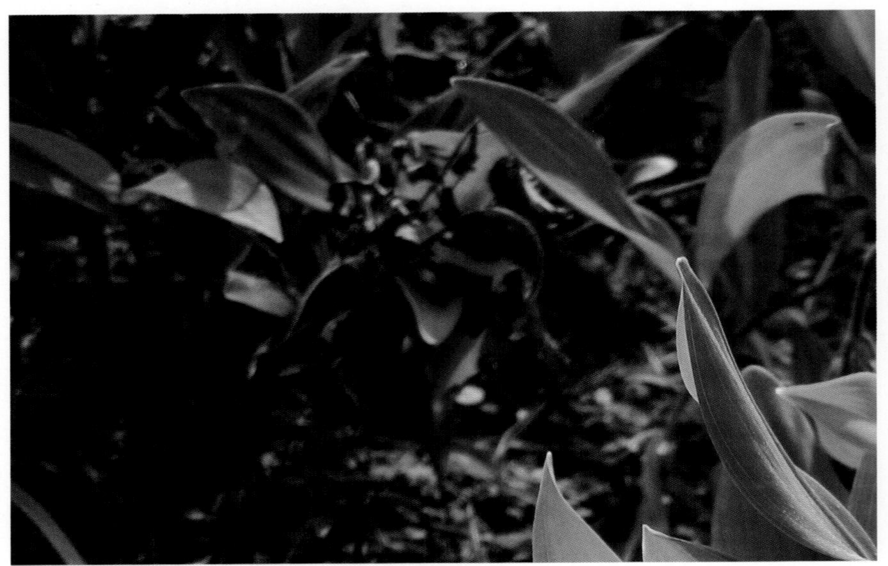

玉竹

恶疾大风第五

【原文】→【译文】

野狼毒散

治恶疾方。

野狼毒、秦艽（等份）。

上二味，治下筛，酒服方寸匕，日三，服五十日愈。

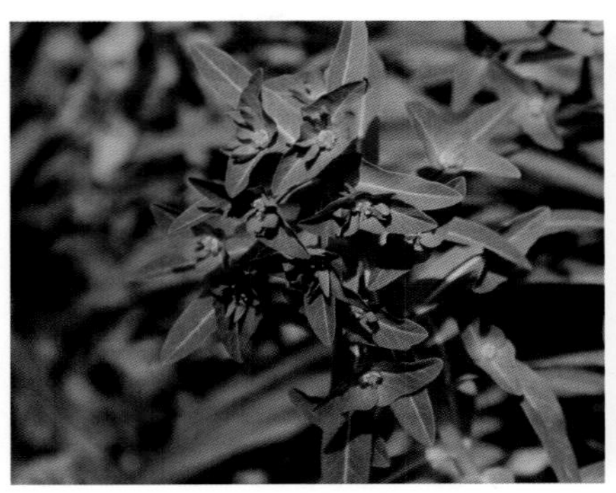
野狼毒

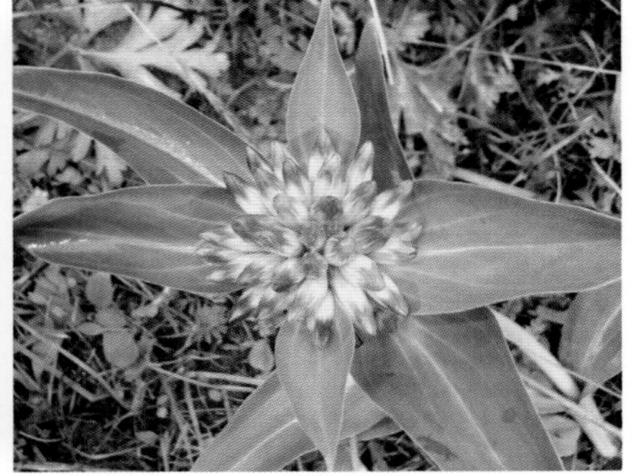
秦艽

野狼毒散

主治恶疾。

野狼毒、秦艽各适量

将以上2味药制成散药，每次用酒送服方寸匕，每日3次，服药50日后痊愈。

恶疾[①]大风有多种不同，初得虽遍体无异，而眉发已落。有遍体已坏，而眉须俨然。有诸处不异好人，而四肢腹背有顽处，重者手足十指已有堕落。有患大寒而重衣不暖，有寻常患热，不能暂凉。有身体枯槁者，有津汁常不止者，有身体干痒彻骨，搔之白皮如麸，手下作疮者。（《外台》作卒不作疮）有疮痍荼毒重叠而生，昼夜苦痛不已者，有直置顽钝不知痛痒者。其色亦有多种，有青、黄、赤、白、黑、光明、枯暗。

难以医治的风类疾病有很多种，最初得病时身体虽然没有异常，但头发、眉发脱落；有的身体上有了伤口，但眉毛须发依旧良好；有的身体和正常人无异，但四肢和腹、背部位产生病状，严重的手指、脚趾溃烂欲断；有的全身发冷，穿很多衣服也不感觉温暖；有的全身发热，一直退不下去；有的人身体枯瘦；有的人口水津液自动外流；有的人身体发痒一直痒到骨头里去，挠皮肤时有白屑脱落，挠过的地方变成疮口（《外台》一书中称为“卒”，不写“疮”）；有的人在同一部位上，疮疥、恶脓一起发生，白天晚上都痛苦不已；有的人已经完全麻木，不知道疼也不知道痒。这种风类疾病会让皮肤有多种颜色，可见青色、黄色、红色、白色、黑色、皮肤光亮、皮肤晦暗。

【注释】

①恶疾：旧籍《公羊传·昭公二十年》中指难以医治的疾病，在这里则指让人厌恶、难以治疗的癞病、麻风等症。

【养生大攻略】

1. 冬季防风，穿衣有妙招

（1）款式选择要到位

一般越是贴身的，袖口、下摆有收束作用的衣服防风效果越好。同时，边缘收口，中间则要相对宽松，这样不但能减少皮肤水分被衣物吸收，还能保持宽松，更易保暖。风不入体，对人的健康就是最好的帮助。

（2）头脚保暖不露腰

人体热量多由头顶散发，而寒气风体则从脚部入内。所以在冬季防风时，要给头顶戴一顶合适的帽子，以防身体温度过于散发，脚下则要穿厚底、高帮、保暖性能好的鞋子。但不管是年老者还是年轻人，不要将腰部留下风口，这样容易让风体沿腰袭内，从而使风侵害身体。

（3）穿衣有层次，内薄外防中间暖

冬季穿衣不能只要好看而不管温度，一般贴身的内衣要薄一些，这样可以让衣服产生的热量与身体进行对流；而外面一层一定要防风，没有风侵入内，衣服与身体就会自动生产一个互动功能，促进热量的产生。当然，中间的一层衣服则要有良好的保暖性能，如此人体温度才能保持不扩散。如果是身体比较弱的人，则可以在中层衣服外面再加一件背心类的衣服，以此来固定温度。

2. 体弱怕寒这样吃

（1）当参羊肉汤

【原料】羊肉200克，党参、当归、川芎、白芍各10克，甘草、羌活各5克，调味料适量。

【制法】将羊肉洗净，切成小块；把以上6种药材清洗一下，包在纱布中，

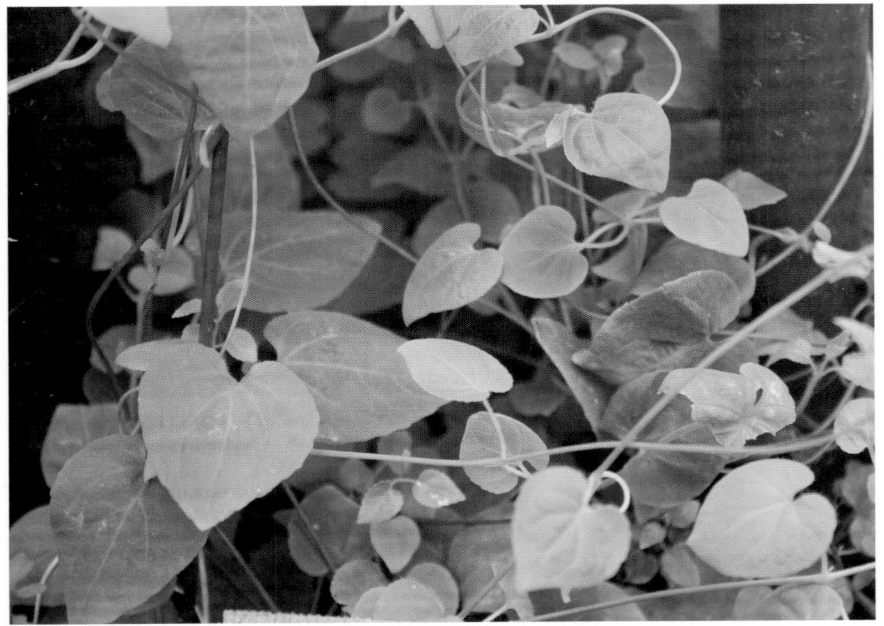

党参

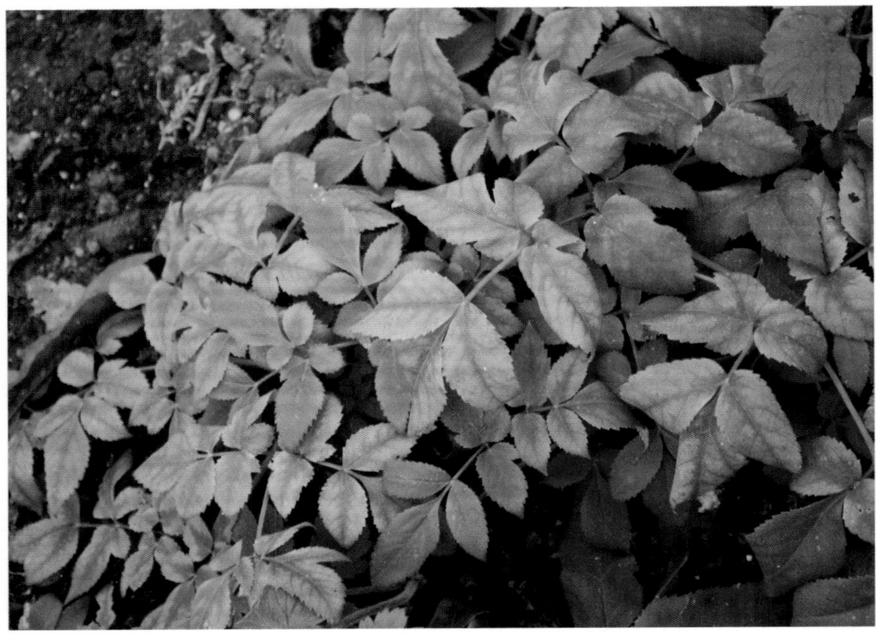

当归

和羊肉一起放进煲内，加姜片、葱段少许，清水适量，大火煮开，撇去浮沫，加少许盐，小火煨煮30分钟即可食用。

【用法】食肉喝汤，每周喝1～2次。

【功效】祛风散寒，补气益血。

【适用】畏寒怕风、四肢不温、体弱者。

（2）二老营养汤

【原料】老母鸡半只，老桑枝60克，姜片、葱段、盐各适量。

【制法】将老桑枝洗净，切成小段备用；老母鸡切块，放进开水中氽一下，然后与老桑枝段一起放进煲内，加姜片、葱段、清水大火煮开，小火煲制1小时，加盐调味，即可饮汤吃肉。

【用法】食肉喝汤，每周2～3次。

【功效】祛风湿，通经络，补气血。

【适用】体虚风湿、筋络阻滞以及肩、颈僵硬者。

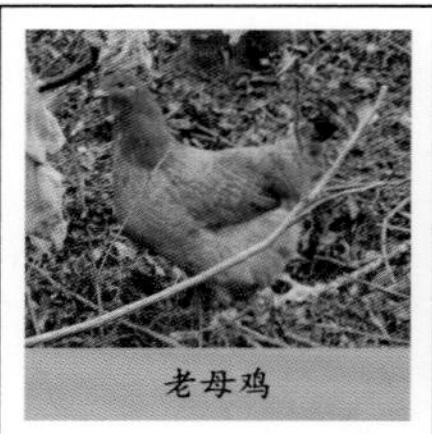
老母鸡

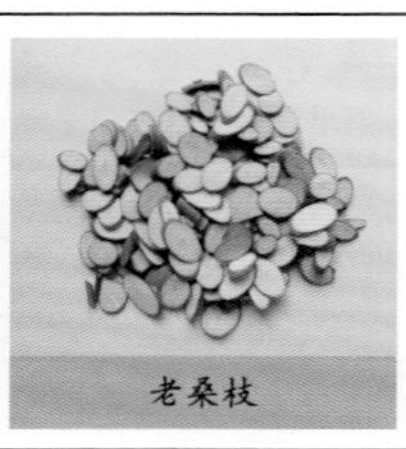
老桑枝

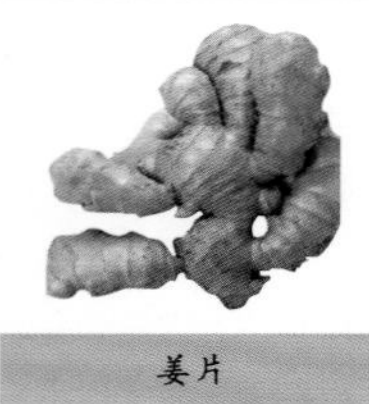
姜片

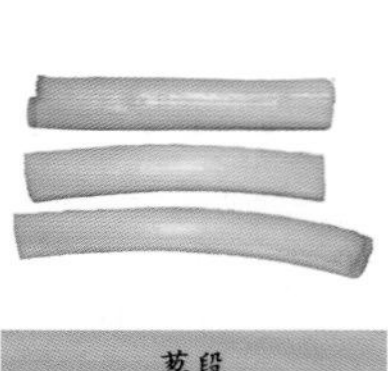
葱段

卷二十四

解毒杂治

【本篇精华】

本节主要讲述各类食物引起的中毒，以及治疗方法、症状和药方。

解食毒第一

【原文】→【译文】

凡人跋涉山川，不谙水土，人畜饮啖，误中于毒，素不知方，多遭其毙，岂非枉横耶。然而大圣久设其法，以救活之。正为贪生乐药，忽而不学，一朝逢遇，便自甘心，竟不识其所以。今述神农黄帝[①]解毒方法，好事者，可少留意焉。

凡是要跋山涉水的人，往往因为不熟悉当地水土，误饮之后引发中毒症状，又不知用什么方子解救，多会因此而毙命，岂不是横遭冤枉之灾。但是，圣人早已经设下方法，专门救人性命。那些希望长寿喜欢自调药物，对医术反而忽略不学的人，忽然有一天遇到这样的症状，才不得不承认，自己并不能理解并应对此症。现在将《神农百草经》《黄帝内经》中专治此症的方法说一下，有喜欢的可以自行留意。

治饮食中毒烦懑[②]方：

以苦参三两，㕮咀，以酒二升半，煮取一升，顿服，取吐愈。

治因为饮食中毒而引起的内热之方：

用苦参3两，咀成碎状，用2.5升白酒煮制，直到剩下1升，1次喝下，让患者呕吐即可痊愈。

治食鱼中毒方：

煮橘皮停极冷，饮之立验。（《肘后》云：治食鱼中毒，面肿烦乱者）

治吃鱼中毒的方：

取橘子皮加清水煮开，放凉之后饮用，喝下去可立即有效。（《肘后》里说，此方可治食鱼引起的中毒，以及脸面肿胀、内心烦乱的患者）

【注释】

①神农黄帝：指《神农百草经》和《黄帝内经》古医书籍。

②烦懑：懑，又作满，即中医所说的内热郁结症状。

【养生大攻略】

1. 巧妙辨识有毒物，健康更上一层楼

（1）白果

白果又称银杏，可入药，性平，味甘苦涩，入肺、肾二经。白果有小毒，它含有少量的氰苷，一般生食5粒以上可致中毒。其中毒症状表现为呕吐、嗜睡、昏迷、呼吸困难、体温升高等，有严重者也可出现呼吸肌麻痹，从而导致死亡；因此，白果切不可生食。

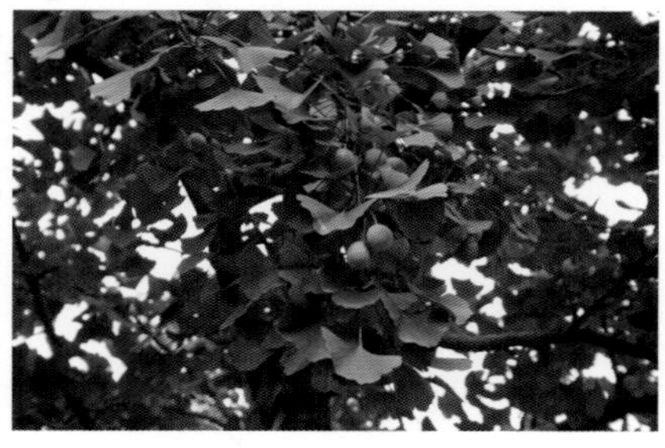

银杏

（2）木薯

木薯味苦，性寒，入心经，是制薯片、薯粉等的上好食材。但木薯内含的亚麻仁苦苷，是有毒物质，会导致食用者中毒。其中毒症状可表现为恶心、呕吐、腹泻、头晕、瞳孔散大、呼吸困难等，如果得不到及时治疗，很可能会因为呼吸衰竭而死。因此，食用木薯需提前浸泡6日以上，加热煮熟后方可食用。

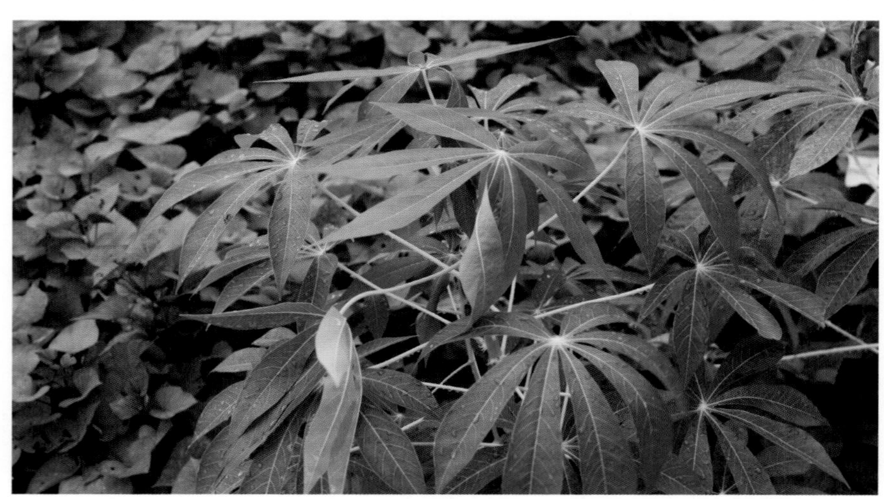

木薯

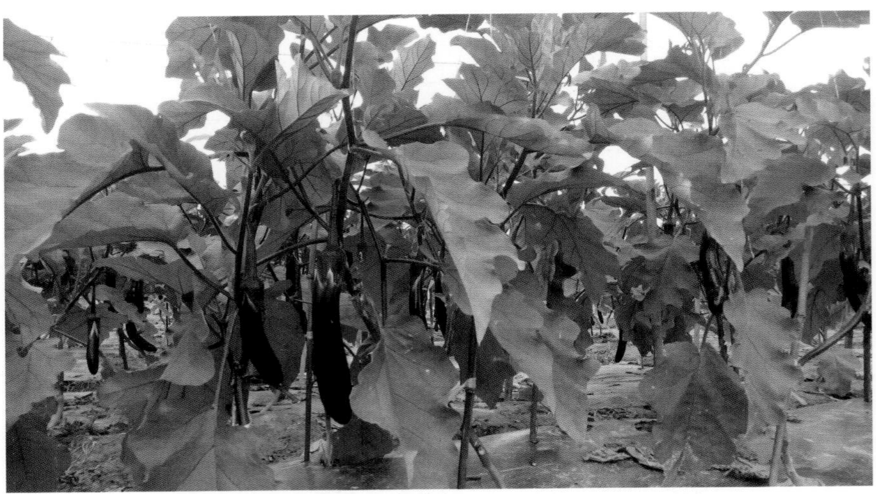

茄子

（3）茄子

茄子很常见，营养价值也很高，但茄皮中的茄碱有微毒，少食可强心、降压、抑制微生物，但多食就会引起中毒。中毒症状多为恶心、呕吐等不适症。所以每日食用茄子不可过量，或者去皮后食用。

（4）北杏

北杏又称苦杏仁，可入药，味苦，微温，归肝、大肠经。北杏有小毒，内含的氰化物可导致食用者急性中毒，儿童食用10粒生北杏便可引起中毒反应。

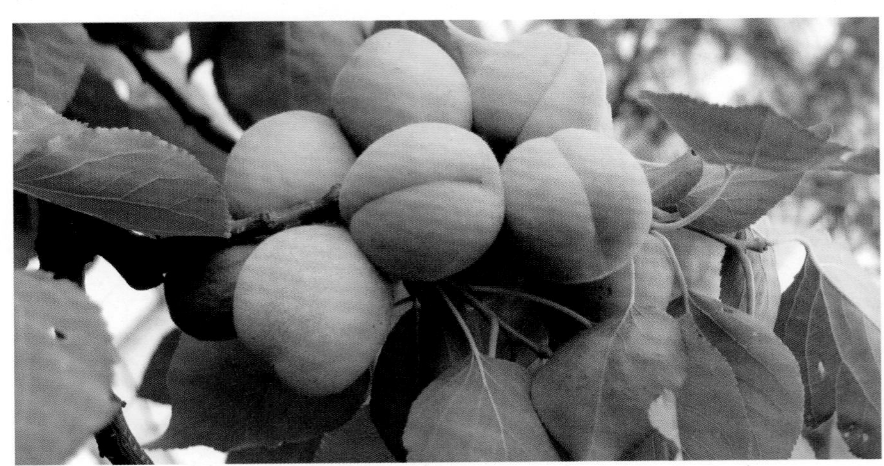

北杏

如需食用，可沸水煮熟再食，能相对减少毒性。

除以上所罗列的几种常见食物之外，日常中的鲜黄花菜、鲜木耳、竹笋、黄颡鱼、河豚鱼等都带有相对的毒素，所以食用此类食物应该格外谨慎才行。

2. 夏季解毒清热食疗方

（1）马蹄排骨汤

【原料】马蹄200克，小排骨250克，土茯苓50克，调味料适量。

【制法】马蹄去皮，洗净，一切两瓣；土茯苓洗净，控水；小排骨斩成小段，放进开水中汆一下，然后放进煲内，加姜片、土茯苓，大火煮开，加入马蹄，小火慢煲1～2小时，直到排骨酥烂，用盐调味即可食用。

【用法】可每日服用，也可隔日服用。

【功效】利便祛热、解毒除湿。

【适用】体热烦渴、便血、咳嗽等。

（2）三豆冬瓜汤

【原料】冬瓜400克，瘦肉100克，绿豆、赤小豆、白扁豆各30克，陈皮10克，调味料适量。

【制法】绿豆、赤小豆、白扁豆一起洗净，放进清水中浸泡；冬瓜去皮洗净，带皮带瓤切成小块，瘦肉切小块，将肉放入煲内，加清水煮开，撇去浮末，然后放进绿豆、赤小豆、白扁豆和陈皮，小火煮至豆子开花，便加入冬瓜，再小火慢煲，直到冬瓜皮变软，加盐进行调味即可食用。

【用法】隔日服用1次，也可连续服用5日，停3日再服用。

【功效】通淋利尿、消暑解毒。

【适用】皮肤干燥、有湿疹、热毒等症。

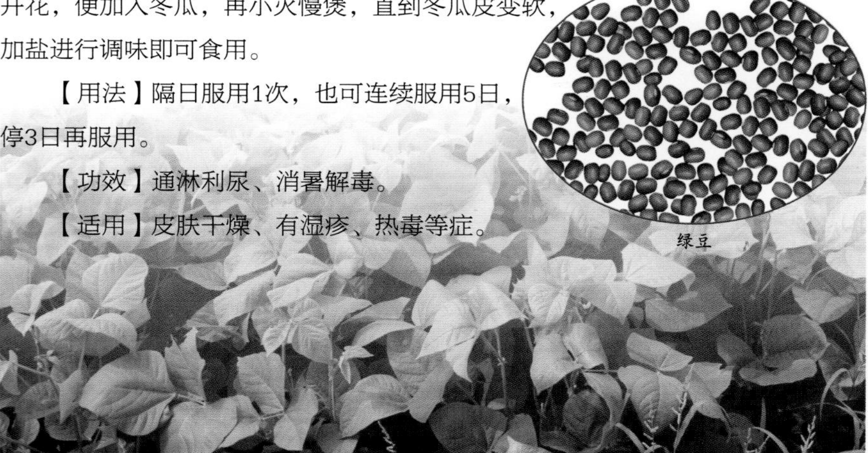

绿豆

解百药毒第二

【原文】→【译文】

甘草解百药毒，如汤沃雪，有同神妙。有人中乌头、巴豆毒，甘草入腹即定。中藜芦毒，葱汤下咽便愈。中野葛毒，土浆饮讫即止。如此之事，其验如反掌，要使人皆知之。

甘草可以解百药之毒，同如雪入热汤，化解于无声，非常神奇玄妙。有人中了乌头、巴豆的毒，取甘草服下即可。如果中了藜芦的毒，喝了葱烧的汤便可治愈。若是野葛引起的中毒，取土浆水饮下立刻见效。这样的事情，同将手掌反过来一样容易，非常简单，要让所有的人都知道这些知识。

然人皆不肯学，诚可叹息。方称大豆汁解百药毒，余每试之，大悬绝不及甘草，又能加之为甘豆汤，其验尤奇。有人服玉壶丸，治呕不能已，百药与之不止，蓝汁入口即定。如此之事，皆须知之，此成规更不须试练也。解毒方中条例极多，若不指出一二，学人不可卒知，余方例尔。

但人们都不愿去学，实在可惜。有药方说大豆汁可解百药之毒，我每每试用，都感觉大不如甘草之效，如果能在大豆汁中加入甘草，成为甘豆汤方，效果便非常神奇了。有人服用玉壶丸治疗呕吐不止，可用很多药配合也不能治愈，但用蓝汁入药，便可马上止吐。这样的事，应该所有人都知道，让它成为一个规则不需要特别验证就行。解毒的方子有很多，如果不将其中的一些方面指出来，学习的人不可能一下就知道，我特别举出方例示人。

鸡肠草散

解诸毒方。

鹅不食草（三分）、荠苊、升麻（各四分）、芍药、当归、甘草（各一分）、坌土（一分）、蓝子（一合）上八味，治下筛[①]，水服方寸匕[②]，多饮水为佳。若为蜂、蛇等毒虫所螫，以针刺螫上，血出，着药如小豆许于疮中，令湿瘥。若为射罔箭所中，削竹如钗股长一尺五寸，以绵缠绕，水沾湿，取药纳疮中，随疮深浅令至底止，有好血出即休。若服药有毒，水服方寸匕，毒解痛止愈。

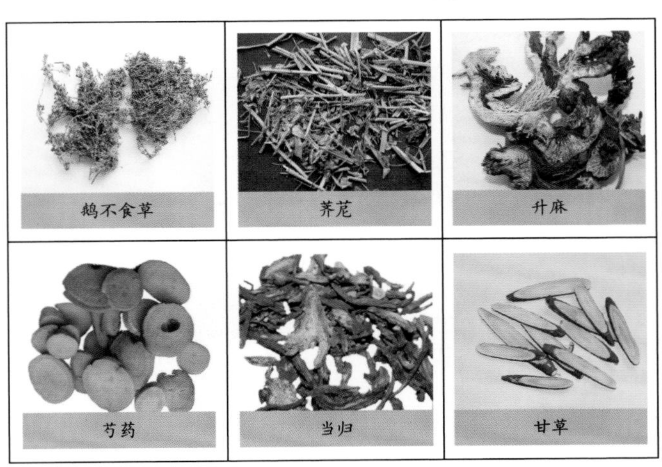

鸡肠草散，解各种毒的方子：

鸡肠草3分，荠苨、升麻各4分，芍药、当归、甘草各1分，坌土1分，蓝子1合，以上8种药材，焙干、研细，1次1小勺，用水送下，多喝水最好。如果是因为蜜蜂、蛇虫等引起的叮咬之毒，用针刺伤口，挤出血来，取豆粒大小的药末放进去，让脓血慢慢干竭痊愈。如果是被涂有射罔药汁的箭所伤，需用竹子削1根如同头钗长短的竹段，约为1尺5寸的样子，在其头部绕缠棉布，沾清水，蘸了药粉插入伤口，按伤口的深浅，一直插到底为止，等到有新鲜的血流出才行。如果是药物中毒，只要用水送服1小勺，疼痛、毒性就可治愈。

【注释】

①治下筛：中药制法的专业叫法，主要是指将不同种类的药材，一起焙干、研细末，再用药筛慢慢筛去粗粒的过程。

②方寸匕：匕，通匙，方寸匕即为小的勺子。

【养生大攻略】

1. 感冒药物有讲究，服用不慎会中毒

（1）感冒药不能多种同吃

很多人患了感冒却并不去医院，而是自行买药治疗，为了追求效果，常会几种感冒药一起吃。但如果这些感冒药都含有乙酰氨基酚成分的话，就会引起药物过量，而过量服有乙酰氨基酚则会引起人体中毒，从而让感冒加重，甚至引发其他方面的疾病。

（2）服药期间不宜饮酒

多数人认为感冒后可以多管齐下，用药的同时也可喝点酒以改善气血，从而加速治愈。但酒精中的乙酰氨基酚成分含有毒性，若与感冒药中的乙酰氨基酚相遇，则会引起含量超标，从而致药物中毒。

（3）不可与肝类药物同时服用

感冒药中的乙酰氨基酚成分有诱导肝病加重的作用，同时与其服用的肝药异烟肼、苯妥英钠、巴比妥等类药物有相互提升的作用，因而会引起肝中毒。因此，肝病患者应该在感冒后避免服用乙酰氨基酚类药物。

（4）用药时间不能过长

感冒药正确的服用方法应该不超过3日，特别是退热类药物；而镇痛类则不能超过5日，特别情况下不要超过10日。如果长时间服用此类药物，容易对肝脏造成损害。

2. 长期服药有方法，这样化解最管用

（1）长期服用避孕药的女性

长期服用避孕药很容易造成身体维生素、叶酸等元素的缺乏，从而引起溃疡、记忆力减退、精神抑郁、身体乏力等症状。针对这一状况，患者可以多吃一些新鲜的水果、蔬菜以及动物内脏、牛奶、豆浆等食物，从而有效缓解因为避孕药不良反应带来的不适。

（2）高血压用药人群

高血压患者因为要保持血压稳定和正常，往往需要终身用药。而一般高血压患者常常服用双肼苯哒嗪以及肼苯哒嗪类药物，这些药虽然可以保持血压的正常，但会造成患者体内铁元素的流失，形成缺铁性贫血，进而产生头晕、怕

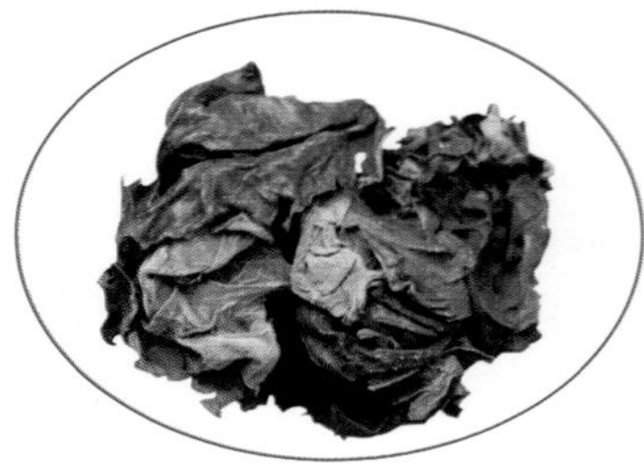
黑木耳

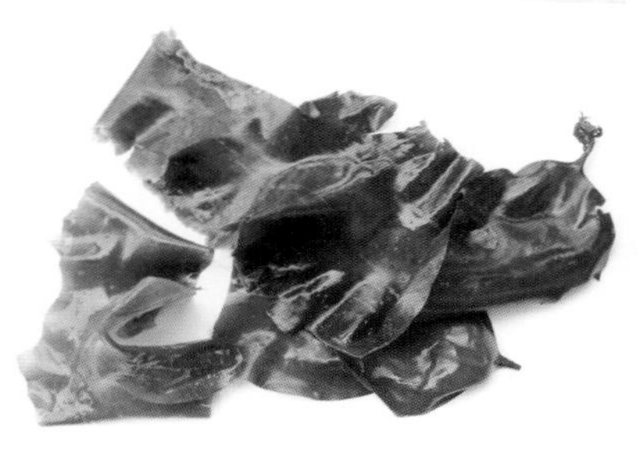
海带

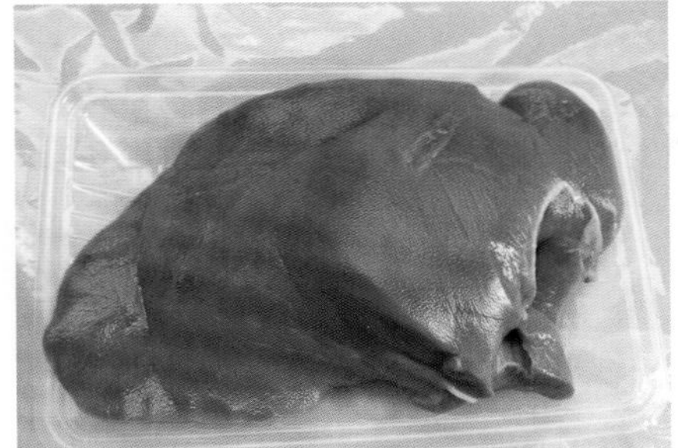
猪肝

冷、疲劳以及肢体麻木等症状。高血压患者可以在服用降压药的同时多食用木耳、海带、猪肝、芝麻以及充足的新鲜蔬果。

（3）长期服用感染类药物的人群

当身体发生炎症、感染时，人们多会服用可以消炎又药价不高的复方新诺明，据调查，一部分人会因为尿道、胆道、呼吸道等的感染而长期服用此药。但长时间服用复方新诺明，会引起呕吐、恶心、无力、头晕等症状，有时还会产生血尿、蛋白尿。因此，长期用此药的人群应该注意，除了同时服用等量的碳酸氢钠之外，还要在生活中养成多喝开水的习惯，这样可有效减少复方磺胺甲噁唑带来的不良反应。

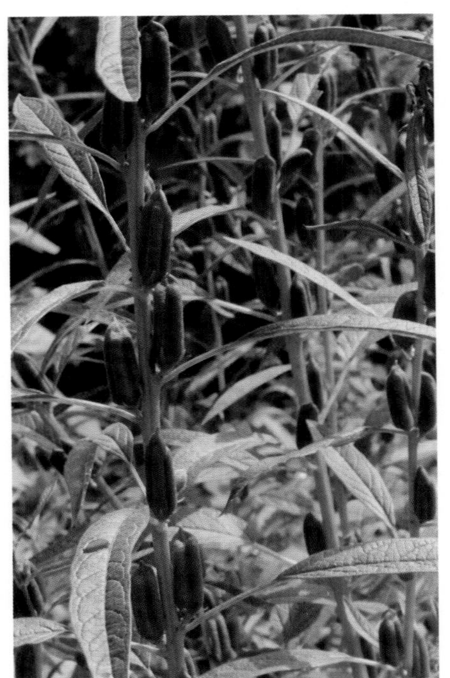
脂麻

（4）慢性病患者

一般患有慢性病的人群多选择呋喃妥因药物，该药虽然对病情可以起到控制作用，且不会增加药价负担，但长时间服用就会引起皮肤瘙痒、头痛、周围神经炎等不良反应。因此，在服用呋喃妥因的同时，服用一定量的维生素B_6，还可把药与饭同食，可缓解药物带来的刺激性。

解五石毒第三

【原文】→【译文】

人不服石[①]，以庶事不佳，恶疮疥癣，温疫[②]疟疾，年年常患，寝食不安，兴居常恶，非只己事不康，生子难育，所以石在身中，万事休泰，要不可服五石[③]也。人年三十以上可服石药，若素肥充亦勿妄服。四十以上必须服之。五十以上三年可服一剂，六十以上二年可服一剂，七十以上一年可服一剂。

不服用石药的人，身体各个方面都会出现问题，恶疮芥癣类皮肤病、瘟疫疟疾等流行性疾病，会经常发作，让人寝食难安，从而使正常生活失去保障，不但自己身体不好，对生育也会造成影响。因此，食用石药，一切都会安泰平顺，但要记住，服食石药不可与五石同服。只有在30岁以上的人才可以服用石药，但如果身体肥胖，壮实，一定要谨慎服用。40岁以上的人必须服用。50岁以上的人群可隔3年服1剂，60岁以上的人群隔2年服1剂，70岁以上的人群可1年服1剂。

凡服石人，慎不得杂食口味，虽百品具陈，终不用重食其肉，诸杂既重，必有相贼，积聚不消，遂动诸石，如法持心，将摄得所。石药为益，善不可加。余年三十八九尝服五六两乳，自是以来深深体悉，至于将息节度，颇识其性，养生之士宜留意详焉。然其乳石必须土地清白光润，罗纹鸟翮[④]一切皆成，乃可入服。其非土地者，慎勿服之，多致杀人。

所有服用石药的人，要记得忌口，不能随便进食。虽然各种食物都要有所摄食，但还是不能食用太多的肉类，各食物过量食用，就会相互产生对抗，并积聚不容易消化，从而让石药药效受到影响，按此法用心食用，才能得其益处。石药虽然对人体有益，但不能随便加量。我在三十八九岁之后，每次服用五六两石钟乳，到现在感觉有着深刻的体会，其对身体的保养调理，都有一定效果，养生的人应该在这方法进行留意。不过，石钟乳一定要选择清白光润，纹理细致、薄如禅翼的才算真正有效，并可以服用。如果不是出产于土的，要切记不可服用，多会引起死亡。

葱白豉汤

凡钟乳对术又对栝蒌，其治主肺上通头胸，术动钟乳，胸塞短气。钟乳动术，头痛目疼。又钟乳虽不对海蛤，海蛤能动钟乳，钟乳动则目疼短气。有时术动钟乳，直头痛胸塞，然钟乳与术为患不过此也。虽所患不同，其治一也。发[⑤]动之始，要有所由，始觉体中有异，与上患相应，宜速服此方。

葱白（半斤）、豉（二升）、甘草（三两）、人参（三两《外台》用吴茱萸一升。）

上四味，先以水一斗五升，煮葱白作汤，澄取八升，纳药煮取三升，分三服，才服便使人按摩摇动，口中嚼物，然后仰卧，覆以暖衣，汗出去衣，服汤，热歇即便冷，淘饭燥脯而已。若服此不解，复服甘草汤。

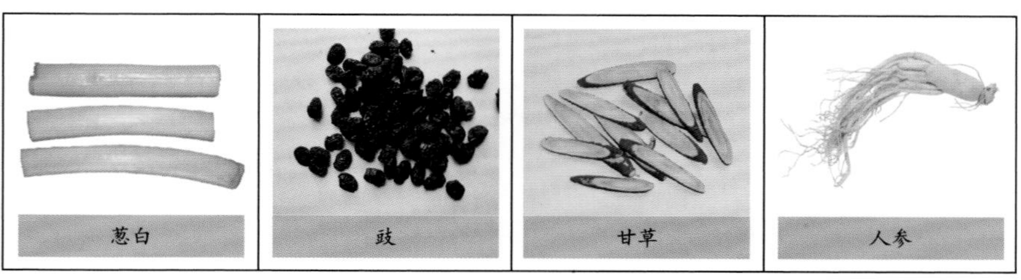

葱白　豉　甘草　人参

葱白豉汤

凡是用石钟乳与白术、栝蒌相配合的方子，可以主治气息不畅、胸闷等症。白术若作用于石钟乳，可致人胸闷气短。石钟乳若作用于白术，则致人头痛眼睛疼。虽然说石钟乳不会对海蛤产生对抗，但海蛤能作用于石钟乳，如此石钟乳便可发挥药性而致人患眼疼气促之症。有时白术对石钟乳产生反应，就会引起头痛、胸闷的中毒现象，但两者不会引发太大问题，仅此而已。虽然说这些药引起的症状不太一样，但治疗是一样的。如果服用了石药，又服用其他对抗类药，感觉到身体产生不舒服，和以上讲的症状相同者，应该立刻服用此方。

葱白0.5斤，豉2升，甘草3两，人参3两（在《外台》医籍中，还要用到吴茱萸1升）。

将以上4味药，先取1斗5升清水，与葱白同煮，煮出葱白水8升，然后将其他3味药一起放入，再煎剩3升，分成3次服下。刚服下时，可按摩腹胸部位，摇动身体，口内呈慢慢嚼动之状；然后仰卧于床上，盖上厚的衣物，直到患者出汗，再将衣物去掉，继续服用汤药，就会让热度退去感觉凉意，产生没有食欲胸内燥热的感受。如果用了这个方子还不能好，就要再服用甘草汤。

【注释】

①石：即石类药物，孙思邈认为石类药物可让人提高免疫力，振奋精神。

②温疫：温，通瘟，即流行传染性病症。

③五石：即石钟乳、紫石英、白石英、赤石脂、礜石。

④罗纹鸟翮：纹理有如鸟的羽毛，白而薄。孙思貌认为钟乳石：如蝉翼者上，爪甲者次，鹅管者下。

⑤发：中医认为石类药物为发药，此即指石药。

【养生大攻略】

1. 气血调理，有益女性养生

（1）补虚健中粥

【原料】羊奶200毫升，大枣10克，大米100克，生晒参30克，冰糖适量。

【制法】大米洗净，放进锅内；然后将生晒参洗一下，切成片，大枣去核，一起放进锅内，加适量清水，大火煮开，小火慢熬。等到粥糯枣酥时，再将羊奶和冰糖倒进去，边小火煮，边慢慢搅动，5分钟后即可食用。

【用法】可作正餐，每日1次，每次500毫升左右。

【功效】补虚提气、温胃健脾。

【适用】气力体虚、面黄肌瘦、食欲不强的女性人群。

（2）七锦益身粥

【原料】糯米100克，龙眼、大枣、银耳各5克，黑芝麻、白芝麻各3克，冬瓜糖10克，红糖适量。

【制法】糯米洗净，放入锅内，再将大枣去核，龙眼去壳，银耳泡发，撕

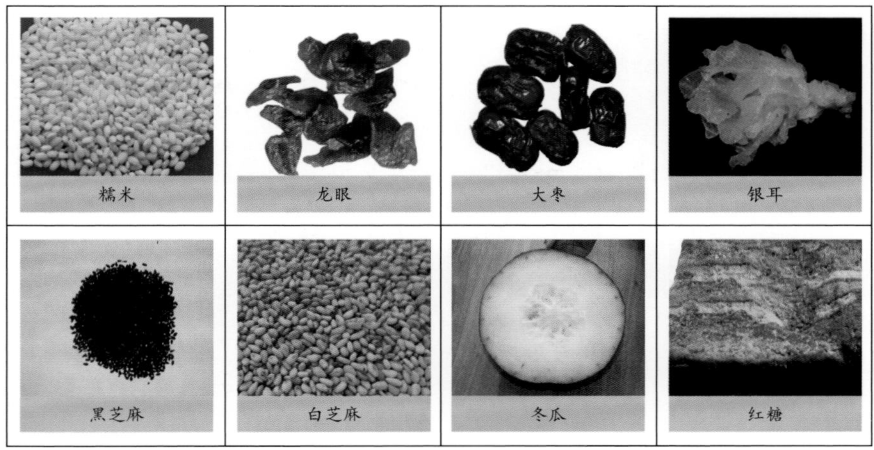

成小朵，一起放进锅里，加入适量清水，大火煮开，放进冬瓜糖，煮沸之后改为小火，取黑、白芝麻放进去，一直到煮至粥变软糯清香，再加入适量红糖调溶即可。

【用法】每日服用1次，也可早、晚各服用1次。

【功效】补气益血，温中益寿。

【适用】身体无力、头昏眼花、脸色苍白的女性人群。

（3）美容养身粥

【原料】糯米100克，龙眼、大枣各20克，芝麻6克，红糖适量。

【制法】糯米淘净，放在锅内，将龙眼和大枣分别去壳和核，与糯米一起加清水煮制。糯米粥8分熟时，取芝麻放进去，继续小火慢煮，煮到粥汁浓稠、米粒软糯时加入红糖调匀即可。

【用法】每次按正餐量服用即可，每日1次。

【功效】养血乌发、保持皮肤弹力。

【适用】头发早白、健忘疲劳、头晕乏力的女性人群。

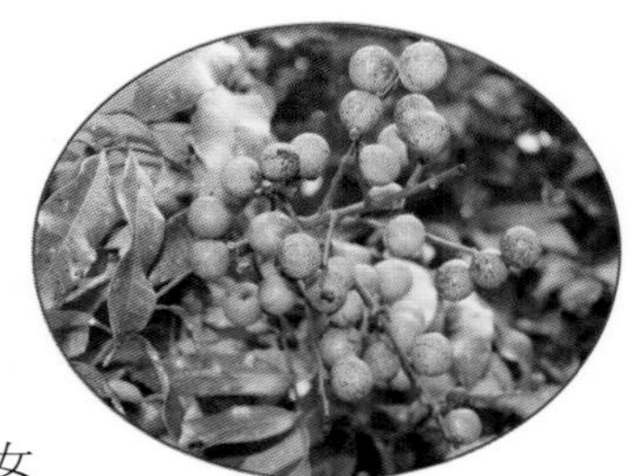
龙眼

2. 男性养生有讲究，老、中、青人群各不同

（1）老年男性养生

当男性进入老年，多会出现肝肾虚亏的症状，表现为耳鸣、头晕、腰痛、

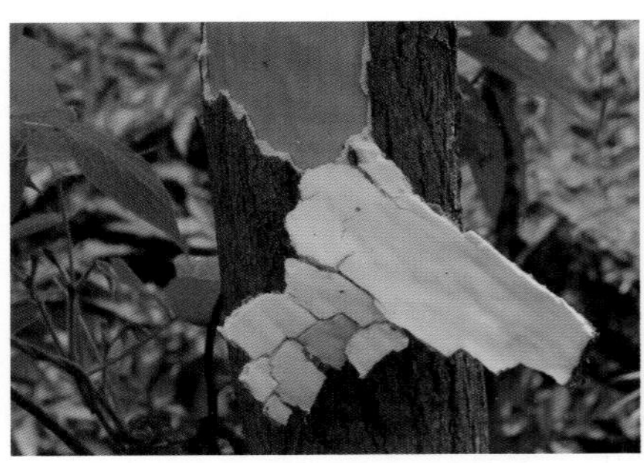

杜仲

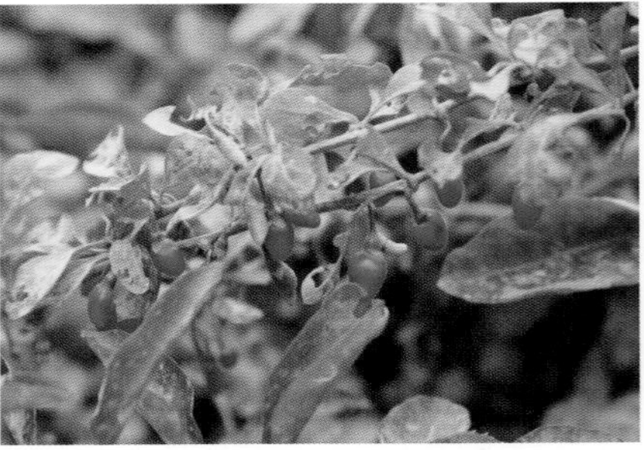

宁夏枸杞

肾虚……，在养生保健时，老年人群就要注意运用可温补肾阳、补养精气的保养品，比如鹿茸、杜仲、枸杞子、桑椹以及冬虫夏草、人参等。但量上不宜过多，通常以少量、不间断的方法服用最理想。

（2）中年男性养生

中年男性多以应酬、压力、熬夜为主，因此心血管类的病症最为突出。养生时，可以用相对舒缓又能调和气血的中药类进行保健，效果比较好。一般葛根、白芍、柴胡、枳实、甘草等中药材不但清热排毒，还能疏肝利血。特别是常喝酒的中年男性，可用白芍、甘草、枳实、柴胡等煎水饮用，非常有利于身体的强健。

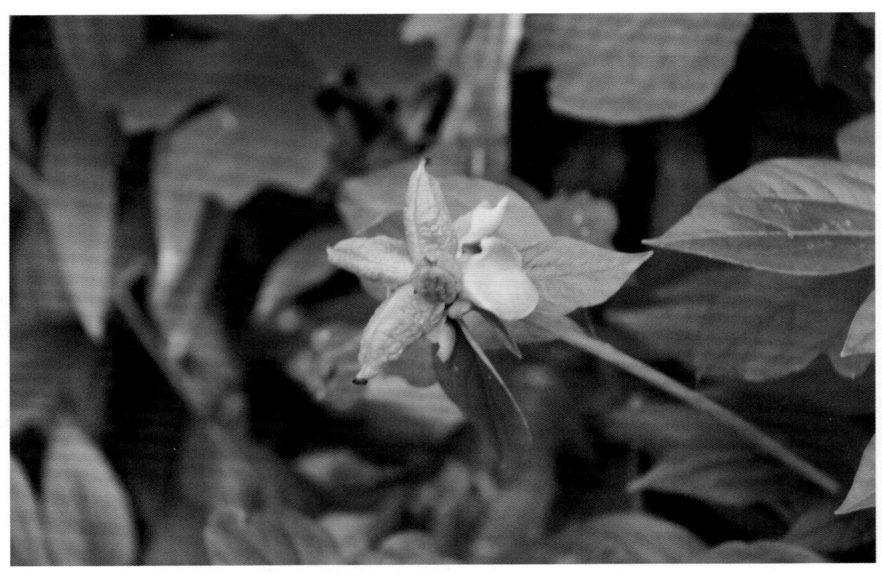

白芍

（3）青年男性养生

对于年轻的男性，雄激素分泌旺盛，体内皮脂分泌活跃，再加之学习、工作造成的精神压力，就会容易上火、起痘，以及心浮气躁等。这时不妨用茯苓、白茅根泡在开水中当茶饮用，不但健脾利湿，还能治疗因肺热脾湿等原因引起的痤疮。如果上火严重，就可以单独用白茅煎水饮用，最能清热生津。同时，用猪苓、泽泻等中药煎水服用，也有着利尿祛湿的效果。

胡臭漏腋第四

【原文】→【译文】

有天生胡臭[①]，有为人所染臭者。天生臭者难治，为人所染者易治。然须三年醋，敷矾石散[②]勿止，并服五香丸[③]，乃可得瘥。勿谓一度敷药即瘥，只一敷时暂得一瘥耳。（五香丸见前第六卷中）凡胡臭人通忌食芸薹、五辛，治之终身不瘥。

有的狐臭是遗传的，有的则是被人传染产生的狐臭。天生就有狐臭的患者比较难以治疗，而因为传染所得的狐臭则比较容易治疗。只需用3年陈醋，与矾石散调匀敷于腋下，连续不断地贴敷，并同时服用五香丸，便可以慢慢治愈。不要以为敷好就算是完全好了，敷一次就好那只是暂时的痊愈。（五香丸在本书第六卷中有记）凡是生有狐臭的人，都不能食用芸苔、葱、姜、蒜、芥、椒类食物，终身进行治疗才能好起来。

治胡臭方：

辛夷、川芎、细辛、杜蘅、藁本（各二分）。

上五味，㕮咀，以醇苦酒渍一宿，煎取汁敷之，欲敷取临卧时，以瘥为度。

又方　青木香、附子、煅石膏（各一两）、矾石（半两）

上四味，为散，着粉中，常粉之。

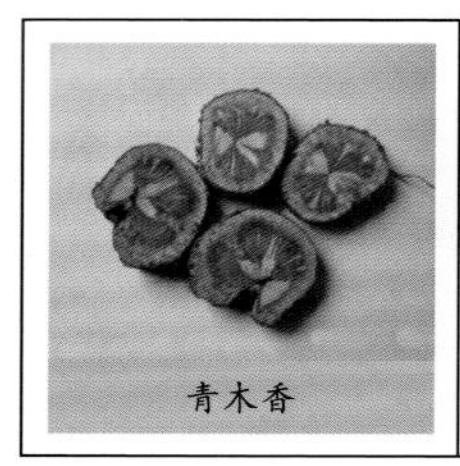
青木香

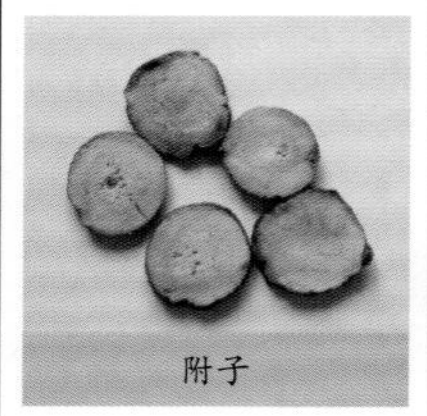
附子

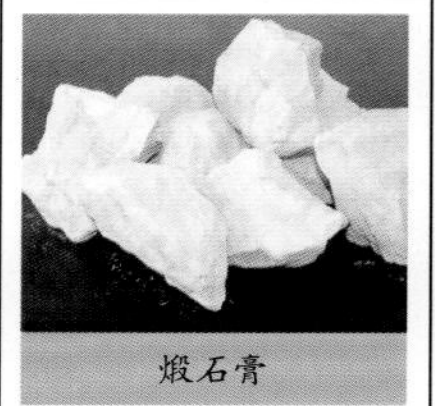
煅石膏

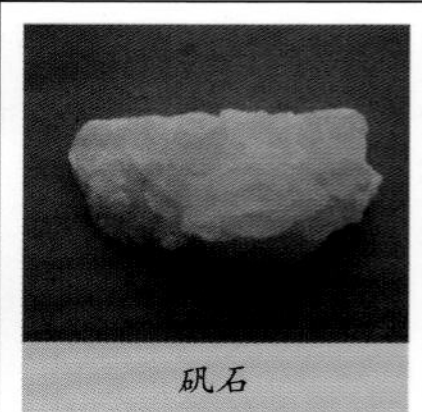
矾石

治狐臭方：

辛夷、川芎、细辛、杜蘅、藁本各2分。

以上5味中药，咀碎，用高浓度白酒浸泡1夜，然后煎成汁敷在腋下，敷药的时候可在睡觉前进行，一直敷到好了为止。

还有1个方子：青木香、附子、煅石膏各1两，矾石0.5两。

以上4味中药，研磨成散，各在一起调匀，涂在腋下，经常用之。

【注释】

①胡臭：即狐臭，一种病名，为腋下出汗，有特殊臭味的病证。

②矾石散：用矾石烧、藜芦、防风、细辛、干姜、白术、胡椒、甘草、蛇床子、附子各2.4克，研细成末可得。

③五香丸：丁香、桂心、青木香、白芷、藿香、零陵香各30克，香附子60克，当归、松香各15克、槟榔2颗，研末，用蜜调和，搓成丸。

【养生大攻略】

1. 预防狐臭，从点滴做起

（1）注意饮食

辛辣刺激类食物应该适量食用；同时，烟酒最好都戒掉，特别是家有狐臭遗传史的人群，在这方面刺激越小越好。

（2）呵护腋窝皮肤

有的人习惯给腋窝除毛，甚至连根拔掉，这都会大大刺激腋部的皮肤；经常刮、拔腋下汗毛，容易引起毛囊增生和肥大，从而使汗腺组织异常，过多分泌汗液及脂类排泄，最终引起腋臭。

（3）养成勤洗腋窝好习惯

不管你爱不爱运动，也不管你是不是经常腋下出汗，每日对它进行适当的清洗就可以减少腋下细菌的滋生，从而降低异味形成；同时，清洗时不要用太多刺激物品清洗，肥皂就是最好的清洁品。

（4）衣物宜松不宜紧

女性喜欢穿紧身衣，但若腋下过紧就会成为滋生细菌的高温场所，从而促进汗液、细菌的增殖，成为异味加重的源头。因此，平时尽量穿宽松的衣物，让腋下部位温度、湿度相对降低，更有益于汗腺的正常。

（5）保持好心情

不要以为心情与狐臭没关系，人如果情绪不高，或者容易过于激动，就会让汗腺组织产生躁动，从而引起汗腺的分泌和排泄。所以预防腋臭要保持好情绪，让身心机理平衡，这才是最好的方法。

2. 依据狐臭症状，调制狐臭膳方

（1）金银花饮露

【原料】金银花30克，蜂蜜适量。

【制法】在沙锅内加入400毫升清水，将洗干净的金银花一同放入，然后大火煮开，用小火慢慢煎汁，直到锅内水分剩下200毫升时，便可关火；打开盖子，将金银花残渣滤出，汁水稍晾一下，水温低于80℃左右，取蜂蜜加入，轻轻调和即可。

金银花

【用法】每日1次，亦可多次饮用。

【功效】清热解毒，疏散风热。

【适用】体内热盛、出汗较多引起的腋臭。

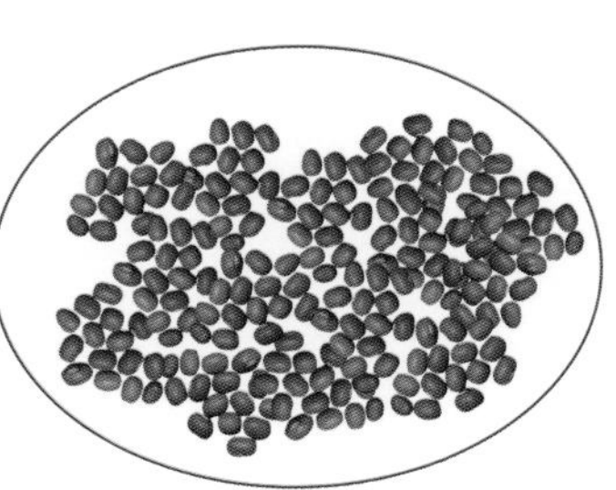

绿豆

（2）花叶清凉汤

【原料】绿豆50克，枇杷叶、金银花各20克，冰糖适量。

【制法】将绿豆放进清水浸泡，先取金银花和枇杷叶清洗，然后将两样药材一起放进锅内，加适量清水煎煮；水开之后，小火继续煎15分钟，然后滤出残渣，用煮出的汁水与绿豆同煮。直到绿豆开花，变得酥软可口，将冰糖放进去，搅到溶化即可食用。

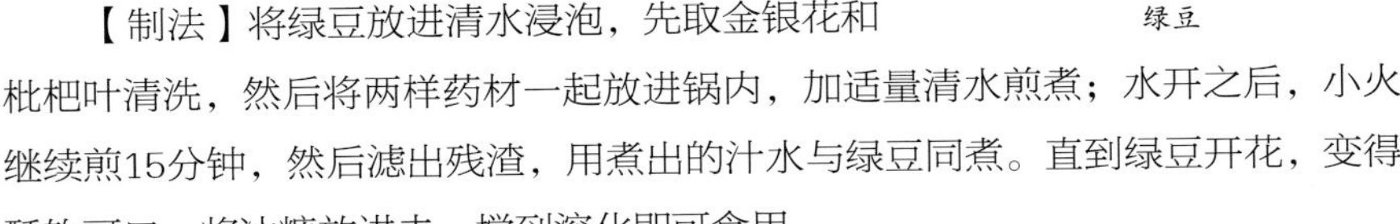

【用法】每日1～2次，每次300毫升左右。

【功效】清热和胃，润燥解暑。

【适用】肺胃不和、热盛体燥引起的腋臭。

脱肛第五

【原文】→【译文】

肛门主肺，肺热应肛门，热则闭塞，大便不通，肿缩生疮兑通方：

白蜜三升，煎令燥，冷水中调可得为丸，长六七寸，纳肛门中，倒向上，头向下，少时取烊，斯须即通洞泄。

肛门主肺，肺有热症，就会在肛门上产生反应。凡因热症致肛门闭塞不通、大便不能顺利排泄、肛门肿痛紧缩生成疮疥的治疗通用方：

白蜜3升，煎至没有水分，放在冷水中调和，搓成丸状，长约六七寸左右，直接将其塞进肛门，患者需肛门向上，头向下，待到白蜜丸化开，就可以立刻通畅肛门进行排泄了。

猪肝散

肛门主大肠，大肠寒应肛门，寒则洞泄，肛门滞出方。

猪肝（一斤，熬令燥）、黄连、阿胶、川芎（各二两）、艾叶（一两）、乌梅肉（五两）。

上六味，治下筛，温清酒一升，服方寸匕，半日再服。若不能酒，与清白米饮亦得。

猪肝散

肛门主大肠，大肠受寒肛门就会产生反应。寒症导致的泄泻、肛门脱出的方子：

猪肝1斤（入锅煎干），黄连、阿胶、川芎各2两，艾叶1两、乌梅肉5两。

以上6种药材，调治成细末，用筛子筛滤，取1升白酒，加温后送服1汤匙药粉，半日之后再服1次。如果不能喝酒，可用白米汤送下。

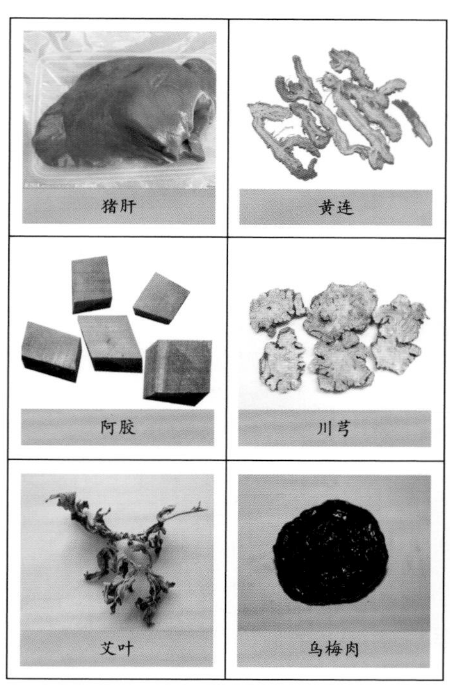

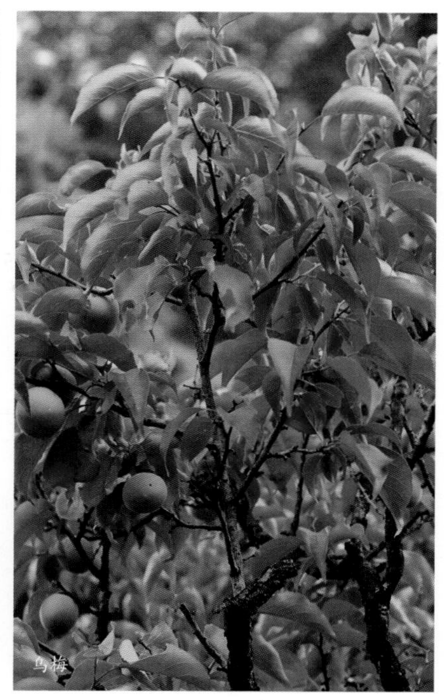

灸 法

病寒冷脱肛出，灸脐中，随年壮①。脱肛历年不愈，灸横骨②百壮。又灸，龟尾③七壮。

灸 法

因为受寒而产生肛门脱出，可以对着脐部进行灸治，每年按时灸治。对于多年脱肛，不能治愈的，则要每日灸横骨穴，灸满100壮，再灸龟尾穴，连灸7壮。

【注释】

①壮：整个艾炷为一壮。

②横骨：即横骨穴，其属少阴肾经，在腹部中间，沿肚脐向下5寸处，左右旁开0.5寸即是。

③龟尾：指人体尾椎骨的末端处，中医内讲，龟尾可调理大肠，能止泻，能通便。

【养生大攻略】

1. 简单小药方，在家自己调理轻微脱肛

（1）药敷贴

【原料】蓖麻籽仁50克，毛巾1块。

【制法】将蓖麻籽仁清理干净，然后用药杵捣烂，致其细稠，然后分别贴在百分穴、神阙穴、石门穴上。

【用法】贴2日换1次，换的时候取下药贴，用热水烫毛巾，然后热敷15分钟即可。

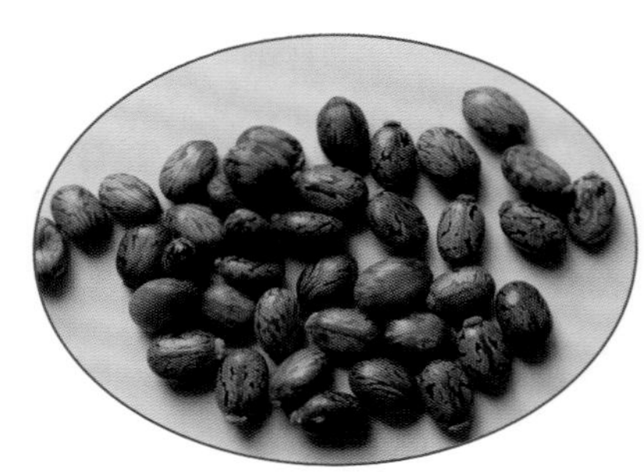

蓖麻

（2）中药洗剂

【原料】蛇床子、金银花各30克，白芷、菊花、黄芪、地肤子各15克，大菖蒲、石榴皮、五倍子各9克，苦参60克。

【制法】将以上诸味中药清水浸泡，然后包在一起，加适量清水煎汁；先要大火煮开，再改小火，煎煮30分钟以上时间，去药包，直接滤出水来即可。

【用法】药汁烫时熏于肛部，等水温降低后，用来清洗，每日1～2次。

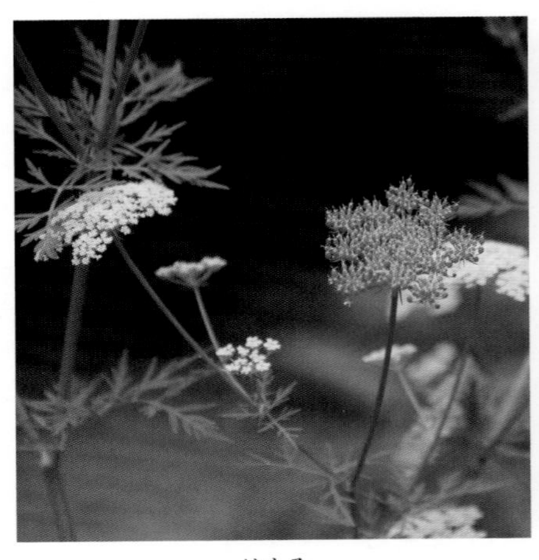

蛇床子

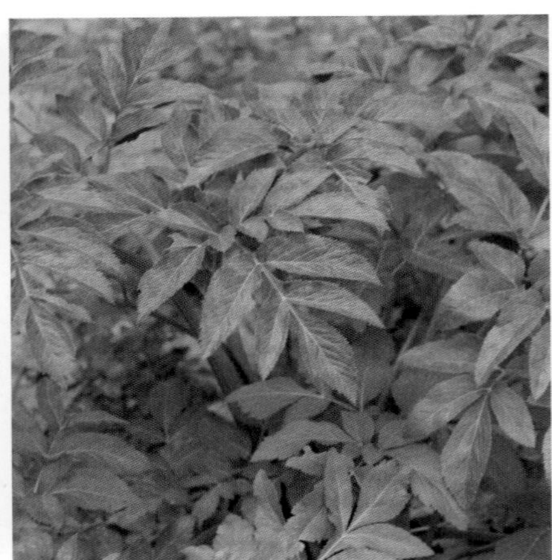

白芷

（3）两穴贴

【原料】葱、蒜、生附子各30克。

【制法】将生附子研成细末，然后过筛，葱、蒜捣成烂泥状，与附子末搅在一起，便可直接使用。

【用法】一剂的药分成2份，分别敷在百会穴和囟会穴上，隔日1次。

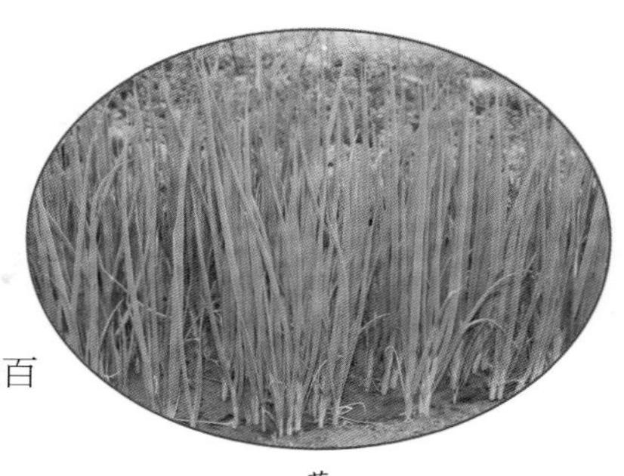

葱

2. 营养饮食方，轻松对付脱肛

（1）蒸鸡蛋

【原料】鸡蛋1个，明矾1小粒（如同米粒大小）。

【制法】将鸡蛋洗净，然后在一头轻轻敲开一个小口，取明矾放进去，然后小口朝上，隔水蒸煮即可。

【用法】每日1次，每次1个，连吃7日为1个疗程。

【功效】收涩利热，解毒消炎。

【适用】热盛上火、肛部化脓的脱肛。

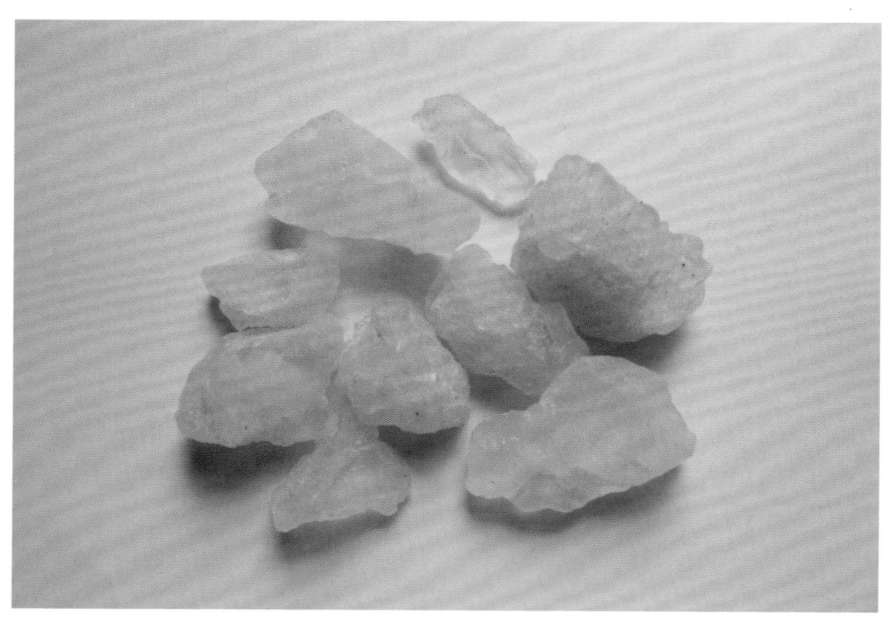

明矾

（2）大肠饭

【原料】大米30克，薏苡仁40克，山药粉60克，猪大肠1截。

【制法】先将猪大肠洗净，油脂剔净，然后把大米、薏苡仁一起淘洗干净，与山药粉调和均匀，全部装进猪大肠中，两头打好结，或者用线扎紧，直接放进锅内大火炖煮，煮熟后可剖开，加少许盐调味就可食用。

【用法】每日服用1份，连吃5日为1个疗程。

【功效】补虚升气，调理肠胃。

【适用】气虚下陷、肛不能收的脱肛。

3. 手法按摩最对症，有效治疗脱肛

（1）患者仰卧于床上，用自己的左手拇指按在头顶百会穴上，顺时钟轻轻揉动100下，力量要从轻到重，慢慢累加。

（2）两手对搓至发热，然后用一只手掌捂在丹田部位，来回摩动，力气不可过大，一只手累了，再搓热掌心，换另一只手，保持10分钟以上时间。

（3）左右两手的示指、中指并拢，同时放在左右天枢穴上，轻轻揉动50次，力度由小到大，以可以承受为宜。

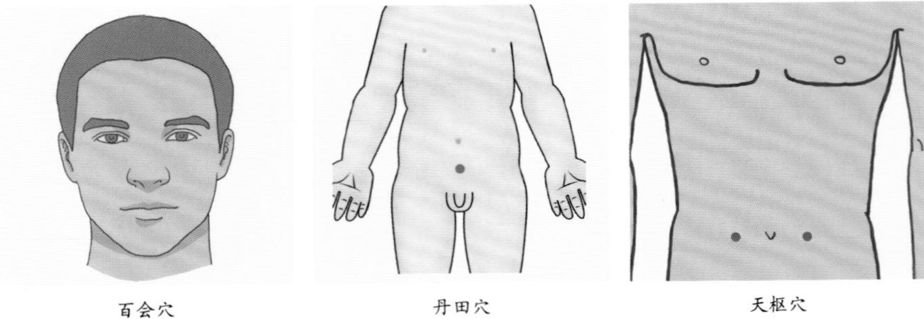
百会穴　丹田穴　天枢穴

(4)以中指指腹按于尾椎骨上，上下、左右来回揉摩，至尾椎骨发热即可。

（5）可让第二人帮忙，用拇指指腹按于尾椎骨上，轻轻向上推，一直推以第4腰椎骨部，单向从下向上，保持100次即可。

4. 小儿肛裂真痛苦，由内而外可预防

（1）槐菊饮

【原料】槐花、菊花各10克，蜂蜜适量。

【制法】将菊花、槐花用清水冲洗一下，控去水分，放在器皿内备用；烧500毫升清水，待水开之后，直接倒入装有菊花和槐花的器皿中，盖上盖子闷一会儿，大约10分钟，打开盖子，加入适量蜂蜜调和就可以了。

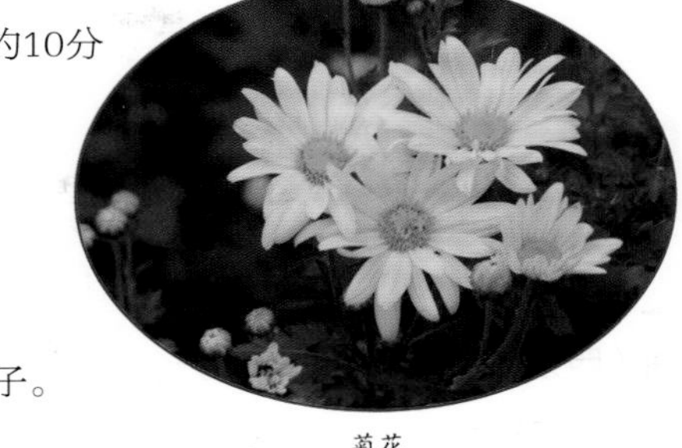
菊花

【用法】每日当茶水饮用即可。

【功效】润泽肌肤、清热解毒。

【适用】大便干燥、内热体质的孩子。

（2）蛋黄油

【原料】鸡蛋黄10个，可密封小盒子1个。

【制法】有鸡蛋黄最好，没有的话，可用生鸡蛋煮熟，然后去掉壳和蛋清部分，只取蛋黄，一起压碎，放进锅内，开小火慢慢翻炒。待到蛋黄变黑，再继续炒5分钟，一定要勤翻动。这时有黄黑色的蛋黄油流出，便可去掉蛋黄滓，将蛋黄油收进小盒子里即可。

【用法】每日清洗肛门后，均匀涂抹，每日2次，可长期使用。

【功效】润燥防裂，滋阴保湿。

【适用】大便密结、肛部干燥的孩子。

5. 成人肛裂原因多，敷药处方齐上阵

（1）敷疗方

【原料】凡士林300克，煅石膏100克，煅炉甘石50克，朱砂、冰片、煅龙骨各6克，芝麻油适量。

【制法】将除去凡士林、芝麻油之外的其他几味药放在一起，研成细粉，过细筛取粉，然后加芝麻油、凡士林调和，令其呈软药膏状态。

【用法】清洗肛门，然后用棉签蘸取药膏，直接推出肛门1厘米的深处，然后以纱布覆盖，用胶布贴在边缘，保持10小时以上。

（2）简易处方

【原料】猪胆汁100毫升，白及15克，黄柏、五味子各5克，冰片1克。

【制法】除猪胆汁之外，其他药材研成细末，然后放在猪胆汁中浸泡5小时时间；小火加热，煎煮10分钟，滤去药滓，然后涂于肛部即可。

【用法】每日2次。

瘿瘤第六

【原文】→【译文】

治石瘿、气瘿、劳瘿、土瘿、忧瘿等方：

海藻、海蛤、龙胆、通草、昆布、石（一作矾石）、松萝（各三分）、麦曲（四分）、半夏（二分）。

上九味，治下筛，酒服方寸匕，日三。禁食猪、鱼、五辛、生菜，诸难消之物。十日知，二十日愈。

用来治疗石瘿、气瘿、劳瘿、土瘿、忧瘿等瘿瘤的方子：

海藻、海蛤、龙胆、通草、昆布、石（即为矾石）、松萝各3分，麦曲4分，半夏2分。

以上9味药材，调制成粉，过筛，然后用酒送服，每次1小勺，每日3次。服药时，应该禁食猪肉、鱼类、葱蒜等刺激辛辣食物、生冷菜，以及难以消化的食物。一般10日可以见效，20日可以痊愈。

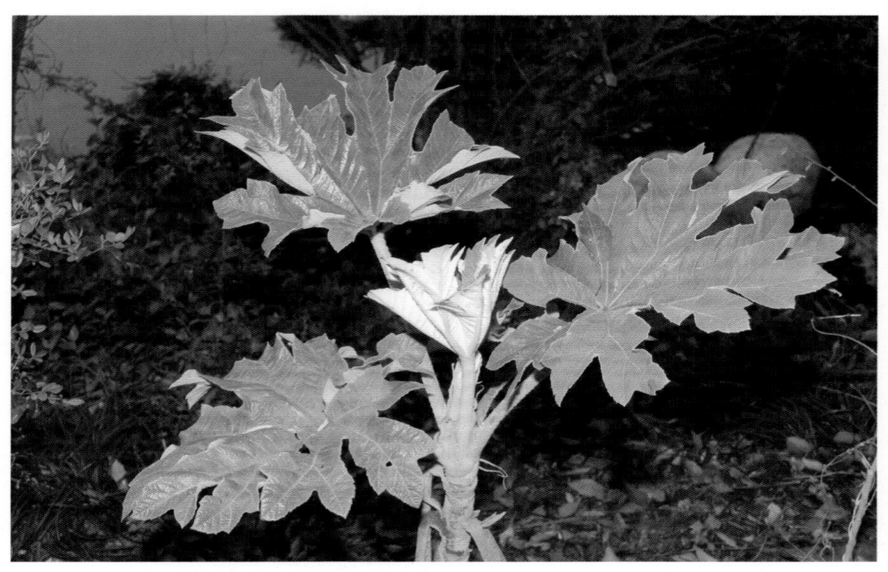

通草

陷肿散

治二三十年瘿瘤[①]，及骨瘤、石瘤、肉瘤、脂瘤、脓瘤、血瘤，或息肉大如杯杆升斗，十年不瘥，致有漏溃，令人骨消肉尽，或坚或软或溃，令人惊悸，寤寐不安，身体螈缩[②]，愈而复发方。

乌贼骨、石硫黄（各一分）、钟乳、紫石英、白石英（各二分）、丹参（三分）、琥珀、附子、胡燕屎、大黄、干姜（各四分）。

上十一味，治下筛，以韦囊盛[③]，勿泄气。若疮湿即敷，若疮干猪脂和敷，日三四，以干为度。若汁不尽，至五剂十剂止，药令人不痛。若不消，加芒硝二两佳。

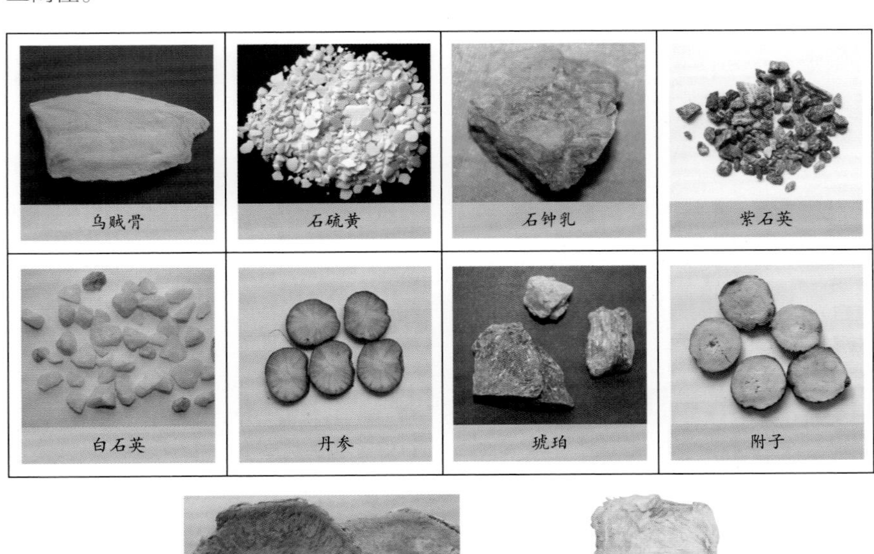

乌贼骨　石硫黄　石钟乳　紫石英

白石英　丹参　琥珀　附子

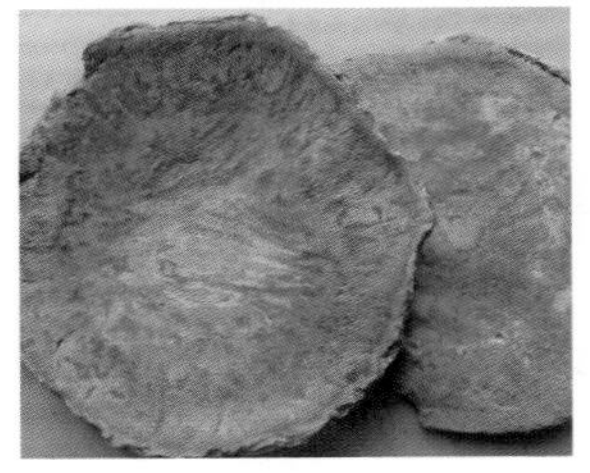

大黄

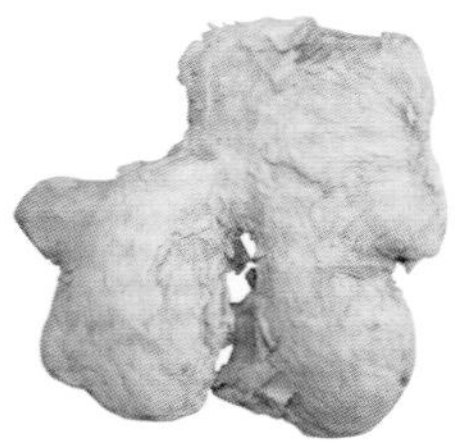

干姜

陷肿散

用来治疗二三十年不愈的瘿瘤，以及骨瘤、石瘤、肉瘤、脂瘤、脓瘤，血瘤或者大如升斗的息肉，10年时间都没有治愈，化脓溃破症状，让患者产生消瘦、虚弱状，其状或软或溃破，让人看着害怕，患者则每日睡眠不安，致使身体筋脉拘急，瘥愈后复又发作的方子。

乌贼骨、石硫黄各1分，石钟乳、紫石英、白石英各2分，丹参3分，琥珀、附子、胡燕屎、大黄、干姜各4分。

以上11味药调和研磨成细末，过筛去滓，装入皮囊袋内，扎紧，不要漏了药气。如果疮溃破，可直接取药粉敷伤口，如果疮面没有溃破，则用猪油与药粉调和敷于伤处，每日3～4次，直至疮口收干。如果疮口内脓还不干，要继续使用5剂、10剂，直到伤口收干为止，药可以减少人的疼痛。如果不能减痛，可加入芒硝2两效果更好。

【注释】

①瘿瘤：中医病名，瘿，多生于颈部，瘤，遍体可生，肿块界限分明；瘿瘤，即皮肤、肌肉、筋骨上所起的肿块。

②蝡缩：蝡，筋脉拘急；蜷曲伸展不开；也就是筋脉蜷曲，无法伸开的意思。

③韦囊：原指牛胃，此处指动物皮制的囊，以防潮防水。

【养生大攻略】

1. 按穴位，将瘊子、疣痘都除光

（1）用自己的左手，按在支正穴上，采取揉、掐、按的手法，反复进行刺激，力量可由轻到重，让皮肤能够承受，反复进行100次。

（2）将大拇指指腹，按于丰隆穴上，用力下按，也可以用指甲和指腹端用力下掐，感觉到酸疼就可以了，掐下抬起，反复100次。

（3）找到自己小腿上的阴陵泉穴，用拇指下按，也可由上向下推揉，保持酸胀感，坚持推揉5分钟即可。

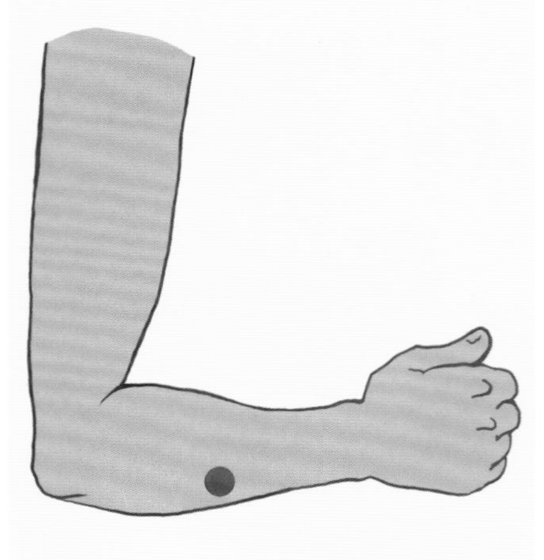

支正穴

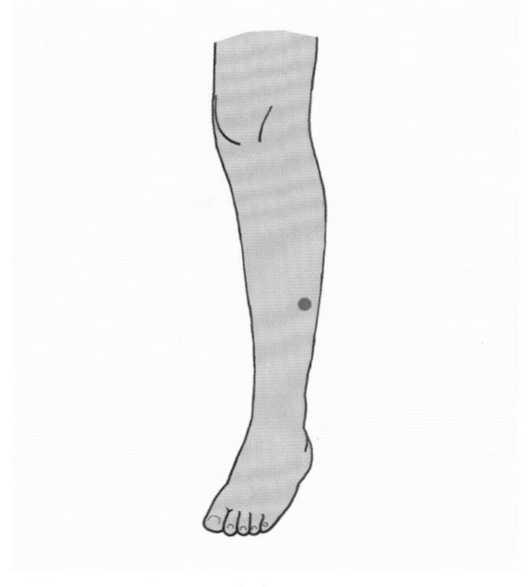
丰隆穴

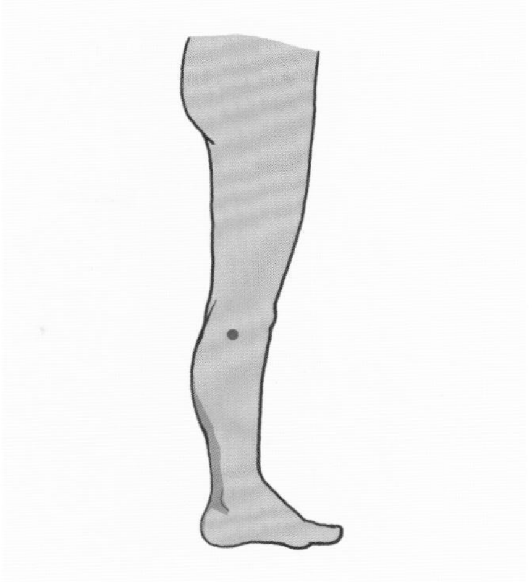
阴陵泉穴

2. 扁平疣不用怕，中药方能除它

（1）消疣汤

【原料】板蓝根15克，马齿苋20克（如果是鲜品，则要加倍）。

【制法】将马齿苋洗净，与板蓝根一起放进沙锅内，加一碗清水，煮开，小火熬一会儿，滤出汤汁饮用即可。

【用法】可以喝完之后，用剩的一点儿汁直接涂在扁平疣上，效果更好。每日2次，10日为1个疗程。

（2）治疣剂

【原料】夏枯草、板蓝根各15克，桃仁、红花、赤芍、熟地黄、当归尾各9克，川芎、甘草、何首乌、白术各6克。

【制法】将以上中药清洗之后，用清水浸泡1小时，然后放进沙锅内，用浸泡药材的水进行煎煮；煮开之后小火煎2小时；然后去滓饮汁即可。

【用法】每日1剂，7日为1个疗程。

3. 吃吃喝喝，让皮肤变得光滑洁净

（1）养颜粥

【原料】薏苡仁40克，绿豆30克，百合20克（如果是鲜的，可适当加量至60克），白糖适量。

【制法】将薏苡仁、绿豆洗净，浸泡半小时；百合清洗，泡开，鲜的则去掉瓣内的薄膜，以减少苦味。先将薏苡仁和绿豆放进煲内，大火煮开，再放百合，然后小火慢煲，直至薏苡仁酥烂，加入适量白糖，调匀即可食用。

绿豆

【用法】当正餐食用即可，每日1次。

【功效】利尿排毒、清热消渴。

【适用】湿疹、风疹、痘痤、粉刺引起的皮肤症状。

（2）清热羹

【原料】嫩豆腐1盒，菊花、蒲公英各10克，淀粉、盐少许。

【制法】先用清水冲洗菊花和蒲公英，然后放进清水中煎煮，大约煮30分钟，得200毫升以上汁水，然后滤去残渣，在汁内加入嫩豆腐及少量开水，大火煮开，用淀粉勾芡，加盐调味，即可食用。

【用法】可每日服用（体寒者应少食或者不食）。

【功效】除热解毒，消肿凉血。

【适用】湿疹、皮肤瘙痒引起的局部问题。

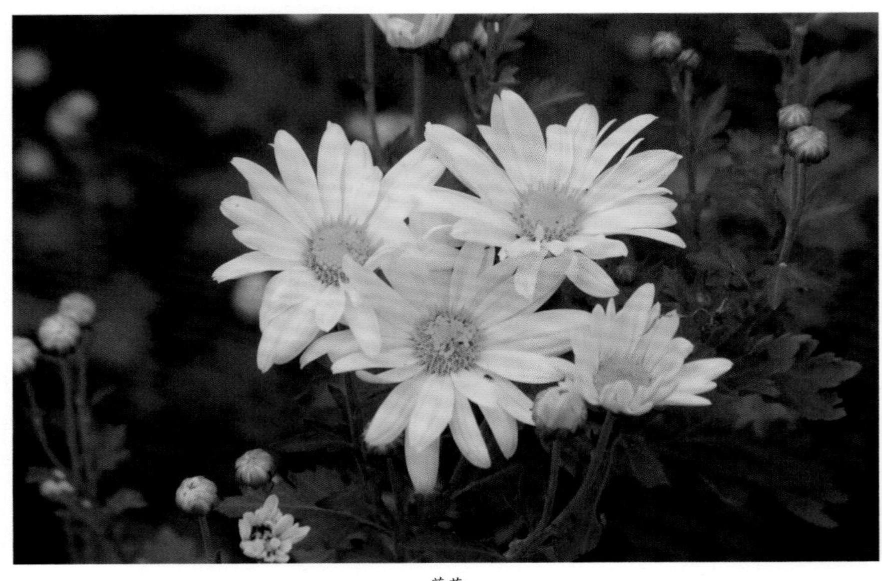

菊花

阴肿痛第七

【原文】→【译文】

蒺藜子汤

治虚热、石药发热，当露卧冷湿伤肌，热聚在里变成热，及水病[①]肿满，腹大气急，大小便不利，肿如皮纸盛水，晃晃如老蚕色[②]，阴茎坚肿，为疮水出，此皆肾热虚损，强取风阴，湿伤脾胃故也，治之之法，内宜根据方服诸利小便药，外以此汤洗四肢竟，以葱白膏敷之，别以猪蹄汤洗茎上方。

蒺藜子、葱心青皮、赤小豆（各一升）、菘菜子（二升）、蒴藋（五升）、巴豆（一枚，连皮壳）上六味，㕮咀，以水二斗，煮取八升，以淋洗肿处。

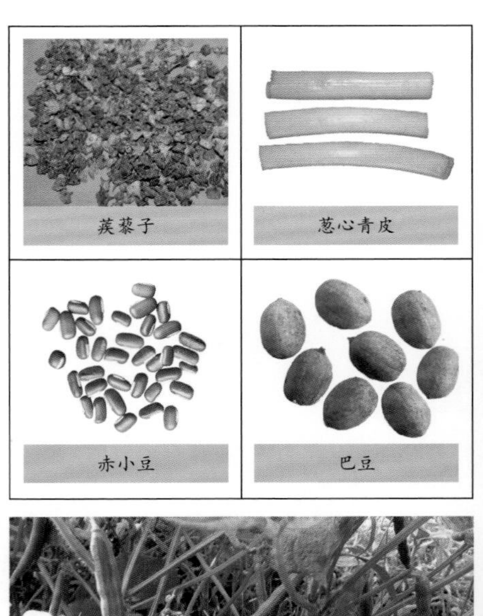

蒺藜子　葱心青皮　赤小豆　巴豆

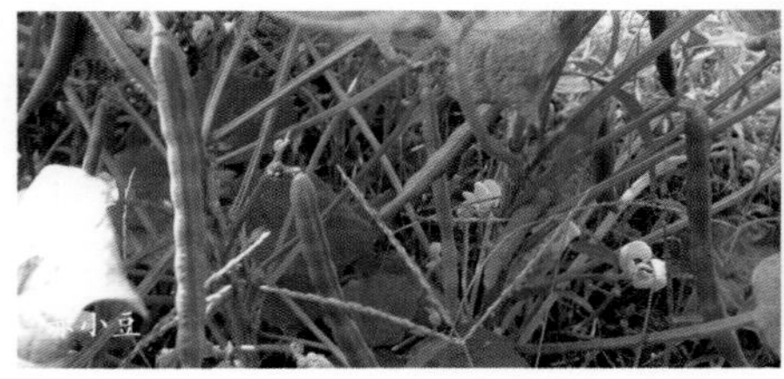

小豆

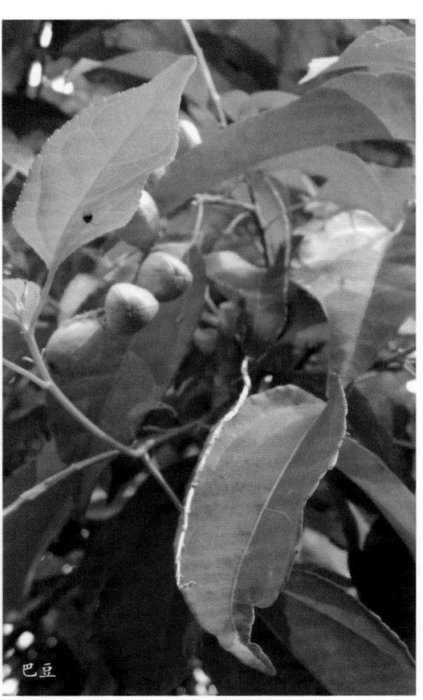

巴豆

蒺藜子汤

可治身体虚热及服用石药引起的发热，当时睡于冷湿环境造成的肌肉伤痛，内热聚于体内不出而致体温升高，以及水病所致的身体肿胀、腹内气体集聚，大小便不利，皮肤水肿、明亮，如装满水的皮纸袋，内可见流动的水状，颜色发黄，阴茎硬而肿胀，有疮水流出；这都是肾热虚损，借凉风之势伤害身体，成脾胃湿热之症。治疗这种病的方法，可以内服利小便的方药，外则用汤药熏洗肢体，再用葱白膏敷于伤处，而阴茎部上方则用猪蹄汤清洗。

蒺藜子、葱心青皮、赤小豆各1升，菘菜子2升，蒴藋5升，巴豆连皮带壳1枚。以上6味中药，磨碎成末，用2斗水煎煮，直到剩下药汁8升的时候，用来淋洗肿胀部位。

治阴肿皮痒方：

熬桃仁令香为末，酒服方寸匕，日三。

有人阴冷，冷气渐入阴囊肿满恐死，日夜疼闷（《外台》作夜即痛闷），不得眠方：

取生椒择令净，以布帛裹着丸囊，令浓半寸，须臾热气通，日再易，取消瘥止。

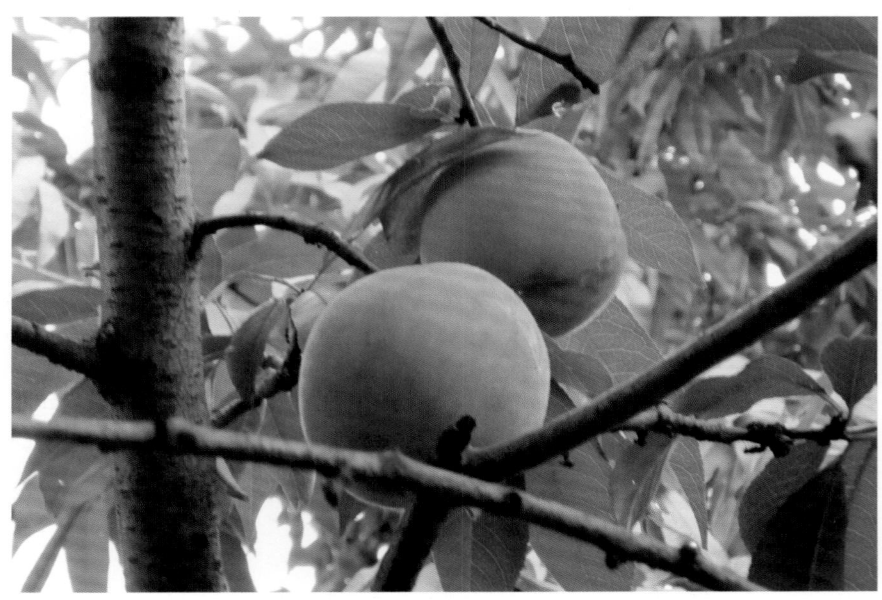

桃

治阴部肿胀、瘙痒的方子：

将桃仁炙熟，产生香味之后，研磨成末，取1小勺用酒送服，每日3次。

有的人感觉到阴部冷，而且冷气沿阴囊进入体内，渐渐变得肿胀，害怕会死去，日夜疼痛、不安（《外台秘要》中称到了晚上就会疼痛难语），让人不能入睡的方子：

取生胡椒，择洗干净，用棉布包裹在阴囊部位，让胡椒厚度约为0.5寸，以其气味熏治，一会儿就会感觉阴囊内部热气通畅，第2日再熏1次，直到痊愈便可停止。

治阴肿痛方：

灸大敦三壮。

治卒阴痛如刺，汗出如雨方：

小蒜、韭根、杨柳根（各一斤）。

上三味，合烧，以酒灌之，及热以气蒸之即愈。

治疗阴部肿痛的方子：

用艾炷悬于大敦穴，灸3壮即可。

治疗阴部突然疼痛，如同针扎，病人出汗不止的方子：

独头蒜、韭菜根、杨柳根各1斤。

以上3味药材，放在一起烧成炭状，然后泡在酒中，加热之后，以热气熏蒸患处即可痊愈。

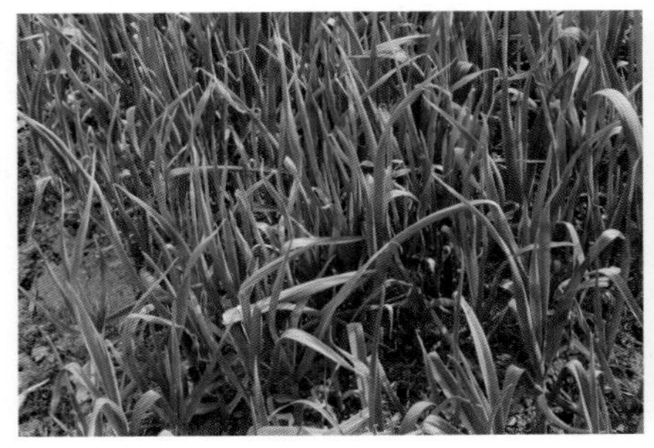

独头蒜

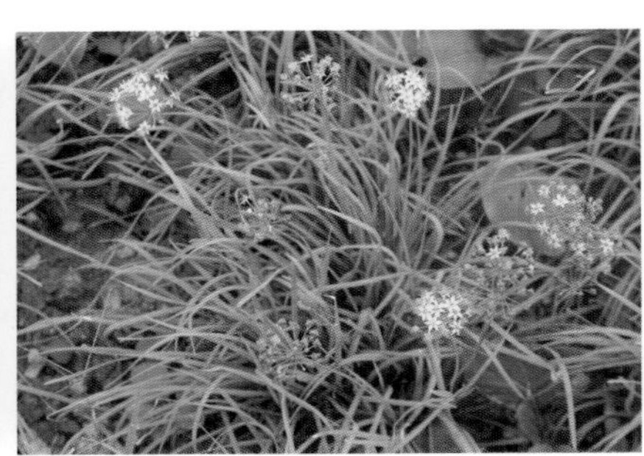

韭菜

【注释】

①水病：中医病名，即指水肿病，其病多肿于腹部。

②老蚕色：饱满的土黄色。

【养生大攻略】

1. 阴囊又湿又痒，自我治疗有妙方

（1）三味熏洗方

【原料】蛇床子、皂碱、苦参各20克。

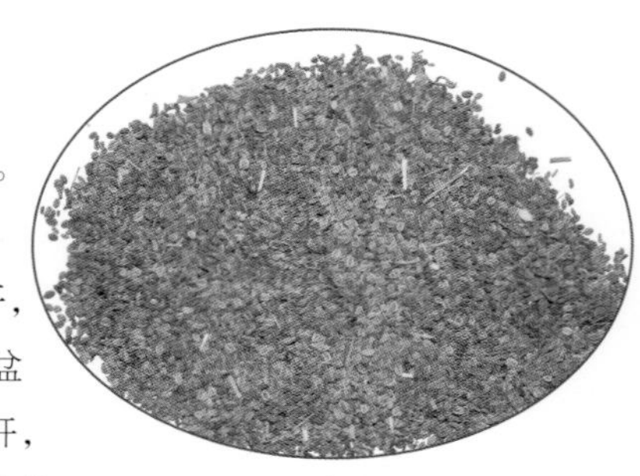

蛇床子

【制法】先将蛇床子与苦参一起浸泡半小时，然后加入500毫升清水，大火煮开，小火煎煮20分钟，滤去残渣。取药汁倒入盆中，加入皂碱轻轻搅动，直到皂碱完全溶开，便可熏蒸阴囊部位；等到水温变低时，可直接用此水清洗阴囊，每次洗3分钟以上时间即可。一般每日要熏洗2次，7日基本可痊愈。

【功效】止痒清热，化湿抗菌。

（2）多味坐浴方

【原料】当归、苦参、蛇床子、威灵仙、大黄各15克，砂仁壳10克，葱头9根。

【制法】以上诸味中药清洗干净，然后加入适量清水煎煮，水开之后改小火煎30分钟以上时间，让药效充分溶于水内，接着将药渣滤出，药汁倒于盆内，加入适量的温开水调和，使水保持在温45℃以上，然后轻轻坐于药汁中，保持5分钟时间，每日坐1次，5日为1个疗程。

【功效】活血生肌，止痒祛风。

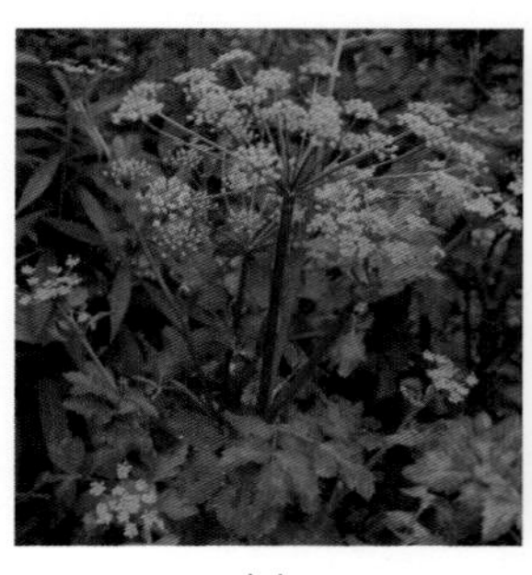

当归

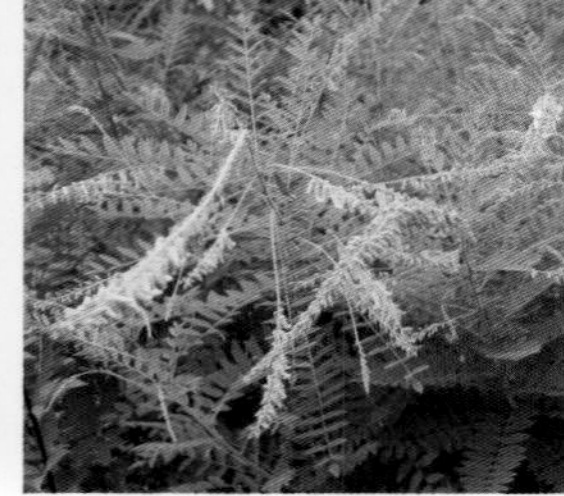

苦参

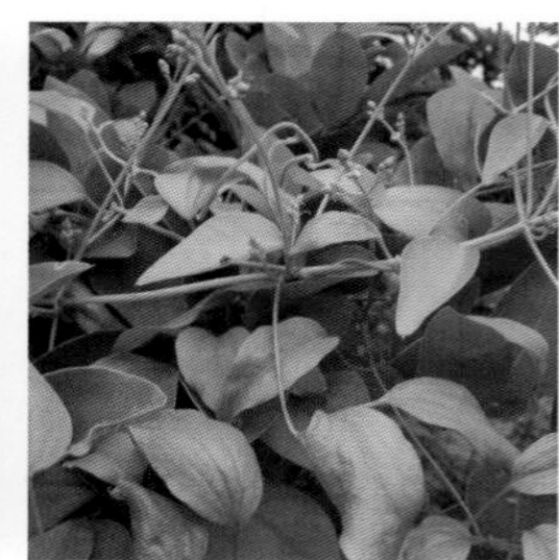

威灵仙

卷二十五

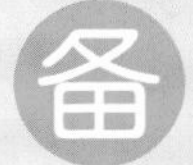
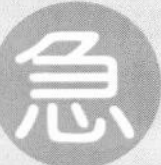

【本篇精华】

本节详细论述了急症重症、蛇虫毒、意外损伤、火疮的特点和治疗验方，还增加了许多现代常用的生活方式和技巧。

卒死第一

【原文】→【译文】

灸法

灸人中一壮立愈，不瘥更灸。又灸脐上一寸七壮，及两踵白肉际取瘥。又灸，脐下一寸三壮。

治五绝方（夫五绝者，一曰自缢[①]，二曰墙壁压迮[②]，三曰溺水，四曰魇寐[③]，五曰：产乳绝）。

半夏一两，细下筛，吹一大豆许，纳鼻中即活。心下温者，一曰亦可治。

治疗猝死的灸法

取人中穴位，灸1壮立刻好起来，如果效果不明显，可以再灸1壮。也可以在肚脐部向上1寸的地方灸治，连灸7壮，同时对两只脚底板上方的白肉际灸治，可以治愈。又可以灸肚脐下方1寸处的穴位，连灸3壮有效。

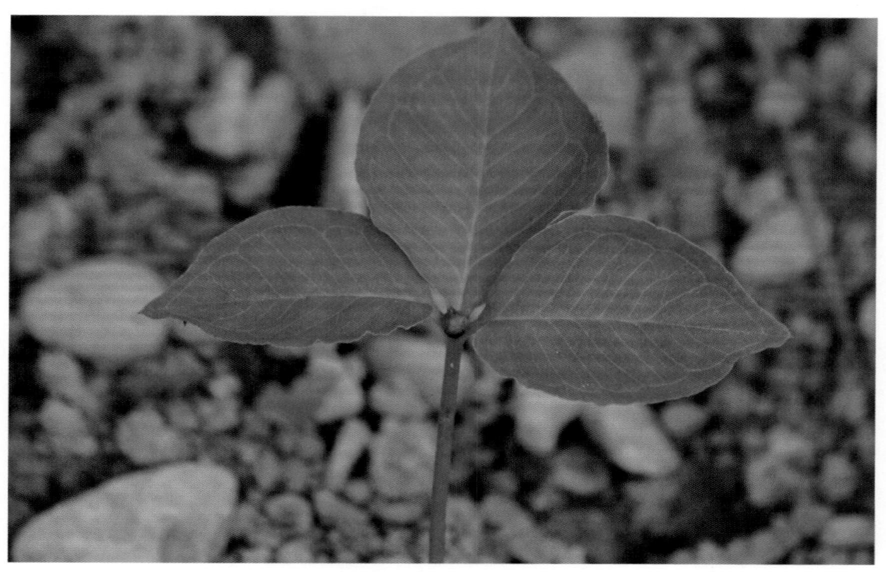

半夏

治疗5种猝死的方子（我所讲的五种猝死分别为：第一种是自缢；第二种是被墙壁压砸而死；第三种是落水而死；第四种是睡梦中猝死；第五种是乳不出而死。）

半夏1两，研成细末，过筛，取豆粒大小的一点粉末，吹入猝死者的鼻孔内，即可。如猝死者身体还有温度，据说也是可以治疗的。

治自缢死方：

凡救缢死者，极须按定其心，勿截绳，手抱起徐徐解之。心下尚温者，以氍毹④覆口鼻，令两人吹其两耳。

治疗自缢身亡的方子：

凡是救自缢的猝死者，需要特别的冷静镇定，千万不要将绳子先剪断，而是用手将自缢者慢慢抱起，从绳上摘下来。如果自缢者身体还有温度，用窗帘布捂住他的嘴和鼻子，让两个人对着自缢者的耳朵吹气。

【注释】

①自缢：指借助外力将气管压住，闭塞呼吸，人因无法呼吸而死去。

②压迮：迮，压迫、狭窄，压迮，即被挤压的意思。

③魇寐：魇，梦中清醒，但不能动弹；魇寐，不由自主，有迷糊的意思。

④氍毹：一种带有花纹图案的西域布料，多为毛质，可做帘幕、床单等。

【养生大攻略】

1. 心脏病突发的正确急救方法

（1）心脏病者突然发作，心搏骤停，救助者应立刻将患者平放于地面，对其胸骨下方1/3处的偏左位置进行捶打；要手法规律，用力，一般2～3下，患者可醒过来。此时应将患者头部稍稍垫高，下巴向上，让其呼吸通畅。

（2）如果心脏病患者完全没有意识，呼吸停止，则要进行紧张人工呼吸。通常，抢救者须用手指捏住患者鼻孔，然后深吸气，对准患者嘴部用快而有力的方式进行吹气；吹1次用力按压胸部3～5次，反复进行。人工呼吸不能太快，1分钟保持20次左右即可。

（3）对于心脏病发作，但有意识的患者，应该及时在其口袋或者包中寻找药物，然后将其随身携带的心脏病药品放于患者舌下。一般心脏病者多会携带的药物包括肾上腺素、碳酸氢钠、硫酸镁、利多卡因、溴苄胺等。

2. 遭遇脑梗阻，冷静施救助

（1）当遇到当场发作的脑梗死患者，挽救者一定要冷静，第一时间应该要拨打120，然后再进行对患者的施救。

（2）如果患者尚有意识，可令患者仰卧，头部稍向后仰，不要在头下垫东西，并为患者盖上保暖的衣物。

（3）面对呕吐的脑梗死患者，要将其脸朝向一侧，保证呕吐物可以顺利吐出，不回呛呼吸道；同时要用手指清理患者嘴里的呕吐物，以防堵塞气管。

（4）如果脑梗死患者呼吸、心跳都已经停止，则要马上进行心肺复苏术，让患者恢复意识，但绝对不可以在没有医生允许的情况下给患者喂水。

3. 上班族，不应该错过的防猝死守则

（1）保持正常工作时间

当身体感觉到疲劳时，应该站起来走动一下，不要强迫自己坚持。人的生理功能出现减退，就会让人产生思维迟钝、头昏眼花、身体乏力、心跳加速等症状，这都是在提醒上班族，应该放松一下身体了。

（2）尽量减少熬夜

良好的生活规律可以促进身体的健康程度。熬夜不但让身体功能降低，还会带来神经、代谢等各方面的不足，从而产生精神不足、体能恢复减慢等问题。这都是消耗身体健康的表现，万万不可取。

（3）坚持合理运动

一项有意义的运动对身体非常有必要。特别是针对久坐少动的人群，有效的运动可以增加心肌收缩的能力，同时增强身体免疫力和身体组织的新陈代谢等。但是，应该选择相对温和的运动，不可刺激太大，比如爬山、慢跑、散步等有氧运动就非常合适。

（4）保持情绪舒畅

紧张情绪若长久得不到释放，容易给人带来压抑、焦虑、烦闷等问题，长此以往则会让人在紧张、压抑中无法自拔，从而加重心理功能的不足。所以，

良好的情绪非常重要，平时可在工作之余为自己找一样喜欢的兴趣爱好，从而分散过于集中、压力重的工作情绪。

（5）合理饮食

高热量是有利身体的，但过高热量、糖类、咖啡因等却有损胃肠功能及神经系统。一般，正餐中蛋白质的含量要占到15%以上，而糖类则在55%左右，脂肪不能超过30%。浓茶、咖啡、碳酸饮料等要减少喝的频率，从而保证身体精力的充足和营养的需要。

蛇虫等毒第二

【原文】→【译文】

治诸蛇毒方：

雄黄、干姜（各等份）。

上二味，为末，和射罔[①]着竹筒中带行，有急用之。

治疗所有蛇毒的方子：

雄黄、干姜各等份。

以上2味中药，研成细末，与射罔调和装于竹筒中随身携带，在紧急情况时可取出使用。

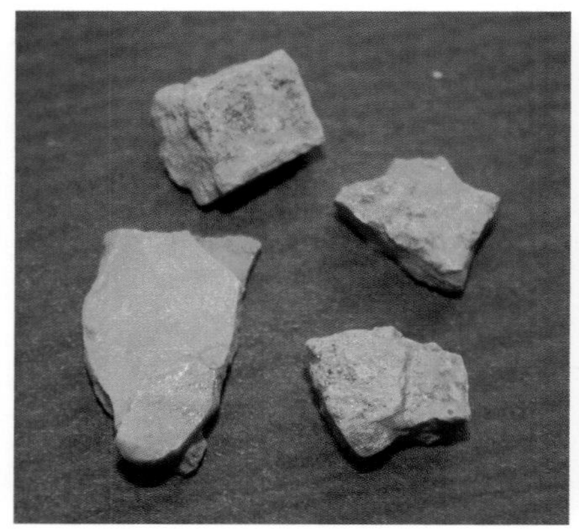
雄黄

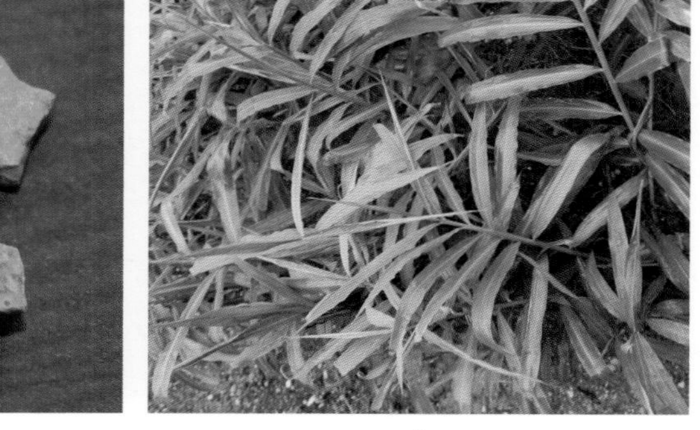
姜

治蝎毒方：

凡蝎有雌雄，雄者痛只在一处，雌者痛牵诸处。若是雄者，用井底泥涂之，温则易。雌者用当瓦屋沟下泥敷之。若值无雨，可用新汲水从屋上淋下取泥。

治疗蝎毒的方子：

所有的蝎子都有雌有雄，如果是雄蝎叮咬，疼点就在一个地方，但如果是雌蝎叮咬，则疼的面积极大，各处都感觉得到。若被雄蝎叮咬的人，可以取井底的泥涂在伤口上，泥变温之后就再换，反复进行。若是被雌蝎叮咬的人，则要用屋顶瓦片相连接处在下雨时流下的泥巴水敷在伤口上。如果当时没有下雨，就可以用刚从井里打上来的水浇在屋顶上，取其从上面流下来的泥水。

【注释】

①射罔：一种中药，出自《神农本草经》，可治瘘疮毒肿等症。

【养生大攻略】

1. 简单几招，减少日常蚊虫叮咬

（1）多利用有中药性质以及气味特殊的味道在自己身上，如月桂的叶子味道、香茅、香味醇以及柠檬草等气味，可以使蚊子远离自己。

（2）吃食物时，可以多吃一点有刺激味道的食物，如大蒜、韭菜、胡萝卜等，这些都是蚊子不喜欢的味道。

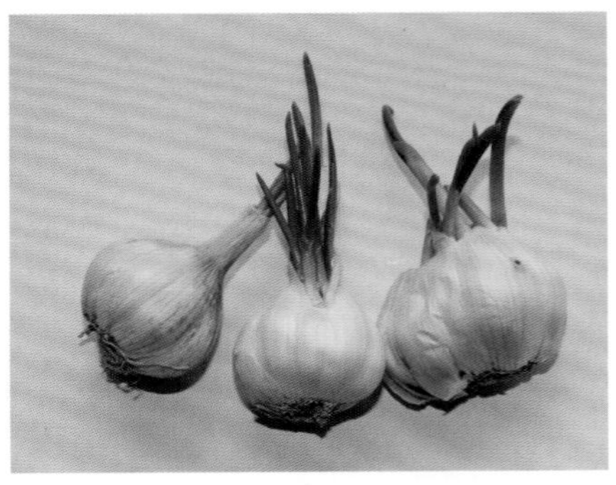

大蒜

（3）室内种植盆栽可以选择有特别香味的，如薄荷、夜来香、茉莉或者是玫瑰等，其花香味浓郁，蚊子不易靠近。

（4）夏天洗澡最好不要用香皂或者香水，虽然说这也是有香味的东西，但此类香味对蚊子有吸引力，反而会为自己招来无数的蚊子。其中植物香型面

霜、化妆水等也是蚊子偏好的味道，要尽量少用。

（5）夏天晚上可多穿白色衣服，同时为脚上加一层薄丝袜，这样能减少对蚊子的吸引，同时身体的湿度降低，也不容易招引蚊子。

2. 被蚊子咬后，如何止痒

（1）被蚊子叮咬之后，应该坚持不要去用手抓，一般坚持10分钟左右，即可让痒感自然消失；相反如果进行抓挠，不但会越来越痒，还会让皮肤表面形成组织液、淋巴液的渗出，从而结成包块，甚至最终被挠破，变成不易褪去的颜色。

（2）利用牙膏、盐水，直接涂在被蚊子叮咬过的地方，来回揉搓，可以止痒的同时，更能让肿块消除。

（3）取一片阿司匹林药片，研成粉末，加清水调成糊状，直接敷在肿块或者叮咬处，疼痒感会快速消退。

（4）取一片薄荷叶子，直接用手指研出汁水，涂在被叮咬的部位，很快凉丝丝的感受就取代了叮咬的痛痒。

（5）如果家里种有芦荟，可在被蚊子叮咬之后，切一块芦荟，挤芦荟汁滴在伤口处，并用芦荟的切割面来回擦伤口，止痒效果也非常理想。

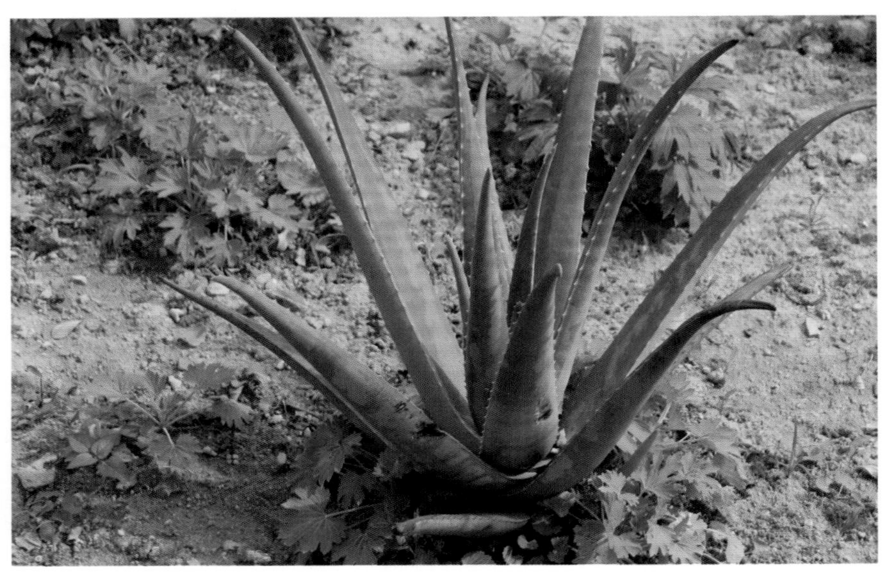

芦荟

诸般伤损第三

【原文】→【译文】

白马蹄[1]散

治被打腹中瘀血，并治妇人瘀血，化血为水方。

白马蹄烧令烟尽，捣筛，酒服方寸匕，日三夜一。

白马蹄散

治疗被人殴打致腹中留下瘀血、女性瘀血、化血行利的方子。

将白马蹄烧成黑碳状，直接捣碎成粉，用筛子过滤，取1小勺用白酒送服，白天吃3次，晚上吃1次。

治被殴击损伤聚血，腹满烦闷方：

豉一升，以水三升，煮三沸，分再服，不瘥重作。更取麻子煮如豉法，不瘥，更煮豉如上法。

治疗被殴打受伤部位结成血块、腹中烦满胸闷的方子：

豉1升，用3升清水，大火煮开，滚沸3次，分2次饮用，不见效可再煮水饮用。也可用麻子煮水，如同煮豉一样的方法，如不见效，可再用煮豉和上面讲过的方法。

治有瘀血，其人喜忘，不欲闻人声，胸中气塞短气方：

甘草（一两）、茯苓（二两）、杏仁（五十枚）。

上三味㕮咀以水二升，煮取九合，分二服。

治疗头部有瘀血致使患者善忘事、不喜欢听到声音、胸中闷烦气短的方子：

甘草1两，茯苓2两，杏仁50粒。

以上3味中药咀碎，加2升清水，煮至剩药汁9合，分成2副服下。

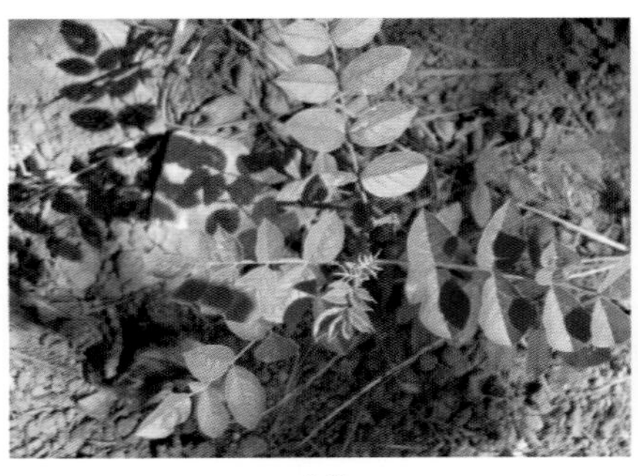
甘草

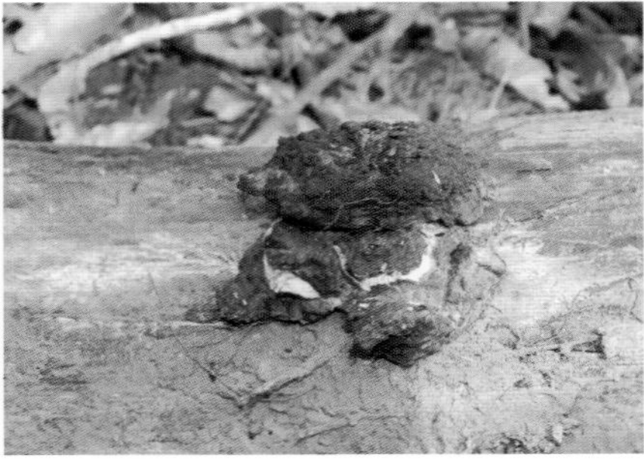
茯苓

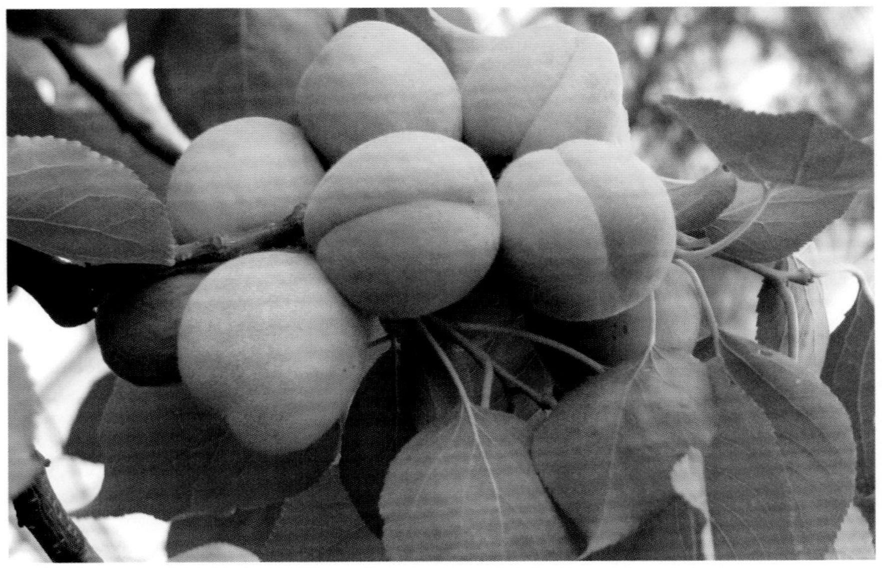
杏

【注释】

①白马蹄：即马蹄，又称荸荠，其药性可清热生津，凉血解毒。

【养生大攻略】

面对急性扭挫伤的自救方法

（1）药物外敷

取一块50克左右的生姜，挖去内瓤，呈一个空盒状，然后将10克雄黄研成细末，倒进姜壳中去，封上口，将其焙干，直到生姜变成暗黄的颜色，放在一边晾凉，直接压成粉末。再取一贴伤损膏药，将姜粉末撒在药膏内面，直接贴在扭伤部位，直到伤处不疼了，再将药膏去掉即可。

（2）热袋敷治

准备一块大一些的棉布，然后缝成与伤处大小相对应的布袋。在袋里装上盐，或者是沙子，封上袋口。直接放进微波炉加热，接着将其热敷在扭伤处；热度要比自己体温高一些，但不能太烫，以免烫伤。每日可多次，每次不能少于30分钟。

（3）外援调理

扭挫伤后自己如果不能动，可以让家人帮助。比如腰扭伤的人，可以与家人背对背站立，两人双臂互挽紧扣，然后家人慢慢向自己前方弯腰，从而带动受伤者身体向后仰，直到受伤者两只脚离开地面，坚持3分钟，慢慢放下。如此反复多次，会让扭伤转好。

（4）按摩治疗

扭伤者卧于床上，针对自己受伤的部位，选择合适的卧法；然后由家人对其扭伤部位的边缘和相应穴位进行按摩。如腰扭伤者，则可以让伤者俯卧，沿背脊的两侧，从上向下轻揉，一直到大腿部位。反复多按摩几次，促进血液循环，可以加快扭伤痊愈。

火疮第四

【原文】→【译文】

治火疮方：

栀子（四十枚）、白蔹、黄芩（各五两）。

上三味㕮咀，以水五升，油一升合煎，令水气歇，去滓待冷，以淋之，令溜去火热毒，则肌得宽也。作二日，任意用膏敷，汤散治之。

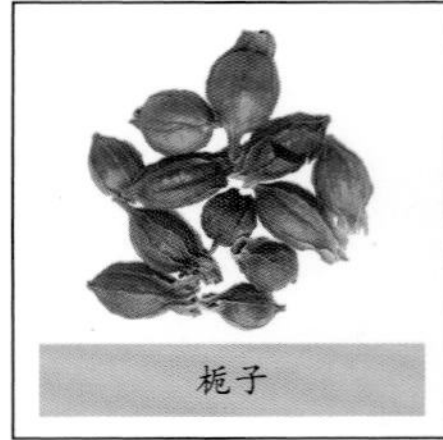
栀子

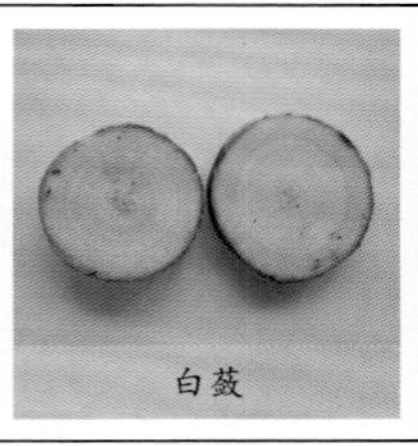
白蔹

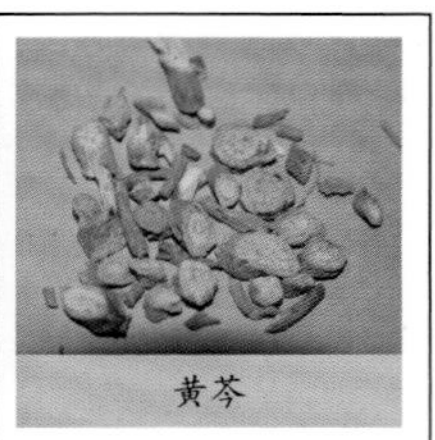
黄芩

治疗火疮的方子：

栀子40枚，白蔹、黄芩各5两。

以上3味药材一起咀碎，加清水5升，油脂1升，共同煎煮；煎好之后至热气消失，滤去渣滓，冷却，直接淋于火疮伤口上，让其带去火热毒素，皮肤得以松弛好转。连续淋2日，便可随便用膏药敷贴，同服汤散进行治疗。

治金疮①者，无大小冬夏。及始初伤血出。便以石灰浓敷裹之，即止痛，又速愈，若疮甚深，未宜速合者。纳少滑石，令疮不时合也。凡金疮出血，其人必渴，当忍之，啖燥食并肥腻之物以止渴，慎勿咸食，若多饮粥及浆，犯即血动溢出杀人。又忌嗔怒、大言笑、思想、阴阳行动、作劳、多食酸咸，饮酒热羹、辈②，疮瘥后犹尔，出百日半年乃可复常也。

治疗金疮患者，不分伤口大小，也不论春夏秋冬。刚受伤时便及时将伤口处的血挤出，然后用石灰厚厚地敷贴在伤口上，不但止痛，还能让伤口迅速痊愈。如果疮口很深，不能迅速愈合，可放少量的滑石，如此疮面不久便可愈合。凡是金疮流血的人，必定会产生口渴的感受，病人应该忍受，少喝水，进食燥干以及肥腻的食物可以止渴，但一定不要吃得过咸。如果喝粥类，浆水过多，就会引起血液流动加速，从而失血死亡。同时，金疮患者不可动怒，也不能大声说笑，少思虑，平衡阴阳，劳逸结合，不可多食酸咸味食物，不宜饮酒，喝热汤等。金疮伤痊愈后也要如此坚持，至3～6个月后才可恢复到正常状态。

【注释】

①金疮：中医的讲法，就是指皮肤破伤，受到破伤风梭菌的侵袭所起的病症，即破伤风。

②辈：等，也可作类解释。

【养生大攻略】

1. 烫伤之后这样做，帮助伤口快愈合

（1）开水烫伤引起的小面积伤面，可用蜂蜜涂抹伤处，可以在蜂蜜中加入

少量冰片以减轻烫伤的疼痛感。待伤面结出深色痂层，不要用手揭掉，可用生理盐水对皮肤表面湿敷多次，即可脱落。

（2）油渍烫伤后，可立刻取一枚鸡蛋，然后将蛋黄煎焙出油渍，涂于伤口上，一日多次，就可止痛，加速烫伤痊愈。

（3）各种烫伤可用中药治疗，取虎杖根、大黄、地榆3味中药，一样的量磨成粉，再加芝麻油调和，敷于伤口上，如果疼痛不止，可再加少量冰片，从而减轻痛感。每日换2～3次。

2. 促进伤口愈合，食疗有方法

（1）生鱼汤

【原料】黑鱼500克，瘦肉100克，胡萝卜300克，陈皮3克，大枣10枚，调味料适量。

【制法】黑鱼处理干净，切成小块，胡萝卜清洗干净切成厚片，也可切成小段；瘦肉切小丁，不能太大；陈皮放清水中泡一下；大枣去核。将瘦肉和黑鱼放进开水中汆一下，然后放进煲内，加清水、陈皮、大枣，大火煮开，小火煲1小时，放进胡萝卜再煲半小时，然后加盐调味即可食用。

【用法】每日食肉喝汤，可隔日喝1次。

【功效】化滞益气、补脾健胃。

【适用】身有伤口、脾胃不佳、身体虚弱的人群。

（2）土鸡汤

【原料】土鸡1只，大枣15枚，黄芪、茯苓各50克，姜片、盐等调味料各适量。

【制法】土鸡收拾干净，去除内脏，可切成小块，也可保持整只，汆水之后放进煲内，将清洗干净、去掉核的大枣以及黄芪、茯苓、姜片一起加入煲内，加清水适量便可大火煲制，等水滚开，小火煲1小时，加盐进行调味即可。

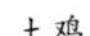

土鸡

【用法】与正餐佐食，食肉喝汤，每周3次以上。

【功效】补气敛伤，固本排毒。

【适用】身体伤口不肯愈合、刚刚动过手术的人群。

卷二十六

食治方

【本篇精华】

本节全面论述食物对于人体的作用，以及人在不同时节、不同情况下，应该如何进食、进食哪些类的食物。

序论第一

【原文】→【译文】

仲景[1]曰：人体平和，唯须好将养，勿妄服药。药势偏有所助，令人脏气不平，易受外患。夫含气之类，未有不资食以存生，而不知食之有成败，百姓日用而不知，水火至近而难识，余《河东卫汛记》曰：扁鹊云，人之所根据者，形也。乱于和气者，病也。理于烦毒者，药也。济命抚危者，医也。安身之本，必资于食。救疾之速，必凭于药。不知食宜者，不足以存生也。不明药忌者，不能以除病也。是故食能排邪而安脏腑，悦神爽志以资血气。若能用食平疴[2]释情遣疾者，可谓良工。长年饵老之奇法，极养生之术也。

张仲景说：人体平和没有病症，只需要好好补养，不要随便服用药物。药势对身体偏强的一项有提升作用，会令人感觉脏器不平衡，容易产生外邪疾病。药物中所有对脏器有调和作用的物质，没有食物中不存在的，但人们不知道食用它的好与不好，每日食用也不了解，如同近身于水火却意识不到一样。我看《河东卫汛记》中说：扁鹊认为，人的根本在于其形体，体内之气若不平和，就必定会生病。治疗精神情绪、身体中毒等病，只能用药。救命治病的人，就是医生。人之安身的根本，必定依在于食物。救命治病能够及时收效，还需要药物。不知道吃哪一种食物更有利的人，是不可能达到长寿的。不明白药物禁忌的人，也不可能治好病。所以，食物能消除病邪让脏腑平和，精神通达，令血气舒畅。如果能用食物来达到平复劳累、释放情绪、消除疾病的人，那就是真正的好医生了。长期以食补获得长寿的神奇之法，就是养生法则的高级之术。

五脏所宜食法：肝病则食麻、犬肉、李、韭。心病宜食麦、羊肉、杏、薤。脾病宜食稗米。《素问》云：肝色青宜食甘，粳米、牛肉、枣、葵皆甘。心色赤宜食酸，小豆、犬肉、李、韭皆酸。肺色白宜食苦，麦、羊肉、杏、薤皆苦。脾色黄宜食咸，大豆、豕肉、栗、藿皆咸。肾色黑宜食辛，黄黍、鸡肉、桃、葱皆辛。

五脏最合适的进食方法：有肝病，就要多食生麻、狗肉、李子、韭菜。心脏有病则宜食麦类、羊肉、杏子、薤菜。脾脏有病宜多食稗米。《素问》中说：肝主青色，适合多食甘味，比如粳米、牛肉、大枣、葵菜等都属甘味。心主红色，适宜食酸味，而小豆、狗肉、李子、韭菜都为酸味。肺脏主白色，宜食用苦味，小麦、羊肉、杏子、薤菜则都为苦味。脾主黄色，适合多食咸味，大豆、猪肉、栗子、藿香都为咸味。肾主黑色，适合多食辛味，黄黍、鸡肉、桃子、葱都是辛味。

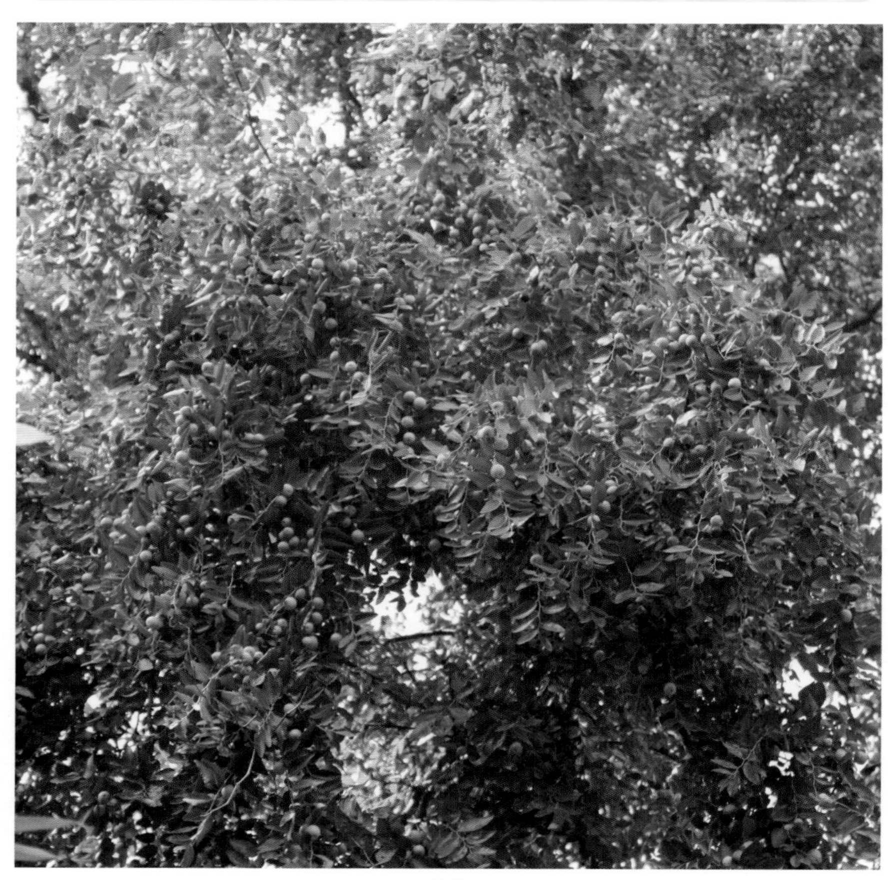

大枣

【注释】

①仲景：即张仲景，东汉末年有名的医生，被人们称为医圣。

②疴：因过度劳作而生成的劳累之病。

【养生大攻略】

1. 四季饮食方，来帮养生忙

（1）姜汁菠菜

【原料】菠菜400克，生姜20克，盐、麻油、味精各适量。

【制法】将菠菜择净，切成3寸长的段，放进开水中汆一下水，快速捞出，控水备用。姜切成末，加入冷开水调和成姜汁，也可直接拍碎，挤压姜汁，在姜汁中加入少量盐和味精，调匀倒入汆好的菠菜，充分拌开，再滴几滴麻油就可以食用了。

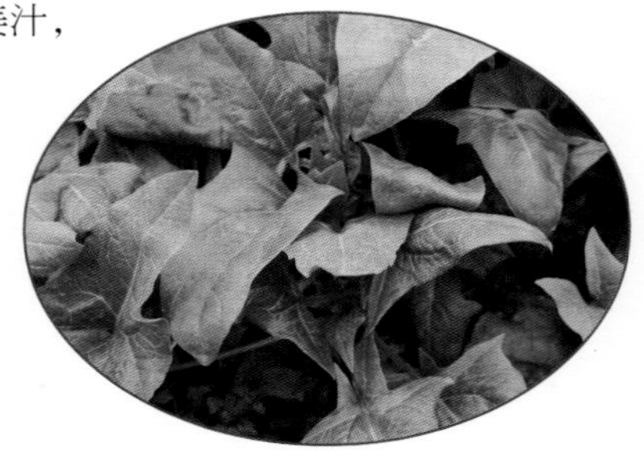

菠菜

【用法】每日作菜食用即可。

【功效】通利肠胃，养补气血。

【适用】春季燥盛、心气上浮。

（2）荷叶消暑粥

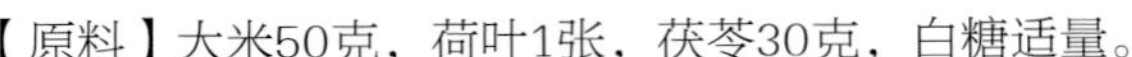

【原料】大米50克，荷叶1张，茯苓30克，白糖适量。

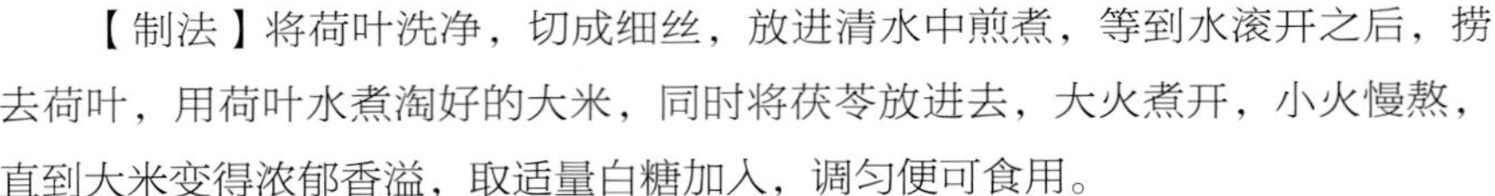

【制法】将荷叶洗净，切成细丝，放进清水中煎煮，等到水滚开之后，捞去荷叶，用荷叶水煮淘好的大米，同时将茯苓放进去，大火煮开，小火慢熬，直到大米变得浓郁香溢，取适量白糖加入，调匀便可食用。

【用法】每日食用，也可隔日1次。

【功效】清热解暑，止泻安神。

【适用】夏日中暑、神经衰弱。

（3）百合益肺汤

【原料】鸡肉150克，百合20克，党参、干山药、罗汉果各5克，大枣5枚，鸡汤500毫升。

【制法】将鸡肉切成丁，放在鸡汤内，百合、党参、干山药、罗汉果洗净，直接放入鸡汤，大枣去核，加入汤中；然后将所有食材一起置于锅内，隔水蒸制大约1小时的时间，食肉喝汤。

【用法】每周2次，每次作汤食下。

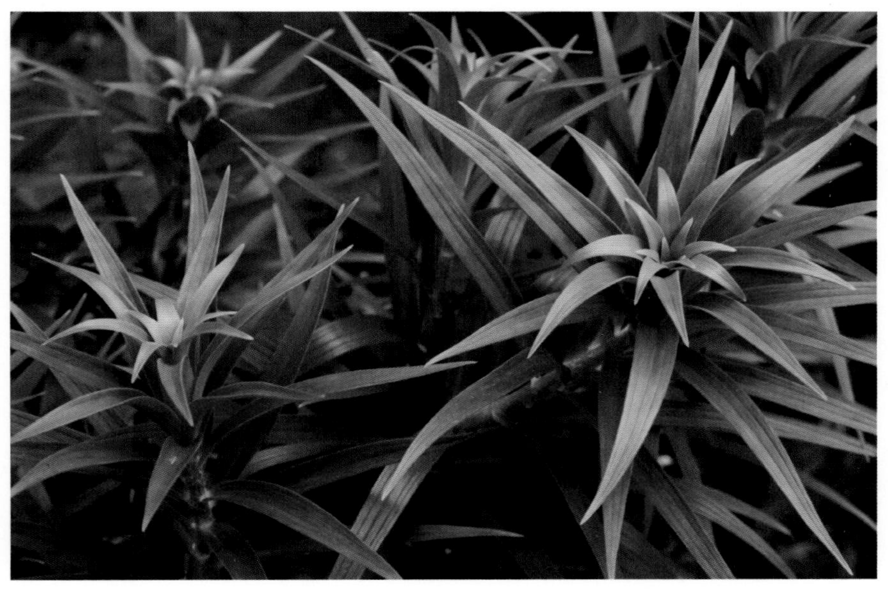

百合

【功效】滋阴润肺，清热补气。

【适用】秋季身心干燥、干咳、有痰、气虚。

（4）大枣补虚羹

【原料】大枣20克，酸枣仁、枸杞子、龙眼各10克，红糖适量。

【制法】大枣去核，洗净；龙眼去壳；枸杞放入清水，略泡10分钟。然后将大枣、龙眼、枸杞子、酸枣仁一起放进沙锅内，加适量清水，大火煮开，改小火慢煮半小时，至大枣胀满、香甜味散出后，加入红糖调匀，即可出锅食用。

【用法】每周3次。

【功效】滋血养气，调理虚弱。

【适用】冬季怕冷、失眠、神经衰弱。

2. 春夏秋冬巧预防，一年四季保健康

（1）春天防过敏

【原料】苦参、蚤休、龙胆、栀子、黄芩、牡丹皮、赤芍、车前草各10克，泽泻、地肤子、白鲜皮各15克。

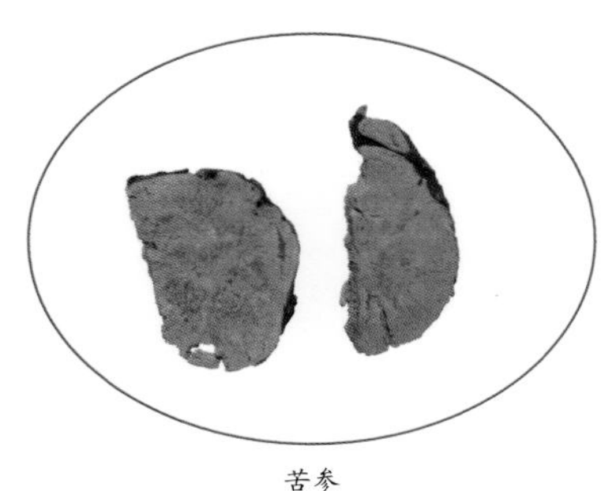

苦参

【制法】将以上原料一起清洗干净，放进清水中浸泡半小时，然后放入沙锅，加适量清水煎煮成药汁，滤去药渣即可。

【用法】1剂分2份，1日分2次服下，5日为1个疗程。

（2）夏天防中暑

【原料】粳米50克，藿香15克。

【制法】藿香洗净，加200毫升清水煎煮，水开后小火煮3分钟，然后滤去药渣备用。将粳米淘洗一下，煮成简单的白米粥，在米粥熟后，取藿香汁倒入，小火再煮3分钟，即可食用。

【用法】须温食，每日2次。

（3）秋天防干燥

【原料】沙参、梨皮各15克，杏仁、桑叶各10克，川贝母、淡豆豉、甘草、栀子各5克。

【制法】以上各药，进行清洗，浸泡30分钟，然后加入适量清水，大火煮开，小火慢煎20分钟，至药汁剩原来量的1/3，即可将药渣滤出，饮用药汁。

【用法】每日1次，每次1剂。

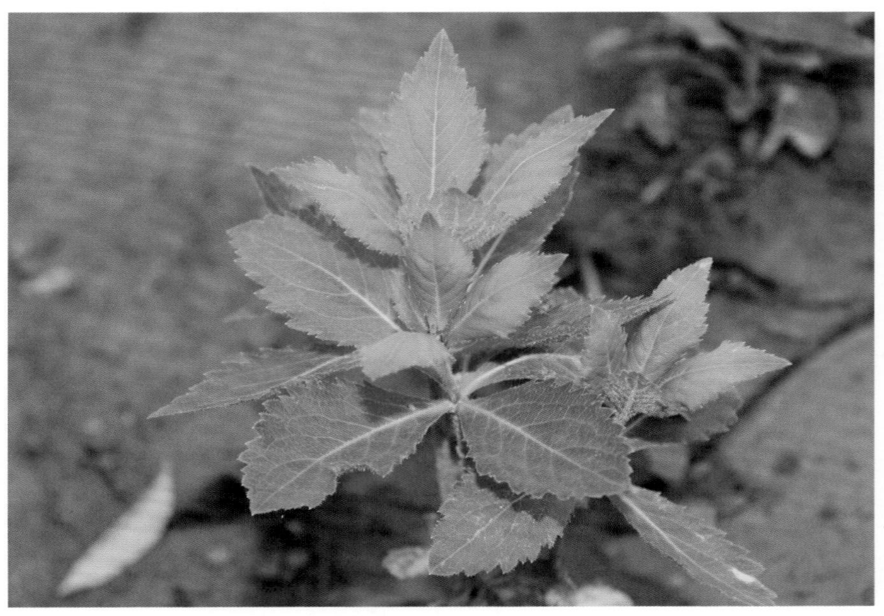

沙参

果实第二

【原文】→【译文】

大枣，味甘辛热滑无毒，主心腹邪气，安中养脾气，助十二经，平胃气，通九窍，和百药，补中益气，强志，治肠 。生枣：多食令人热渴，气胀。苦寒热羸瘦者，弥不可食，伤人。

藕实，味甘苦寒无毒，食之令人心欢，止渴去热，补中养神，益气力，除百病。生根寒，止热渴，破留血。

鸡头实[①]，味甘平无毒，主湿痹腰脊膝痛，补中，除暴疾，益精气，强志意，耳目聪明。

大枣，味甘、辛，性热滑，无毒，可调心腹邪气，安神养脾滋气，有助于十二经脉，平和胃气，通利九窍，与百药调和，补中益气，增强精神，可调治肠病。生枣，多食用让人身体燥渴，胃气胀满。身体寒凉、体形瘦弱的人不宜食用，会伤害身体。

莲藕，味甘、苦，性寒，无毒，食用可让人心轻气爽，能止渴消热，可补中养神，有助于气力增强，消除百病。根生于寒凉，最能止热渴之症，兼可破除瘀血积滞之症。

芡实，味甘，性平，无毒，可调理湿痹引起的腰脊、膝盖疼痛，可补中气，治疗突发病症，增强精气，提升心志，令人耳聪目明。

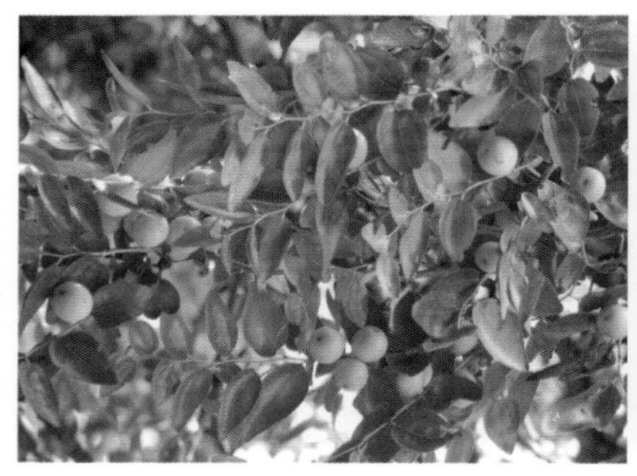
大枣

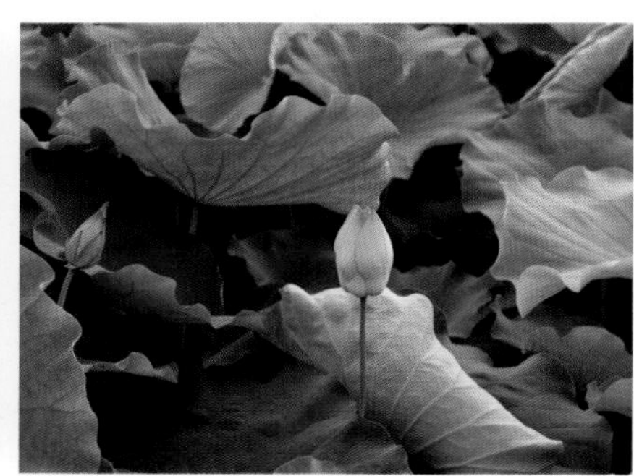
莲藕

橘柚，味辛温无毒，主胸中瘕热逆气，利水谷，下气，止呕咳，除膀胱留热停水，破五淋，利小便，治脾不能消谷，却胸中吐逆霍乱，止泻利，去寸白[②]，久服去口臭。一名橘皮，陈久者良。

梅实。味酸平涩无毒，下气除热烦满，安心，去青黑痣恶疾。止下利好唾口干，利筋脉，多食坏人齿。

橘柚，味辛，性温，无毒，可调理胸闷，内热，逆气上行，利于水谷消化，下气，止呕，止咳嗽。能消除膀胱积热，利尿，通淋，使小便顺畅。可治疗脾功能虚弱引起的不消化，除胸中内热、逆气上行引起的烦乱不安，可止泻除痢，消除肠内寸白虫，经常食用可以治疗口臭。还有一名，称为橘皮，时间越长的效果越好。

梅子，味酸，性平、涩，无毒，可消胸满胀气，可安心养神，可除面部青黑斑痕。可止泻痢，生津止渴，有助于筋脉通畅，过多食用会损害牙齿。

杏仁，味甘苦温冷而利有毒，主咳逆上气，肠中雷鸣，喉痹下气，产乳金疮，寒心奔豚，惊痫，心下烦热，风气去来，时行头痛，解肌，消心下急，杀狗毒。其一核两仁者害人，去之。扁鹊云：杏仁不可久服，令人目盲，眉发落，动一切宿病。

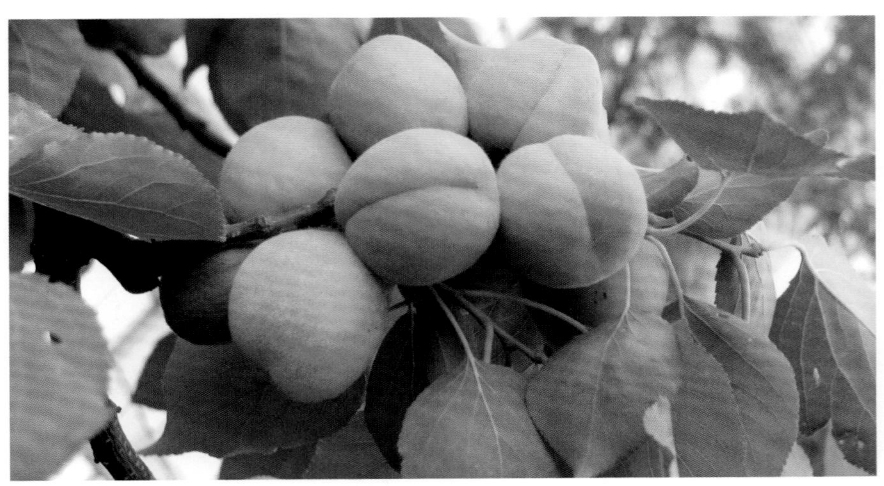

杏

桃仁，味苦甘辛平无毒，破瘀血、血闭瘕[3]邪气，杀小虫，治咳逆上气，消心下硬，除卒暴声血，破癥瘕，通月水，止心痛。

杏仁，味甘、苦，性温、冷而且利寒，有微毒。可调理咳嗽引起的肺气上逆，肠内鸣叫，喉间有异物，吞咽不利，孕妇产乳疮疥，心内寒凉，呆滞，惊痫，心下烦热，有风气流窜，经常头痛，消除体表邪气，以及心下不安，能除狗咬伤之毒。杏仁中一核两仁的对人有害，应丢弃。扁鹊说：杏仁不能长期服用，可让人视力下降，眉毛头发脱落，引发所有旧病。

桃仁，味苦、甘、辛，性平，无毒，可破瘀血、血闭癥瘕引起的疾病，能杀体内之虫，治疗咳嗽，肺气上逆，安心抚绪，消除胸下硬块，通利血管，平复血液流畅，能破体内血瘀，通畅经血，治疗心痛病症。

【注释】

①鸡头实：又称鸡头米，即芡实。

②寸白：肠内寄生的一种虫子，也可视为蛔虫。

③瘕：女性腹内的积滞血块，是一种病。

【养生大攻略】

1. 食应季水果，做养生达人

（1）春季（2~4月）

春季多燥，乍暖还寒，为养肝正当时。因此，太过寒凉、味酸的水果不适合养肝。当季的水果可按季节时令，选择柿子、甘蔗、菠萝等。柿子不仅可清热解毒，还可降压止血，但应该注意柿子不能与蟹同食，也最好不要与鱼、虾同食，会生胃结石。而甘蔗过甜，肥胖与糖尿病患者忌食。菠萝比较有利于春

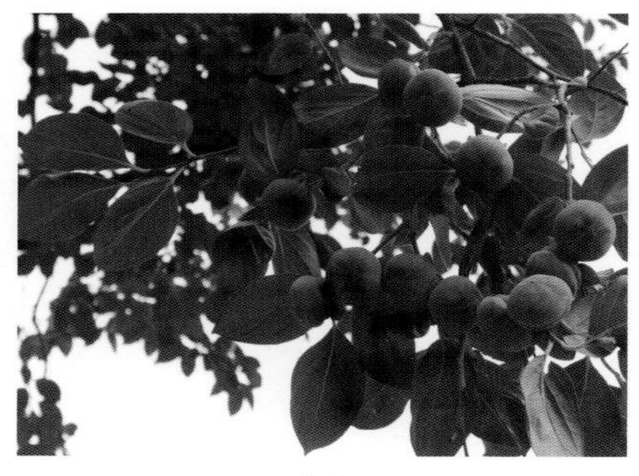

柿子

天食用，能消食，可补脾，还能清胃。

（2）夏季（5～7月）

夏季时节，出汗多，人体消耗大，因此，应食用有助于气血、机体增强的水果。一般，荔枝、樱桃、芒果都是当季又合体质的水果。荔枝可增强人体免疫力，光泽皮肤。但多食会上火，不建议有内热的人群食用。樱桃对气血有补充作用，同时又能生津养阴，很适合人们在胃口不好、食欲不强的时候食用。芒果虽然维生素含量极高，但容易引起过敏，食用时应该注意量的适宜。

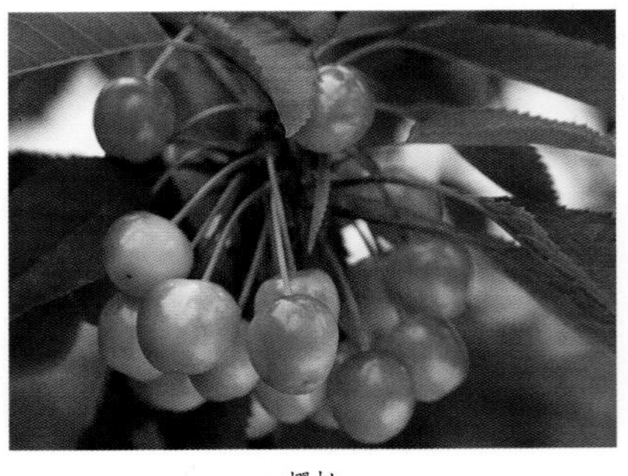

樱桃

（3）秋季（8～10月）

秋天风多，气候干燥，寒热交替，这让人体的内在平衡有失调养。因此，8～10月可多食西瓜、葡萄、枣之类的水果。西瓜水分足，正好补充秋燥带来的水分流失，而葡萄则对人体气血的调理有极大帮助，能有效预防心脑血管疾病；大枣又可补气血，增强人体营养。

（4）冬季（11月～翌年1月）

冬天天气过凉，不宜食用性寒的水果，而最为应季的则要属苹果、梨、橘子了。这些水果中，苹果最为性平，是上好的冬季时令水果，不但清除人体垃圾，还能促进肠胃的蠕动，帮助冬季机体运作降低带来的新陈代谢减慢问题。而梨和

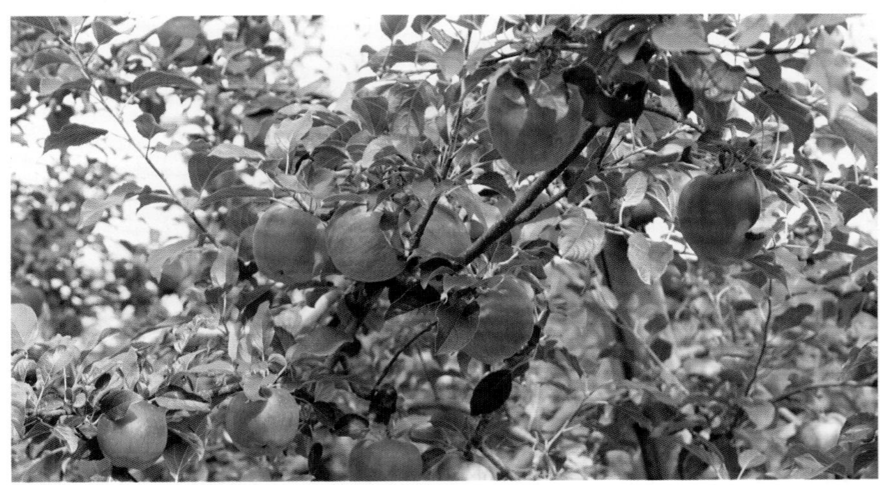

苹果

橘子也有促消化、补充各种营养物质的作用。

2. 水果食疗方，养生又营养

（1）养血果饮

【原料】新鲜花生、葡萄各50克，苹果300克。

【制法】将花生去壳，只留下花生米，清洗干净，备用；苹果去核，去皮，切成小块；葡萄去蒂部。然后一起放进榨汁机，可加适量白开水，打成汁后直接饮用。

【用法】每日3次，每次1杯，约250毫升。

（2）养胃果饮

【原料】苹果200克，木瓜60克，牛奶100毫升。

【制法】苹果去皮去核，切成小块备用；木瓜最好选用新鲜的青木瓜，去皮和瓤，切成小块；然后3种原料一起放进打汁机，打成汁直接饮用。

【用法】每次饭后饮用，每日1～2次。

（3）通便水果粥

【原料】香蕉200克，菠菜、大米各50克。

【制法】将大米煮成粥，菠菜择净切段，用开水氽一下，在米粥快要好时放进去，香蕉去皮，切小片；米粥即将出锅时放进锅内煮开，便可食用。

【用法】每日3次，每次1碗，约200毫升。

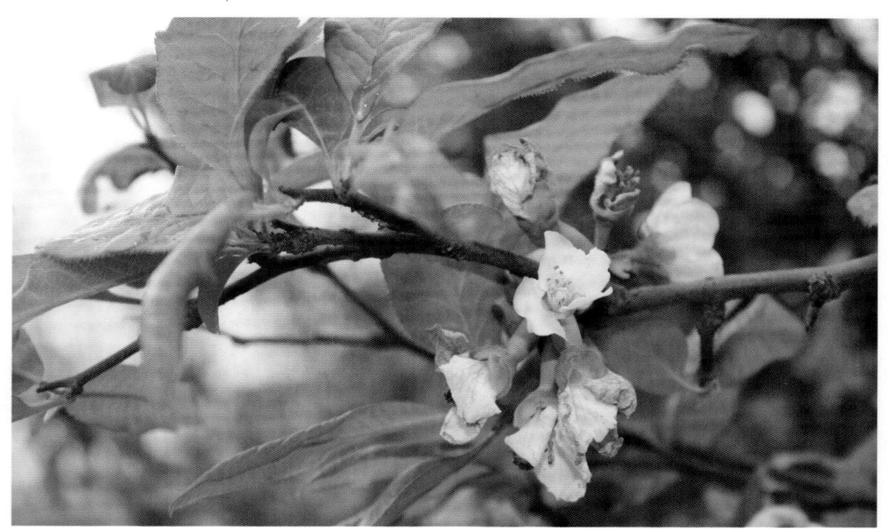

木瓜

（4）苹果

【来源】为蔷薇科植物苹果的果实。主产于东北、华北、华东等地。

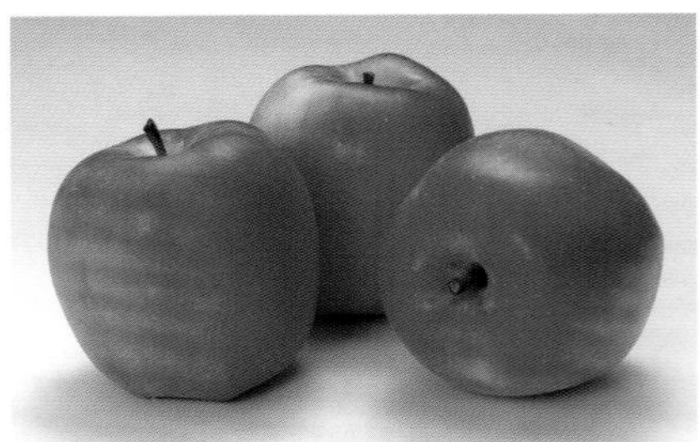
苹果

【营养成分】含有维生素B、维生素C、胡萝卜素、铁、镁、有机酸、苹果酸、纤维素、果胶物质等。

【性味】味甘，性凉。

【功效】补心益气，生津止渴，解暑醒酒，开胃通便，润肺除烦。

【适用】慢性肠炎、腹痛、腹泻、消化不良、脂肪过多、口臭、牙龈出血、高血压、咳嗽、便秘等症。

【禁忌】苹果中的有机酸会刺激肠壁，胃肠敏感者不宜多吃。

（5）葡萄

【别名】菩提子。

【来源】为葡萄科植物葡萄的果实。主产于新疆、甘肃、陕西、山西、河北、山东等地。

【营养成分】含有蛋白质、维生素A、维生素B_1、维生素B_2、维生素C、钙、磷、铁、果糖、蔗糖、葡萄糖、苹果酸、柠檬酸等。

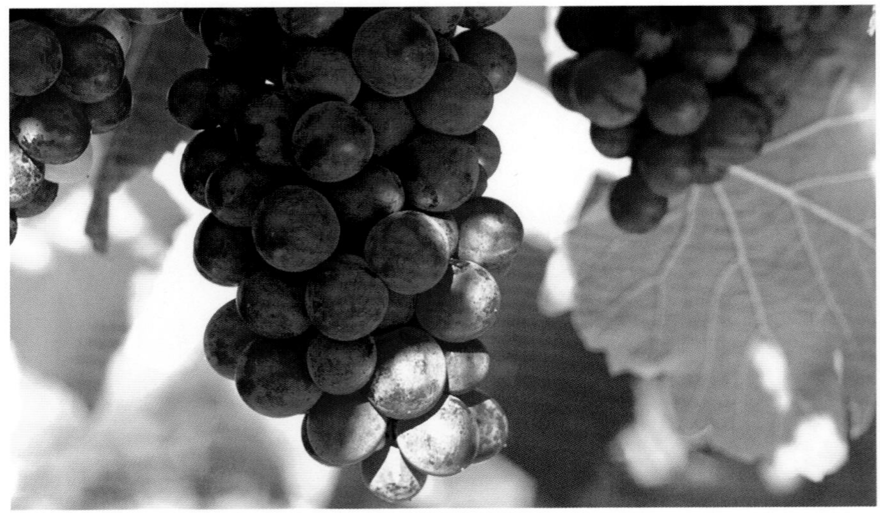
葡萄

（6）菠萝

【别名】凤梨、露兜子、黄梨、菠萝蜜。

【来源】为凤梨科植物菠萝的果实。广东、广西、福建、海南等地均有栽培。

【营养成分】含有水分、蛋白质、脂肪、纤维、尼克酸、钾、钠、锌、糖类、钙、磷、铁、胡萝卜素、硫胺素、核黄素、维生素C、灰分，另含多种有机酸及菠萝酶等。

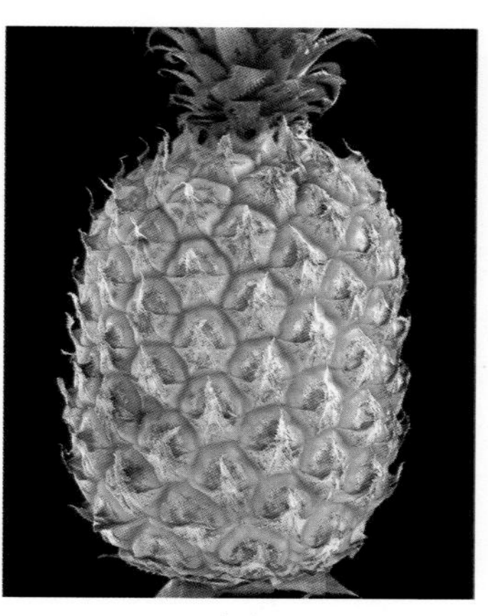

菠萝

【性味】味甘、微酸，性平。

【功效】清热解渴，消食止泻，祛湿利尿，抗炎消肿。

【适用】消化不良、泄泻、低血压、水肿、小便不利、糖尿病等病症。

【禁忌】菠萝含有生物甙和菠萝蛋白酶，可引起少数人过敏，如腹泻、腹痛、全身发痒、皮肤潮红，甚至呼吸困难或休克等，所以食前需将菠萝切成片状，用盐水或碳酸氢钠泡20分钟，以防过敏反应。因菠萝蛋白酶能溶解纤维蛋白和酪蛋白，故消化道溃疡、严重肝或肾疾病、血液凝固功能不全等患者忌食，对菠萝过敏者慎食。

（7）樱桃

【别名】朱樱、朱果、家樱桃、荆桃。

【来源】为蔷薇科植物樱桃的成熟果实。主产于河北、山东、四川等地。

【营养成分】含有水分、蛋白质、脂肪、糖、热量、粗纤维、灰分、钙、磷、铁、胡萝卜素、硫胺素、核黄素、尼可酸、抗坏血酸、钾、钠、镁，另含丰富的维生素A。

【性味】味甘、微酸，性温。

【功效】补中益气，祛风胜湿，美颜。

【适用】病后体虚气弱、气短心悸、倦怠食少、咽干口渴，及风湿腰腿疼痛、四肢不仁、关节屈伸不利、冻疮等病症。

【禁忌】樱桃性温热，不宜多食；热性病及虚热咳嗽者忌食。樱桃核仁含氰甙，水解后产生氢氰酸，药用时小心中毒。

菜蔬第三

【原文】→【译文】

枸杞叶，味苦平涩无毒，补虚羸，益精髓。

瓜子，味甘平寒无毒，令人光泽好颜色，益气，除胸满。一名白瓜子，即冬瓜子也。白冬瓜，味甘微寒无毒，除小腹水胀，利小便，止消渴。

枸杞叶子，味苦，性平、涩，无毒，可补虚羸，有益于精髓生发。

瓜子，味甘，性平、寒，无毒，可让人皮肤光滑、红润、气色好、气体通畅，消除胸闷胀满。还有一名称为白瓜子，就是冬瓜瓤内的籽。白冬瓜，味甘，性微寒，无毒，可除腹内水胀，有利于小便通畅 消渴散热。

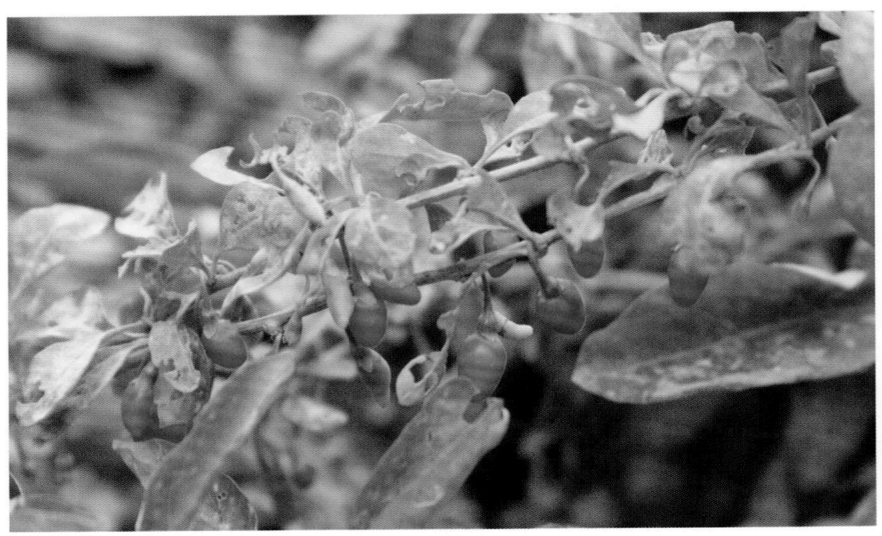

宁夏枸杞

菘菜，味甘温涩无毒，久食通利肠胃，除胸中烦，解消渴。

芥菜，味辛温无毒，归鼻，除肾邪，大破咳逆，下气，利九窍，明目聪耳安中。其子味辛，辛亦归鼻有毒，主喉痹[①]，去一切风毒肿。

菘菜，味甘，性温、涩，无毒，长期食用可通畅肠胃，消除胸内烦闷，消渴散热。

芥菜，味辛，性温，无毒，通鼻塞，除肾脏病邪，可对抗咳逆引起的气弱、喘、促，令气体下行，通利九窍，让眼目视力好，耳朵听力好。芥菜籽味辛，辛味也可通鼻塞，但有微毒，可调理喉痹之症，能除所有风湿、热毒引起的肿胀。

葱实，味辛温无毒，明目补中，茎白，主伤寒寒热，骨肉碎痛，能出汗，治中风面目浮肿，喉痹不通，安胎，杀桂。其青叶归目，除肝中邪气，安中利五脏，杀百药毒。根须主伤寒头痛。葱中涕及生葱汁止尿血，解藜芦及桂毒。黄帝云：食生葱即啖蜜，变作下利，食烧葱并啖蜜，壅气而死。正月不得食生葱，令人面上起游风。楼葱[②]除瘴气恶毒，久食益胆气，强志。

大葱，味辛，性温，无毒，可明目补中。茎白部分，可治疗伤寒、寒热，骨头、肌肉疼痛，能让人出汗，也可治疗中风引起的面目浮肿、咽喉肿痛、有异物，能安胎，杀桂毒。葱的青叶子入于目，可解肝脏所中病邪，能安中利五脏，清除百药之毒。葱的根须可治疗伤寒引起的头痛。大葱内部的黏液和生葱的汁水能止血尿，解除藜芦与桂枝内的毒素。黄帝说：生葱与白蜜一起食用，可利于大小便，食用烧过的葱并吃白蜜，则会因为体内气体壅堵不通而死亡。正月不能吃生葱，会让人脸上生急、慢性的皮炎。楼葱可以消除人体瘴气和毒素，长期食有能利胆气、生发、增强心志的作用。

蜀椒，味辛大热有毒，主邪气，温中下气，留饮宿食，逐皮肤中寒冷，去死肌湿痹痛，心下冷气，除五脏六腑寒，百骨节中积冷，温疟大风，汗自出者，止下利散风邪。合口者害人，其中黑子有小毒，下水。

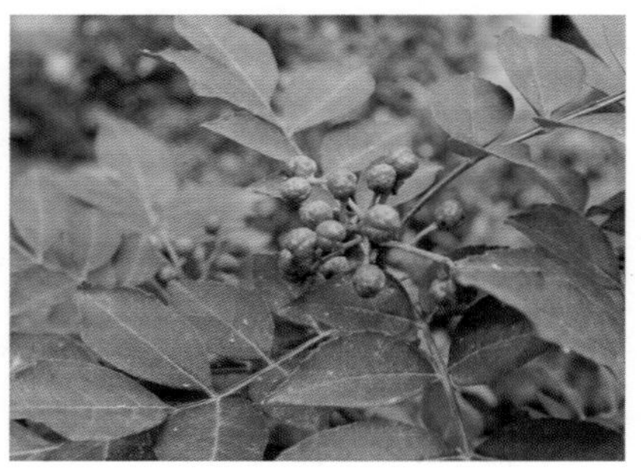
蜀椒

干姜，味辛热无毒，主胸中满，咳逆上气，温中止漏血出汗，逐风湿痹，肠下利，寒冷腹痛，中恶霍乱，胀满，风邪诸毒，皮肤间结气，止唾血。生者尤良。

生姜，味辛微温无毒，主伤寒头痛，去痰下气，通汗。除鼻中塞，咳逆上气。止呕吐，去胸膈上臭气③。

辣椒，味辛，性大热，有微毒，可治疗风邪引起的疾病，能温中下气，有利于脾胃消化，去积食，可将皮肤内的寒气逐出，祛除死肌，缓解风湿痹痛之症。能治胸口发凉，五脏六腑寒症，骨骼结节之中积冷，对暑热引起的先热后冷、汗多不止可有散风下利祛邪之效。多食对人有损伤，辣椒内的小黑子具有微毒，可利小便。

干姜，味辛，性热，无毒，可治疗胸中气满、咳嗽引起的气体上逆，能温中止血，出汗，可祛除风湿痹症，温小肠，利小便，治疗小腹受寒引起的疼痛，恶心、发热，心下胀满，以及风邪引发的各种病毒，能刺激皮肤，使其畅通，可止吐血，生姜的效果最好。

生姜，味辛，性微温，无毒，可治疗伤寒引起的头痛，可祛痰、利气、发汗。能通鼻塞，治疗咳嗽引起的气体上逆。能止呕吐，消除胸膈逆气上行。

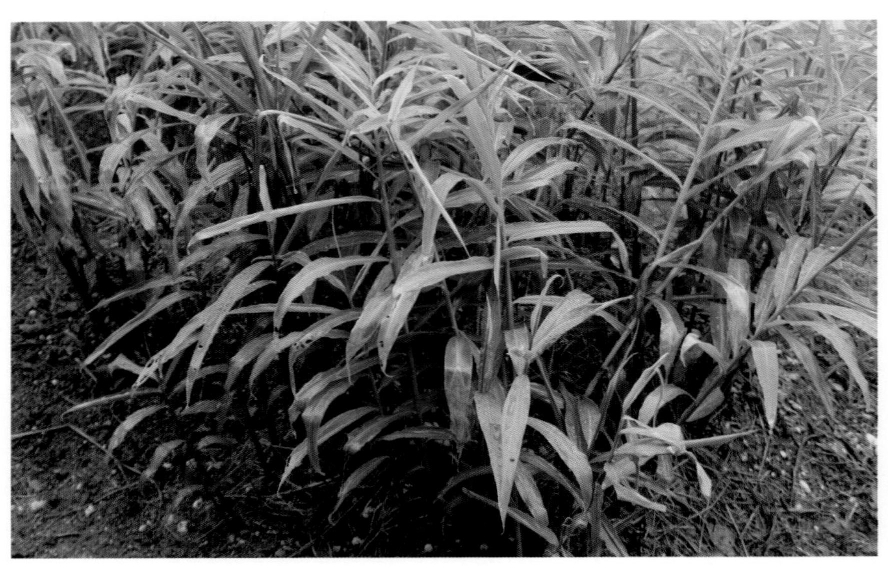

生姜

【注释】

①喉痹：一种咽部疾病，因外邪引起的咽喉痒、肿痛、有异物感等病症。

②楼葱：葱的一种，与其他葱类相近，味道比较香浓。

③臭气：即胃气上升，引起的口气。

【养生大攻略】

1. 厨房常见调味料，治疗疾病都是宝

（1）大葱

大葱能治风寒感冒，能通二便，可治疗腹痛泄泻等症。当遇到因为受寒受冷引起的感冒时，可以取大葱白30克，直接放于400毫升清水中煎水饮用，一般2～3次就可以收到良好的缓解效果。不过大葱不可与大枣、野鸡、杨梅、何首乌、地黄等同食。

（2）大蒜

大蒜可温脾暖胃，能除寒湿，杀毒，防流感。对于久咳不好（百日咳）的人来说，可取大蒜榨汁，加入适量蜂蜜或白糖，直接口含，再由鼻内吐出（或者直接用鼻子吸入，不要咽下，少停一会即吐出）。每日2次，5日可见效。不过，有慢性胃炎、溃疡的人群应该减少食用。

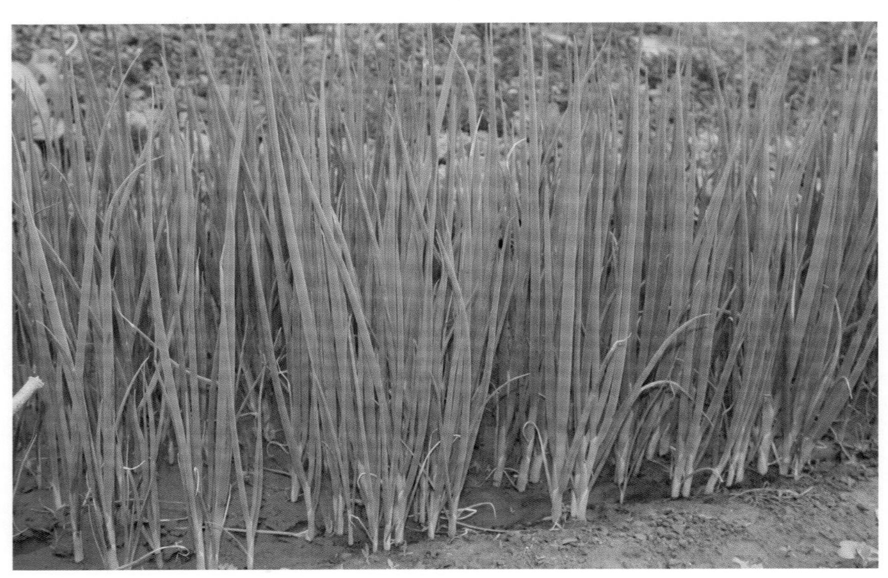

大葱

（3）生姜

生姜能祛寒止泻，可治腹胀腹痛，发汗解表。脾胃虚寒，食欲减退，甚至恶心，可用生姜20克，直接打汁，混于牛奶中温服，也可用姜片泡开水饮用，多几次就能明显改善症状。但是，对于阴虚火旺、口干心烦等热症的人，不适宜多食用生姜；此外，生姜也不宜和萝卜同食。

（4）肉桂

肉桂可活血祛寒，能治经闭、腹泻、腰膝冷痛、经脉不通等症。对于有风湿、气胀的人群，可用肉桂6克，与500克羊肉煮汤，经常服用，便能温中暖体，改善不适。此外，有实热、火旺的患者以及孕妇等人群都要禁止食用。

（5）八角

八角能和胃调中、祛风理气，对于胃胀、腹冷等都有缓解作用，还可增强人体免疫力。经常因为冷寒而感觉胃疼、经常打嗝的人，可以取50克八角，加600毫升清水煎汁，至水剩一半时直接去掉八角饮用，对胃痛有良好的舒缓功效。不过市场上有假八角，也有野生八角，这两种都要区分选购，不可随便使用。

（6）花椒

花椒可散寒除湿，能消食通经脉，补脾胃。遇有关节疼痛的患者，可取50克花椒，外加生姜、葱白各5克，一起包于纱布内，放于关节部位，上置热水袋

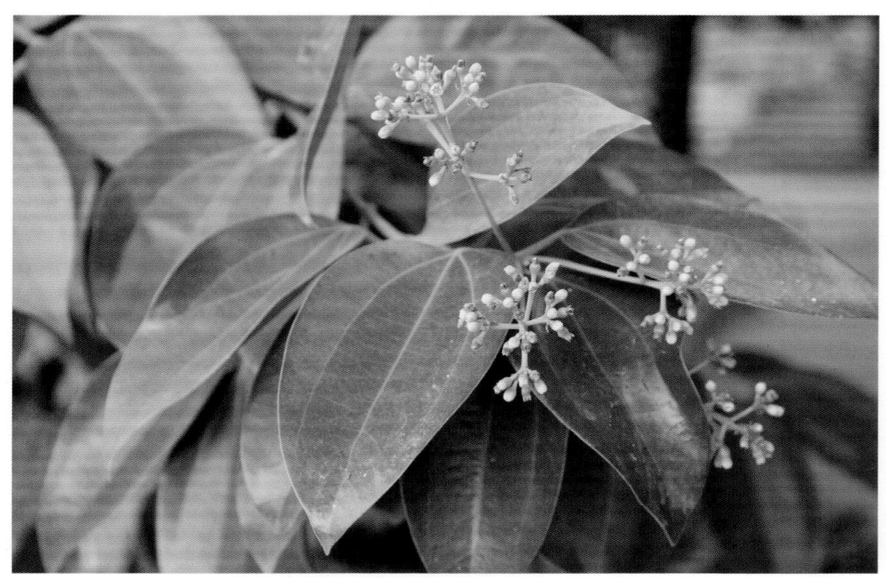

肉桂

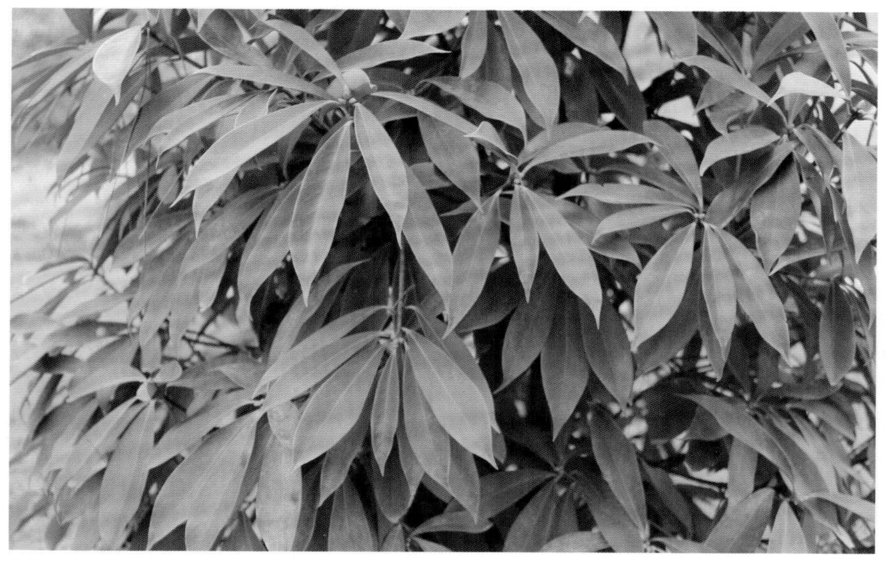

八角茴香

进行热敷。每次30分钟，每日2次，可治疗关节痛。

2. 常食的蔬菜也可治病

（1）萝卜

萝卜通气消食，化积宽中，解毒除滞。以250克鲜萝卜，切小块打成汁，和大米一起煮粥食用，常食可治疗饱胀、积食、气逆不畅。

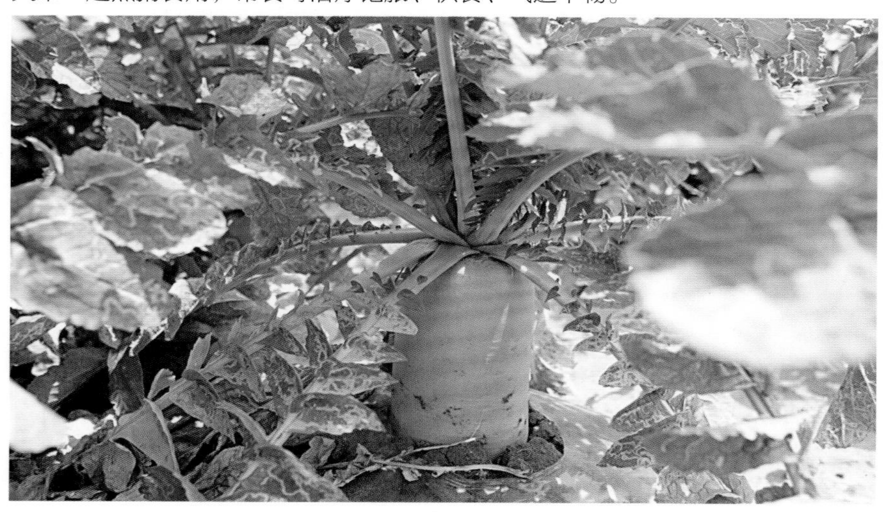

萝卜

（2）韭菜

韭菜壮阳、杀虫、解毒、促消化。用鲜韭菜200克，洗净，与少量白水打成汁，加一小勺白酒饮下，能治疗慢性便秘。

（3）芹菜

芹菜润肺止咳、降血压、提神，消除便秘。将200克芹菜连根洗净，切成碎丁，与大米同煮成粥，长期食用可治脾胃上火、耳鸣、肝火旺盛、高血压等。

（4）山药

山药能开胃，助消化，养补虚弱。取100克山药，去皮切小块，与大米一起煮粥食用，可治疗脾胃功能不足、腹胀、食欲不振等。

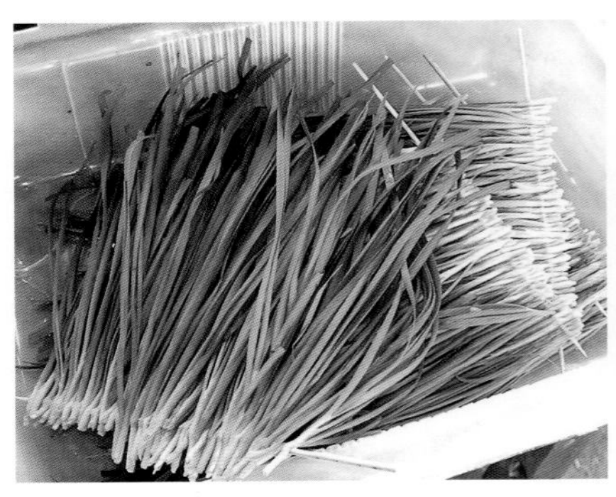
韭菜

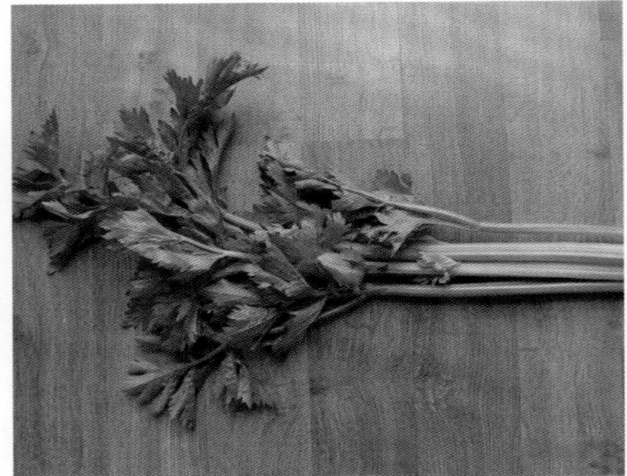
芹菜

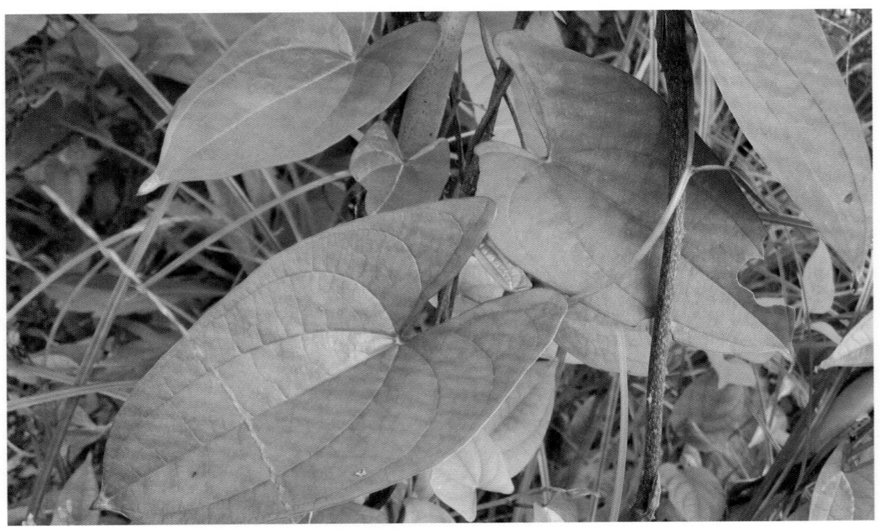
山药

谷米第四

【原文】→【译文】

薏苡仁，味甘温无毒，主筋拘挛不可屈伸，久风湿痹，下气。久服轻身益力。其生根，下三虫①。《名医》云：薏苡仁除筋骨中邪气不仁，利肠胃，消水肿，令人能食。

胡麻，味甘平无毒，主伤中虚羸，补五内，益气力，长肌肉，填髓脑，坚筋骨，疗金疮，止痛，及伤寒温疟大吐下后，虚热困乏。久服轻身不老，聪耳明目，耐寒暑，延年。

薏苡仁，味甘，性温，无毒，可治疗筋络拘挛、不能伸展，能除久风湿痹，可下气。经常服用可轻健身体、增强体力。薏苡仁的根部，能打肠道内寄生虫。《名医》典籍中说：薏苡仁可祛除筋骨中的病邪、麻木之症，能利肠胃，消除水肿，让人增加食欲。

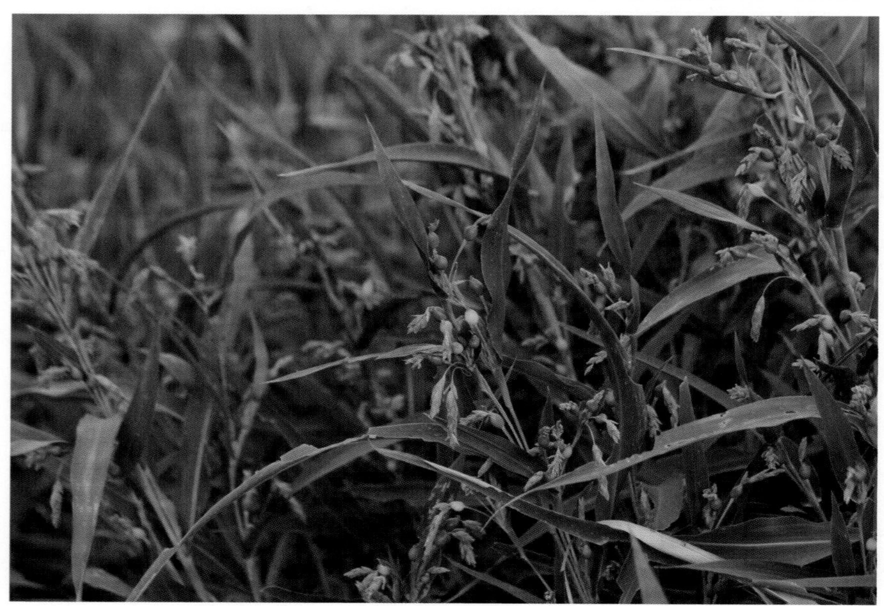

薏苡仁

胡麻，味甘，性平，无毒，可治疗伤中引起的身体虚弱，可补五脏，增强体力，增长肌肉，补填骨髓、脑力，强筋健骨，治疗金疮之症。更能止痛，缓解伤寒、温疟引起的呕吐无力，体温升高。经常服用可令体态轻盈，年轻，能耳聪目明，耐冷耐热，长寿延年。

大麦，味咸微寒滑无毒，宜心，主消渴，除热，久食令人多力健行。作温，消食和中。熬末令赤黑，捣作，止泻利，和清酢浆[②]服之，日三夜一。

小麦。味甘微寒无毒，养肝气，去客热，止烦渴咽燥，利小便，止漏血唾血，令女人孕必得，易作曲，主小儿病食不消，下五痔[③]虫，平胃气，消谷止利。

大麦，味咸，性微寒、滑，无毒，对心脏有益，可治疗消渴之症，能除热，经常食用可让人体力增强，健康体壮。温食可消食，能和中。将大麦炙熟直至变成黑色，捣碎，能治疗腹泻、痢疾，与酢浆一起服用，白天饮用3次，晚上1次。

小麦，味甘，性微寒，无毒，能养肝气，可去体内热邪，消烦止渴缓解咽喉干燥，通小便，止漏血、吐血等。可让女性易于受孕，可将其做成麦曲，能治小儿积食，不消化，还能治疗牡痔、牝痔、脉痔、肠痔、血痔以及肠内蛔虫等，平和胃气，利于食物消化，可止痢疾。

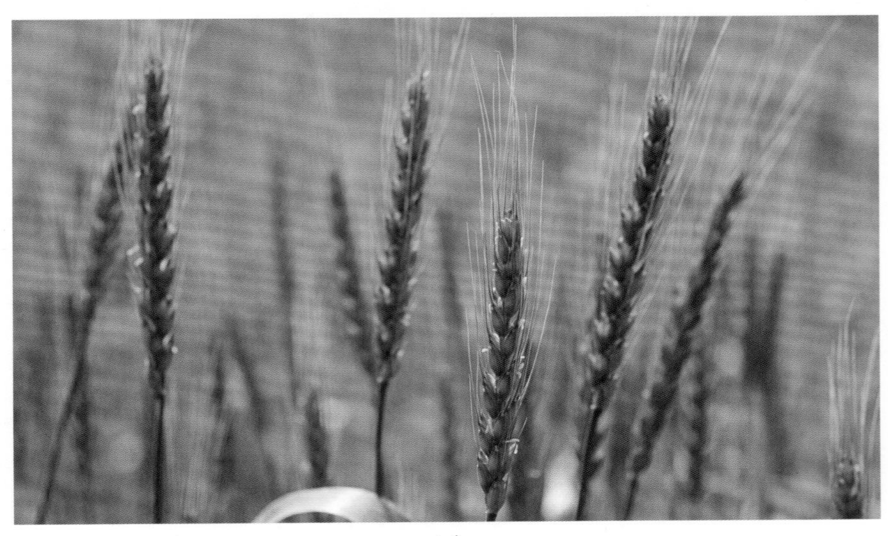

小麦

稷米，味甘平无毒，益气安中，补虚和胃宜脾。

粳米，味辛苦平无毒，主心烦，断下利，平胃气，长肌肉，温中。

糯米，味苦温无毒，温中，令人能食，多热，大便硬。

稷米，味甘，性平，无毒，能益气安中，可以补虚，和胃，同时有益于脾脏功能。

粳米，味辛、苦，性平，无毒，可治疗心胸烦乱之症，消除痢疾，有平和胃气、增长肌肉、温中之功效。

糯米，味苦，性温，无毒，有温中之效，可提升人之食欲，多食可致内热、大便干硬。

【注释】

①三虫：小孩常见的三种肠内寄生虫病，《诸病源候论》中指为：长虫、赤虫、蛲虫。

②酢浆：古时候一种带有酸味的饮品，为淀粉所制，稀薄有香气，专用来清凉饮用。

③五痔：一种肛门痔类疾病的总称，《千金方》中记载：夫五痔者，一曰牡痔，二曰牝痔，三曰脉痔，四曰肠痔，五曰血痔。

【养生大攻略】

1. 各类常见米类怎么吃才最好

（1）大麦

大麦性微凉，孕妇及虚寒人群慎食。普通人群可在夏季多食用大麦。最理想的吃法，可将其炒制发黑，与甘草一起泡茶饮用，最能解毒健脾、去油助消化，还有补虚弱、润肤乌发的功效。

（2）小麦

小麦入于脾、肾、心三经，可除烦、清热、健脾益肾。但直接煮小麦粥不易于消化，用来磨粉，发酵之后食用最理想，可用大枣、甘草、黄芪等汁调和面粉，最能止汗、补虚、益气，健脾胃。

（3）粳米

粳米又称大米，可清热毒，促血液循环，助肠胃蠕动。但大米用来煮粥，常食其粥面浮着的米油最有益身体。《本草纲目》里说：米油滋阴长力，肥五脏百窍。

（4）糯米

糯米有健脾养胃、止虚汗、益气补中的效果，但多食不易消化。因此，糯米不建议多食，特别是老、幼、病、弱人群，应该少食糯米。同时，糯米煮粥比做成糕更易于消化吸收。

（5）香米

香米能和五脏，通血脉，补脾清肺，还止烦止渴，是米中的珍品。以香米煮粥，不但维生素B族含量充分，更能大益身体。用来蒸米饭则促体力，增心志。

（6）稷米

稷米性凉，入胃、脾二经，能和中益气，凉血解暑。因此，夏天食用稷米煮粥，祛暑效果最好。也可同时与其他米类一起煮食糙米饭，但不宜多食，一周不能超过两次。

（7）黍米

黍米又称黄米，可降血压、减肥，能止泻、治胃痛，还能补充人体所需营养。食用时可与大米或者其他米类同时煮粥、蒸饭，虽可做糕，但不利于消化，需少食为妙。

（8）小米

小米能补益人体虚损，止泻，消渴，能治脾胃虚热等症。而吃法上也比较多样，能蒸饭、煮粥，还能磨成粉与其他粉同时制作糕点；但煮粥食用的营养最好。

（9）薏苡仁

薏苡仁性微寒，能利湿除水，可清热助消化，同时治疗水肿、脚气、肢体屈伸不利等症。食用薏苡仁必定要煮成粥，或者做成汤，可与冬瓜、牛奶、紫米等一起搭配食用，一次不可食用量过多。

2. 脾胃虚弱无食欲，大米小米齐上阵

（1）小米南瓜粥

【原料】小米50克，南瓜200克。

【制法】将南瓜去皮，去瓤，切成小块，小米淘洗干净，加入适量清水，大火煮制，等到小米将熟时，取南瓜块加入，直到南瓜变得酥软绵烂，一边开大火，一边搅动粥，让南瓜充分变成糊状，即可食用。

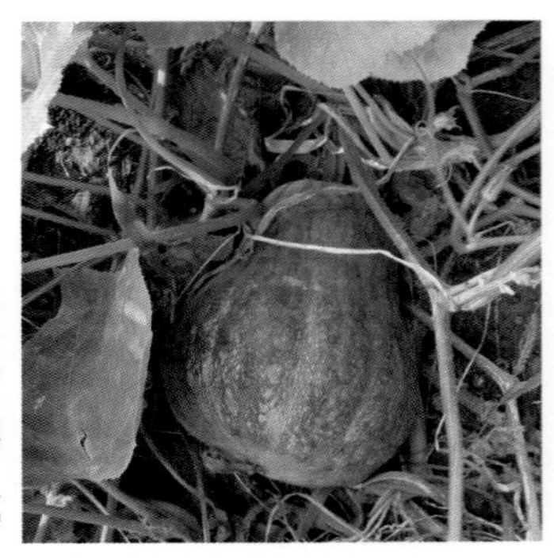

南瓜

【用法】每日食用，可每日1次或者每日多次。

【功效】补虚健脾，帮助消化。

【适用】身体虚弱、消化功能不强。

（2）消暑益气粥

【原料】粳米50克，西洋参、麦冬、石斛各8克，冰糖少许。

【制法】将西洋参和麦冬、石斛一起包在纱布里，放进清水中煎煮成药汁备用；粳米淘洗之后，直接熬成米粥，在米粥快要出锅时，取药汁和冰糖同时加入，并轻轻搅动，直到冰糖溶化便可食用。

【用法】每日2次，早、晚食用。

【功效】生津止渴，消暑益气。

【适用】夏日体温偏高、内燥心烦。

（3）养胃营养粥

【原料】大米50克，生姜、大葱各10克，红糖适量。

【制法】生姜切片，大葱切段，然后加入500毫升清水煮汁，煮开之后再小火煮10分钟，然后去掉姜片和葱段，加入温开水与大米，一起熬成粥，到粥变得黏稠时，取红糖加入，轻轻搅匀便可以了。

【用法】每日1次，温服。

【功效】温胃祛湿，散寒止痛。

【适用】胃受寒凉疼痛、食欲不佳。

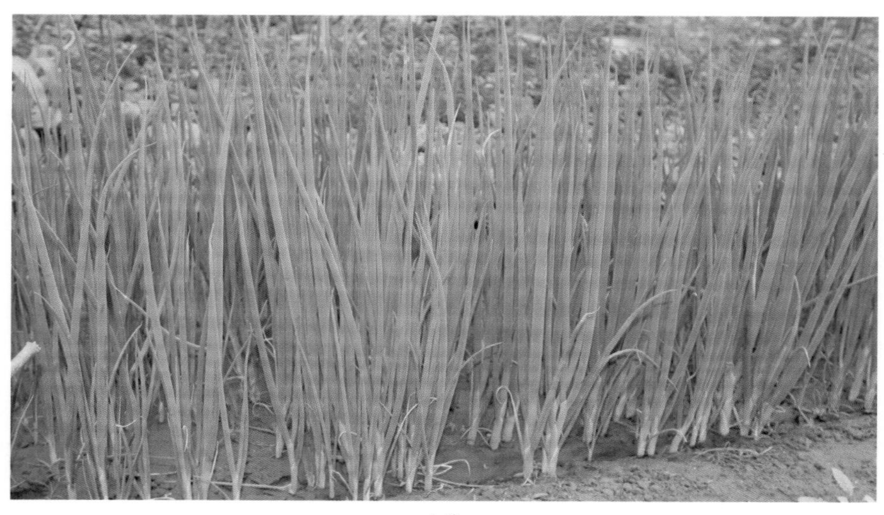

大葱

鸟兽第五

【原文】→【译文】

马牛羊酪，味甘酸微寒无毒，补肺脏，利大肠。黄帝云：食甜酪竟，即食大酢者，变作血瘕及尿血。华佗云：马牛羊酪，蚰蜒[①]入耳者，灌之即出。

马奶乳酪、牛奶乳酪、羊奶乳酪，味甘、酸，性微寒，无毒，可滋补肺脏，利大肠。黄帝说：吃完甜味乳酪，便即刻吃酸味酢浆的人，会造成血液瘀瘕，以及尿血。华佗说：马、牛、羊奶酪，在耳朵爬进蚰蜒之后，将其灌入耳中，就可以放蚰蜒出来。

丹雄鸡肉，味甘微温无毒，主女人崩中漏下赤白带，补虚温中。黄雌鸡肉，味酸咸平无毒，主伤中消渴，小便数而不禁，补益五脏绝伤，五劳，益气力。鸡子黄，除热火灼烂疮。卵白汁，主目热赤痛，除心下伏热，止烦满咳逆。妇人产难，胞衣不出，生吞之。白雄鸡肉，味酸微寒无毒，下气去狂邪，安五脏，伤中消渴。乌雄鸡肉，味甘温无毒，补中，止心痛。

红羽毛的公鸡肉，味甘，性微温，无毒，可治疗女性血崩、漏下、赤白带多，能补虚温中。黄羽毛的母鸡肉，味酸、咸，性平，无毒，可治疗伤中、消渴，小便频数、失禁等症，可补益五脏功能低下、五脏劳损，能增强气力。鸡蛋黄，能消除火毒所致的疮口；鸡蛋清，可治疗眼目赤痛、干涩，可除心胸烦闷、燥热，可止咳除烦、平气；孕妇难产，胎胞不肯流出，可直接生食蛋清。白色羽毛的公鸡肉，味酸，性微寒，无毒，能下气，除燥烦之症，可安五脏，治疗伤中消渴之症。黑羽毛的公鸡肉，味甘，性温，无毒，能补中，可止心痛病。

黑雌鸡肉，味甘平无毒，除风寒湿痹，五缓六急，安胎。黄帝云：有六趾四距玄鸡白头及野鸟死不伸足爪，此种食之害人。鸡子白共蒜食之，令人短气。鸡子共鳖肉蒸食之害人。鸡肉、獭肉共食，作遁尸。注药所不能治。食鸡子啖生葱变成短气，鸡肉、犬肝肾共食害人。生葱共鸡犬肉食，令人谷道终身流血。乌鸡肉合鲤鱼肉食，生痈疽。鸡、兔、犬肉和食必泄利。

黑羽毛的母鸡肉，味甘，性平，无毒，能除风湿寒痹，五缓六急之症，可安胎。黄帝说：有一种鸡六趾四距头为白色的鸡，以及死去之后脚爪不能伸开的野鸟，这一类动物吃下就会有害于人。鸡蛋清和蒜同食，能让人气短促。鸡蛋与鳖肉同蒸食用，可害人健康。鸡肉、獭肉一起食用，可得腹胀、刺痛，呼吸困难重症，服药也不能治疗。食用鸡蛋时吃生葱，就会气短，鸡肉与狗的肝、肾同食，可害人健康。生葱与鸡肉、狗肉一起吃，可让人食道出血，一辈子不能治愈。乌鸡肉与鲤鱼肉一起食用，可生痈疽之症。鸡肉、兔肉、狗肉一起吃，则会腹泻。

【注释】

①蚰蜒：多足动物，与蜈蚣为同一科，体黄褐色，有细长的脚15对。

②遁尸：一种突然发作，心部、腹部疼痛、胀满，气息急促的重症之病。

③瘅黄：即黄瘅，多因湿热内郁，而至脾胃功能不强所致。

【养生大攻略】

1. 鸡肉对症吃，效果更显著

（1）补虚母鸡汤

【原料】老母鸡肉300克，白术、茯苓各8克，姜片、料酒、盐、鸡汤各适量。

【制法】老母鸡肉洗净，切成小块，放进开水中汆烫，然后放进蒸盅内，将白术、茯苓洗净，分别入在盅内4周，再放姜片，加入料酒，倒鸡汤至蒸盅九分满，封住盅口，隔水大火蒸1小时，加盐调味即成。

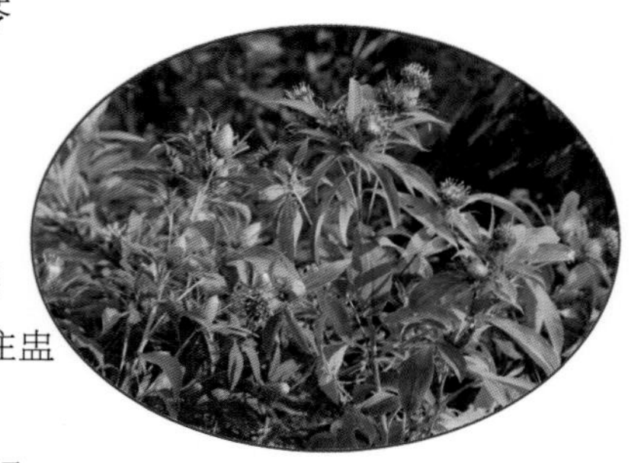

白术

【用法】每周3次，每次1盅；食肉喝汤。

【功效】保肝补脾，祛湿补虚。

【适用】身体羸瘦、气少乏力、自汗脾虚，以及水肿、眩晕。

（2）强身公鸡蒸

【原料】小公鸡1只，海马、开洋各10克，姜、葱、盐各适量。

【制法】小公鸡收拾干净，去除内脏，保留整只模样，开洋与海马放进温水浸泡10分钟，姜切片，葱切段，然后公鸡放入蒸锅，加开洋、海马、姜、葱一起隔水蒸制1小时以上，去掉姜、葱，加入盐调味即可食用。

【用法】每周1次，1次1只鸡，可分顿服用。

【功效】温肾补阳，益气填精。

【适用】小便频数、早泄阳痿以及带下。

2. 食肉有讲究，搭配不可错

（1）猪肉

猪肉不可与牛肉同食，猪肉性质酸冷微寒，牛肉则气味甘温，两者同食就抵消了各自的功用。同时，猪肉不可与羊肝一起食用，这会让人胸下烦闷胀气，因为猪肉湿热，羊肝苦寒，寒湿入胃不易吸收与消化。

另外，猪肉炖黄豆是很不科学的方法，豆类内的植酸含量极高，会影响蛋白质与矿物质的合成和利用，同时干扰人体吸收钙、铁、锌等物质。

（2）牛肉

牛肉不能与板栗、韭菜、猪肉等同食，另外，红糖、田螺也不应该同时食用，它们之间有着相互抵触的作用，同食让人消化和营养都得不到提升。有人认为吃肉一定要喝酒，但牛肉与白酒并不适合同食，因为两者都为湿热之物，同食易上火，并引发口腔炎症。

同时，有感染性疾病、肝肾不足的人不能食用牛肉，而老年人，儿童则应该少食，以免引起消化不良。

（3）羊肉

羊肉蛋白质含量极高，是温热食材，所以不宜与大量辛辣之物同食，这会引起人体燥热旺盛。同时，羊肉与醋是不能同食的，醋的酸味有收敛作用，不利阳气生气，会使羊肉功效损失。

但是，羊肉虽温热，却也不能搭配过凉的食物，比如西瓜。两样食材同食，就会伤害元气，并导致消化不良。最为重要的是羊肉与茶水不可同食，茶叶中的鞣酸可使羊肉的蛋白质分解变慢，进而肠蠕动减慢，造成便秘。

卷二十七

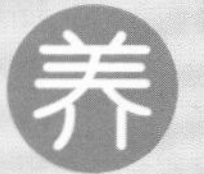
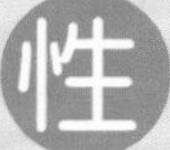

养 性

【本篇精华】

本篇主要论述关于养生的问题，从《黄帝内经》到嵇康，以及抱朴子等，各种不同观点在这里得到全面体现。

养性序第一

【原文】→【译文】

嵇康曰：养生有五难，名利不去为一难，喜怒不除为二难，声色不去为三难，滋味不绝为四难，神虑精散为五难。五者必存，虽心希难老，口诵至言，咀嚼英华，呼吸太阳[①]，不能不回其操，不夭其年也。五者无于胸中，则信顺日跻[②]，道德日全，不祈善而有福，不求寿而自延，此养生之大旨也。

嵇康说：养生有五难，一是丢不开名利，二是喜怒不能控制，三是声色不能远离，四是饮食不知节制，五是思虑不能减少。心中装有这5个方面，虽然心里希望不要衰老，每日口念真言，反复回味其精华，吸收阳气，但也不能令纯真之德操回归，从而年华早衰。如果心中没有这5个方面，则养生之信念日渐养成并向上提升，道德日趋完善，不必祈求行善而得福气，不用寻求长寿之法而不老，这就是养生的最高境界。

魏武[③]与皇甫隆[④]令曰：闻卿年出百岁，而体力不衰，耳目聪明，颜色和悦，此盛事也。所服食施行导引，可得闻乎？若有可传，想可密示封内。隆上疏对曰：臣闻天地之性，唯人为贵。人之所贵，莫贵于生。唐荒无始，劫运无穷。人生其间，忽如电过，每一思此，罔然心热，生不再来，逝不可追，何不抑情养性以自保。惜今四海垂定，太平之际又当须展才布德当由万年。万年无穷，当由修道，道甚易知，但莫能行。臣尝闻道人蒯京已年一百七十八，而甚丁壮，言人当朝朝服食玉泉、琢齿，使人丁壮有颜色，去三虫而坚齿。玉泉，口中唾也。

魏武帝对皇甫隆下令说：我听说你已经100多岁了，可是体力一点也不衰弱，听力、视力都很正常，面色也健康自然，这是值得庆贺的事啊。你每日的饮食、行为及导引之术，可不可以告诉我呢？如果有这方面的秘诀，想好后将其写在信中给我。皇甫隆写成上疏，说：我听说天地之间，唯有人最为尊贵，人之所以尊贵，在于其生命。天地由无开始，其劫运无穷无尽，人生于天地之间，有如闪电一忽而过，每每想到这里，心中便茫然不知所措，人生不可能再重来一次，过去的也追不回来，何不抑制情绪，修养心性以自保。珍惜如今国家大局的安定，于和平之时施展才德，以生万年。一万年无穷无尽，当以修道，修道容易，但不知能不能做到。我曾经听说道士蒯京已经178岁，可身体非常强壮，他说人应该每日服食玉泉之水，叩齿锻炼，这样可让人强壮，年轻，体内无虫而牙齿不落。玉泉水，就是口中的唾液。

抱朴子[⑤]曰：人之一身，犹一国之象也。胸腹之位，犹宫室也。四肢之列，犹郊境也。骨节之分，犹百宫也。神犹君也，血犹臣也，气犹民也，知治身则能治国也。夫爱其民，所以安其国。惜其气，所以全其身。民散则国亡，气竭则身死。死者不可生也，亡者不可存也。

是以至人消未起之患，治未病之疾。医之于无事之前，不追于既逝之后。夫人难养而易危也，气难清而易浊也，故能审威德所以保社稷，割嗜欲所以固血气，然后真一存焉，精神守焉，百病却焉，年寿延焉。

《抱朴子》中说，人的身体，就如同一个国家的样子，胸腹部的位置，就如同皇帝的宫殿。人体四肢，好比城外之郊地。各块骨骼，如同百座房屋。人的精神犹如皇帝，而血液则如大臣，气体如同百姓，知道怎么治疗身体就能知道如何治理国家。只有爱护自己的百姓，才能让国家安定，珍惜身体之气，身体才能完好无损。百姓分散流走国家就要不保，气体衰竭身体则要死去。死掉的人不能再活过来，死掉的人也不能一直存在。

所以，圣人常会消除没有成形的隐患，而治病则治尚未成疾的病。没有事情之前进行医治，不去强求已经失去的。人难长寿易生病，气难保持清冽容易混浊。所以立威守德才能保国家社稷，消除嗜好欲望则可以固身体气血，最终才能真正长存，精神若能守得住，百病则不敢来，自然延年益寿。

【注释】

①太阳：中医养生的一种方法，即为体内吸收阳气之意。

②跻：上升，向上，登攀的意思。

③魏武：指曹操，其为汉献帝所封的魏王，魏国的开创者。

④皇甫隆：三国时期的人，于曹操手下当职。

⑤抱朴子：书名，为晋朝葛洪所作，全篇内容多讲养生、修道、治世之方。

【养生大攻略】

1. 平和内心，以求养生

（1）冥想

想要做到养生，必定要内心安定，平和。而冥想则是让心安静下来的最好方法，冥想者可以利用大脑，在绿地、室内、沙滩等安静开阔的地方进行专注的思考，以求思绪的畅游，从而令身心达到放松的目的。在冥想时，最好闭上眼睛，保持呼吸自然，可以让思绪更加专注。

（2）休息

人过于疲累，就会难以保持好的情绪、让内心平静。所以充分的休息非常重要，给自己的时间进行一个闹钟定时，隔1个小时，休息10分钟，哪怕是5分钟，也可以让大脑得以从纷乱繁忙中冷静一下。休息可以是喝杯水，看看窗外，也可以做几个深呼吸。这种做法没有难度，但能让人保持活力的心态，从而内心坦荡。

（3）散步

有研究发现，散步是求得内心平静的有效方法，而且走得越远，思想便会不由自主地静下来，甚至进入到一种唯我的幻想当中去。因此，每日给自己30～60分钟的散步时间，让内心得以安宁，让身体及内心都得以自由松弛。

2. 好心情最养生，食疗有方可帮忙

（1）安心养神粥

【原料】百合10克，糯米50克，冰糖适量。

【制法】将百合洗净，放在清水中泡开，如果是新鲜百合则要去掉内中的一层筋膜；然后将糯米放进沙锅煮开，小火煮30分

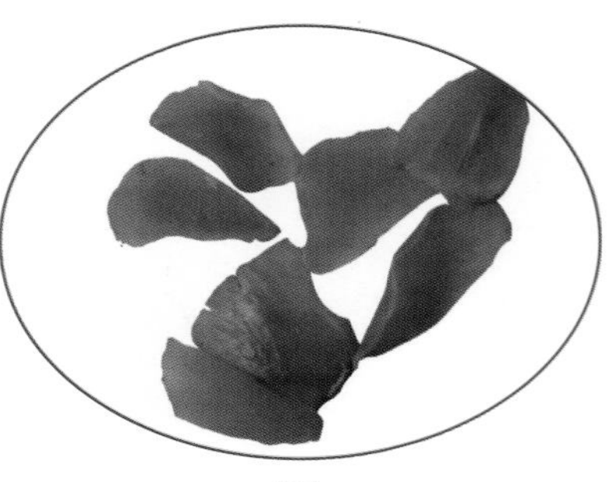

百合

钟，取百合放入，大火煮开，小火再煮10分钟，

加冰糖，慢慢搅溶化，便可直接食用。

【功效】补脾养神，润肺清心。

（2）平复心绪汤

【原料】浮小麦20克，甘草10克，大枣6枚

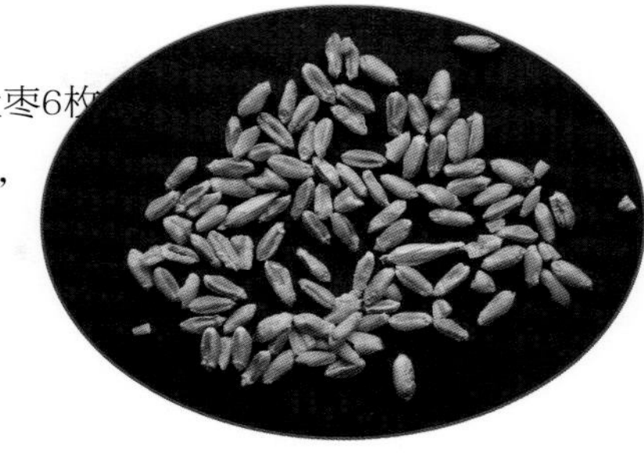

浮小麦

【制法】将浮小麦用清水浸泡半小时，然后加适量清水煮开，放入洗净的甘草和大枣，小火煮制1小时，滤出水汁，再加清水煎1次，两次的水汁混合在一起，早、晚分服即可。

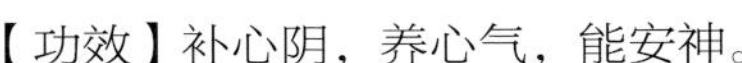

【功效】补心阴，养心气，能安神。

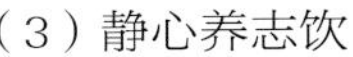

（3）静心养志饮

【原料】龙眼肉20克，香蕉3个，冰糖少许。

【制法】香蕉去皮，切成小片，然后将龙眼一起放进开水中，小火焖3分钟，加入冰糖，搅开即可饮用。也可随饮随做，也可做一大份，全日饮用。

【功效】安心志，除思虑，静心神。

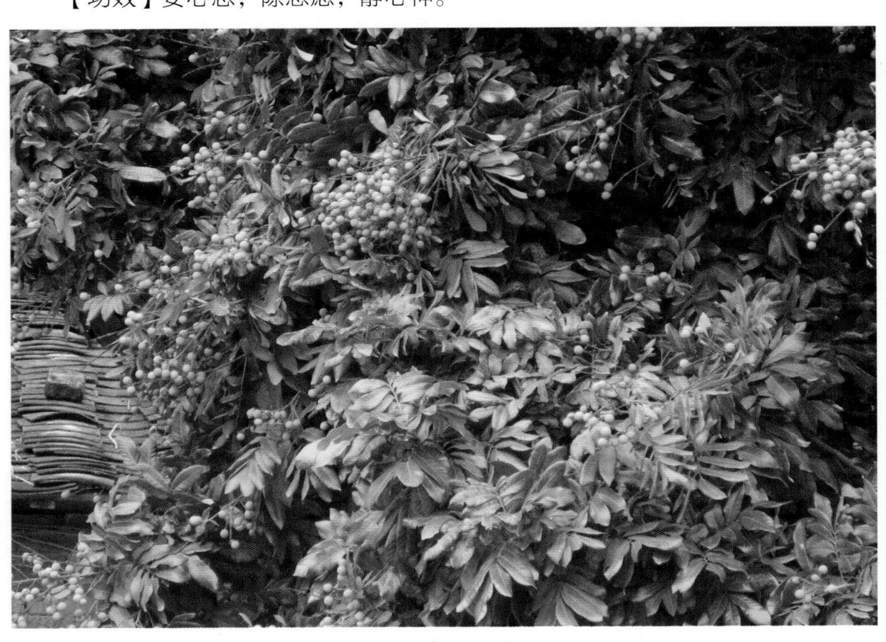

龙眼

道林养性第二

【原文】→【译文】

凡心有所爱，不用深爱，心有所憎，不用深憎，并皆损性伤神，亦不可用深赞，亦不可用深毁，常须运心于物平等，如觉偏颇，寻改正之。居贫勿谓常贫，居富勿谓常富，居贫富之中，常须守道，勿以贫富易志改性，识达道理，似不能言。有大功德，勿自矜伐。美药勿离手，善言勿离口，乱想勿经心，常以深心至诚，恭敬于物。慎勿诈善，以悦于人。

凡是心里有所喜爱的，不要太深喜爱，心中有所憎恶的，不要太深憎恶，这都会损耗修为与心神，也不能过多赞美，也不能太深毁谤，应该常持一颗万物平等的心来面对事物，如果感觉到了偏颇，就要寻找机会改正。生活于贫困之中不要认为会永远贫困，生活在富裕之中也不要认为能永远富裕，生活于贫富之中，要常保持静心修身之道，不因为贫或者富而改变心志与性情，用心深刻体会事物之间的道理，是妙不可言的。做了大功德之事，不要自我骄矜夸耀。好的药不要离手，善的语言不要离口，不经意的事不要多用心想，保持一颗平静的心表达诚意，用恭顺尊敬的态度面对事物。千万不要欺骗善者，以取悦于他人。

【养生大攻略】

1. 四季大不同，养生各有法则

（1）春季

春天容易引发旧病，老弱人群又易受风寒，因此，进入春季之后，衣服的保暖性非常必要。同时，春季人的精神容易懈怠，从而产生抑郁之感。这时人们应该多提防心情低沉的迷陷，多出去走走，可以多进行登山、郊游、慢跑、泛舟等活动，以激发内心的生机感觉，令心情快乐起来。但不宜多出汗，不能做过于激烈的运动，以求阳气聚集，自守。

（2）夏季

夏天炎热，老年人、儿童多会脾胃少阳，因此最难将养。这时老年人群可静坐，进行呼吸吐纳的锻炼，不要停留于墙阴、弄堂、檐下，以防贼风侵体；而年轻人则少饮冰冷，不可夜宿屋外。这个季节人们可通过绿豆汤、乌梅汤等去腻助消化之食养身。

（3）秋季

秋天早晚温差对人最不好，老年人要注意不及时添加衣服而引起的突发性心脑血管疾病。一般每日活动手脚，按摩导引气血。另外可登高远望、散步、唱歌等来调节心情，同时多食芝麻、蜂蜜等柔润食物，以保证身体气血滋润，身体通畅。

（4）冬季

冬季寒冷，最好的养生应该早睡晚起，加厚衣物以保身体温度。老年人少出门，青年人不露皮肤于外。这时宜食温热性食物，但不能过食辛辣刺激之物，火锅不可多吃，以免外冷内燥而身体阴阳失守。

2. 食疗妙方简单学，汤汤水水最养生

（1）白玉猪肚汤

【原料】猪肚300克，白茅根50克，玉米须30克，大枣10克，盐少许。

【制法】将猪肚洗净，加盐进行揉搓，腌渍15分钟，然后放进开水中汆煮，大火煮10分钟后取出冲净。然后将猪肚放进煲内，加白茅根、玉米须以及大枣、清水一起大火煮开，小火煲制1.5个小时，稍加调味食用即可。

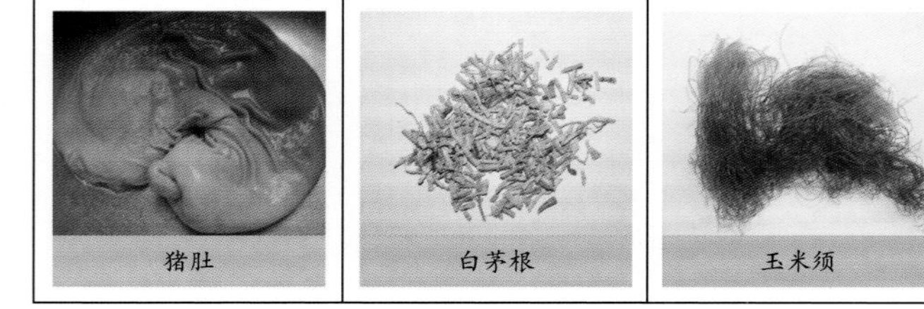

猪肚　白茅根　玉米须

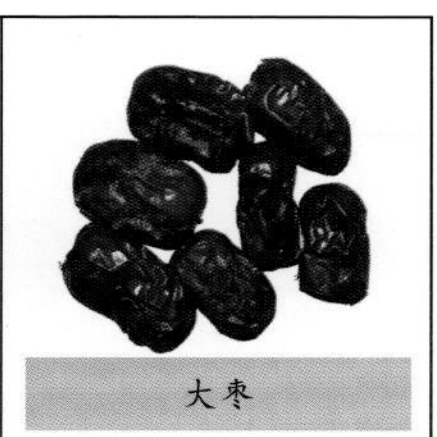

大枣

【适用】春季乏困、精力不足、体湿。

（2）蒲瓜肾片汤

【原料】蒲瓜200克，猪肾50克，薏苡仁20克，香菇3朵，薏苡仁、姜片、葱段、盐各少许。

【制法】猪肾清理干净，去掉内里臊腺，切片，用开水汆一下捞出；蒲瓜去皮、瓤切片，香菇泡发，撕成4瓣，薏苡仁泡一下。将猪肾、蒲瓜、香菇、薏苡仁、姜片、葱段一起放进煲内，加适量温开水煮开，小火慢煲30分钟，加盐调味即可。

【适用】夏日内热、口舌生疮、失眠。

（3）白雪银耳汤

【原料】银耳10克，鸡蛋3个，冰糖少许。

【制法】将银耳用清水泡发，然后去蒂，撕成小朵，放在一个蒸碗内，加少许水隔水蒸制20分钟，再捞出银耳控水备用；鸡蛋去黄，蛋清放在大碗中打散，至发泡，然后取蒸过的银耳倒进去搅匀，隔水蒸10分钟，取冰糖加入，再蒸3分钟即可食用。

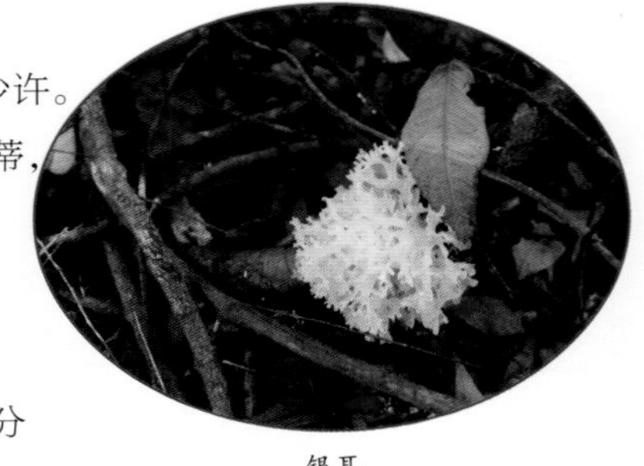

银耳

【适用】秋季干咳、口干不欲饮、心烦。

（4）萝卜羊腩汤

【原料】羊腩300克，白萝卜200克，姜片、盐各少许。

【制法】白萝卜洗净去皮，切成滚刀块，羊腩洗净切小块，放进开水中汆一下；然后将羊腩放入煲内，加适量清水、姜片大火煮开，再放进萝卜块，小火慢煲2小时，加少许盐调味，便可直接吃肉喝汤。

【适用】冬季怕冷、脾胃呆滞、精神不足。

按摩法第三

【原文】→【译文】

天竺国按摩法

天竺国按摩。此是婆罗门法。

两手相捉扭捩[1]，如洗手法。两手浅相叉，翻覆向胸。两手相捉共按胫左右同。以手如挽此是开胸法，左右同。如拓石法，左右同。以手反捶背上，左右同。两手据地缩身曲脊，向上三举。两手抱头宛转 上，此是抽胁。大坐斜身偏欹如排山，左右同。大坐伸两脚，即以一脚向前虚掣，左右同。两手拒地回顾，此虎视法，左右同。立地反拗身三举。两手急相叉，以脚踏手中，左右同。起立以脚前后虚踏，左右同。大坐伸两脚用当相手勾所伸脚着膝中以手按之，左右同。

上十八势，但是老人日别能根据此三遍者，一月后百病除，行及奔马，补益延年，能食，眼明轻健，不复疲乏。

天竺国按摩法

天竺国按摩是用的波罗门法。

两手相握扭转，如同洗手的方法一样。两手五指交叉，但不要合掌，让掌心向外，掌背朝向胸内。两手指交插压小腿部位，左右以相同的动作进行。用手抱住小腿向腹部用力，如同扩胸一样，左右分别进行相同操作。扭动小腿如同拓石之法，左右腿相同。将一只手从背后捶打背部，左右进行相同次数。两手贴于地面，尽量缩身体弯曲背部，向上引力弓起3次。两只手抱住头部后脑用力向上伸张，抽拉其肋骨。盘腿而坐斜一侧身体用力，如同推山一样，左右各如此进行。盘坐地上伸出两脚，其中一只腿用力向前提伸，然后再伸另一只脚，左右动作相同。两手撑在地上回头看后方，这是虎视之法，左右动作相同。站在地上反扭身体向上伸拉3次。两只手交叉，用一只腿踩在两掌，左右动作一样。站起来之后向前抬腿，左右动作相同。坐于地面两脚伸直，用一只手勾住同侧的脚向上拉，以另一只手向外推按膝部，左右动作一致。

以上18招，就算是老年人能1日做上3次，1个月后百病都能消除，走路和马一样快，健康而且长寿，食欲良好，身体轻盈，视力清楚，不会感觉到疲乏。

老子按摩法

两手捺髀，左右捩身二七遍。两手捻髀，左右扭肩二七遍。两手抱头，左右扭腰二七遍。

左右挑头二七遍。两手托头三举之。一手抱头，一手托膝三折，左右同。一手托头，一手托膝，从下向上三遍，左右同。两手攀头下向，三顿足。两手相捉头上过，左右三遍。两手相叉，托心前，推却挽三遍。两手相叉，着心三遍。曲腕筑肋挽肘[②]，左右三遍。左右挽，前右拔，各三遍。舒手挽项，左右三遍。反手着膝，手挽肘，覆手着膝上，左右亦三遍。手摸肩，从上至下使遍，左右同。两手空拳筑三遍，两手相叉反复搅，各七遍。外振手三遍，内振三遍，覆手振亦三遍。摩扭指三遍。两手反摇三遍。两手反叉，上下扭肘无数，单用十呼。两手上耸三遍。两手下顿三遍。两手相叉头上过，左右伸肋十遍。两手拳反背上，掘脊上下三遍。（掘，揩之也。）两手反捉，上下直脊三遍。覆掌搦腕内外振三遍。覆掌前耸三遍。

老子按摩法

两手按在髀部，左右扭转身体2～7遍。两手揉动髀部，左右扭动肩部2～7遍。两手抱住头部，左右扭腰2～7遍。头部左右向上各挑高2～7遍。两手托住头部向上托举3次。一手抱头，一手托膝部1/3处，左右相同。一手托头部，一手托膝部，从下向上各3次，左右动作相同。两手从脑后抱头向前朝下，踩脚3次。两手相握从头后过到头前，左右各进行3遍。两手十指交叉，托于胸前，向外推出再拉回反复3遍。两手相交叉，掌心向内按压心脏部位3次。弯曲腕部手背顶于肋部，肘部尽力向前，左右各进行3遍。左右手相扣左手向左方拉右手，右手向右方拉左手，再左右各向左右拉扯，各进行3遍。伸手握于脖子后方，向握住脖子手掌的一侧拉动，左右手各3遍。左手握右膝，右手抱住左手肘，用右手背顶在左膝上，如此左右各进行3遍。用手按摩肩部，从上向下都按摩1遍，左右相同。两只手握空拳相互对推3遍，两手十指交充满相互扭扭，各进行7遍。手向外垂放抖动3遍，手向内抖动3遍，反手抖动也是3遍。按摩扭动手指3遍，两只手逆时针摇动3遍。两只手反向交叉，手背相对，上下转动肘部多次，单独练习10次自然呼吸的时间。两只手向上耸动3遍。两只手向下垂3遍。两只手交叉从头上经过，左右各伸展肋部10遍。两手握拳反放于背上，上下摩擦背脊3遍（掘，就是擦的意思）。两手在背后相握，于背脊上下3遍。掌心朝下按动手腕，向外各抖动3遍。掌心向下朝上耸动3遍。

覆掌两手相叉交横三遍。覆掌横直，即耸三遍。若有手患冷，从上打至下，得热便休。

舒左足，右手承之，左手捺脚耸上至下，直脚三遍，右手捺脚亦尔。前后捩足三遍。左捩足，右捩足，各三遍。前后却捩足三遍。直脚三遍。扭髀三遍。内外振脚三遍。若有脚患冷者，打热便休。扭髀以意多少，顿脚三遍。却直脚[③]三遍。虎据，左右扭肩三遍。推天托地左右三遍。左右排山负山拔木[④]，各三遍。舒手直前，顿申手三遍。舒两手两膝各三遍。舒脚直反，顿申手三遍。捩内脊外脊，各三遍。

掌心朝下两手要交叉纵横交错三遍。掌心向下保持手掌持平，向上抬手掌3遍。如果有人患有手冰冷的问题，从上向下拍打，直到手发热可停止。

伸开左脚，用右手接住，左手按着腿部由上向下耸动肩膀，再向后伸直腿3遍，右手按左腿也如此进行。前后扭动脚3遍，向左扭动脚，向右扭动脚，各进行3遍。前后踢、摆脚3遍。腿向前伸直3遍，扭转3遍。双腿内外抖动3遍。如果有人患有腿脚冰凉的问题，拍打到发热可止。扭转腿脚多少次以自己的承受力为主，然后用力跺脚3遍。腿伸直向后伸3遍，像老虎一样四肢着地，左右扭动肩部3遍。两手相握向上推举，掌心向上朝下按，左右各3遍。左右腿用力下蹲起立，各进行3遍。伸手向前摆直，用力伸张3遍。伸两条胳膊两条腿各3遍。伸腿向后保持水平，用力伸3遍。扭动脊椎向内向外，各进行3遍。

【注释】

①扭捩：捩，扭转，扭捩即来回旋转之意。

②曲腕筑肋挽肘：曲腕，为手背朝肋骨，挽，牵引；即手背朝肋骨，两肘部向前用牵引的意思。

③却直脚：却，后踢，摆动的意思，即腿伸直向后摆动。

④负山拔木：下蹲起立的意思，好像在搬重的东西一样。

【养生大攻略】

1. 养生不可忽略的身体要穴

（1）涌泉穴

涌泉穴位于足底，即脚掌白际肉边缘处。每日洗好脚，用大拇指对着两个脚的涌泉穴进行搓揉，坚持5分钟左右，能有益气血，促进睡眠。如果神经衰弱，则可以加长搓揉的时间，同时每日赤脚在鹅卵石上走动半小时，能使气血上行，保证精力充沛。

（2）足三里

足三里穴是身体的保健养生要穴，民间一直有“常按足三里，胜吃老母鸡”的说法。穴位就在膝盖外侧向下3寸处。每日按压足三里穴10分钟，就能有效减轻身体疲劳度，并舒缓精神压力。如果患有慢性胃肠疾病、腹泻、高血压、心脑血管等疾病的话，每日进行按摩，也有很好的改善与预防作用。

（3）关元穴

关元穴是男性女性的根本之穴位，能治疗男科、妇科各类疾病。同时对于肾虚造成的腰酸腿软、掉发、牙齿松动等问题，都可通过它来调理。穴位就在肚脐直线向下3寸的位置，每日以掌心进行揉动，边揉边擅动手掌，力气由轻到重，直到穴位产生热感；经常按摩就可以缓解，治疗月经不调、痛经、腰膝酸软等症。

（4）中脘穴

民以食为天，但吃得下还要消化得好，吸收得好才行，所以胃是不能忽略的身体“弹药库”。每日对着中脘穴进行按摩，则可以轻松化解胃炎、胃痛、胃不消化、胃胀等胃肠问题。穴位在胸骨下方至肚脐的直线中间点，手法上只要以掌心揉动5～10分钟就行。

2. 泡脚方法大不同，针对养生各有妙用

（1）治感冒

【原料】艾叶50克，生姜10克。

【制法】将生姜切成片，与艾叶一起放进清水中，大火烧开，小火煎10分钟，然后倒入盆中，加入适量冷水调温就可以泡脚了。

【用法】每日1次，每次泡半小时，泡好之后对着涌泉穴进行50下按摩。

（2）治失眠

【原料】白醋20克，酸枣仁5克。

【制法】将酸枣仁放入适量清水中浸泡半小时，然后大火煮开，小火煎10分钟，倒入盆内，取白醋兑入，调匀，试温度合适就可以用了。

【用法】每日泡1次，每次半小时，泡完之后上床休息；不可饭后泡脚。

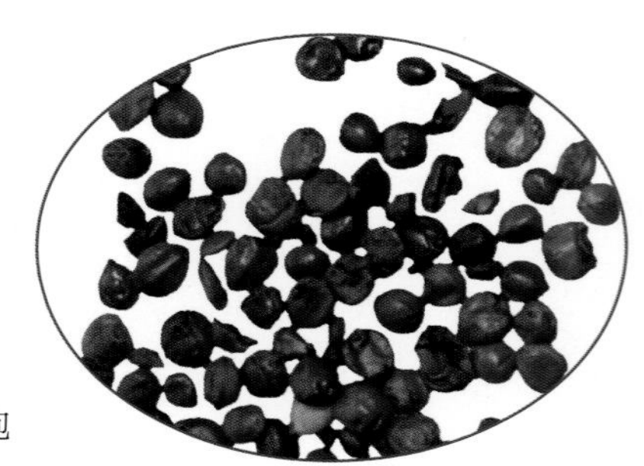

酸枣仁

图书在版编目（CIP）数据

千金方养生彩色图鉴 / 谢宇主编. -- 长沙 : 湖南科学技术出版社, 2017.9
(中医经典养生文库)
ISBN 978-7-5357-9362-1

Ⅰ. ①千… Ⅱ. ①谢… Ⅲ. ①《千金方》－养生(中医)－图集
Ⅳ. ①R289.342-64

中国版本图书馆 CIP 数据核字(2017)第 163615 号

中医经典养生文库
QIANJINFANG YANGSHENG CAISE TUJIAN
千金方养生彩色图鉴

主　　编：谢　宇
责任编辑：李　忠　王　李
出版发行：湖南科学技术出版社
社　　址：长沙市湘雅路 276 号
网　　址：http://www.hnstp.com
湖南科学技术出版社天猫旗舰店网址：
http://hnkjcbs.tmall.com
印　　刷：长沙湘诚印刷有限公司
（印装质量问题请直接与本厂联系）
厂　　址：长沙市开福区伍家岭新码头 95 号
邮　　编：410008
版　　次：2017 年 9 月第 1 版第 1 次
开　　本：880mm×1230mm　1/32
印　　张：16
书　　号：ISBN 978-7-5357-9362-1
定　　价：58.00 元